中华医学会 继续医学教育教材

华西儿童罕见病病例集

指导单位　国家卫生健康委员会
　　　　　中华医学会
组织编写　中华医学会继续医学教育教材编辑部

主　　编　吴　瑾　李一飞
副 主 编　刘　颖　毛　宇
编　　委（按姓氏笔画排序）
　　　　　王　晶　王奕阳　毛　宇　吕娟娟　刘　颖　阮玲瑛
　　　　　孙小妹　李　雪　李　慧　李一飞　李芸茜　李博雅
　　　　　杨　鑫　杨晓东　吴　瑾　余　爽　张婷婷　陈小莉
　　　　　林　梦　周　鹏　柳涵天　钟　琳　秦　燕　袁传杰
　　　　　柴　敏　唐凤莲　黄　兰　黄尧佳　蒋　慧　覃道锐
　　　　　蔡浅云　薛坤娇
学术秘书　唐凤莲（兼）

U0339156

人民卫生出版社
·北京·

图书在版编目（CIP）数据

华西儿童罕见病病例集 / 吴瑾，李一飞主编 .
北京 ：人民卫生出版社，2024. 8. -- ISBN 978-7-117
-36719-6

Ⅰ. R72

中国国家版本馆 CIP 数据核字第 20243ME820 号

人卫智网	www.ipmph.com	医学教育、学术、考试、健康，购书智慧智能综合服务平台
人卫官网	www.pmph.com	人卫官方资讯发布平台

华西儿童罕见病病例集
Huaxi Ertong Hanjianbing Bingliji

主　　编：吴　瑾　李一飞
出版发行：人民卫生出版社（中继线 010-59780011）
地　　址：北京市朝阳区潘家园南里 19 号
邮　　编：100021
E - mail：pmph @ pmph.com
购书热线：010-59787592　010-59787584　010-65264830
印　　刷：三河市国英印务有限公司
经　　销：新华书店
开　　本：787 × 1092　1/16　　印张：17
字　　数：480 千字
版　　次：2024 年 8 月第 1 版
印　　次：2024 年 10 月第 1 次印刷
标准书号：ISBN 978-7-117-36719-6
定　　价：59.00 元
打击盗版举报电话：010-59787491　E-mail：WQ @ pmph.com
质量问题联系电话：010-59787234　E-mail：zhiliang @ pmph.com
数字融合服务电话：4001118166　E-mail：zengzhi @ pmph.com

主 编 简 介

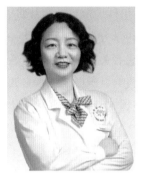

吴瑾，博士，主任医师，硕士研究生导师，美国宾夕法尼亚大学费城儿童医院内分泌与糖尿病科访问学者，四川大学华西第二医院小儿遗传代谢内分泌科主任。四川省卫生健康委员会学术技术带头人，四川省学术和技术带头人后备人选。任中华医学会儿科学分会罕见病学组委员，中国医师协会儿科医师分会儿童内分泌代谢遗传学组委员，中国医院协会罕见病专业委员会常务委员，中国优生优育协会儿童成长与特殊食品专业委员会常务委员，四川省医学会儿科学专业委员会罕见病学组组长，四川省性学会性腺轴与生殖专业委员会副主任委员，四川省妇幼保健协会遗传代谢内分泌专业委员会副主任委员，四川省预防医学会肥胖防治分会常务委员等职务。

长期致力于儿童糖尿病、肥胖、性发育异常相关罕见疾病发病机制、并发症和治疗等领域的研究。作为负责人承担国家自然科学基金、四川省科技厅科技计划项目等多项科研课题。发表论文50余篇，参编专著10余部，参与多项国内儿童罕见病指南和共识的制定。

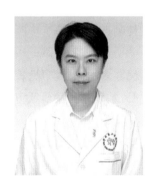

李一飞，儿科学教授/研究员，博士研究生导师。四川大学华西临床医学院八年制博士，四川大学华西第二医院西部妇幼研究院独立 PI，四川省海外高层次人才，四川大学双百人才入选者，国家"万人计划"青年拔尖人才。任中华医学会儿科学分会心血管学组青年委员，中国生物物理学会钙信号调控专业委员会委员，四川省细胞生物学会常务理事，四川省医学会儿科学分会心血管学组委员，四川省医学会儿科学分会罕见病学组委员。

2016—2018 年于美国哈佛大学从事博士后研究工作。长期从事胎儿及儿童心血管疾病临床及科研工作，针对儿童线粒体与心肌疾病、遗传性心血管疾病基因治疗等方面取得了重要研究突破。连续参与"十三五"与"十四五"出生缺陷国家重点研发计划，主持多项国家自然科学基金及国家科技重点研发计划子课题。目前累计在 *Circulation*、*Circulation Research* 等期刊发表 SCI 论文 150 余篇，总引用次数超过 2 500 次，H 指数 23，任多个 SCI 期刊编委。获得教育部科学技术进步奖二等奖，四川省医学会科学技术进步奖一等奖。

序　言

全球目前存在 7 000 多种罕见病,大约 70% 的罕见病发生在儿童期。儿科是罕见病主战场。为了积极响应国家政策,持续推进西部儿童罕见病的发展,四川省医学会儿科学分会罕见病学组一直致力于扩增西部儿童罕见病疾病谱、完善西部儿童相关罕见病诊疗手段、患者关怀援助和社区教育、学术研究以及人才储备等方面的工作。四川省医学会儿科学分会罕见病学组积极组织来自四川大学华西医院、四川大学华西第二医院、四川省人民医院等儿科罕见病各领域专家,从临床积累的儿童罕见病病例中精心挑选了 59 例汇集出版。本书的特色如下:

第一,所收录的病例为儿童罕见病,对小儿临床诊疗工作有较强的可示范性。本书详尽描述了罕见病在儿童阶段临床特点、诊治进展及遗传咨询,在罕见病的早发现、早诊治,减少漏诊误诊方面具有积极意义。对于儿科罕见病领域经验相对缺乏的临床工作者和基层医生来说,具有很好的借鉴和示范价值。

第二,相关作者均为儿科罕见病领域经验丰富的临床工作者。本书作者从儿童诊疗视角出发,剖析诊断要点、权衡用药、随访警示、居家护理、遗传倾向等,展示了如何规范诊疗,更重要的是兼顾了儿童正常生长发育的特殊性。

第三,体现了罕见病多学科联合诊治的思维模式,也是华西临床医学院多科室学术交流的成果。罕见病往往涉及多器官系统,需要不同领域临床工作人员群策群力、相互交融。本书病例覆盖内分泌、神经、呼吸、骨骼、心血管等多个领域,显示了多学科联合诊疗的关键控制点,更反映了华西多学科会诊规范化模式和特色。

第四,病例中的患儿大多来自中国西部,极具地域特色。西部地域复杂、民族多样化,在罕见病的种类和发病情况上,具有一定特殊性;此外,西部的医疗水平均质化有待提升,基层对儿童罕见病的认知欠缺。而本书病例中的患儿大多来自西部,对于西部的临床医生具有参考意义。

我们始终以"悬壶济世"的初衷为出发点,尊重科学发展,期望这本书能够为类似疾病的诊疗提供参考和依据。

"疾风知劲草,板荡识诚臣",对于罕见病的研究和治疗,人类或许才刚刚起步。前路漫漫,荆棘丛生,但在逆境中,我们能看到更多的坚韧和智慧!

四川大学华西第二医院　院长

前　言

70% 罕见病多在儿童时期发病,儿科是罕见病防治主战场。中国西部地域复杂、民族多样,在罕见病流行病学和遗传异质性上,具有一定特殊性;此外,西部地区医疗水平均质化有待提升,基层对儿童罕见病的认知尤为欠缺。

为了积极响应国家对罕见病的防治政策,积极推动我国妇幼健康事业的发展,落实"健康中国"战略,同时提升儿科工作者罕见病早期识别能力和诊治水平,减少儿童罕见病误诊、漏诊,四川省医学会儿科学分会罕见病学组牵头组织各相关领域专家共同编撰了《华西儿童罕见病病例集》一书。本书编者均为具有丰富临床经验的儿科各领域专家,从临床实践出发,结合各专业领域最新前沿,阐述疾病的遗传病因、发病机制、诊断、治疗进展等。

本书对于儿科罕见病领域经验相对缺乏的临床工作者,具有较高的借鉴和示范价值。希望能为儿科医师尤其是基层儿科医师提供实用参考指南,在筛查、识别和诊断儿童罕见病方面发挥积极作用,让更多罕见病儿童能被"早发现",进而获得可以"早治疗"的机会。

本书出版之际,衷心感谢各位编者的辛苦付出。恳切希望广大读者在阅读过程中不吝赐教,对我们的工作予以批评指正,以期再版修订时进一步完善。

吴　瑾

2023 年 12 月

目　　录

以反复呼吸道感染为主诉

病例 1　慢性肉芽肿病

一、病史摘要

患儿,男,1岁3月龄。因"反复咳嗽1年余"入院。

（一）现病史

1年多前,患儿在新生儿时期因"反复咳嗽伴发热"入院,伴皮肤多发脓疱疹,行胸部CT检查发现双肺多发结节影、肿块影,部分见坏死灶,诊断"重症肺炎",考虑细菌合并真菌感染,予美罗培南、万古霉素、伏立康唑等治疗1月余后好转,出院后口服伏立康唑8个月,期间仍有间断咳嗽。9月龄时咳嗽加重,复查胸部CT提示仍见双肺结节影及团块影,部分病灶缩小好转,部分病灶为新增,双侧胸膜粘连增厚,纵隔及肺门淋巴结增大。行肺组织活检,病理报告显示:肺急性炎症伴肺水肿及漏出性出血,可见个别异物巨细胞反应;特殊染色[六胺银、过碘酸希夫染色（periodic acid-Schiff staining,PAS）、抗酸染色]均阴性。遂第二次入院治疗,查体液免疫无明显异常,真菌G试验阴性,停用伏立康唑,考虑肺部感染:肺结核? 加用异烟肼、利福平、乙胺丁醇等药物抗结核治疗,咳嗽好转。1岁时,患儿再次出现咳嗽、发热,伴腹胀,查体发现肝脾明显增大,肝脏肋下平脐,脾脏肋下平脐。行胸腹部CT,提示双肺感染伴部分实变,肺内结片影、条索影增多,机遇性感染待排,纵隔及肺门淋巴结肿大,双侧胸膜粘连增厚,肝脾长大;腹主动脉旁、肠系膜、腹股沟多个淋巴结增大。遂第三次入院,考虑:①肺部感染:肺结核? 侵袭性肺真菌病? ②免疫缺陷病? 先后予头孢哌酮舒巴坦、泰能抗细菌,伏立康唑抗真菌等治疗后好转出院。此次入院前10余天,患儿接触患感冒家属后出现干咳,伴流涕,无发热、气促、喘息等,精神、食欲逐渐变差,为进一步诊治入院。

（二）既往史

无特殊。

（三）个人史及家族史

患儿系 G_2P_2,足月,剖宫产,出生体重4 000g,无窒息抢救史。否认特殊药物、食物接触史。母亲有甲状腺功能亢进症病史,孕期甲状腺功能正常（具体用药情况未提供）。否认家族遗传疾病史或先天疾病史。第一胎为人工流产。

（四）体格检查

体温36.7℃,脉搏112次/min,呼吸30次/min,体重9kg（中位数10.68kg,Z评分 -1.4,P8）,身高73cm（中位数79.79cm,Z评分 -2.31,P1）。患儿神清,反应可,精神差,无特殊容貌;无水肿,全身浅表淋巴结未扪及肿大;鼻翼无扇动,口唇红润,双侧颊黏膜及舌面见白色膜状物、不易拭去;咽部充血,双侧扁桃体Ⅰ度肿大、表面无分泌物;双肺呼吸音粗,无啰音;心音有力,律齐;腹软,肝脾未扪及;四肢活动可,神经系统无阳性体征。

（五）胸部 CT（图 1-1~ 图 1-4）

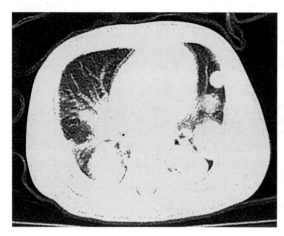

图 1-1　生后 21 天胸部 CT 肺窗
肺内多发结节影、肿块影，部分见坏死灶。

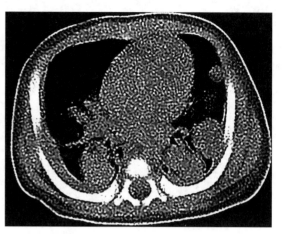

图 1-2　生后 21 天胸部 CT 纵隔窗
肺门及纵隔淋巴结未见增大；双侧胸腔少量积液，
双侧胸膜局部增厚。

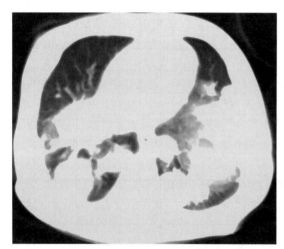

图 1-3　生后 41 天胸部 CT 肺窗
双肺弥漫多发结节影、团块影，双肺散在淡薄斑片影
及条索影。

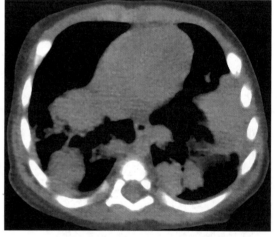

图 1-4　生后 41 天胸部 CT 纵隔窗
双肺弥漫多发结节影、团块影，双肺散在淡薄斑片影
及条索影；双侧胸腔少量积液，双侧胸膜增厚。

二、诊疗解析

（一）还需要完善哪些检查？

1. 血常规　新生儿期住院时：白细胞计数 33.6×10^9/L，中性粒细胞百分比 54%，晚幼粒细胞 3%，杆状核细胞 4%，淋巴细胞百分比 20%，嗜酸性粒细胞百分比 3%；红细胞计数 4.69×10^{12}/L，血红蛋白 157g/L，血小板计数 583×10^9/L，C 反应蛋白 172mg/L。入院前 1 个月血常规无明显异常。

此次入院：白细胞计数 16.1×10^9/L，中性粒细胞百分比 38.3%，淋巴细胞百分比 52%，嗜酸性粒细胞百分比 3%；红细胞计数 3.87×10^{12}/L，血红蛋白 93g/L，血小板计数 371×10^9/L，C 反应蛋白 17mg/L。

2. 肝肾功能无明显异常。

3. 体液免疫及细胞免疫无明显异常。

4. 痰培养阴性。

5. 结核感染 T 细胞斑点试验（T-cell spot test of tuberculosis infection，T-SPOT）阴性。

6. 真菌 G 试验、半乳甘露聚糖（galactomannan，GM）试验阴性。

7. EB 病毒核酸及抗体阴性。

8. 呼吸爆发实验阳性。

9. 基因检测（表 1-1）

表 1-1 *CYBB*（OMIM：306400）基因检测结果

基因	染色体位置	遗传方式	核苷酸改变	氨基酸改变	生物学危害性	携带		
						先证者	母	父
CYBB（OMIM：306400）	Xp21.1-p11.4	XR	c.676C>T（exon7）	p.Arg226X	致病性变异	杂合	杂合	野生型

注：OMIM，Online Mendelian Inheritance in Man，在线人类孟德尔遗传数据库。

（二）诊断思路

回顾病史查体及实验室检查，该患儿主要有以下问题：①新生儿时期即开始发生的反复呼吸道感染，包括细菌和真菌感染，伴有肝脾大，不排除结核感染；②肺部病变呈结节状、团块状；③白细胞计数、中性粒细胞百分比显著增高；④新生儿时期曾发生皮肤脓疱疹；⑤常规体液免疫及细胞免疫正常。

该患儿自婴儿时期即出现反复咳嗽、反复肺炎，伴有肝脾大、皮肤化脓性感染，以及可疑的结核感染，需要警惕原发性免疫缺陷的可能性；而患儿体液免疫和细胞免疫结果未发现异常，肺部又出现多发结节样病变，应该考虑吞噬细胞功能障碍的可能性。根据欧洲免疫缺陷协会（European Society for Immunodeficiency，ESID）对先天性免疫缺陷临床诊断的工作定义，有以下至少一种疾病的患儿需要进行慢性肉芽肿病检查：①细菌和 / 或真菌引起的深部感染（脓肿、骨髓炎、淋巴结炎）；②复发性肺炎；③淋巴结病和 / 或肝肿大和 / 或脾大；④胃肠道或泌尿生殖道阻塞 / 弥漫性肉芽肿；⑤慢性炎症表现（结肠炎、肝脓肿、瘘管形成）；⑥生长发育受限；⑦有家族史。该患儿有复发性肺炎，肺部病变呈结节状，需要考虑慢性肉芽肿病可能。结合基因检测结果，确诊为慢性肉芽肿病。

（三）慢性肉芽肿病的定义是什么？

慢性肉芽肿病（chronic granulomatous disease，CGD）是一种原发性免疫缺陷病，于 1954 年由 Janeway 首次提出，以反复发生的严重细菌感染和 / 或真菌感染为主要表现，常见的感染部位有肺、皮肤、淋巴结和肝脏，肺部、胃肠道和泌尿生殖道常伴有肉芽肿形成。所有 CGD 患儿中有 30%~40% 存在 CGD 相关结肠炎，患儿可以患自身免疫性疾病。CGD 发病年龄不定，与吞噬细胞内残余 NADPH 氧化酶活性有关，故可在新生儿期发病，也可在成人期发病，多数在 5 岁以前被诊断。美国的发病率约为 1/（20 万 ~25 万），我国具体的发病率尚无相关数据。

（四）慢性肉芽肿病的发病机制是什么？*CYBB* 基因有何功能？基因突变与表型之间的关系？

正常情况下，当病原体进入人体，吞噬细胞可以将病原体吞噬入吞噬体，通过激活细胞内的过氧化物酶复合物，在溶酶体将 O_2 还原为 O_2^- 或其他活性氧（如 H_2O_2），快速产生反应性氧自由基，介导微生物的杀灭。这一过程即为"呼吸爆发"。当编码吞噬细胞内负责呼吸爆发的还原型烟酰胺腺嘌呤二核苷酸磷酸（NADPH）过氧化物酶复合物各组分的基因发生缺陷，吞噬细胞（中性粒细胞、单核细胞及巨噬细胞）的杀菌能力会减弱或丧失，不能消灭某些微生物，引起反复感染和过度炎症反应,形成肉芽肿,导致慢性肉芽肿病的发生。

NADPH 氧化酶复合物由 5 个亚基组成,包括 gp91phox、p22phox、p47phox、p67phox 及 p40phox,所对应的编码基因分别为 CYBB、CYBA、NCF1、NCF2、NCF4。前 4 种为主要突变类型,CYBB 基因缺陷为 X 连锁隐性遗传,其余基因突变均为常染色体隐性遗传。此外,两种鸟苷酸结合蛋白(G 蛋白)也参与了 NADPH 氧化酶的活化,分别为 Rap1A、Rac2。上述 5 种亚基或 G 蛋白异常,均可致氧化酶复合物功能异常。

CYBB 基因位于 Xp21.1 上的细胞色素 b-245 β 亚单位,编码 NADPH 氧化酶复合物的 gp91phox 亚基。该基因突变在欧洲和美国病例中占比分别为 67%、70%。CYBB 基因突变在欧洲和美国报道比例分别为 67%、70%,国内上海和重庆报道比例为 89.1%、83.3%。CYBB 基因突变是慢性肉芽肿病的常见病因。

CYBB 基因突变分布广泛,异质性明显。目前已知 CYBB 突变超过 300 个。大部分突变分布于外显子或外显子与内含子交界处,其中 2/3 突变为单一突变。点错义突变或剪接突变患儿可能会有低水平的残余超氧化物生成,无义突变或缺失突变患儿无残余超氧化物生成,前者的生存率高于后者。目前未发现基因型和表型存在关联的证据。

(五)如何解释患儿的基因检测结果?

本次检测在受检者全血基因组 DNA 中检测到 CYBB 基因的 1 个变异,c.676C>T,为半合子突变,其突变来源于母亲。该变异曾多次在文献中被报道,是常见的致病突变。该变异为无义突变,是致病变异,可导致多肽链合成提前终止,对基因功能造成影响,进而使大多数吞噬细胞的 NADPH 氧化酶失去活性并导致 CGD 表型。该患儿表现出反复发生的肺部细菌和真菌感染,以及肺部肉芽肿的形成,与基因变异所致的临床表现一致,故认为此基因突变是导致本例患儿发病的原因。

(六)CGD 临床表现有哪些?

CGD 主要表现为反复严重的细菌和/或真菌感染,以及过度炎症反应导致的肉芽肿形成。另外,患儿可合并自身免疫性疾病。

反复感染在出生后第一年内尤其明显,感染部位累及上皮表面如皮肤、肺和肠道,或网状内皮系统包括肝、脾和淋巴结。最常见病原为金黄色葡萄球菌、洋葱伯克霍尔德菌、黏质沙雷菌、诺卡菌和曲霉菌。最常见疾病为肺炎、皮肤和肝脓肿、骨髓炎和败血症。病原方面肺炎主要为曲霉菌,脓肿主要为金黄色葡萄球菌,骨髓炎主要为黏质沙雷菌,败血症主要为沙门菌。洋葱伯克霍尔德菌是第二位引起肺炎和败血症的病原。

肺部病变在本病最常见,也是致死的主要原因,分为肺部感染性和非感染性疾病。约 80% 的 CGD 患儿发生肺炎,最易感染的病原体分别为曲霉菌、触酶阳性菌(洋葱伯克霍尔德菌、黏质沙雷菌、奴卡菌)、金黄色葡萄球菌及结核分枝杆菌。肺部感染的临床症状无特异性,但影像学表现对诊断有一定提示作用。CGD 患儿肺部共性表现为多发结节样实变,进展时肺部可呈团块状或大叶性实变,少数形成坏死性肺炎和肺脓肿,纵隔 / 肺门淋巴结肿大和胸腔积液少见。金黄色葡萄球菌肺炎者多伴有皮肤脓疱疮或其他类型皮肤感染,也可引起肝脓肿、肛周脓肿及化脓性淋巴结炎。CGD 患儿发生与卡介苗接种相关的肺结核较自然感染的肺结核更多见。CGD 患儿还可表现为非感染性炎症反应,如间质性肺疾病。

CGD 患儿易发生皮肤淋巴结感染,包括皮肤脓疱疹、肛周脓肿。

CGD 患儿易发生卡介苗接种后异常反应,例如卡介苗接种处化脓和破溃,同侧腋下淋巴结结核和钙化,颈部、锁骨下等部位淋巴结结核,甚至合并腹腔或纵隔淋巴结肿大,严重者可播散到肺部、骨、肝脾等。

肉芽肿性疾病是 CGD 常见表现,典型的肉芽肿为非干酪坏死性,可发生于脑、肺、肝脾和胃肠道。若发生于消化道及泌尿道,可引起脏器阻塞,如食管狭窄、幽门梗阻、肉芽肿性结肠炎以及输尿管梗阻等。胃肠道受累可能是 CGD 的首发表现,尤其是炎症性肠病。肝脏异常包括结节性增生、非肝硬化性门静脉高压,肝脾大。

CGD 患儿可并发自身免疫性疾病,如系统性红斑狼疮、幼年特发性关节炎、皮肌炎、结节病、IgA 肾病、抗磷脂综合征、特发性血小板减少症等。

本例患儿以新生儿期起病的肺部感染为主要表现,伴新生儿期脓疱疹样皮肤病变。

(七) CGD 的诊断标准是什么? 如何早期诊断?

反复发生的严重感染,合并肉芽肿形成,应临床考虑 CGD 的可能,应进行呼吸爆发试验辅助判断 NADPH 氧化酶复合物功能是否异常,基因检测可确诊 CGD 并确定基因缺陷类型。

以下表现可作为 CGD 早期诊断的线索:卡疤增大、左腋下淋巴结肿大或钙化、皮肤或其他部位淋巴结感染、皮肤瘢痕、双肺多发结节影、肛周脓肿、肺曲霉菌感染及肺伯克霍尔德菌感染。当临床遇到具有上述任 1 条或多条线索的患儿时,可进行中性粒细胞呼吸爆发实验和 / 或基因检测,以早期诊断 CGD。

(八) CGD 需要与哪些疾病相鉴别?

1. 结节病 以非干酪样坏死性上皮样细胞肉芽肿为病理特征的系统性肉芽肿性疾病。该病几乎可以累及全身各个器官,但以肺及胸内淋巴结最易受累,其次是皮肤和眼部。可有乏力、低热、体重下降、盗汗、关节痛等非特异性表现,胸部影像学可见多发或弥漫性淋巴管周围分布的、直径 2~5mm、边界清晰或模糊的小结节。但患儿无反复感染表现,无呼吸爆发缺陷。

2. 白细胞黏附分子缺陷 可表现为皮肤黏膜表面反复细菌性感染,感染部位无脓形成、无痛性坏死,伤口不易愈合。白细胞显著增高,但无过度炎症反应,无呼吸爆发缺陷。基因检测可发现致病性基因突变。

3. 韦格纳肉芽肿 以上、下呼吸道坏死性肉芽肿性血管性、肾小球肾炎和其他器官的血管炎为主要特征的全身系统性疾病。多数患儿有肺部浸润,胸部影像学可见片状浸润或结节状阴影。可伴肾脏病变,出现蛋白尿、红细胞、白细胞尿和管型尿,严重者伴高血压和肾病综合征。眼睛、皮肤黏膜和神经系统等均可受累。鼻部可持续流涕,伴鼻黏膜溃疡和结痂,鼻中隔穿孔、鼻骨破坏,出现鞍鼻。血清抗中性粒细胞胞浆抗体阳性,无呼吸爆发缺陷。

(九) CGD 如何治疗?

1. 免疫重建 免疫重建是目前唯一能根治 CGD 的方法,包括干细胞移植和基因治疗。国内外已有不少造血干细胞移植(haematopoietic stem cell transplantation,HSCT)治疗 CGD 取得很好疗效的报道。HSCT 的理想供体是人类白细胞抗原(human leukocyte antigen,HLA)相合的同胞供者(matched sibling donor,MSD)。在没有 MSD 的情况下,HLA 相合的非亲缘供者(HLA-matched unrelated donor,MUD)是首选。替代供体,如 HLA 不相合的非亲缘供者、HLA 单倍体相合的供者和脐带血也可列入选择。目前认为 HLA 相合的 HSCT 适用于任何 NADPH 氧化酶活性缺失的 CGD 患儿。但由于移植失败和慢性移植物抗宿主病的发生率高于完全配型的移植,因此不应向无症状的 CGD 患儿提供 <10/10 的 HLA-MUD 移植手术。本例患儿在 2 岁时接受了造血干细胞移植,术后 1 年未发生重症呼吸道感染,随后失访。

CGD 的基因治疗目前仍处于临床试验阶段。

2. 预防感染 为预防感染,CGD 患儿需要减少接触传染源和采取一般卫生措施,更需要接受终生抗生素和抗真菌预防。

(1) 预防细菌感染:给予复方磺胺甲噁唑。

(2) 预防真菌感染:给予伊曲康唑,用药期间定期监测肝功能。

3. 急性感染治疗

(1) 抗细菌治疗:每例 CGD 患儿,必须进行病原体检查,根据药敏试验应用抗生素。若病原体未明确,考虑到洋葱伯克霍尔德菌肺部感染最常见,建议首选环丙沙星治疗。当合并严重脓毒症时,首选糖肽类抗生素及环丙沙星;膈以下脏器感染时,可加用甲硝唑。若形成积脓或脓肿,可能需要外科手术引流。

(2) 抗结核治疗:自然感染结核分枝杆菌者,可使用异烟肼、利福平、吡嗪酰胺、乙胺丁醇等抗结核药物,严重结核病或耐药结核病,可加用利奈唑胺、环丙沙星、阿米卡星等。γ-干扰素(interferon-γ,IFN-γ)对抵御分枝杆菌感染有一定疗效,因此,当 CGD 患儿合并分枝杆菌感染时可予 IFN-γ 治疗。因卡介苗株(减毒牛型结核分枝杆菌)对吡嗪酰胺天然耐药,与卡介苗接种有关的结核病不用此药。

(3) 抗真菌治疗:当真菌类型不确定或感染较重时,需联合使用两性霉素 B 及伏立康唑或卡泊芬净抗感染治疗。若药物治疗效果不佳,或为丝状真菌或构巢霉菌感染时,需行外科手术切除实变。当对多种抗真菌药物耐药,发生致命性感染时,可考虑造血干细胞移植。

(4) 糖皮质激素:目前主张在与抗感染药物联合的情况下,激素可用于炎症性并发症,如暴发性真菌肺炎、侵袭性肺诺卡菌感染、肝脓肿、间质性肺疾病以及合并 McCune-Albright 综合征患儿。

(十)怎样进行遗传咨询?

CGD 可为 X 连锁隐性遗传或常染色体隐性遗传,以 X 连锁隐性遗传多见,临床多见男性发病、女性为基因携带,其子代患病率需根据基因突变种类进行分析。本例患儿属于 X 连锁隐性遗传,其致病基因来源于患儿母亲,母亲为致病基因携带者。如果患儿将来婚育,其女性子代有 100% 概率遗传到 *CYBB* 基因突变,为携带者,男性子代不会遗传到上述变异。若患儿母亲再生育,其生育的男孩有 50% 概率会患病,女性子代有 50% 概率是携带者。患儿或其母亲,在生育后代前需要进行遗传咨询和产前诊断。

(钟 琳)

三、居家护理要点

(一)生活护理

注意保暖,尽量避免去公共场所,勤洗手、戴口罩、室内适当通风,预防呼吸道感染,勤剪指甲,勿抓伤皮肤,防止皮肤破溃及感染,保持口腔、肛周、会阴清洁卫生,避免感染,预防接种需告知医务人员病史。

(二)休息与活动

保证充足休息,有规律地进行适当的活动与锻炼,避免劳累,提高抵抗力,适当吹气球或进行肺功能康复训练。

(三)饮食指导

鼓励患儿多饮水使呼吸道黏膜湿润,有利于痰液咳出;及时补充营养能帮助患儿疾病的转归,有利于免疫系统的修复。及时补充足量高蛋白、高维生素的食物,少量多餐,食物多样,均衡饮食。

(四)用药指导

严格遵医嘱服用居家药物,勿随意调整药物剂量、停药,复方磺胺甲噁唑需饭后口服,多饮水,减少胃肠道反应及尿路结晶形成。

(五)病情监测

1. 立即就医 若患儿出现发热、咳嗽、咳痰、咯血、胸闷、呼吸困难等不适时,需立即就医。

2. 定期复查 胸片、肝肾功能、生长发育、血药浓度。

(李芸茜)

● **参考文献**

［1］赵顺英,赵梦姣,刘辉.儿童慢性肉芽肿的诊断和治疗［J］.中华儿科杂志,2016,54(4):303-306.

［2］WANG S,WANG T,XIANG Q,et al.Clinical and molecular features of chronic granulomatous disease in Mainland China and a XL-CGD female infant patient after prenatal diagnosis［J］.J Clin Immunol,2019,39(8):762-775.

［3］MARCIANO B E,SPALDING C,FITZGERALD A,et al.Common severe infections in chronic granulomatous disease［J］.Clin Infect Dis,2015,60(8):1176-1183.

［4］SEIDEL M G,KINDLE G,GATHMANN B,et al.The European Society for Immunodeficiencies(ESID) registry working definitions for the clinical diagnosis of inborn errors of immunity［J］.J Allergy Clin Immunol Pract, 2019,7(6):1763-1770.

［5］MAHDAVIANI S A,MOHAJERANI S A,REZAEI N,et al.Pulmonary manifestations of chronic granulomatous disease［J］.Expert Rev Clin Immunol,2013,9(2):153-160.

［6］KHANN A G,KAOS C,KIRBY P,et al.Imaging of chronic granulomatous disease in children［J］. Radiographics,2005,25(5):1183-1195.

［7］ARNOLD D E,SEIF A E,JYONOUCHI S,et al.Allogeneic hematopoietic stem cell transplantation in adolescent patients with chronic granulomatous disease［J］.J Allergy Clin Immunol Pract,2019,7(3):1052-1054.

以反复尿路感染为主诉

病例 2 鲁宾斯坦 - 泰比综合征

一、病史摘要

患儿,女,2 岁。因"反复发热性尿路感染 1 年"入院。

(一)现病史

患儿 1 年前因发热于外院就诊,行尿常规检查发现尿路感染。对症抗感染治疗,治愈后反复出现发热性尿路感染。随后在行排尿性膀胱造影检查证实双侧输尿管反流存在(右侧Ⅲ级,左侧Ⅳ级)。予长期预防性口服抗生素治疗半年。治疗期间患儿间断出现发热性尿路感染 3 次。今为进一步诊治于我院就诊。

(二)既往史

无特殊。

(三)个人史及家族史

患儿系 G_1P_1,足月,剖宫产,出生体重 1 950g,无窒息抢救史。既往 1 年于外院行"倒睫手术"。母亲妊娠史:否认特殊药物、食物接触史。否认家族遗传疾病史或先天疾病史。

(四)体格检查

体温 36.5℃,脉搏 104 次 /min,呼吸 21 次 /min,血压 84/57mmHg,体重 13kg(中位数 11.92kg,Z 评分 0.81,P79.1),身高 89cm(中位数 87.21cm,Z 评分 0.52,P69.8)。患儿神清,精神反应可,特殊面容,双眼近视,需佩戴近视眼镜。反应可;心音有力,律齐;双肺呼吸音粗,无啰音;腹平软;四肢活动可,神经系统无阳性体征;女性生殖器外观,全身无肿胀。双侧拇指和足趾宽大(图 2-1,图 2-2)。

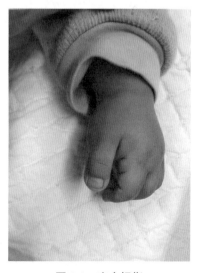

图 2-1 宽大拇指

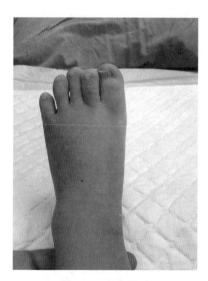

图 2-2 宽大足趾

二、诊疗解析

（一）还需要完善哪些检查？

1. 尿常规　白细胞（++），亚硝酸盐（+）。
2. 血生化大致正常。
3. 血常规大致正常。
4. 泌尿系统超声　双肾、肾上腺、输尿管及膀胱未见明显异常。
5. 锝[^{99m}Tc]二巯丁二酸肾静态显像　左肾可见散在瘢痕形成。
6. 基因检测（表2-1）

表2-1　*CREBBP*（OMIM：180849）基因检测结果

基因	染色体位置	遗传方式	核苷酸改变	氨基酸改变	ACMG致病性分析	携带		
						先证者	母	父
CREBBP（OMIM：180849）	Chr16：3725054	AD	c.3307C>T（exon17）	p.R103X（NM-004380）	Pathogenic	杂合	野生型	野生型

（二）诊断思路

回顾病史查体及实验室检查，患儿主要有以下问题：①反复尿路感染；②典型特殊面容及宽拇指表现。患儿存在泌尿系、面容等多系统发育异常，需警惕先天性疾病可能，结合患儿基因结果，诊断鲁宾斯坦-泰比综合征。

（三）鲁宾斯坦-泰比综合征是什么？突变基因是哪些？这些基因功能如何？

鲁宾斯坦-泰比综合征（Rubinstein-Taybi syndrome，RSTS）又称阔拇指/趾综合征。该病于1957年由Michail医师等首先报道，其后在1986年Rubinstein、Taybi两位学者总结了6例患儿的临床表现，进一步丰富了学界对该疾病的认识。文献报道其发病率为1/125 000~1/100 000。这种临床综合征的特征为产前和产后生长受限、小头畸形、畸形外观特征、拇指和足趾宽大以及智力障碍。面部特征包括高眉弓、长睫毛、鹰钩鼻且鼻中隔突出长至鼻孔下方、睑裂下斜、高腭弓和小颌畸形。拇指宽大且偏向桡侧，足趾也非常宽大且偏向内侧。切牙可能有爪型舌侧尖。常见多毛症。1/3的患儿存在先天性心脏病。眼部异常可能包括青光眼、白内障和斜视。

目前，多数研究认为该病是由于染色体微缺失导致，文献报道主要受累基因为*CREBBP*和*EP300*。已在大约40%的RTS受累个体中检出*CREBBP*基因突变。少数患儿的疾病是由*EP300*基因突变所致。其他未知基因也可能引起此病，因为约30%的患儿具有与RTS相符的临床特征但未能检出*CREBBP*或*EP300*基因缺失或突变。*CREBBP*基因位于染色体16p13上，共31个外显子，编码一种与cAMP反应元件结合蛋白（CREB）结合的核蛋白，长度有2 442个氨基酸，其中包含的结构域有NRID核受体相互作用区、激酶诱导结构域、Bromo结构域、锌指结构、组蛋白作用区、非典型环形结构域以及乙酰辅酶A结合区等。由于蛋白具有组蛋白乙酰转移酶活性，同时也与转录复合物相关蛋白有相互作用，因此在胚胎发育、生长调控和内环境的稳定中发挥非常重要的作用。CREBBP可与400多种核蛋白相互作用，介导多个启动子的转录激活，因此CREBBP也是一种多功能转录辅助激活蛋白。实验发现*CREBBP*变异后，尤其是影响HAT结构的功能时，会导致组蛋白H3的乙酰化下降，而乙酰化的组蛋白是转录区基因高表达的必备条件，因而基因的正常转录表达等受损从而影响细胞的增殖和分化等活动，同时也作为肿瘤抑制物可抑制肿瘤的发生，因此蛋白功能受损后可增加肿瘤的风险。*EP300*基因位于染色体22q13.2上，共31个外显子，编码E1A相关蛋白 EP300,长度有 2 414 个氨基酸。作为 CREBBP 同源蛋白的 EP300 同样也是 KAT3 蛋白家族的一员,具有与 CREBBP 相同的保守结构域 NRID、CH1、KIX、Bromo 结构域、PHD、HAT、ZZ、CH3 等,因此功能上也有很大程度上的相似性,如均可调控 DNA 的转录表达、维持细胞正常的分化、调控内环境稳定以及生长发育等。目前 CREBBP 和 EP300 主要有几种机制调控转录:组蛋白 N 末端赖氨酸的乙酰化、其他转录调节因子上特定赖氨酸的乙酰化和多泛素化、招募 Pol Ⅱ 机制的组成成分以及作为受体招募其他辅助因子,但目前组蛋白的乙酰化是最重要或最普遍的机制。

（四）鲁宾斯坦 - 泰比综合征需要做哪些基础评估?

遗传学家进行遗传学检查和畸形形态学检查;儿科保健医师进行患儿生长发育评估;由儿科心脏病专家做心电图、超声和检查;由儿科眼科医师进行全面眼科检查;儿科泌尿医师进行肾超声检查及排尿膀胱尿道造影(VCUG)的检查;五官科进行听力评估。

（五）CREBBP 基因突变只引起鲁宾斯坦 - 泰比综合征吗?

该基因广泛表达,参与多种不同转录因子的转录共激活。首先作为一种结合 cAMP 反应元件结合蛋白(CREB)的核蛋白被分离出来,该基因通过将染色质重塑与转录因子识别结合,在胚胎发育、生长控制和体内平衡中发挥关键作用。该基因编码的蛋白质具有固有的组蛋白乙酰转移酶活性,也作为支架稳定与转录复合物的额外蛋白质相互作用。这种蛋白乙酰化组蛋白和非组蛋白。该蛋白在其溴域、富含半胱氨酸组氨酸区域和组蛋白乙酰转移酶区域与 p300 蛋白具有很高的序列相似性。这种基因的突变除了导致鲁宾斯坦 - 泰比综合征,涉及该基因的染色体易位也与急性髓系白血病有关。

（六）鲁宾斯坦 - 泰比综合征的诊断与鉴别诊断?

目前,鲁宾斯坦 - 泰比综合征尚无明确共识或指南定义严谨的临床诊断标准,有特征性面容、宽阔的手指 / 足趾、生长发育迟缓、智力障碍以及遗传学检测发现 CREBBP 和 EP300 基因的变异进一步支持临床诊断。由于临床表现多样,不具有特异性,常需要与其他疾病进行鉴别。在接诊时如发现有特征性的产前和产后生长受限、小头畸形、畸形外观特征、拇指和足趾宽大以及智力障碍等典型表型,应该考虑本病并进行进一步基因检测。常需要与 Menke-Hennekam 综合征、Floating-Harbor 综合征、Treacher-Collins 综合征、Cornelia de Lange 综合征等其他发育受限的疾病鉴别,也需要与 Pfeiffer 综合征这种表现为手指及脚趾粗大的综合征进行鉴别。这其中最容易混淆的是 Menke-Hennekam 综合征,该疾病受累基因也是 CREBBP 和 EP300 基因,表型上也有很多相似之处,比如小头畸形、上睑下垂、眼距过宽、上睑裂短、鼻梁凹陷、短鼻、鼻孔前倾、鼻小柱短、长人中、严重的发育迟缓等面容改变。但是,Menke-Hennekam 综合征缺乏鲁宾斯坦 - 泰比综合征典型的"鬼脸"样笑特征和粗拇指 / 趾。其他几种表型相似的综合征则受累基因不相同,通过基因检测结果可以鉴别。

（七）鲁宾斯坦 - 泰比综合征如何治疗和随访?

1. 本病涉及全身多个系统,治疗上只能针对各系统出现的不同情况进行评估及治疗。

2. 本病目前不能根治,需要终身随访,且随访依据患儿的不同表型在相应专科随访。

（八）鲁宾斯坦 - 泰比综合征预后如何?

鲁宾斯坦 - 泰比综合征涉及全身多系统问题,目前疾病本身不能治愈,需要终身随访,针对各个不同系统的疾病可以进行针对性治疗。比如本例患儿经 VCUG 检查证实存在双侧 VUR,经保守治疗效果不佳,进行双侧输尿管抗反流手术后膀胱输尿管反流痊愈,反复尿路感染消失。对于有先天性心脏病的患儿,如经心脏外科专家评估需要进行治疗后也可以手术矫治。

（九）Rubinstein-Taybi 综合征怎样进行遗传咨询?

鲁宾斯坦 - 泰比综合征患儿是典型的染色体微缺失也称亚显微缺失,由于缺失片段太小,无法通过常规细胞遗传学方法由光学显微镜检出的染色体缺失。需进行专门检测才能识别这类缺失。

这些缺失可能且涉及多个相邻基因。导致综合征的微缺失在确切大小和位点方面可能有差异。该综合征除了可以导致全身多系统受累并引起相应系统疾病外,还会有程度不同的发育迟缓及智力障碍。该病是一种常染色体显性遗传疾病,因此患儿若检测出致病性基因变异,其后代有 50% 可能性患病,如果患儿父母未检测出变异,也需考虑可能存在嵌合体,因此先证者同胞患病的可能性较一般人高。当然,也有可能变异是一个新发变异,父母本身并未受影响。

(覃道锐)

三、居家护理要点

(一)生活护理

预防呼吸道、皮肤感染。保持口腔、肛周个人卫生,保持尿道口清洁干燥,穿着棉质透气内裤,勤更换内裤,小便后用温水清洗尿道口,必要时使用碘伏对尿道口进行消毒处理。术后淋浴,勿盆浴。

(二)饮食指导

每天保证充足的饮水量,增加排尿次数,及时小便,不要憋尿,减少尿液在尿道的停留时间,防止细菌在尿道中繁殖。避免进食辛辣刺激、生冷油腻的食物,多吃新鲜水果、蔬菜,提高机体免疫力。

(三)休息与活动

适当活动,心功能不全者,注意休息,保证睡眠,勿过度劳累及剧烈活动。视力或智力损伤者,清除家中障碍物,加强看护,预防跌倒及意外伤害。

(四)病情监测

1. 立即就医　若患儿出现高热、尿痛、血尿、腰痛等情况时,需立即就医。

2. 定期随访　监测生长发育、尿常规、眼科、口腔检查、心功能等。

(五)心理支持

患儿因生长受限、外貌畸形,可能产生自卑心理,家属应多关心关爱患儿,理解和接受疾病,耐心陪伴患儿,鼓励和支持患儿社交,寻求同伴组织支持,若出现自残、自杀等行为,必要时心理门诊随访。

(李芸茜)

● 参考文献

[1] 杨冰玉,陈婷.EP300 基因变异致 Rubinstein-Taybi 综合征 1 例[J].中华医学遗传学杂志,2023,40(3):360-363.

[2] 李康慧,王朝晖.CREBBP 基因突变致 Rubinstein-Taybi 综合征一例并文献复习[J].中国小儿急救医学,2021,28(12):1122-1125.

[3] WILEY S,SWAYNE S,RUBINSTEIN J H,et al.Rubinstein-Taybi syndrome medical guidelines[J].Am J Med Genet A,2003,119A(2):101-110.

[4] 张贝贝,巩纯秀.Rubinstein-Taybi 综合征诊疗新进展[J].中华实用儿科临床杂志,2021,36(22):1746-1750.

[5] WAN N,PEARSON E,SHELLEY L,et al.The behavioral phenotype of Rubinstein-Taybi syndrome:a scoping review of the literature[J].Am J Med Genet A,2022,188(9):2536-2554.

以低血糖为主诉

病例 3　先天性高胰岛素血症

一、病史摘要

患儿,男,3 小时。因"生后低血糖 2h"入院。

(一)现病史

患儿出生后 2h 微量血糖检测浓度为 1.4mmol/L,无发热、气促、大汗淋漓,无烦躁、神萎、嗜睡、尖叫、抽搐等表现。立即予口服葡萄糖及配方奶 20ml 治疗,半小时后复查,血糖浓度为 1.5mmol/L,故收入院治疗。

(二)既往史

无特殊。

(三)个人史及家族史

患儿系 G_1P_1,38 周,顺产,出生体重 3 300g,身长 50cm,否认窒息抢救史。母亲妊娠史:羊水量正常,否认特殊药物、食物接触史,否认妊娠糖尿病史。父亲体健。否认家族遗传疾病史或先天疾病史。

(四)体格检查

体温 36.8℃,心率 110 次 /min,呼吸 34 次 /min,血压 82/45mmHg。体重 3.3kg(中位数 3.32kg,Z 评分 –0.04,P48.4),身长 50cm(中位数 50.38cm,Z 评分 –0.21,P41.6)。神志清楚,精神反应可,前囟 1.5cm,双肺呼吸音清,未闻及干湿啰音;心音有力,律齐;腹平软,肝脾肋下未触及;四肢活动可,神经系统查体未见异常。

二、诊疗解析

(一)还需要完善哪些检查?

1. 血常规、尿常规、便常规　未见异常。

2. 生化　血糖 1.2mmol/L(参考值:3.9~11.1mmol/L),胰岛素 1.3μU/ml(参考值:3~25μU/ml),C 肽 0.53nmol/L(参考值:0.27~1.28nmol/L),血氨 72μmol/L(参考值:10~47μmol/L);ACTH 12.1pg/ml(参考值:<46pg/ml)、皮质醇(早 8 点)423nmol/L(参考值:119~618nmol/L)、游离脂肪酸 0.52mmol/L(参考值:0.1~0.77)、丙酮酸 41.34μmol/L(参考值:20~100μmol/L)、β- 羟丁酸 0.1mmol/L(参考值:0~0.27mmol/L)、IGF-1 74ng/ml(参考值:35~240ng/ml)均正常。肝功能、肾功能、电解质未见异常。甲状腺功能未见异常。

3. 血气分析　未见异常。

4. MRI(头部 + 上腹部增强扫描)　①双侧侧脑室后角旁小斑片状 T_2WI 及 T_2-FLAIR 稍高信号影,请结合临床,必要时复查;②肝、胆、胰、脾未见明显异常;③腹主动脉旁多个淋巴结显示。

5. 基因检测（表 3-1）

表 3-1 *ABCC8*（OMIM：256450）基因检测结果

基因	染色体位置	遗传方式	核苷酸改变	氨基酸改变	ACMG致病性分析	携带		
						先证者	母	父
ABCC8（OMIM：256450）	Chr11：17402668	AR	c.3643delG（exon29）	p.Ala1215Profs*50（NM_000352）	致病性变异	杂合	杂合	野生型
ABCC8（OMIM：256450）	Chr11：17428601	AR	c.1887delC（exon13）	p.Thr630Hisfs*17（NM_000352）	可能致病性变异	杂合	野生型	杂合

（二）诊断思路

回顾病史查体及实验室检查，患儿主要有以下问题：①患儿系新生儿；②以反复低血糖为主要特点。患儿系足月出生，生后开奶及时，可排除喂养不当引起的低血糖；患儿出生体重 3 300g，无巨舌、脐疝等临床表现，所以排除 Beckwith-Wiedemann 综合征；患儿生后未出现发热，无少吃、少哭、少动等表现，查血常规未见异常，可排除脓毒症、红细胞增多症；患儿无明显的中线面部畸形，无皮色素沉着，可排除垂体功能减退症、肾上腺功能减退症；患儿无特殊尿味或体味，查体肝脏不大，可排除有机酸、氨基酸疾病；血气分析未提示酸中毒，可排除丙酮酸羧化酶缺乏症、糖原累积症；患儿无酮症，游离脂肪酸未见升高，可排除脂肪酸 β 氧化障碍；患儿系足月新生儿，当出现严重低血糖时，胰岛素仍可检测到分泌，而糖、蛋白质、脂肪代谢未见明显异常，患儿母亲否认有妊娠糖尿病，考虑患儿先天性高胰岛素血症可能性大，进一步行基因检测明确诊断。

（三）什么是先天性高胰岛素血症？怎样分型？有哪些分型方式？

先天性高胰岛素血症（congenital hyperinsulinism，CHI）于 1954 年由 MacQuarrie 首次描述，是一种罕见的遗传病，因与胰岛素分泌相关的基因突变造成胰岛素分泌途径相关蛋白结构或功能受损，使胰岛 β 细胞无法因血糖水平调节胰岛素分泌，故而继发低血糖，是婴幼儿频发性、持续性低血糖的最常见原因。主要特征包括胰岛素分泌异常和严重低血糖。CHI 发病率较低，在不同人类种族间差异较大。全世界活产婴儿的 CHI 发病率为 1/150 000~1/30 000，西方人群的 CHI 发病率为 1/50 000，而在近亲结婚群体中，CHI 发病率明显升高，可高达 1/2 500。

CHI 患儿临床表现多样，程度轻重不一，同一患儿家族的不同患儿之间也可存在临床表现差异。症状不典型者，如新生儿可表现为非特异性喂养困难、多汗、苍白、肌张力低下、呼吸暂停。婴儿期或儿童期出现症状者，可表现为烦躁、嗜睡、发育迟缓。症状较重者可表现为危及生命的神经系统症状如抽搐、意识丧失、昏迷甚至死亡。也有部分患儿低血糖可因禁食、摄入蛋白质、运动而被激发。CHI 患儿持续、反复发作的低血糖极易造成永久性脑损伤，遗留癫痫、脑性瘫痪等神经系统损害。

根据 CHI 患儿临床表现，可将 CHI 分为暂时性 CHI 和持久性 CHI。暂时性 CHI，是指患儿生后不久即发病，不采取任何措施治疗，持续 3~4 个月后，多可自行缓解；而持久性 CHI，是指患儿病程较长，需要接受临床治疗和随访。根据 CHI 相关的 15 种基因，分成 14 种遗传学表型。最常见和最严重的类型是 ATP 敏感性钾通道型，第二种类型为谷氨酸脱氢酶型。CHI 的组织学分型分为弥漫型、局灶型及非典型型。弥漫型约占 CHI 患儿的 60%~70%，病变表现为胰腺内分泌异常的胰岛 β 细胞分布于整个胰腺。局灶型约占 CHI 患儿的 30%~40%，病变累及局部的胰岛 β 细胞。非典型约占 CHI 患儿的 10%，该类型胰腺组织的局部存在巨核胰岛 β 细胞，同时存在部分胞质少且细胞核小的萎缩胰腺细胞。

（四）CHI 基因突变有哪些类型？基因有何功能？

CHI 与多种遗传因素有关，有常染色体隐性、常染色体显性、散发及 X 连锁隐性等遗传方式。目前的研究显示 CHI 的发生与 15 种基因突变相关联，相应的构成 14 种遗传学类型。但仍有约一半的先天性高胰岛素血症患儿遗传机制不明。导致 CHI 的单基因突变可分成四大类，包括调节三磷酸腺苷（adenosine triphosphate，ATP）敏感性钾通道（K_{ATP}）（*ABCC8*、*KCNJ11*）、其他离子或通道蛋白（*KCNQ1*、*CACNA1D*、*SLC16A1*）、代谢相关酶（*GLUD1*、*GCK*、*HADH*、*UCP2*、*HK1*、*PMM2*、*PGM1*）和涉及编码代谢相关的转录因子（*HNF1A*、*HNF4A*、*FOXA2*）。

最常见和最严重的类型是 ATP 敏感性钾通道型高胰岛素血症，约占 CHI 群体的 40%~50%。*ABCC8* 基因失活突变是导致 CHI 的表型最常见的遗传原因，*KCNJ11* 基因失活突变为 CHI 第 2 类常见致病基因。K_{ATP} 通道是一个异八聚体复合物，由 4 个内向整流钾通道 6.2（Kir6.2）亚单位和 4 个磺酰脲类受体（SUR1）亚单位组成。通道的核心区域为 4 个 Kir6.2 亚单位，含有 ATP 结合位点，每个 Kir6.2 亚单位结合 1 个 SUR1 亚单位，构成一个有功能的通道复合物。*ABCC8* 基因编码 SUR1 亚单位，*KCNJ11* 基因编码 Kir6.2 亚单位。K_{ATP} 通道功能被胰腺 β 细胞代谢严格调控，如果这一功能受损，就会发生低血糖 / 高血糖。*KCNJ11* 和 *ABCC8* 的激活突变降低了 K_{ATP} 通道对 ATP 的敏感性，通道不能正常关闭进而阻止了胰岛素的分泌导致新生儿糖尿病（neonatal diabetes mellitus，NDM）；失活型的 *KCNJ11* 和 *ABCC8* 的突变使 K_{ATP} 通道从内质网到细胞膜表面的运输发生障碍，在这些患儿中，K_{ATP} 通道不能到达细胞膜，膜持续去极化，钙通道持续开放，大量的钙离子内流，胰岛素的大量分泌，导致先天性高胰岛素血症。K_{ATP} 通道突变导致 CHI 的遗传方式大多数为常染色体隐性遗传，其病情较重，发病早，多对二氮嗪治疗无反应。而少数为常染色体显性遗传（或新发变异），其基因变异所导致的 K_{ATP}-CHI 病情较轻，起病晚，也有无症状携带者，多对二氮嗪治疗有反应。

GCK 基因激活突变也是 CHI 的病因，*GCK* 是葡萄糖代谢的限速酶，*GCK* 基因激活突变导致胰岛素分泌的血糖阈值下调，往往导致空腹高胰岛素血症低血糖，受累患儿多表现为出生时巨大儿和严重低血糖症。

（五）如何解释患儿的基因检测结果？

本次检测在受检者全基因组 DNA 中检测到 *ABCC8* 基因的复合杂合突变，分别为：NM_000352.6：exon29：c.3643delG（p.Ala1215Profs*50）和 NM_000352.6：exon13：c.1887delC（p.Thr630Hisfs*17）。根据《ACMG 遗传变异分类标准与指南》，前者符合"致病性变异"，后者符合"疑似致病性变异"，最终定义符合疑似致病性核基因变异（图 3-1）。该变异尚未见报道，考虑为新发突变。患儿在血糖明显降低的时候，仍可检测到胰岛素分泌，故认为此基因突变与临床相吻合，此基因突变是导致本例患儿发病的病因。

（六）*ABCC8/KCNJ11* 基因突变只引起 CHI 吗？

ABCC8/KCNJ11 基因突变除了可以导致 CHI，还是永久性新生儿糖尿病（permanent neonatal diabetes，PNDM）常见的病因，其中 *KCNJ11* 的激活突变是目前报道的 PNDM 最常见的遗传原因。*ABCC8* 突变在 PNDM 中较少见。

Kir6.2 除了在胰腺表达，在神经、脑和肌肉组织均有表达。因此，一些携带 *KCNJ11* 突变的患儿，临床上不仅表现为糖尿病，而且同时伴有其他的临床症状和体征。部分 PNDM（约 5%）在高血糖的同时伴有神经症状，最严重的神经表型被称为发育迟缓，癫痫，新生儿糖尿病（development delay，epilepsy，neonatal diabetes mellitus，DEND）综合征，这种综合征的患儿还存在肌张力减低。也有部分患儿仅表现为发育迟缓和肌张力减低，无癫痫表现，称为间歇性 DEND（intermittent DEND，iDEND）综合征。报道显示，K_{ATP} 通道异常致 PNDM 中，约有 20%~30% 出现除 DEND 综合征之外的其他中

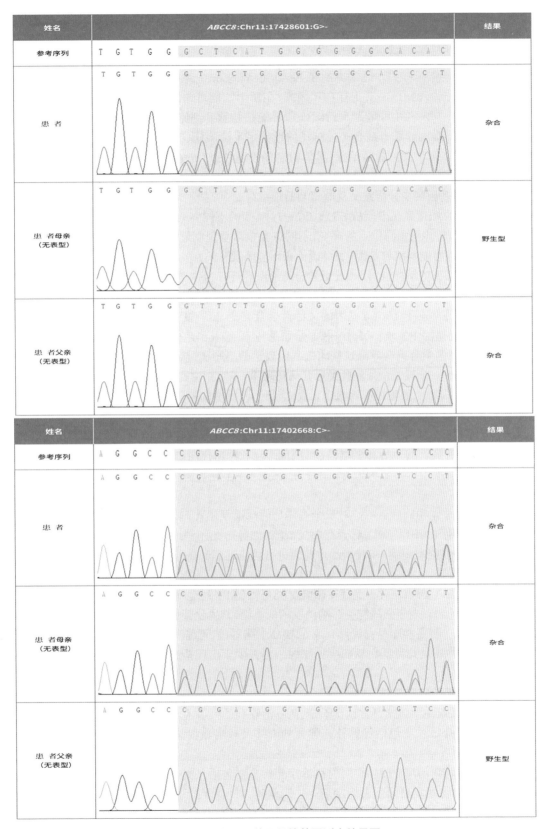

图 3-1　患儿及其父母的基因测序结果图

枢神经系统症状:孤独症、注意缺陷多动症、焦虑、睡眠障碍、运动障碍和学习困难,导致注意力、记忆力、视觉空间能力和执行力功能受损。

(七) CHI 常见于哪些综合征?

CHI 与多种综合征有关。最常见的是 Beckwith-Wiedeman 综合征(BWS),是一种先天性过度生长综合征。约 50% 的 BWS 患儿有 CHI 表现,在新生儿期可与高胰岛素血症性低血糖症相关,大多数为一过性,少数患儿可呈严重持续性。可能是胰腺 β 细胞 K_{ATP} 通道功能缺陷所致。其次是 Kabuki 综合征,Kabuki 综合征是一种罕见的遗传多系统疾病,部分患儿会出现持续性和严重性 CHI,其低血糖症状可使用二氮嗪治疗,具体机制尚不清楚。Turner 综合征近年来也被认为与 CHI 有关,几例 Sotos 综合征患儿也发现了短暂性 CHI。

(八) 钾通道基因突变分析意义及如何判断预后?

在基因突变的 CHI 患儿中,*ABCC8* 或 *KCNJ11* 基因的不同突变有时可导致相似的临床表现;但有时即使相同基因,甚至相同位点的突变,不同患儿也可呈现明显不同的临床表现,目前认为这种临床表型的异质性可能与修饰基因、表观遗传和环境因素有关。

根据组织学特征的不同,K_{ATP} 通道型高胰岛素血症可分为弥漫型、局灶型。弥漫型是一种常染色体隐性遗传疾病,*ABCC8* 和 *KCNJ11* 基因突变是主要病因。相反,局灶型既可以是遗传,也可以是后天形成。遗传常见于 *ABCC8* 基因的父源性杂合突变,该突变位于 11p15.1 区域。这种突变也偶尔可在 *KCNJ11* 基因中发现。另外一种是母系遗传,只涉及染色体 11p15.1~11p15.5 区域的丢失。11p15 区域的父源性杂合突变导致这些印迹基因表达的不平衡,从而导致受影响的细胞增殖增加,这是局灶型 CHI 的一个显著特征。此类患儿病情较重,多于新生儿期发病,需要大量的葡萄糖维持血糖水平的正常,多对二氮嗪等药物治疗无效,需行不同程度的胰腺切除术来控制低血糖的发生。

(九) CHI 需要与哪些疾病相鉴别?

1. 遗传代谢病 新生儿期起病的低血糖,如同时伴有高氨血症、代谢性酸中毒,需高度警惕遗传代谢病。对伴有高乳酸血症和低血糖的酸中毒,应考虑糖代谢障碍;对伴低血糖,且间歇发作酮症和高乳酸血症的酸中毒则要考虑有机酸血症。应进一步完善血(尿)串联质谱、有机酸检测等明确诊断。

2. 新生儿全垂体功能减退症 对于全垂体功能减退新生儿,禁食和胰高血糖素刺激试验的生化结果无法与新生儿 CHI 区分。对于有中线缺陷(如鼻后孔闭锁或腭裂)或小阴茎的低血糖新生儿,应怀疑全垂体功能减退症,在开始治疗前应进行相应的刺激试验以确诊,如生长激素激发试验、ACTH 刺激实验等。

3. 摄入磺酰脲类药物 对于能获得磺酰脲类药物(如格列吡嗪或格列本脲)的低血糖儿童,应考虑摄入了这些药物。对于磺酰脲类药物诱发的低血糖,其生化特征与 CHI 相同。

4. 胰岛素瘤 胰岛素瘤是分泌胰岛素的胰岛细胞肿瘤,通常为良性,有时见于多发性内分泌肿瘤 1 型。这种肿瘤是儿童低血糖的罕见原因。当青少年出现持续性和复发性低血糖时,应怀疑该肿瘤。

(十) CHI 如何治疗和随访?

CHI 的治疗手段主要包括日常饮食干预、药物治疗和外科手术。

1. 急性期治疗 主要包括静脉补充葡萄糖液体及胰岛血糖素;非药物辅助治疗主要是频繁喂养。

2. 长期内科药物治疗 CHI 长期内科治疗药物主要包括二氮嗪、生长抑素类似物及钙离子通道阻滞剂、哺乳动物西罗莫司蛋白抑制剂等。二氮嗪为钾离子通道开放剂,结合于 ATP 敏感性钾离子通道的亚单位磺脲类受体 1 引起通道开放,胰岛 β 细胞去极化,抑制钙离子依赖性胰岛素分泌。然而,大多数 CHI 为 K_{ATP} 通道功能缺陷所致,通常对二氮嗪无效。由 *KCNJ11* 和 *ABCC8* 显性失活突变引起的 CHI 较轻类型的患儿,对二氮嗪治疗往往反应良好。GCK-CHI 对二氮嗪药物治疗反应不一,少于 1/3 患儿对二氮嗪治疗反应敏感。二氮嗪存在体液潴留、多毛等不良反应,可联合氢氯噻嗪发挥协同作用。生长抑素类似物如奥曲肽,通过降低胰岛素基因启动因子活性,抑制电压门控式钙通道和腺苷酸环化酶活性,抑制胰岛素分泌。对于二氮嗪治疗无效的 CHI 患儿可予奥曲肽治疗。但是奥曲肽需要每天多次注射,依从性较差。

3. 外科手术治疗　对于局灶型及内科治疗无效的弥漫性 CHI 患儿,推荐外科手术治疗。术前完善 ^{18}F-DOPA PET/CT 检查有助于明确术式及切除范围。局灶性 CHI 通过手术切除病灶有望治愈,弥漫性 CHI 手术则有助于缓解症状。

（十一）如何进行随访？预后情况如何？

CHI 的预后取决于患儿所患疾病的类型及严重程度。最严重持久的并发症是脑损伤,对二氮嗪治疗有效的患儿远期预后良好。局灶型 CHI 患儿成功的切除胰腺病变部分后,即可获得治愈,不存在患糖尿病或肠道食物吸收障碍的危险性。长期随访发现,弥漫型 CHI 患儿行胰腺切除术后,仍有超过 50% 的患儿存在低血糖,需要配合药物干预,术后 10 年以上患儿患胰岛素依赖型糖尿病的比例超过 90%,胰腺外分泌功能不全的比例较高。对于不同 CHI 类型、采取不同治疗方案的患儿需要制定不同的随访、评估和遗传咨询方案。

（十二）怎样进行遗传咨询？

CHI 是一种单基因糖尿病,既可以是常染色体显性遗传,也可能是常染色体隐性遗传,基因检测是明确诊断的最重要的手段。本例患儿基因检测结果显示,患儿分别从父亲和母亲各获得一个致病 / 疑似致病基因,结合患儿父母均未出现明显的临床表现,而患儿出现了明显的临床表现,考虑患儿基因为复合杂合突变导致低血糖,符合常染色体隐性遗传方式。若患儿父母进行遗传咨询,则胎儿有 1/4 概率会患病,1/2 概率会携带致病基因,建议胎儿行基因检测明确诊断。

（吕娟娟）

三、居家护理要点

（一）生活护理

注意手卫生,注意保暖,外出时戴口罩、勤洗手,避免到人多的场合,增强个人防护,保持口腔、肛周清洁卫生,预防感染。

（二）饮食指导

合理喂养,增加喂养频次,母乳喂养患儿应记录饮入奶量,备奶粉,以便母乳不足时及时添加。人工喂养患儿,家长应备好含乳糖类奶粉,并添加葡萄糖及玉米粉,以延缓、预防低血糖的发生。尤其夜间需按时喂养,预防夜间低血糖。

（三）用药指导

1. 二氮嗪　需遵医嘱按时、按量服药,不能随意停药或调药,服用后需观察有无颜面水肿、尿少等体液潴留情况,长期服药可能出现多毛等不良反应。

2. 奥曲肽　①药物应在 8℃下冷藏;注射前复温至室温后使用,减少局部不适反应;②皮下注射,避免同一部位短期内多次注射,有计划将注射部位排列成行或格状,穿刺点间隔 1~2cm,按序轮番注射;③注射前检查注射部位有无红肿、硬节及皮下脂肪萎缩;④注射后严密观察有无腹泻、腹痛、恶心、腹胀、高血糖、便秘、头晕、心动过缓等表现。

（四）病情监测

1. 立即就医　若患儿出现如反应差或烦躁、喂养困难、哭声异常、肌张力低、呼吸暂停、大汗、乏力、震颤、昏迷、抽搐等表现,需立即就医。

2. 定期随访　监测血糖、生长发育、营养等。

3. **居家监测血糖** 可选用持续葡萄糖动态血糖监测,尤其注意监测夜间有无低血糖。

(余　爽)

● 参考文献

[1] 张微,桑艳梅.关于先天性高胰岛素血症诊治流程及策略的建议[J].中华糖尿病杂志,2021,13(4):436-441.

[2] HEWAT T I,JOHNSON M B,FLANAGAN S E.Congenital hyperinsulinism:current laboratory-based approaches to the genetic diagnosis of a heterogeneous disease[J]Front Endocrinol(Lausanne),2022,13:873254.

[3] ADZICK N S,DE LEON D D,STATES L J,et al.Surgical treatment of congenital hyperinsulinism:Results from 500 pancreatectomies in neonates and children[J].J Pediatr Surg,2019,54(1):27-32.

[4] GALCHEVA S,DEMIRBILEK H,AL-KHAWAGA S,et al.The genetic and molecular mechanisms of congenital hyperinsulinism[J].Front Endocrinol(Lausanne),2019,10:111.

[5] STATES L J,DAVIS J C,HAMEL S M,et al.[18]F-6-Fluoro-l-Dopa PET/CT Imaging of Congenital Hyperinsulinism[J].J Nucl Med,2021,62(Suppl 2):51S-56S.

病例 4　果糖 -1,6- 二磷酸酶缺乏症

一、病史摘要

患儿,男,1 岁 3 月龄。因"发热 1 天,抽搐 1 次伴低血糖"入院。

（一）现病史

患儿于 1 天前不明原因发热,最高体温 39℃,神萎,食欲缺乏,伴抽搐 1 次,为全身大发作,意识丧失,双眼凝视,四肢抽动,测血糖 1.2mmol/L。无恶心呕吐,腹痛腹泻,无头晕头痛,否认外伤及药物毒物不洁食物误服史。

（二）既往史

过去无类似发热抽搐史。

（三）个人史及家族史

患儿系 G_1P_1,足月,顺产,出生体重 2 700g,无窒息抢救史。母亲妊娠史:否认特殊药物、食物接触史,否认妊娠期血糖异常。否认家族遗传疾病史或类似疾病史。

（四）体格检查

体温 38℃,脉搏 120 次 /min,呼吸 35 次 /min,血压 80/50mmHg,身高 79cm（Z 评分 -0.27 P39.3）,体重 10kg（Z 评分 -0.56,P28.7）。患儿神萎,精神反应差,无特殊容貌;心音有力,律齐;呼吸急促,双肺呼吸音粗,无啰音;腹平软,肝脾淋巴结未扪及肿大;四肢活动自如,神经系统无阳性体征。

二、诊疗解析

（一）还需要完善哪些检查?

1. **血常规**　白细胞计数 13×10^9/L,中性粒细胞百分比 75%,淋巴细胞百分比 25%,血红蛋白 10.2g/L,血小板计数 370×10^9/L,CRP 10μg/ml。

2. **尿常规**　尿蛋白（-）,尿糖（-）,尿酮体（+）。

3. **血气及生化**　pH 7.1（↓）,细胞外碱剩余 -18.3mmol/L（↓）,乳酸 10.9mmol/L（↑）,血糖 2.2mmol/L（↓）,Na^+124mmol/L（↓）,K^+2.3mmol/L（↓）,HCO_3^-4.5mmol/L,AG 23mmol/L（↑）;肝肾功

能、心肌酶谱、游离脂肪酸正常,血胰岛素 0.3mmol/L。

4. 血串联质谱　酰基肉碱谱检查未见异常,尿气相色谱:尿液乳酸增高,酮体及甘油酸增高,其余有机酸正常。

5. 心电图、超声、腹部超声、泌尿系统彩超未见异常。

6. MRI　头颅未见异常。

7. 发作间期清醒与睡眠 EEG 检查均未见异常。

8. 外周血基因检测(表 4-1)

表 4-1　*FBPI*(OMIM:229700)基因检测结果

基因	染色体位置	遗传方式	核苷酸改变	氨基酸改变	ACMG致病性分析	携带		
						先证者	母	父
FBPI(OMIM:229700)	Chr9:97365839	AR	c.841G>A(exon8)	p.E281K(NM-001127628)	LP	杂合	野生型	杂合
FBPI(OMIM:229700)	Chr9:97367786	AR	c.778G>A(exon8)	P.G260R(NM-001127628)	LP	杂合	杂合	野生型

(二)诊断思路

回顾病史查体及实验室检查,患儿主要有以下问题:①发作性低血糖,伴代谢性酸中毒,高乳酸血症,酮体阳性;②患儿体格、智力发育正常,发作间期血糖生化、脑电图均正常,头颅 MRI 未见异常;③患儿抽搐,意识丧失,伴血糖 1.2mmol/L,低血糖纠正后意识恢复,未再出现抽搐,低血糖症诊断明确。

分析低血糖症原因,患儿体格智力发育正常,头颅 MRI 未见异常,排除长期慢性隐匿性低血糖病史;患儿低血糖期间伴血胰岛素明显降低,予以补液进食后低血糖很快纠正,排除先天性高胰岛素血症;患儿低血糖伴代谢性酸中毒和高乳酸血症,考虑先天遗传性代谢病可能性大;患儿低血糖期间,尿酮阳性,血脂肪酸无明显增高,排除脂肪酸代谢障碍;结合尿液中检测出甘油,并经过遗传学基因检测,考虑果糖 -1,6- 二磷酸酶缺乏症。

(三)果糖 -1,6- 二磷酸酶缺乏症是什么?其发病率是多少?

果糖 -1,6- 二磷酸酶缺乏症(fructose-1,6-bisphosphatase deficiency,FBP1D)是一种罕见的先天性糖原异生障碍性疾病,呈常染色体隐性遗传,表现为发作性严重酮症性低血糖及乳酸性酸中毒。由 Baker 和 Winegrad 于 1970 年首次报道。发病率不详,法国约 1/900 000,荷兰约 1/350 000,国内报道少。

(四)FBP1D 发病机制是什么?*FBP1* 基因有何功能?基因突变与表型之间关系?

FBP1D 由于果糖 -1,6- 二磷酸酶(fructose-1,6-bisphosphatase,FBP1)缺乏而导致糖代谢过程中的糖异生途径受损引起。*FBP1* 基因为果糖 -1,6- 二磷酸酶 1 编码基因。FBP1 是肝肾组织中糖原异生和果糖代谢的关键酶,催化果糖 -1,6- 二磷酸转变成果糖 -6- 磷酸,即糖异生途径的第二步限速反应。FBP1 基因发生突变,将导致果糖 -1,6- 二磷酸酶 1 缺乏或活性低下,果糖 -1,6- 二磷酸转化为果糖 -6- 磷酸途径障碍,影响糖异生过程,葡萄糖生成障碍,发生低血糖;乳酸、丙酮酸、丙氨酸及甘油等上游底物堆积,出现代谢性酸中毒;有机酸增多,影响尿酸排泄,出现高尿酸血症;甘油转化障碍,导致 3- 磷酸甘油大量堆积,由尿中排出形成甘油尿。中间产物果糖 -1- 磷酸的堆积,形成果糖尿。糖酵解代谢中间产物的蓄积,损害肝细胞,引起肝大、肝功能受损。

FBP1 基因定位于染色体 9q22.2~q22.3,由 7 个外显子和 6 个内含子组成,基因全长大约 31kb,编码 338 个氨基酸,主要在肝脏中表达,部分在肾脏中表达。目前已发现 40 余种突变类型,多位于 1、5、7 号外显子,包括错义、缺失、无义突变,剪接位点突变,插入 / 重复以及插入 / 缺失。*FBP1* 基因具有显著的遗传异质性,c.960-961insG、c.490G>A 和 c.704delC 是东亚人群的主要突变位点。

不同基因突变位点之间临床表型无差异,无性别差异。

(五)如何解释患儿的基因检测结果?

本次检测在受检者全血基因组 DNA 中检测到 *FBPI* 基因的 2 个复合杂合变异 c.841G>A 和 c.778G>A,分别来自父母。两个变异均为错义突变,在人群中发生频率极低,曾多次在文献中被报道与果糖 -1,6- 二磷酸酶缺乏症相关,是常见的致病突变。

(六)FBP1D 临床表现有哪些?

1. 发病于任何年龄,急性危象多见于糖原储备不足的新生儿期(特别是生后 4 天内)和婴幼儿。由于乳糖由乳糖酶分解成葡萄糖和半乳糖的过程不受果糖 -1,6- 二磷酸酶的影响,婴儿常在断奶后才出现症状。

2. 起病都有诱因,包括进食差或长时间禁食,呼吸道或消化道相关感染性疾病,进食大量含果糖或蔗糖的食物(主要是水果,1g/kg 体重)。静脉输注果糖或甘油有致命危险。

3. 急性发作期临床表现为发作性低血糖和代谢性酸中毒。出现呕吐、腹泻、嗜睡、呼吸和心率增快,可伴肝大,肝酶增高。如果未经及时有效治疗,随着分解代谢持续,症状逐渐恶化,可出现换气过度、呼吸暂停、癫痫发作和 / 或昏迷,脓毒症、失明和 Reye 综合征样表现,甚至肝、脑、心等多器官功能衰竭。典型实验室检查为酮症性低血糖及乳酸酸中毒,乳酸 / 丙酮酸比值增高,胰高血糖素抵抗性暂时性高甘油三酯血症,高血清游离脂肪酸及高尿酸。尿有机酸分析可见乳酸、酮体、3- 羟基丁酸、甘油和 3- 磷酸甘油等糖异生底物水平增高。发作间期正常。

(七)FBP1D 诊断标准是什么?如何早期诊断?

诊断需结合临床表现、血生化及血尿代谢检测,并通过分子遗传学鉴定 *FBP1* 双等位基因致病变异或肝脏或外周血白细胞中的 FBP1 活性缺陷确诊。

1. 典型发作期血生化检查显示低血糖、高乳酸血症、代谢性酸中毒,多伴酮症。血、尿代谢筛查发现糖异生底物堆积,包括乳酸、3- 羟基丁酸、甘油和 3- 磷酸甘油等异常升高。

2. 因肌肉组织中含有与肝脏不同的另外一种同工酶,本病患儿肌肉中 FBP1 活性并不下降,因此肌肉活检组织酶活性检测结果对本病无诊断价值。

3. 在疾病非发作期,甘油、果糖或丙氨酸负荷试验及禁食试验可诱发代谢紊乱,有助于疾病诊断,但并非确诊手段且存在一定危险,仅在当临床及生化检测均高度支持本病,而基因检测和酶活性测定均正常时尝试。诱因诱发发作性低血糖,代谢性酸中毒,高乳酸,伴酮症,发作间期正常,应警惕本病,尽早做分子遗传学检查。

(八)FBP1D 需要与哪些疾病相鉴别?

本病应注意与可引起低血糖及高乳酸血症的其他类型的遗传性代谢病相鉴别。

1. 糖原累积症 I 型 空腹诱发严重低血糖,存在乳酸酸中毒、高尿酸血症、高脂血症。多存在肝大、生长迟缓、向心性肥胖、葡萄糖 -6- 磷酸酶缺乏。但 FBP1D 患儿智力和运动发育基本正常,发作间期无异常,肝脾大不明显,可通过甘油和果糖负荷试验及基因检测进行鉴别。

2. 先天性丙酮酸代谢障碍 发病通常在生后 24h 内,表现为暴发性的乳酸性酸中毒,可有特殊面容,可伴肌张力减低、眼球运动异常、惊厥等 Leigh 综合征表现,多在 1 岁以内死亡。而 FBP1D 发作时给予葡萄糖输注,低血糖及代谢性酸中毒可较快纠正,智力和运动发育基本正常,基因检测或代谢紊乱期行尿气相色谱 - 血串联质谱代谢产物分析可明确诊断。

3. 遗传性果糖不耐受　果糖二磷酸醛缩酶缺陷,给予含蔗糖或果糖的辅食后发病,表现为呕吐、腹痛、出冷汗,甚至昏迷和惊厥等低血糖症状。患儿可出现肝大、黄疸、水肿和肾小管损害等,严重者急性肝衰竭、肝硬化。而FBP1D患儿可进食适量的果糖及蔗糖,无严重肝功能损害、凝血功能异常,肾小管功能正常,可通过基因检测或代谢紊乱期血尿代谢产物分析可明确诊断。

（九）FBP1D如何治疗? 预后怎样?

1. 本病是一种可防可治的罕见病。重要预防措施为避免低血糖,常规免疫接种,减少感染风险。

2. 急性发作期治疗原则　尽快纠正酸中毒及低血糖,维持内环境稳定,给予止惊、改善意识障碍、避免多器官系统衰竭等对症治疗。严禁静脉用甘油果糖、果糖二磷酸钠等制剂。

3. 维持期治疗原则　平素注意饮食管理,避免长时间饥饿,在感染和发热时,增加碳水化合物喂养频次,密切监测血糖变化,必要时葡萄糖口服、静脉注射或胃管持续喂养。限制摄入含果糖、蔗糖、甘油及山梨醇(绝大多数甜食和水果)食品或药物。虽然少量果糖[≤2g/(kg·d)]一般可耐受,但单次摄入大剂量果糖(>1g/kg)是有害的,尤其是婴幼儿。

4. 监测　生长发育及神经系统发育,避免频繁进食导致体重过度增加。

5. 经过早期、及时、正确的处理,大多预后良好。多数患儿随年龄增长,低血糖发作次数逐渐减少,对饥饿的耐受性也相应提高。大多数患儿有正常的体格生长和精神运动发育,少数由于早期和长期的低血糖导致生长和神经发育受损。

（十）怎样进行遗传咨询?

该病是常染色体隐性遗传疾病,建议先证者父母进行分子遗传检测,当父母双方都是FBP1致病变异的杂合子时,先证者的每个兄弟姐妹有25%的概率患病,有50%的概率成为无症状携带者,有25%的概率不患病也非携带者。先证者父母的每个兄弟姐妹都有50%的风险是无症状携带者。如果在家族中已经检查出有人携带了FBP1致病基因突变,可以对有遗传风险的亲属做携带者检测,对有风险的孕妇进行产前检测,以及着床前基因检测。

（王奕阳）

三、居家护理要点

（一）生活护理

养成良好个人卫生习惯,保持口腔及肛周清洁,注意保暖,尽量避免去公共场所,戴口罩、勤洗手,预防家属与患儿的交叉感染。按时接种,增强免疫力。因生病到医院就诊时,应告知病史,避免输注含有果糖或甘油的液体,同时避免服用含有果糖的药物。

（二）饮食指导

合理喂养,少量多餐,严格限制果糖、蔗糖摄入,如饮料、奶茶、水果、蜂蜜、蛋糕等,规律按时就餐,避免暴饮暴食,均衡饮食,必要时就诊营养科,制订个性化食谱。随身携带葡萄糖水,低血糖时紧急使用。

（三）休息与活动

适当锻炼,增强自身免疫力。避免空腹运动、剧烈活动,以预防低血糖。

（四）病情监测

1. 立即就医　若患儿出现食欲缺乏、发热、疲乏、口渴、尿多、恶心呕吐、头痛、深大呼吸、呼气有烂苹果味、嗜睡等症状,需立即就医。

2. 定期随访　监测生长发育、血糖、血生化、营养等。

3. 居家监测血糖　可选用持续葡萄糖动态血糖监测,尤其注意监测夜间有无低血糖。

（五）低血糖识别与护理

1. 低血糖发作　表现为烦躁、激惹、惊厥、哭声异常、喂养困难、肌力肌张力增加、呼吸暂停、冷汗、心悸、乏力、晕厥等,清醒患儿立即予葡萄糖液体口服 0.3g/kg,15min 后复测血糖,就地休息,若症状未缓解或昏迷,立即就医。

2. 低血糖抽搐时的处理　若患儿出现双眼凝视、呼之不应、口吐白沫、发绀、四肢抖动等抽搐表现,立即予去枕平卧,头偏向一侧,解开衣领,擦拭清除口鼻分泌物,保持周围环境安全,勿强行按压患儿肢体,立即拨打 120,记录患儿抽搐时表现及抽搐时间。

(林　梦)

● 参考文献

[1] BAKER L,WINEGRAD A.Fasting hypoglycaemia and metabolic acidosis associated with deficiency of hepatic fructose-1,6-diphosphatase activity[J].Lancet,1970,223(1):13-16.

[2] PINHEIRO F C,SPERB-LUDWIG F,LIGABUE-BRAUN R,et al.Genetic analysis of patients with fructose-1,6-bisphosphatase deficiency[J].Gene,2019,30,699:102-109.

[3] LI N,CHANG G,XU Y,et al.Clinical and molecular characterization of patients with fructose1,6-bisphosphatase deficiency[J].Int J Mol Sci,2017,18(4):857.

[4] KAMATE M,JAMBAGI M,GOWDA P,et al.Fructose-1,6-diphosphatase deficiency:a treatable neurometabolic disorder[J].BMJ Case Rep,2014,22:bcr2013201553.

[5] PINTO A,ALFADHEL M,AKROYD R,et al.International practices in the dietary management of fructose 1-6 biphosphatase deficiency[J].Orphanet J Rare Dis,2018,13(1):21.

病例 5　17β- 羟类固醇脱氢酶 10 缺乏症

一、病史摘要

患儿,男,11 小时 40 分钟。因"发现低血糖 2h 余"就诊。

(一)现病史

患儿系 G_2P_1,孕 40 周顺产娩出,出生体重 2 800g,Apgar 评分 1-5-10min 为 10-10-10 分,羊水清亮,量不详,脐带绕颈 1 周,否认宫内窘迫,否认生后抢救史。母亲孕期合并糖尿病,生后已开奶。入院前 2h(即生后 9⁺h),发现患儿血糖低,测床旁血糖 1.9mmol/L,予喂奶后复测血糖为 2.2mmol/L,伴少吃、少哭、少动、气促,无发热、发绀、抽搐、呕吐、腹泻、呼吸暂停等。为求进一步诊治,以"新生儿低血糖"收入我科。自患病以来,患儿精神、反应欠佳,已开奶,混合喂养 2 次,间隔 2~3h,每次约 6ml,胎便已解,小便已解。

(二)预防接种史

未接种疫苗。

(三)个人史及家族史

患儿系 G_2P_1,胎龄 40 周,6 月 10 日 23:25 顺产娩出,出生体重 2 800g,脐带绕颈 1 周,Apgar 评分 1-5-10min 为 10-10-10 分,否认宫内窘迫,否认生后抢救史。母亲第 1 胎孕 10 周时胎停育(单染色体),此次孕期合并妊娠糖尿病(A1 级)、甲状腺功能减退、多囊卵巢综合征。否认遗传性疾病家族史。

(四)体格检查

体温 36℃,心率 141 次 /min,呼吸 58 次 /min,血压 69/45mmHg,体重 2.67kg(中位数 3.36kg,Z 评分 -1.7,P4.4)、身长 48cm(中位数 50.53cm,Z 评分 -1.42,P7.7)。急性重病容,嗜睡,反应差。面色口唇欠红润,双上臂、背部散在针尖大小出血点,全身未见水肿。鼻翼扇动,三凹征阳性,呼吸音粗,未闻及干湿啰音,心脏及腹部查体未见异常,竖颈差,四肢肌张力低,原始反射减弱。四肢肢端稍凉,毛细血管再充盈时间 3s。

二、诊疗解析

(一)还需要完善哪些检查?

1. 血常规　(6 月 11 日)白细胞计数 27.5 × 10⁹/L(↑),中性粒细胞百分比 81%,血红蛋白 189g/L,血小板计数 239 × 10⁹/L,C 反应蛋白 <1mg/L;(6 月 12 日)白细胞计数 30 × 10⁹/L(↑),中性粒细胞百分比 72%,血红蛋白 163g/L,血小板计数 245 × 10⁹/L,C 反应蛋白 <0.8mg/L。

2. 尿常规　pH 5.5,尿蛋白(++),酮体(+),隐血(+++)。

3. 肝功能、肾功能、血糖　门冬氨酸氨基转移酶 208U/L(↑),肌酐 90μmol/L(↑),乳酸脱氢酶 1 411U/L(↑),谷胺酰转肽酶 999U/L(↑),血糖 4.1mmol/L,余无明显异常。

4. 心肌损伤标志物　肌钙蛋白 0.074μg/L(↑),肌红蛋白 196μg/L(↑),N 端脑利钠肽 24 700pg/ml(↑)。

5. 血气分析　(6 月 11 日)pH 6.98(↓),二氧化碳分压 2kPa(↓),氧分压 12.6kPa,乳酸 >20mmol/L(↑),碱剩余 –26.4mmol/L(↑),碳酸氢根 3.5mmol/L(↓),阴离子间隙 46mmol/L(↑)。(6 月 12 日)pH 6.91(↓),二氧化碳分压 2.4kPa(↓),氧分压 7.4kPa(↓),乳酸 >50mmol/L(↑),碱剩余 –28.1mmol/L(↑),碳酸氢根 3.6mmol/L(↓),阴离子间隙 46mmol/L(↑)。

6. 血氨　172μmol/L(↑);β- 羟丁酸 0.98mmol/L(↑);丙酮酸 415.5μmol/L(↑)。

7. 胰岛素、C 肽　空腹胰岛素 2U/L,C 肽 0.03μg/L。

8. 凝血功能　血浆凝血酶原时间 45.2s(↑),国际正常化比率 4.33(↑),活化部分凝血酶原时间 >300s(↑),纤维蛋白原 67mg/dl,凝血酶时间 25.2s。

9. 病原学检查

(1)血培养:阴性。

(2)TORCH:巨细胞 IgG 抗体 81.2U/ml,风疹病毒 IgG 抗体 123U/ml,单纯疱疹病毒 IgG 抗体 28.4Index。

(3)肝炎病毒标志物:甲肝、乙肝、丙肝、戊肝均阴性。

10. 床旁心脏彩超　左心室收缩功能测值正常,卵圆孔未闭。

11. 血代谢筛查　丙氨酸、脯氨酸、酪氨酸、亮氨酸升高。

12. 基因检测(表 5-1)

表 5-1　*HSD17B10*(OMIM:3000256)基因检测结果

基因	染色体位置	遗传方式	核苷酸改变	氨基酸改变	ACMG致病性分析	携带		
						先证者	母	父
HSD17B10(OMIM:3000256)	ChrX:P11.22	XD	c.740A>G(exon6)	p.Asn247Ser(NM_004493.2)	致病性变异	半杂合	野生型	野生型

(二)诊断思路

回顾病史查体及实验室检查,患儿主要有以下问题:①起病早,病程进展快,以反复低血糖为主要表现,伴少吃、少哭、少动、气促,查体反应差,肝功异常、凝血功能障碍,需警惕宫内感染所致,但母孕期无发热,无胎膜早破,血培养阴性,炎症指标不高,可排除;②患儿反复低血糖,且有反应差,需警惕先天性高胰岛素血症,但患儿有代谢性酸中毒、乳酸高,且胰岛素及 C 肽正常,可排除;③患儿为男性,查体见出血点及肌张力低,实验室检查提示血氨增高、代谢性酸中毒、高乳酸血症、凝血功能异常、心肌损伤,结合其母有胎停史,需警惕遗传代谢性疾病。进一步完善代谢筛查提示多种氨基酸升高,基因检测提示 *HSD17B10* 外显子 6 发生 c.740A>G 突变,故诊断 17β- 羟类固醇脱氢酶 10 缺乏症。

(三)17β- 羟类固醇脱氢酶 10 缺乏症是什么?其发病率为多少?

2- 甲基 -3- 羟基丁酰辅酶 A 脱氢酶缺陷症(2-methyl-3-hydroxybutyryl-CoA dehydrogenase deficiency,MHBDD),2000 年 Zschocke 等首次报道了本病。本病是由 *HSD17B10* 基因突变引起的一种罕见 X 连锁隐性遗传病,表现为进行性神经退行性变、视网膜病变和心肌病。常在婴幼儿期起病,以男性发病为主,且男性的病情较女性严重,该病报道病例不多,在已报道的 42 例患儿中,男 39 例,女 3 例。

(四)HSD17B10 缺乏症发病机制是什么? *HSD17B10* 基因有何功能? 基因突变与表型之间有何关系?

HSD17B10 基因定位于 X 染色体 p11.2,由 6 个外显子和 5 个内含子组成,外显子 1~3 编码 N-端的烟酰胺腺嘌呤二核苷酸(NAD+)结合域,外显子 4~6 编码与底物结合并催化酶促反应的 C- 端结构域。*HSD17B10* 基因编码的 HSD17B10 蛋白是一种多功能线粒体酶,在神经类固醇和异亮氨酸的代谢中起着重要作用。它通过催化 2- 甲基 -3- 羟基丁酰辅酶 A- 异亮氨酸代谢中的脱氢反应,切割前体 RNA 分子。HSD17B10 蛋白还通过同源四聚体与线粒体 RNaseP 复合体(TRMT10C)酶形成复合物促进 mt-tRNA 甲基化。

现已报道 16 种 X 染色体 *HSD17B10* 基因致病突变,其中 c.388C>T(p.R130C)最常见,其他突变为 c.740A>G(p.N247S)、c.34G>C(p.V12L)、c.194T>C(p.V65A)、c.257A>G(p.D86G)、c.364C>G(p.L122V)、c.460G>A(p.A154T)、c.470C>T(p.A157V)、c.495A>C(p.Q165H)、c.525A>G(p.I175M)、c.526G>A(p.V176M)、c.628C>T(p.P210S)、X:g.53458504T>C(p.K212E)、c.677G>A(p.Q226R)、c.745G>C(p.E249Q)和一个导致基因剪接异常的突变位点 c.574C>A(p.R192R)等。女性患儿杂合突变仍可能发病,目前已报道突变包括 c.388C>T(p.Arg130Cys)、c.439C>T(p.Arg147Cys)、c.740A>G(p.Asn247Ser)、c.364C>G(p.Leu122Val)。女性患儿杂合突变发病,可能与另外一条 X 染色体失活有关。

HSD17B10 基因的主转录本 NM_004493.3 共包括 261 个密码子。根据 HSD17B10 蛋白的功能结构域图,N- 端包含 NAD+ 结合结构域和亚基相互作用结构域,而 C- 端包含脱氢酶结构域、底物结合结构域和四聚化结构域(覆盖在编码剩余区域)。研究发现,脱氢酶活性不是预测表型的可靠指标,四聚体复合体的蛋白结构变化和四聚体功能障碍可能更有助于判断疾病的严重程度。结构域(Ala154Thr、Ala157Val 和 Gln165His)周围的致病变异可能导致非进展性 / 轻度疾病类型,而亚基相互作用结构域周围(Asp86Gly、Leu122Val、Arg130Cys、Arg147Cys)、底物结合结构域(Arg192Arg、Pro210Ser 和 Lys212Glu)和四聚体结构域(Arg226Gln、Asn247Ser 和 Glu249Gln)的致病变异可能与新生儿和婴儿发病有关。位于四聚体亚基相互作用域的突变(Arg130Cys、Arg226Gln 和 Asn247Ser),对 HSD17B10 与 TRMT10C 的相互作用有不同程度的影响。研究认为四聚体亚基相互作用域周围的 HSD17B10 致病突变导致 mt-tRNA 成熟和下游功能障碍,相比 HSD10 脱氢酶功能缺陷的变异更有可能导致更严重的疾病表型。

(五)如何解释该患儿基因检测结果?

该患儿基因检测提示 c.740A>G(p.N247S),该突变已有报道,是常见的致病突变。突变点位于四聚体结构域,影响了 HSD10 与 TRMT10C 相互作用,导致 mt-tRNA 成熟和下游功能障碍,因此在新生儿期起病,进展迅速,生后数天死亡。

（六）HSD17B10 缺乏症的临床表现是什么？

该病以神经系统受累为主，还可累及视力、心脏等。患儿可出现神经系统发育进行性倒退，并伴有共济失调、舞蹈症。视力逐渐丧失导致失明，心脏受累可见肥厚型或扩张型心肌病。根据临床表现，Zschocke 等将 HSD17B10 缺乏症分为四型：①婴幼儿型：这是最常见类型，多为足月出生，出生时表现正常，也可能在新生儿期出现嗜睡、喂养不良和代谢紊乱，如代谢性酸中毒、乳酸升高、低血糖和高氨血症。纠正相关代谢紊乱后，婴儿期可出现轻度发育迟缓，肌肉张力异常和持续的代谢异常。多在生后 6~18 个月出现神经系统发育进行性倒退，表现为语言、运动功能减退，并伴有共济失调、舞蹈症，视力的逐渐丧失最终导致失明，且难治性癫痫多见。头颅 MRI 提示额颞叶或皮质萎缩，基底神经节（壳核）可见严重损伤。同时伴有进行性心肌病，超声检查报告所有患儿均有进行性、严重的肥厚型或扩张型心肌病，患儿多在 2~4 岁死亡。②新生儿型：生后即出现严重的代谢紊乱，可有进行性肥厚型心肌病，可能有肝脏受累、凝血功能障碍，多在生后 1 个月内死亡。③青少年型：生后发育无明显异常，学龄期起病后逐渐出现语言、运动功能退化，全身僵硬伴步态僵硬、震颤和肌张力障碍。④非典型型：多为女性杂合突变者，病情较轻，可表现为生长发育正常，可能出现轻度发育异常、学习障碍等。

（七）HSD17B10 缺乏症诊断标准是什么？如何早期诊断？

诊断需结合临床表现、血气分析、血尿代谢筛查、心脏超声、头颅磁共振，检测出致病变异基因可确诊。

如患儿有低血糖、代谢性酸中毒、高氨血症，有神经系统发育进行性倒退，合并肥厚性或扩张型心肌病、凝血功能异常、肝功能异常，应警惕此类疾病，尽早进行基因检测，可以协助明确诊断。

（八）HSD17B10 缺乏症需要与哪些疾病相鉴别？

1. 甲基丙二酸血症　甲基丙二酸血症可出现消化系统症状如呕吐、喂养困难、肝大，神经系统症状如运动、意识障碍、发育迟缓或倒退，病情反复多与感染和应激相关。新生儿期发病可出现昏迷或抽搐，严重代谢性酸中毒、高乳酸血症、高氨血症，急性期可见三系降低，血串联质谱分析提示患儿丙酰肉碱（C3）升高，尿有机酸分析甲基丙二酸、甲基枸橼酸显著增高。

2. 糖原贮积症　是一大类异质性疾病，是由于调节糖原分解和合成的酶缺陷导致。在新生儿期可能反复出现低血糖，乳酸、甘油三酯和尿酸升高，查体多有肝脏肿大，可能因酮症酸中毒而昏迷死亡。但其神经系统受累较 HSD17B10 缺乏症轻，一般无视网膜病变。

3. 先天性高胰岛素血症　患儿反复低血糖时需考虑本病，但该患儿血酮、乳酸均明显升高，空腹胰岛素及 C 肽正常，不支持。

（九）HSD17B10 缺乏症如何治疗？预后如何？

本病预后差，缺乏特异性治疗，无有效的病因治疗，多对症支持处理。采用限制异亮氨酸饮食疗法、补充线粒体维生素和辅因子的"鸡尾酒"疗法对本病均无确切治疗效果。HSD17B10 缺乏症患儿多存在神经系统发育异常，病情重，预后不良。

（十）怎样进行遗传咨询？

HSD17B10 缺乏症系 X 连锁隐性遗传，既往有此类患儿孕产史母亲，建议行遗传咨询、基因检测。若母亲为杂合突变，所生男性有 50% 风险发病。

（黄　兰）

三、居家护理要点

（一）生活护理

做好个人卫生，保持口腔及肛周清洁，注意保暖，尽量避免去公共场所，戴口罩、勤洗手，预防家属与患儿的交叉感染。

（二）休息与活动

对于合并肥厚型心肌病患儿,需严格限制活动量,尽量卧床休息,视力损伤者,注意预防跌倒及意外伤害,定期康复训练。

（三）预防误吸

该病儿童多神经发育倒退,代谢紊乱,肌张力及肌力发育异常,需合理喂养,注意预防误吸及反流,必要时居家进行鼻饲。

（四）低血糖识别与护理

1. 密切监测血糖、生命体征、反应、有无烦躁、激惹、惊厥、哭声异常、喂养困难、肌力肌张力增加、呼吸暂停等低血糖表现,可安装动态血糖监测,实时扫描血糖波动情况。

2. 合理喂养　生后能进食者尽早喂养,予特殊奶粉,限制异亮氨酸摄入,定时喂养,尤其夜间需按时喂养,预防夜间低血糖。

（五）抽搐预防与护理

1. 定期复查,监测生长发育、血氨、心电图、核磁等。

2. 遵医嘱口服居家药物,不随意调药及停药。

3. 抽搐时紧急处理　若患儿出现双眼凝视、呼之不应、口吐白沫、发绀、四肢抖动等抽搐表现,立即予去枕平卧,头偏向一侧,解开衣领,擦拭清除口鼻分泌物,保持周围环境安全,勿强行按压患儿肢体,记录患儿抽搐时表现及抽搐时间,立即就医。

（杨　鑫）

● 参考文献

［1］ZSCHOCKE J,RUITER J P,BRAND J,et al.Progressive infantile neurodegeneration caused by 2-methyl-3-hydroxybutyryl-CoA dehydrogenase deficiency:a novel inborn error of branched-chain fatty acid and isoleucine metabolism［J］.Pediatr Res,2000,48(6):852-855.

［2］HILTUNEN J K,KASTANIOTIS A J,AUTIO K J,et al.17B-hydroxysteroid dehydrogenases as acyl thioester metabolizing enzymes［J］.Mol Cell Endocrinol,2019,489:107-118.

［3］冯艺,王华.17β-羟类固醇脱氢酶10缺乏症1例并文献复习［J］.中华新生儿科杂志,2022,37(2):118-122.

［4］UPADIA J,WALANO N,NOH G S,et al.HSD10 disease in a female:A case report and revie of literature［J］.JIMD Rep,2021,62(1):35-43.

［5］ZSCHOCKE J.HSD10 disease:clinical consequences of mutations in the HSD17B10 gene［J］.J Inherit Metab Dis,2012,35(1):81-89.

以高血糖为主诉

病例6　新生儿糖尿病

一、病史摘要

患儿,女,20日龄。因"发现血糖高20天"入院。

（一）现病史

入院前20天,患儿因"足月小样儿"住院治疗,监测微量血糖14.5mmol/L,无发热、神萎、嗜睡,无气促、喘息、发绀,无呕吐、腹胀、腹泻,停止补液并予母乳喂养后血糖波动在5~7mmol/L,住院1周后出院,嘱家属门诊定期监测血糖。入院前1h,患儿因"复查血糖"至我院门诊就诊,测微量血糖20.5mmol/L,以"糖尿病?"收入院。

（二）既往史

无特殊。

（三）个人史及家族史

患儿系 G_2P_2,胎龄 37^{+5} 周,经剖宫产娩出,羊水清,Apgar评分1min、5min、10min均为10分,出生体重2 150g,身长46cm。患儿生后混合喂养,2~3h喂养一次,吸吮好,无呕吐。父母非近亲结婚,哥哥5岁2月龄,体健,否认糖尿病家族史。

（四）体格检查

体温36.9℃,心率120次/min,呼吸34次/min,血压72/43mmHg,体重2.2kg（中位数3.86kg,Z评分 -3.51,≤P0.1）,身长46cm（中位数52.35cm,Z评分 -3.34,≤P0.1）。神志清楚,反应可,前囟1.5cm,平软,全身皮肤轻度黄染,双肺呼吸音清,未闻及干湿啰音,心律齐,心音有力,未闻及杂音,腹软,肠鸣音正常,肝脾肋下未触及,四肢肌力、肌张力正常。

二、诊疗解析

（一）还需要完善哪些检查?

1. 血常规未见异常。

2. TORCH均为阴性;便常规、肝功能、肾功能、电解质、血培养、血气分析均未见明显异常。

3. 入院测静脉血糖为21.2mmol/L,多次随机血糖 >11.1mmol/L,尿糖（+++）,酮体（-）;C肽1.1ng/ml（参考值:0.27~1.28ng/ml）;空腹胰岛素11.3μU/ml（参考值:3~25μU/ml）;糖化血红蛋白4.0%（正常值:4.0%~6.0%）;血气分析结果未见异常;胰岛素自身抗体（GAD、ICA、IAA、IA-2和IA-2β）均为阴性。

4. 胰腺超声检查未见明显异常。

5. 基因检测（表6-1）

（二）诊断思路

回顾病史查体及实验室检查,患儿起病年龄小于6月龄,有宫内发育迟缓,伴空腹及多次随机血糖明显升高,可考虑诊断糖尿病。患儿未使用升高血糖的药物（如皮质类固醇、β肾上腺素能药物）,可排除药物因素引起的高血糖。患儿无发热、气促、神萎、腹泻等感染症状,血常规未见异常,可排除感染引起的高血糖。患儿胰岛素及 C 肽均在正常范围内,胰岛素自身抗体均为阴性,可排除 1 型糖尿病。考虑诊断新生儿糖尿病可能性大,进一步行基因检测明确诊断。

表 6-1 *INS*(OMIM:618858)基因检测结果

基因	染色体位置	遗传方式	核苷酸改变	氨基酸改变	ACMG致病性分析	携带		
						先证者	母	父
INS(OMIM:618858)	Chr11:2160829	AD	c.143T>G(exon2)	p.Phe48Cys(NM_000207.3)	致病性变异	杂合	野生型	野生型

(三) 什么是新生儿糖尿病?

新生儿糖尿病通常指出生后 6 个月内发生的糖尿病,也有部分患儿推迟至 6~12 个月发病,报道的发病率为 1/160 000~1/90 000 例活产婴儿,是一种较少见的特殊类型糖尿病。NDM 有两种临床亚型,即持续性新生儿糖尿病(persistent neonatal diabetes mellitus,PNDM)和暂时性新生儿糖尿病(transient neonatal diabetes mellitus,TNDM)。TNDM 约占 NDM 的 50%~60%,一般在发病后 18 个月内自然缓解,但约半数以上的患儿会在儿童期或青春期复发。PNDM 患儿则无缓解期,往往从发病开始就需要终身治疗。新生儿糖尿病是由参与胰腺 β 细胞正常发育和功能(包括胰岛素产生和分泌)的某个相关基因的单基因突变所致。受累基因和发病机制决定了患儿的临床表现(暂时性或永久性糖尿病,以及胰腺外表现)、预后及治疗。所有 6 月龄前发病的糖尿病患儿都应进行基因检测,早期的基因检测将有助于分型和判定预后。

(四) 常见的 *NDM* 基因变异有哪些?

1. 6q24 印记区域异常 60% 以上的 TNDM 是由染色体 6q24 印记区域的基因变异或甲基化异常引起的,以 *PLAGL1* 基因和葡萄胎相关的印记转录子 -1 基因(*HYMAI*)变异最为常见。

2. ATP 敏感性钾通道(ATP sensitive potassium channel,K_{ATP})基因变异 K_{ATP} 是由 4 个成孔 Kir6.2 亚单位和 4 个 SUR1 调节亚单位形成的异八聚体复合物,分别由 *KCNJ11* 和 *ABCC8* 基因编码,多为杂合变异,可阻止钾离子通道关闭、抑制胰岛素分泌,导致高血糖,是引起 PNDM 的最常见致病基因,也是导致 TNDM 的第二大原因。脑组织也存在 K_{ATP} 通道。*KCNJ11* 激活突变导致的永久性新生儿糖尿病患儿除了发生糖尿病以外,还可能出现发育迟缓和癫痫。这些表现伴随出现时,称为发育迟缓、癫痫、新生儿糖尿病(developmental delay,epilepsy,neonatal diabetes,DEND)综合征。早期诊断和治疗可能改善神经系统结局。

3. *INS* 基因变异导致的 NDM *INS* 基因杂合变异是 PNDM 的第二大常见原因。变异导致胰岛素原分子的错误折叠并聚集于内质网,引起内质网应激和 β 细胞凋亡。多为散发,约 20% 具有常染色体显性遗传的 NDM 家族史,罕见纯合或复合杂合变异。

4. *EIF2AK3* 基因突变 Wolcott-Rallison 综合征 由 *EIF2AK3* 基因纯合变异或复合杂合变异引起的罕见常染色体隐性遗传综合征。*EIF2AK3* 编码蛋白调节内质网应激反应,错误折叠的蛋白质在内质网中积累并最终诱导 β 细胞凋亡。该突变在血亲联姻家族中的发生率接近 30%。其他特征包括肝功能障碍及骨骼发育不良。

5. *FOXP3* 基因变异 IPEX 综合征 IPEX 综合征由 *FOXP3* 基因变异所致,是唯一确认与 β 细胞自身免疫和胰岛自身抗体相关的 PNDM。*FOXP3* 位于 Xp11.23,参与调节 T 细胞发育、抑制自身免疫,其缺陷导致 X 连锁隐性遗传的自身免疫功能缺陷性多内分泌腺体病和肠病,男性多见,女性携带者多无临床表现。

（五）如何解释患儿的基因检测结果？

本次检测在受检者全血基因组 DNA 中检测到 *INS* 基因 NM_000207.3：exon2：c.143T>G（p.Phe48Cys）变异。该变异在文献中被报道过 2 次。该患儿起病早，临床表型也出现了血糖明显升高、尿糖阳性，故认为此基因突变与临床相吻合，此基因突变是导致本例患儿发病的病因。患儿父亲、母亲 *INS* 基因均为野生型（图 6-1）。

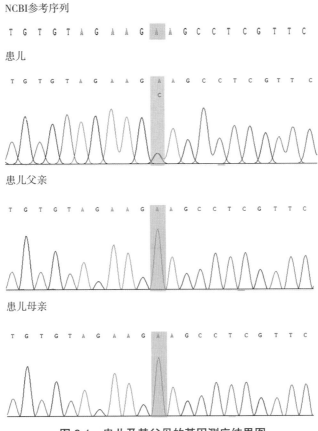

图 6-1　患儿及其父母的基因测序结果图

（六）NDM 需要与哪些疾病相鉴别？

患儿主要表现为血糖升高，需要鉴别的疾病如下：

1. 新生儿脓毒症　对于之前监测血糖浓度正常的患儿，高血糖可能是脓毒症的非特异性首发表现，而感染控制后血糖恢复正常。可能的机制包括应激反应、胰岛素释放减少及周围葡萄糖利用减少等。但患儿无发热、气促、神萎、腹泻等感染症状，查体未见明显感染阳性体征，可排除。

2. 1 型糖尿病　多数在 1 岁以后起病，起病急，主要表现为多饮、多食、多尿，伴有体重下降，常以酮症酸中毒为首发表现，伴血糖明显升高。辅助检查可见一种或多种针对胰岛 β 细胞自身抗原的抗体阳性，无黑棘皮、多囊卵巢综合征等胰岛素抵抗表现，需给予胰岛素治疗。

3. Pearson 综合征　是一种罕见的线粒体 DNA 缺失异常，在婴幼儿期就出现重度铁粒幼细胞贫血、中性粒细胞减少、血小板减少、胰腺功能不全、乳酸酸中毒和生长迟滞等造血系统和胰腺外分泌功能异常，在生后可能出现血糖升高表现，基因分析有助于鉴别诊断。

（七）NDM 如何治疗和随访？有哪些监测指标？

1. 液体及电解质管理　当婴儿存在脱水和电解质紊乱（包括酸中毒）证据时，应在 ICU 接受支持治疗,包括通过静脉补液纠正容量不足以及通过补充电解质纠正电解质紊乱。如果诊断时存在明显脱水,应在开始胰岛素治疗前进行液体复苏。

2. 初始静脉给予胰岛素　对于持续存在高血糖的 12 月龄以下患儿,初始治疗为静脉持续输注胰岛素。胰岛素的起始剂量为 0.01~0.05U/(kg·h),具体取决于临床表现的严重程度,即高血糖程度及有无酮症酸中毒。根据血糖调整胰岛素剂量,从而避免高血糖和低血糖引起的并发症。

3. 磺酰脲类治疗　对于 *ABCC8* 或 *KCNJ11* 突变引起的新生儿糖尿病患儿,大剂量口服磺酰脲类可有效治疗高血糖,并减少或避免80%~90% 的此类突变患儿对胰岛素的需求。以格列本脲为例,平均治疗剂量 0.5mg/(kg·d),最大可达 2.3mg/(kg·d),血糖控制后磺酰脲类药物可逐渐减量。

4. 暂时性新生儿糖尿病　如果婴儿的基因检测结果提示为暂时性新生儿糖尿病,可以尝试停止治疗,慢慢停用降血糖药(胰岛素或磺酰脲类),并持续监测血糖水平。如果婴儿可成功停止治疗且同时维持正常血糖水平,则每 3~6 个月监测 1 次葡萄糖水平,以检测有无慢性高血糖的发生。

5. 如果婴儿有胰腺外分泌功能不全,需补充类似于囊性纤维化患儿所用的胰酶,以尽量增加肠道热量吸收。此外,还可能需补充包括脂溶性维生素在内的营养素。

临床首次随访时间为出院后 1 个月,之后每 3~6 个月随访 1 次。每次就诊时测量身高和体重,对精神运动发育进行监测,对怀疑有发育迟缓的患儿进行 Gesell 发育量表评估。每次复诊时检测糖化血红蛋白,并进行肾功能、肝功能检查。根据检查结果及患儿的自我指尖血糖监测结果调整格列苯脲或胰岛素的剂量。

(八)怎样进行遗传咨询?

新生儿糖尿病是一种单基因糖尿病,既可以是常染色体显性遗传,也可能是常染色体隐性遗传,基因检测是明确诊断的最重要的手段。本例患儿基因突变为新发突变,建议患儿父母再次生育时行胎儿基因检测,以排除新生儿糖尿病。

(吕娟娟)

三、居家护理要点

(一)生活护理

预防交叉感染,接触患儿洗手,保持口腔、肛周清洁卫生,避免剧烈哭闹。

(二)饮食指导

定时喂养,避免长时间空腹,母乳喂养母亲要少食甜食,6 个月内的新生儿糖尿病患儿,以母乳喂养或配方奶喂养为主。如母乳不足,可用配方奶进行喂养。6 个月后患儿开始添加辅食,则需计算并控制糖量,婴幼儿喂养时应注意预防误吸。

(三)用药指导

磺酰脲类:严格遵医嘱口服,勿擅自停药或调整药物剂量;应在餐前半小时服用;不良反应主要是低血糖和过敏反应,观察是否出现心率增快、大汗、头晕、皮疹、呼吸困难等症状。

(四)病情监测

1. 立即就医　若患儿出现皮肤口唇干燥、眼眶凹陷、少尿、呼出气有烂苹果味、口唇樱红、深大呼吸、神萎、嗜睡、昏睡等症状时,需立即就医。

2. 定期随访　监测生长发育、血糖、营养等。

3. 居家血糖监测　建议采用持续动态葡萄糖进行居家血糖监测。

(秦　燕)

● 参考文献

[1] 中华医学会儿科学分会内分泌遗传代谢学组. 儿童单基因糖尿病临床诊断与治疗专家共识[J]. 中

华儿科杂志,2019,57(7):508-514.

[2] 黄雨蒙,舒画,刘铭.六种常见单基因糖尿病的临床特征及个体化精准诊疗[J].中华内分泌代谢杂志,2019,35(2):165-170.

[3] HATTERSLEY A T,GREELEY S A,POLAK M,et al.ISPAD Clinical Practice Consensus Guidelines 2018:the diagnosis and management of monogenic diabetes in children and adolescents[J].Pediatr Diabetes,2018,19(Suppl 27):47-63.

[4] PIPATPOLKAI T,USHER S,STANSFELD P J,et al.New insights into KATP channel gene mutations and neonatal diabetes mellitus[J].Nat Rev Endocrinol,2020,16(7):378-393.

[5] SVALASTOG A P,SULEN A,FEHN J R,et al.Intellectual disability in KATP channel neonatal diabetes[J].Diabetes Care,2020,43(3):526-533.

[6] 中华医学会儿科学分会内分泌遗传代谢学组.儿童单基因糖尿病临床诊断与治疗专家共识.中华儿科杂志,2019,57(7):508-514.

病例 7 青少年起病的成人型糖尿病

一、病史摘要

患儿,男,11 岁。因"发现血糖升高 7 个月"入院。

(一)现病史

入院 7 个月前,患儿于外院体检,行血常规、肾功能等检查,提示空腹血糖(静脉血)7.53mmol/L,余值未见异常,无多饮、烦渴、多食、体重下降等表现,未予特殊处理,期间未监测血糖。入院前 1 个月,患儿因"急性上呼吸道感染"于外院就诊,查血提示空腹血糖(静脉血)6.81mmol/L,糖化血红蛋白 6.8%,无发热、恶心、呕吐、腹痛、腹泻,无抽搐、嗜睡、呼之不应、面色潮红等表现。

(二)既往史

无特殊。

(三)个人史及家族史

患儿系 G_1P_1,38 周,剖宫产,出生体重 2 300g,身长 48cm,否认窒息抢救史。母亲体健,妊娠史无特殊。父亲平素体健,36 岁发现空腹血糖及糖化血红蛋白升高,后多次复查仍提示空腹血糖及糖化血红蛋白升高,未予特殊处理;母亲体健,无兄弟姐妹,否认糖尿病家族史及遗传病史。

(四)体格检查

体温 36.2℃,心率 88 次/min,呼吸 20 次/min,血压 98/57mmHg。体重 34kg(中位数 36.68kg,Z 评分 -0.32,P37.4),身高 140cm(中位数 144cm,Z 评分 -0.61,P27)。神志清楚,全身皮肤未见皮疹及黑棘皮征,双侧瞳孔等大等圆,对光反射灵敏。双肺呼吸运动对称,双肺呼吸音清,未闻及干湿啰音。心音有力,律齐,未闻及病理性杂音。腹部平软,未扪及包块,肝脾肋下未扪及。毛细血管再充盈时间小于 2s。神经系统查体未见异常。

二、诊疗解析

(一)还需要完善哪些检查?

1. 血常规、尿常规、便常规未见异常。

2. 肝功能、肾功能、血脂、电解质未见正常。

3. 糖化血红蛋白(glycosylated hemoglobin,type A1c,HbA1c)6.54%;空腹胰岛素、C 肽均正常;抗胰岛细胞抗体、抗胰岛素自身抗体、抗谷氨酸脱羧酶抗体、锌转运体 -8 抗体均阴性。

4. 甲状腺功能、甲状旁腺素、ACTH、皮质醇、IGF-1、IGF-BP3、AFP、CEA 均正常。

5. 尿 β_2 微球蛋白、尿转铁蛋白、尿 α1 微量球蛋白均正常。

6. 体液免疫、细胞免疫、自身免疫均正常。

7. 口服葡萄糖耐量试验（oral glucose tolerance test，OGTT） Glu 0-30-60-120-180（min）：5.31-11.01-10.84-10.12-7.87（mmol/L）。

8. 胰岛素 +C 肽释放实验 胰岛素 0-30-60-120-180（min）：2.52-51.71-28.30-18.96-6.79（μU/ml），C 肽 0-30-60-120-180（min）：0.13-1.13-1.13-0.93-0.70（nmol/L）。

9. 腹部彩超 肝、胆、胰、脾、双肾未见明显异常。

10. 双侧眼底未见异常。

11. 基因检测（表 7-1）

表 7-1　*GCK*（OMIM：125851）基因检测结果

基因	染色体位置	遗传方式	核苷酸改变	氨基酸改变	ACMG致病性分析	携带		
						先证者	母	父
GCK（OMIM：125851）	Chr7：44185189	AD	c.1160C>A（exon9）	p.Ala387Glu（NM_000162）	可能致病性变异	杂合	野生型	杂合

（二）诊断思路

回顾病史查体及实验室检查，患儿 HbA1c 升高超过 6.5%，诊断糖尿病明确，但无典型的糖尿病临床表现。患儿血糖经口服葡萄糖耐量试验提示存在糖耐量异常，结合患儿胰岛自身抗体均为阴性，故 1 型糖尿病可能性小，查体未见明显肥胖体型，无黑棘皮症，考虑 2 型糖尿病可能性小，结合患儿父亲有"高血糖"病史，故考虑遗传性糖尿病可能性大。需完善基因检测对其进行分型。

（三）什么是青少年起病的成人型糖尿病？青少年起病的成人型糖尿病分型有哪些？

青少年起病的成人型糖尿病（maturity onset diabetes of young，MODY）于 1975 年首先被报道，是由于 β 细胞功能障碍而导致的一类高度异质性单基因遗传病。MODY 包含了一系列表现为常染色体显性遗传的单基因糖尿病，也是最常见的一类单基因突变型糖尿病，约占所有糖尿病患儿的 1%~5%。在白种人和黄种人中均有报道，欧洲 MODY 的人群患病率基本接近，估计为 68/100 万 ~108/100 万，美国 MODY 患病率估计为 21/100 万。

截至目前，已鉴定出 14 个不同的 MODY 亚型，分别由 14 个不同的致病基因突变所致（*GCK*、*HNF-4α*、*HNF-1α*、*PDX/IPF-1*、*HNF-1β*、*NEU-ROD-1*、*KLF11*、*CEL*、*PAX4*、*INS*、*BLK*、*ABCC8*、*KCNJ11*、*APPL1*）。其中葡萄糖激酶（glucokinase，*GCK*）和肝细胞核因子（hepatic nuclear factor，*HNF*）基因突变类型较为常见。*GCK* 基因定位于 7 号染色体短臂，该基因突变会导致 MODY 2 型发生。典型的 MODY 往往有 3 代及以上的家族史、青年起病（25 岁前）、无 1 型糖尿病相关的自身抗体、不需要胰岛素治疗且无酮症倾向。在不同种族中，MODY 致病基因谱亦有明显差异。MODY 发病常常较为隐匿，起病年龄较年轻，临床症状不重，有家族遗传史。临床上时常被漏诊，常在妊娠糖尿病筛查中被发现。由于 MODY 起病隐匿，发病初期很少出现明显代谢紊乱，后续进展缓慢，临床表现多样，临床症状与 1 型和 2 型糖尿病均有重叠，且部分患儿无典型的家族聚集或家系调查困难，常常被误诊为 1 型糖尿病或 2 型糖尿病。

（四）MODY 2 型的流行病学情况如何？

MODY 2 型是常见的分子确诊的 MODY 类型之一，自 1992 年发现 *GCK* 基因突变诊断第一例 MODY 2 型至今，由于种族、年龄、抽样偏倚等原因，各国报道的 MODY 2 型占 MODY 的比例为 10%~

60%。根据欧洲流行病学调查结果,估计 MODY 2 型的患病率达 1/1 000。有学者报道 2020 年我国 MODY 2 型占 MODY 的比例为 18.42%。国外不同人群中的患病率调查结果显示,意外发现高血糖的儿童中 MODY2 占比为 43%~64.4%。诊断为"妊娠糖尿病"的患儿中约 2%~6% 为 MODY 2 型。

(五)GCK 基因突变是 MODY 2 型的原因吗?

MODY 2 型糖尿病即因 GCK 失活突变所致的葡萄糖激酶功能障碍导致的糖尿病,是单基因糖尿病的常见类型,以往常称为青少年起病的成人型糖尿病(MODY)2 型,简称 MODY2 或 GCK-MODY。MODY 2 型基因位于 7 号染色体 p15.1-15.3,由 12 个外显子和 11 个内含子构成,长度 45,168bp,编码 465 个氨基酸组成的单体蛋白,主要表达于胰腺 β 细胞及肝脏。GCK 可专一地将葡萄糖磷酸化为 6- 磷酸葡萄糖,被认为是机体维持葡萄糖稳态的重要葡萄糖感受器,在调节胰岛 β 细胞分泌胰岛素、α 细胞分泌胰高糖素、肝脏葡萄糖代谢和肠促胰素的分泌中起重要作用。在胰岛 β 细胞中,GCK 高度表达,是胰岛 β 细胞利用葡萄糖产生三磷酸腺苷(ATP)的第一个限速酶。GCK 受血糖浓度调节,被称为葡萄糖浓度感受器。血糖升高使 GCK 活性升高,糖代谢加快,同时产生大量 ATP,使胰岛 β 细胞表面的 K^+ 通道关闭,Ca^{2+} 内流,从而触发胰岛素释放入血。当出现 GCK 基因突变时,mRNA 表达异常或缺失时,GCK 活性降低,β 细胞内的 ATP 产生减少,导致胰岛 β 细胞对血糖的敏感性降低,葡萄糖浓度与胰岛素分泌剂量效应关系曲线右移,提高了胰岛素分泌阈值,胰岛素分泌减少,从而导致高血糖。而在肝脏中,GCK 受胰岛素水平调节,胰岛素可激活肝脏细胞中的 GCK,使葡萄糖转化为 G-6-P,从而促进肝糖原合成。若出现 GCK 基因突变,GCK 表达受损,肝糖原合成减少,葡萄糖生成增多,从而出现空腹高血糖。

目前已报道 GCK 基因变异 900 多种,分布在胰腺 β 细胞 GCK 转录本的启动子和外显子 1α、2~10 中,没有发现集中的热点突变。大部分 GCK 突变是错义或无义突变,其次是小的缺失和剪接位点突变。GCK 基因突变包括激活突变及失活突变。激活突变导致先天性高胰岛素血症,是引起新生儿低血糖症的原因之一;失活突变对于葡萄糖激酶生物活性的影响主要包括:酶动力学参数障碍、蛋白质结构缺陷影响酶的稳定性、影响葡萄糖激酶和葡萄糖激酶调节蛋白的相互作用。失活突变包括纯合突变和杂合突变,纯合突变引起胰岛 β 细胞功能完全丧失,从而引发新生儿永久性糖尿病;而杂合突变则引起胰岛素释放轻度受损,GCK 尚保留了 50% 的正常功能。此外,研究显示 GCK 基因多态性与 2 型糖尿病的发病风险密切相关。全基因组关联研究提示,GCK 基因启动子区变异 rs1799884,与之呈连锁不平衡的位点 rs4607517,与个体空腹血糖水平的调节相关联。

(六)如何解释患儿的基因检测结果?

本次检测在受检者全血基因组 DNA 中检测到 GCK 基因 c.1160(exon 9)C>A,该突变导致其编码的蛋白 387 位氨基酸 Ala(甘氨酸)突变为 Glu(谷氨酸),该变异为杂合突变,父亲为杂合携带,母亲为野生型(图 7-1)。该变异尚未见报道,考虑为新发突变。该患儿在青春期起病,临床出现了血糖升高,无 1 型糖尿病相关的自身抗体、无酮症倾向,故认为此基因突变与临床相吻合,此基因突变是导致本例患儿发病的病因。

(七)MODY 2 型的临床特征是什么?

MODY 2 型的临床特征是轻度、非进展性的空腹高血糖,血糖异常通常在出生时即存在,但往往在体检或妊娠时才被发现。MODY 2 型是无症状性家族性高血糖最常见的病因,患儿通常不会出现糖尿病"三多一少"的症状,较少出现糖尿病酮症。患儿仅表现为非进展性的轻度血糖升高,通常空腹血糖维持在 5.4~8.3mmol/L 水平,HbA1c 约为 5.8%~7.6%;OGTT 中糖负荷后 2h 血糖较空腹血糖升高幅度常小于 3.0~3.5mmol/L。MODY 2 型患儿发生糖尿病慢性并发症的风险较低。临床观察性研究结果显示,GCK-MODY 发生糖尿病微血管并发症(糖尿病视网膜病变、糖尿病肾病)的风险远低于 2 型糖尿病患儿。MODY 2 型患儿肥胖发生率与一般人群无差别,高血压、代谢综合征的患病率与一般人群无差异,且显著低于 2 型糖尿病患儿。

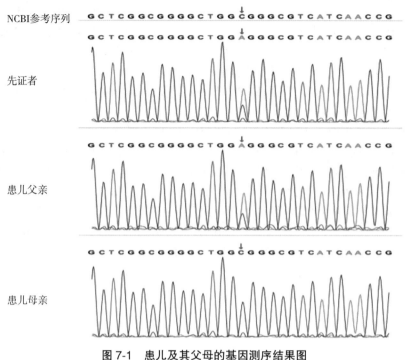

图 7-1　患儿及其父母的基因测序结果图

（八）MODY 2 型的临床诊断标准是什么？

根据国际青少年糖尿病协会指南 MODY 2 型的临床诊断标准如下：①无糖尿病症状，空腹血糖水平在 5.5~8.3mmol/L，糖化血红蛋白≤7.5%；②胰岛 β 细胞自身抗体阴性；③父亲或母亲有糖尿病病史，但无临床症状或高血糖引起的并发症，轻度的空腹血糖升高（5.5~8.3mmol/L）。

（九）MODY 需要与哪些疾病相鉴别？

1. 1 型糖尿病　从临床表现上看 1 型糖尿病表现严重很多，大多以糖尿病酮症酸中毒起病，而大部分 MODY 只是血糖偏高，甚至是空腹血糖受损/糖耐量受损，或者做糖耐量试验才发现轻度高血糖。1 型糖尿病存在胰岛素分泌绝对不足，C 肽明显降低，而 MODY 血清 C 肽维持相当高的水平；1 型糖尿病抗体阳性率高，而 MODY 阳性率低；1 型糖尿病主要是胰岛素治疗，而 MODY 以行为干预为主，如生活行为干预后仍血糖较高需要加用药物时，磺酰脲类药物是首选。

2. 2 型糖尿病　2 型糖尿病也有家族遗传倾向，但多伴随肥胖等表现，胰岛素检测可见胰岛素抵抗；而 MODY 是单基因糖尿病，家族中至少 1~2 例患儿在 25 岁以前发病，且一般是以非肥胖人群为主。

（十）哪些糖尿病患儿需要进行 MODY 的临床筛查？

当临床上遇到的糖尿病患儿存在以下特征时，需考虑到 MODY 的可能性：①家族成员中有多人确诊糖尿病，并符合常染色体显性遗传学特征；②新生儿糖尿病或新生儿低血糖的个人史或家族史；③早发糖尿病（起病年龄 <35 岁，如 <25 岁时可能性更大）；④具有不同于 1 型糖尿病的临床特点，即糖尿病相关自身抗体均阴性；治疗所需要的胰岛素剂量较小甚至可以不用胰岛素治疗；诊断为 1 型糖尿病 3~5 年后胰岛仍能够产生胰岛素，停用胰岛素不会发生酮症；⑤具有不同于 2 型糖尿病的临床特征，即 45 岁之前起病且体重指数及腰围正常或偏低；甘油三酯正常或偏低，高密度脂蛋白胆固醇正常或升高；⑥轻度、持续的、无进展的空腹高血糖，常规降糖药物治疗效果不佳；⑦对磺酰脲类药物过于敏感；⑧影像学提示胰腺发育或形态学异常；⑨具有胰腺以外的综合征样临床表现（如泌尿生殖系统发育异常、合并神经、精神系统异常等）。

（十一）MODY 如何治疗和随访？预后如何？

合适的治疗方法有利于提高患儿生活质量。明确 MODY 的亚型有助于选择适当的治疗方案，对其预后也有重要影响。根据亚型的不同，MODY 患儿可以用胰岛素治疗，部分患儿也可以通过口服降糖药物（如磺酰脲类药物）进行控制。

生活方式干预为一线治疗。合理的策略是使用低碳水化合物、低热量饮食，减少含糖饮料和果汁的摄入，增加低糖水果和蔬菜的摄入量，保持健康的生活方式。同时运动也是糖尿病管理计划的重要组成部分。大部分 MODY 患儿口服药物治疗即可达到血糖控制目标。有些类型 MODY 患儿，尤其病程较长的患儿需要接受胰岛素治疗。部分类型 MODY 患儿也可使用胰高糖素样肽-1 受体激动剂（glucagon-like peptide-1 receptor agonist，GLP-1RA）。MODY 患儿也可现并发症，如高血压、高脂血症、糖尿病肾病、糖尿病视网膜病变，需要作相应的处理。

MODY 2 型患儿推荐进行医学营养治疗和运动治疗等生活方式干预，不推荐使用药物治疗，且口服降糖药或胰岛素治疗不会降低患儿糖化血红蛋白水平，建议每年复查 1 次糖化血红蛋白。如果有证据表明患儿合并 1 型糖尿病、2 型糖尿病或其他类型糖尿病，需要给予针对性降糖药物治疗。

所有的 MODY 类型中，MODY 2 型预后最好，血糖不会进行性恶化，不予药物治疗多不会导致疾病进展，也很少导致并发症的风险，但应随访血糖，进行饮食控制及运动干预。对于发病年龄早的患儿注意监测身高、体质量及性发育情况。如果出现新的潜在临床特征，就需要进行重新评估和研究。基因确诊有助于预测临床病程和长期预后，制定合理的治疗方案。

（十二）怎样进行基因检测和分子诊断？

针对高度疑似 MODY 的患儿，基因检测是明确诊断的金标准。常见检测方法主要包括一代测序（Sanger）和二代测序（next generation sequencing，NGS）。

推荐应用高通量靶向测序技术进行 *GCK* 基因测序，可以辅助多重连接探针扩增进行基因大片段插入或缺失检测。对于携带 P（pathogenic，P 致病性）/LP（likely pathogenic，LP 可疑致病性）杂合突变位点者，结合临床特征可诊断为 MODY 2 型，而对于意义不确定的变异（variant of uncertain significance，VUS），若临床表型高度怀疑 MODY 2 型，推荐进行 *GCK* 基因的家系测序和家系连锁分析，有助于明确突变位点的致病性分级。对于靶向 *GCK* 基因测序未发现突变位点的早发糖尿病患儿，建议进行全外显子基因测序或全基因组基因测序及分子诊断，进一步探索病因诊断。

（十三）怎样进行遗传咨询？

MODY 是一种常染色体显性遗传的单基因糖尿病，常有家族史，基因检测是明确诊断的最重要的手段。本例患儿在青春期起病，临床出现了血糖升高，患儿父亲 36 岁发现空腹血糖及糖化血红蛋白升高，基因检测结果显示突变基因来源于父亲，符合常染色体显性遗传。该突变基因为父源性，则胎儿有 1/4 概率会患病，建议胎儿行基因检测明确诊断。

（吕娟娟）

三、居家护理要点

（一）生活护理

预防感染，注意保暖，保持皮肤、口腔清洁。

（二）饮食指导

终身饮食治疗，均衡饮食，食物多样，少油、少盐、少糖，主食粗细搭配，食物摄入总能量需满足患儿年龄、生长发育和日常活动的需要，每日所需总热量（kcal）=1 000+ 年龄（岁）×（70~100），凡因营养不良及消耗性疾病体重低于标准体重者，总热量可酌情增加；肥胖患儿应适当控制热能，逐渐减轻体重。低脂低糖高蛋白饮食，限制热带高糖水果，如香蕉、榴莲、荔枝、桂圆等，适当摄入低糖水果,如柚子、火龙果、苹果、哈密瓜等,避免含糖饮料、果汁摄入,如奶茶、酸奶、碳酸饮料等。

(三)休息与活动

餐后1h适当运动,运动要循序渐进,逐渐增加运动量和运动时间,不能突然剧烈运动或运动时间过长,制订长期运动训练计划。一周最少5次有氧运动,如快步走、慢跑、跳绳、球类运动、骑自行车、游泳、跳舞等,一次至少30min,强度以微微出汗,呼吸比平时急促、活动中仍可轻松说话为宜,运动心率为最大心率的60%~90%,最大心率=220−年龄(岁)。在运动之前要注意监测血糖,若患儿血糖>13.9mmol/L或血糖<3.9mmol/L,则不宜立即运动。运动时不能赤脚,建议穿球鞋及厚袜子,保护皮肤。运动时若有心慌、大汗等不适时需立即停止运动、监测血糖、进食。

(四)用药指导

口服磺酰脲类药物,勿擅自停药或调整药物剂量;应在餐前半小时服用;不良反应主要是低血糖和过敏反应,观察是否出现心率增快、大汗、头晕、皮疹、呼吸困难等症状。

(五)病情监测

1. 立即就医 若出现皮肤口唇干燥、眼眶凹陷、少尿、呼出气有烂苹果味、口唇樱红、深大呼吸、神萎、嗜睡、昏睡等症状时,需立即就医。

2. 定期随访 监测生长发育、血糖、糖化血红蛋白等。

(林 梦)

● 参考文献

[1]中华医学会内分泌学分会内分泌罕见病学组.葡萄糖激酶基因突变导致的单基因糖尿病诊治专家共识[J].中华糖尿病杂志,2022,14(4):298-306.

[2]徐勇,胡承,杨涛,等.青少年起病的成人型糖尿病筛查与诊治共识[J].中华糖尿病杂志,2022,14(5):423-432.

[3]MAYER-DAVIS E J,KAHKOSKA A R,JEFFERIES C,et al.ISPAD clinical practice consensus guidelines 2018:Definition,epidemiology,and classification of diabetes in children and adolescents[J].Pediatr Diabetes,2018,19(Suppl 27):7-19.

[4]HATTERSLEY A T,GREELEY S,POLAK M,et al.ISPAD Clinical Practice Consensus Guidelines 2018:the diagnosis management of monogenic diabetes in children and adolescents[J].Pediatr Diabetes,2018,19(Suppl 27):47-63.

[5]LI X,TING T H,SHENG H,et al.Genetic and clinical characteristics of Chinese children with Glucokinase-maturity-onset diabetes of the young(GCK-MODY)[J].BMC Pediatr,2018,18(1):101.

病例8 线粒体糖尿病

一、病史摘要

患儿,女,13岁。因"多饮多尿伴体重下降3个月余"入院。

(一)现病史

患儿于3个月前无明显诱因出现多饮,每日饮水量可达3 000ml,尿量增加(具体不详),伴夜尿次数增加,体重下降约3kg,无呕吐、腹痛,尿急尿痛,无意识障碍。外院查尿常规:比重1.034,尿蛋白(−),葡萄糖(++++),余无特殊。

(二)既往史

无特殊疾病及发育异常。

（三）个人史及家族史

患儿系 G_1P_1，足月，顺产，出生体重 2 640g，无窒息抢救史。母亲有糖尿病史，长期使用胰岛素控制血糖，外婆听力下降。

（四）体格检查

体温 37℃，脉搏 80 次 /min，呼吸 30 次 /min，血压 95/55mmHg。体重 30kg（中位数 44.79kg，Z 评分 –1.77，P3.8），身高 148cm（中位数 156.3cm，Z 评分 –1.38，P8.3）。患儿神清，精神反应可，形体消瘦，反应可；心音有力，律齐；双肺呼吸音粗，无啰音；腹平软；四肢活动可，神经系统无阳性体征。

二、诊疗解析

（一）还需要完善哪些检查？

1. 血常规、肝功能、肾功能、电解质未见异常。

2. 空腹血糖 13.66mmol/L（↑）（参考值：<6.0mmol/L），空腹胰岛素 2.43μU/ml（↓）（参考值：3.0~25.0μU/ml），C 肽 0.17mmol/L（↓）（参考值：0.27~1.28mmol/L），HbA1C 15.5%（↑）（参考值：<6.5%）。

3. 糖尿病相关抗体均阴性。

4. 血气分析　pH 7.32（↓），乳酸 3.0mmol/L（↑）。

5. 腹部及泌尿系统超声检查　肝胆胰脾及双肾、肾上腺、输尿管、膀胱未见明显异常。

6. 听力检测　双侧高频率听力轻度受损，考虑轻度感音性听力损害。

7. 基因检测（表 8-1）

表 8-1　*TRNL1*（OMIM：520000）基因检测结果

基因	突变位置	遗传方式	核苷酸改变	氨基酸改变	ACMG变异评级	携带		
						先证者	母	父
TRNL1（OMIM：520000）	mtDNA	母系遗传	3243A>G NM_001042572.2	—	致病性变异	变异	变异	野生型

（二）诊断思路

回顾病史查体及实验室检查，患儿主要有以下问题：①患儿有多饮多尿伴体重下降，血清学检测提示空腹血糖升高，糖化血红蛋白升高，糖尿病诊断明确；②患儿 C 肽水平降低，但糖尿病相关抗体阴性，1 型糖尿病可能性小，需警惕特殊类型糖尿病；③患儿血气分析提示乳酸升高，可能存在能量代谢障碍；④其母亲有糖尿病史，其外婆有听力下降，该患儿听力检测提示感音神经性听力损害。结合以上信息，患儿为抗体阴性的糖尿病，伴乳酸升高及听力损害，以及糖尿病家族史，需警惕线粒体糖尿病可能，进一步完善基因检测提示线粒体 *TRNL1* 基因突变，符合线粒体糖尿病诊断。

（三）线粒体糖尿病是什么？其发病率是多少？

线粒体糖尿病又称为母系遗传糖尿病伴耳聋综合征（maternally inherited diabetes and deafness syndrome，MIDD），是一种特殊类型单基因糖尿病，具有母系遗传和神经性耳聋的临床特征，最早由 Van Den Ouweland 等报道，在我国是 1995 年由项坤三等首次提出。MIDD 遗传方式为母系遗传，即家系内女性基因突变者的子女均可能传得此突变基因而得病，而男性基因突变者的子女不可能得病。最为常见的临床表现为母系遗传、糖尿病、耳聋。

目前此病发病率报道不一，多数文献认为线粒体糖尿病约占糖尿病总数 3%，其中中国糖尿病患儿 0.6%~1.8% 是线粒体糖尿病，但目前尚缺乏针对核基因突变引起的线粒体糖尿病在中国人群中的发病率数据。

（四）线粒体糖尿病的发病机制是什么？

线粒体基因突变与糖尿病的关系在国内外已进行了大量研究，发现了几十个突变位点，但 tRNALeu（UUR）3243A>G 仍然是目前公认的线粒体糖尿病致病点突变，也是国内外报道最多、发病率较高的单基因糖尿病突变位点。此外，MIDD 还有其他突变类型，如 m9267G>C、m1555A>G、m14530T>C、m14709T>C、m3412G>A 突变引起。线粒体 DNA 突变引起线粒体功能障碍，进而线粒体无法产生足够的 ATP，会导致多器官功能缺陷，影响对新陈代谢能量需求很高的组织器官，如神经、骨骼肌肉组织、视网膜、肾脏和胰腺。线粒体氧化磷酸化功能受损的胰岛 β 细胞，其 ATP 生成不足，导致钙离子通道的开放受到抑制，从而出现胰岛素分泌障碍；线粒体功能异常时，ROS 活性氧生成过多，导致胰岛细胞凋亡增多，使得胰岛 β 细胞绝对数量减少，因而造成胰岛素分泌不足；线粒体功能障碍时，损伤线粒体内高氧自由基浓度状态，会激活压力敏感的蛋白激酶，这些蛋白激酶会对 IRS-1 进行丝氨酸磷酸化和 S- 亚硝基化，同时会相应减少对 IRS-1 和 IRS-2 的酪氨酸磷酸化修饰，抑制胰岛素信号通路，这些负面作用将导致肝脏、骨骼肌和脂肪组织出现对胰岛素的抵抗。

（五）如何解释患儿的基因检测结果？

本次基因检测在受检者线粒体 DNA 中检测到 m3243A>G。该变异曾多次在文献中被报道，是目前公认的常见的致病突变，且患儿有相应临床表现及家族史，因此，可认为此基因结果即为该患儿基因突变结果。

（六）MIDD 临床表现有哪些？ 本例患儿临床表型有哪些？

大多数线粒体糖尿病先证者都有母系家族糖尿病史，由于线粒体 DNA 的异质性，线粒体糖尿病患儿临床表型往往复杂多样。通常情况下，突变 mtDNA 达到 60%，携带者就表现出临床表型，除了表现为糖尿病外，还可伴随有其他临床表现：①耳聋，表现为神经性听力损害；②眼病，表现为视网膜色素变性；③脑病，可表现为癫痫发作，共济失调，视神经萎缩等，头部 MRI 检查可见基底节钙化 / 坏死或局限性信号异常；④肌病，表现为肌无力，肌电图可见肌源性或神经源性损伤，骨骼肌活检中破碎红纤维；⑤其他：如心脏传导阻滞、便秘、身材矮小等。

本例患儿临床表型有糖尿病、听力损伤，暂未发现有脑病和肌病。

（七）MIDD 需要与哪些疾病相鉴别？

1. MIDD 临床上极易与 1 型糖尿病或 2 型糖尿病混淆　1 型糖尿病多数患儿会出现糖尿病相关自身抗体阳性，无听力障碍；2 型糖尿病通常肥胖者居多，发病年龄较大，而 MIDD 多消瘦，且多需要依赖胰岛素治疗。

2. 其他单基因糖尿病　如 MODY，发病年龄较早，且可伴有糖尿病家族史，但胰岛功能尚可，多数无需胰岛素治疗，且不伴听力异常。

（八）MIDD 如何治疗和随访？ 预后如何？

1. 一般治疗　进食富含天然抗氧化剂的食物，不宜严格控制饮食，不宜剧烈运动。

2. 降糖药选择　因部分患儿出现血乳酸水平升高，为避免乳酸酸中毒风险，应避免应用双胍类药物；部分患儿早期口服药治疗有效，随着胰岛 β 细胞功能快速衰竭，患儿需依赖胰岛素治疗，因此，对于大部分患儿应强调早期使用胰岛素治疗的重要性。

3. 保护线粒体、改善线粒体功能和抗氧化　可使用"鸡尾酒"疗法协助治疗，如 CoQ10、维生素 C、维生素 E、B 族维生素、左卡尼汀等。

4. 因为 MIDD 易出现多器官系统功能损伤，因此，患儿需定期进行眼底检测，听力功能检测，肌电图以及脑功能评估；对已发生的糖尿病，需定期进行血糖水平评估和胰岛素剂量调整，定期行胰岛功能评估。

5. 此病预后取决于合并症情况,如合并脑病,特别是严重癫痫样发作,严重乳酸酸中毒者预后差。

(九)怎样进行遗传咨询?

MIDD 为母系遗传性疾病,因此,对家族中女性患儿妊娠后可申请胎儿性别鉴定,留下不会将突变基因遗传给下一代的男婴,对会累及下一代的女性胎儿行终止妊娠。

（刘　颖　柳涵天）

三、居家护理要点

(一)生活护理

保持口腔、肛周清洁卫生,穿舒适的鞋,避免皮肤破损。视力下降时应有专人陪伴,家中灯光不宜太暗,适当减少手机、电脑等电子产品的使用,眼部疲劳时可通过做眼保健操来缓解。如有听力障碍,必要时可佩戴助听器。

(二)饮食指导

儿童糖尿病患儿需终身饮食治疗,根据自身体重定制合理的饮食计划,合理搭配,要求定时、定量进食,避免暴饮暴食。食物的能量要适合患儿的年龄、生长发育和日常活动的需要,每日所需热量每天的总热量(kcal)=1 000+ 年龄(岁)×(70~100)。热量成分分配:碳水化合物占总热量的55%~60%,脂肪占 20%~30%,蛋白质占 15%~20%,全天膳食分配可按 1/5、2/5、2/5 分配。每天摄入盐不超过 6g/d(包括酱油在内,5ml 酱油含盐 1g)。

(三)休息与活动

注意规律作息,少熬夜,每日保持充足睡眠,以免引起血糖波动。视力及听力下降时,清除居家障碍物,加强照护,预防跌倒及意外伤害。餐后 1h 适当运动,每天至少一次,每次运动时间约30~60min,运动方式以有氧运动为主以中等强度、微出汗、不疲劳为原则,运动前监测血糖(血糖≥5.56mmol/L),过低时不要运动或加餐后再运动,运动前要多饮水,并携带食品和糖块以备急用。轻度运动有散步、做家务、打太极、做体操等,中度运动有平地慢跑、打羽毛球、上下楼梯等。外出应佩戴胸卡,写明病情及家长联系方式。

(四)用药指导

遵医嘱规律用药,注意服用时间及剂量准确无误,勿自行停药或调药,定期门诊随访,调整药物剂量。

胰岛素:①未启封胰岛素需 2~8℃冰箱冷藏,已启封的胰岛素应储存在 15~30℃室温下,有效期为 28 天;②选择酒精消毒胰岛素及注射部位,勿用碘伏消毒液;③注射部位为:腹部(耻骨联合以上约 1cm,最低肋缘以下约 1cm,脐周 2.5cm 以外的双侧)、上臂三角肌下缘(即外侧中段 1/3)、双侧大腿前外侧上段 1/3(避开大腿内侧)、双侧臀部外上侧,避开皮下脂肪增生、炎症、水肿、溃疡或感染部位;④注射后停留 10s,让药液完全吸收后再拔针;⑤根据胰岛素种类,及时进餐,注意观察注射后有无低血糖表现,如心慌、大汗、乏力、震颤、头晕、昏迷等。

(五)病情监测

1. 立即就医　若患儿出现恶心、呕吐、腹痛、头晕、烦躁、气促、意识模糊等酸中毒症状,需立即就医。

2. 定期随访　监测生长发育、血糖、听力、视力、营养状况等。

3. 居家血糖监测　记录胰岛素用药、进食情况,居家至少监测血糖 6 次,三餐前或三餐后2h/ 睡前 / 有症状时 / 运动前,做好血糖日记,可采用指尖血糖测量或持续动态葡萄糖监测,根据ISPAD(2020版)建议糖尿病患儿的血糖餐前应控制在 4.0~7.0mmol/L,餐后 2h 控制在 5.0~10.0mmol/L,睡前控制在 4.4~7.8mmol/L,凌晨 3 点控制在 4.5~9.0mmol/L。

（六）心理支持

关心关爱患儿,尊重患儿,倾听患儿内心想法,加强沟通,加入疾病互助组织,及时评估患儿心理状况,若发现患儿自伤、自残、自闭等情况,及时寻求心理医师帮助及治疗。

（林　梦）

● 参考文献

［1］KOBAYASHI Z,TSUNEMI T,MIAKE H,et al.A mother and a child with maternally inherited diabetes and deafness（MIDD）showing atrophy of the cerebrum,cerebellum and brainstem on magnetic resonance imaging（MRI）［J/OL］.Internal medicine（Tokyo,Japan）,2005,44（4）:328-331.

［2］VAN DEN OUWELAND J M,LEMKES H H,RUITENBEEK W,et al.Mutation in mitochondrial tRNA（Leu）（UUR）gene in a large pedigree with maternally transmitted type Ⅱ diabetes mellitus and deafness［J/OL］.Nature genetics,1992,1（5）:368-371.

［3］项坤三,王延庆,吴松华,等.线粒体 tRNALeu（UUR）基因突变糖尿病:患病率估测、临床特点及基因诊断途径［J］.中国糖尿病杂志,1995（3）:129-135.

［4］FINSTERER J,FRANK M.Maternally inherited diabetes and deafness is a mitochondrial multiorgan disorder syndrome（MIMODS）［J/OL］.Acta diabetologica,2017,54（10）:979-980.

［5］中华医学会儿科学分会内分泌遗传代谢学组.儿童单基因糖尿病临床诊断与治疗专家共识［J］.中华儿科杂志,2019,57（7）:508-514.

［6］HATTERSLEY A T,GREELEY S A,POLAK M,et al.ISPAD Clinical Practice Consensus Guidelines 2018:the diagnosis and management of monogenic diabetes in children and adolescents.Pediatr Diabetes,2018,19 Suppl 27:47-63.

病例 9　Wolfram 综合征

一、病史摘要

患儿,女,35 月龄。因"多饮、多尿、多食、体重减轻 20 天"就诊。

（一）现病史

入院前 20 天,家长发现患儿饮水量明显增多,每天饮水量约为 1 500ml,多尿,伴夜尿增多（具体不详）,伴体重减轻约 1kg。在当地医院行尿常规检查提示尿糖阳性（+++）,测血糖水平高达 26.11mmol/L,无意识障碍,无尿痛、血尿等。

（二）既往史

患儿 12 月龄时因"神经源性耳聋"接受了人工耳蜗植入。16 月龄时,患儿因视力障碍进行了先天性白内障手术和人工晶状体植入术。

（三）个人史及家族史

患儿系 G_1P_1,妊娠 39 周,剖宫产,出生体重 3 000g。否认出生窒息抢救史,家族否认近亲婚姻及类似疾病史。

（四）体格检查

体温 36.7℃,脉搏 110 次/min,呼吸 35 次/min,血压 85/40mmHg。体重 12kg（中位数 13.99kg,Z 评分 –1.22,P11.1）,身高 93cm（中位数 95.79cm,Z 评分 –0.73,P23.2）。意识清晰,营养适度,皮肤颜色正常,无皮下出血,皮肤略干,无明显眼眶凹陷。未发现浅表淋巴结肿大。心肺腹查体未见异常。神经系统查体无特殊。

二、诊疗解析

(一)还需要完善哪些检查?

1. 尿常规　尿比重 1.022,尿糖阳性(+++),尿酮体阳性。

2. 血常规、肝功能、肾功能、电解质未见异常。

3. 空腹血糖 31.1mmol/L(↑)(参考值:<6.0mmol/L),空腹胰岛素 0.9μU/ml(↓)(参考值:3.0~25.0μU/ml),空腹 C 肽 <0.05nmol/L(↓)(参考值:0.27~1.28nmol/L),HbA1c13.5%(↑)(参考值:<6.5%);甲状腺功能检测未见异常,甲状腺球蛋白抗体和甲状腺过氧化物酶抗体检测呈阴性,抗核抗体和抗双链 DNA 抗体免疫学检测呈阴性。糖尿病相关抗体阴性。

4. 胸部 X 线、心电图和腹部彩色超声均正常。

5. 基因检测(表 9-1)

表 9-1　*WFS1*(OMIM:222300)基因检测结果

基因	染色体位置	遗传方式	核苷酸改变	氨基酸改变	ACMG变异评级	携带		
						先证者	母	父
WFS1(OMIM:222300)	4p16.1	AR	c.2425G>A(exon8)	p.Glu809Lys(NM_001145853)	致病性变异	杂合	野生型	野生型

(二)诊断思路

回顾病史查体及实验室检查,患儿主要有以下问题:①多饮多尿伴血糖明显升高,尿糖阳性,糖尿病诊断明确;②自幼听力及视力发育障碍。患儿糖尿病诊断明确,C 肽水平降低,结合发病年龄和体型,排除 2 型糖尿病,糖尿病自身相关抗体阴性,故自身免疫性 1 型糖尿病可能性小,患儿糖尿病分型可能系特殊类型糖尿病,结合患儿合并听力及视力发育异常,考虑糖尿病相关综合征可能性大,进一步基因检测提示 *WFS1* 基因突变,符合 Wolfram 综合征诊断。

(三)Wolfram 综合征是什么? 其发病率是多少?

Wolfram 综合征(Wolfram syndrome,WS)是一种罕见的神经退行性疾病。典型表现为糖尿病(diabetes mellitus,DM)、视神经萎缩(optic atrophy,OA)、尿崩症(diabetes insipidus,DI)和耳聋(deafness,D),故又称为 DIDMOA。目前各地报道发病率不同,在英国的患病率为 1/770 000;北美的患病率为 1/100 000;黎巴嫩的患病率为 1/68 000,日本的患病率为 1/710 000。此病为常染色体隐性遗传病,也可散发,有不同外显率。

(四)Wolfram 综合征的发病机制是什么? *WFS1* 基因有何功能? 基因突变与表型之间有何关系?

目前认为 Wolfram 综合征发病与 *WFS1* 基因突变关系密切。*WFS1* 基因缺失会导致内质网 Ca^{2+} 稳态失衡,增强胰岛 β 细胞及神经元细胞中内质网应激水平,触发细胞凋亡信号通路,特别是胰岛 β 细胞的进行性破坏引起胰岛素分泌障碍,导致糖尿病发生。*WFS1* 位于 4p16.1,由 8 个外显子组成,基因组 DNA 跨度为 33.4kb,其中 1 号外显子不编码。这种蛋白质的功能目前尚不清楚。一般认为它是一种跨膜蛋白,可能与胰岛细胞的膜转运、蛋白质加工和细胞凋亡抑制有关。*WFS1* 基因突变还可引起非综合征性成人型糖尿病和先天性白内障等常染色体显性遗传疾病。

目前在 Wolfram 综合征疾病的 *WFS1* 基因上,已发现超过 200 种突变,突变主要集中在 8 号外显子,单纯错义突变引起的纯合或复合杂合突变的患儿表型较轻,而有缺失、插入、无义突变或剪接突变的患儿则表型较重。

（五）如何解释患儿的基因检测结果？

此患儿基因检测发现 *WFS1* 基因存在新发突变,此突变导致相关蛋白结构异常,结合患儿存在糖尿病、听力及视力发育障碍等临床表型,此基因突变与临床相吻合,此基因突变是导致本例患儿发病的病因。

（六）Wolfram 综合征的临床表型及分型是什么？本例患儿属于哪一种分型？如何早期诊断？

Wolfram 综合征分为完全型及不完全型,具有所有四种主要症状的患儿被诊断为完全型,而没有所有四种症状的患儿被诊断为不完整型。

临床表现复杂多样,据相关文献报道主要包括:①糖尿病常为其首发症状,多在儿童期发病,为非自身免疫性 1 型糖尿病;②视神经萎缩,多在青春期左右出现,伴视力下降,部分患儿可有色盲、色素性视网膜炎、眼球震颤等;③耳聋为感音性耳聋,常累及高频段,发生率约 70%;④中枢性尿崩症发生率约 51%~87%,对醋酸去氨加压素反应可。除此,可伴随其他症状,如小脑共济失调、智力低下、性腺功能减退、甲状腺功能减退、生长迟缓、先天性心脏病等。

本例患儿临床具备糖尿病、视力障碍和神经性耳聋,不具备尿崩症症状,故考虑不完全性Wolfram 综合征。

当患儿出现糖尿病症状时,需关注其他器官发育情况,是否存在听力、视力异常,是否存在低比重尿等异常;进行糖尿病分型诊断时,除考虑常见的 1 型及 2 型外,还需考虑其他特殊类型糖尿病。对于临床上早期怀疑此病者,尤其是有父母近亲结婚史、1 型糖尿病和 / 或耳聋的家族史,以及早期兄弟姐妹死亡史,应尽早做基因检测以进行精准诊断。

（七）Wolfram 综合征需要与哪些疾病相鉴别？

1. Alstrom 综合征　又称肥胖 - 视网膜变性 - 糖尿病综合征,除了具备糖尿病、视力异常外,体型肥胖是重要临床表型,这种疾病的糖尿病多为 2 型糖尿病,具备胰岛素抵抗的特征。

2. 劳 - 蒙 - 毕综合征　可出现视网膜病变,但有肥胖、智力低下,比较特征性的表现为多指畸形。

（八）Wolfram 综合征如何治疗和随访？预后如何？

1. 本病治疗以对症治疗为主,监测血糖,并予胰岛素进行血糖控制;针对眼底病变,多需要手术治疗,听力障碍可佩戴人工耳蜗,如有尿崩症,可使用去氨加压素口服。近年来有研究表明,4- 苯基丁酸和牛磺熊去氧胆酸可提高胰岛 β 细胞功能,改善神经退行性病变。

2. 由于 Wolfram 综合征是全身多系统受累的疾病,因此对此病,需要定期进行眼科随访,以及听力检测;对可能出现的心脏、甲状腺等功能都需要定期随访。

3. 目前报道认为此病预后较差,约 70% 的患儿寿命低于 35 岁,死亡的主要原因是脑干萎缩导致的呼吸衰竭。

（九）怎样进行遗传咨询？

明确致病基因后可通过产前诊断阻断致病基因的遗传,阻断疾病在下一代的传递。Wolfram 综合征通常为常染色体隐性遗传,极少数为显性遗传,也可散发。此患儿基因突变为新发突变,理论上父母再生育患病儿童的遗传风险为 0。但由于有先证患儿存在,仍建议进行产前诊断。

（刘　颖　柳涵天）

三、居家护理要点

（一）生活护理

1. 安全护理　对于视野缺失、听力进行性下降的患儿,在活动时易发生危险,特别是快跑、转圈、迅速转身等,极可能与墙面或他人相撞。因此应充分与家属及患儿沟通,告知目前存在的问题和合适的运动方式,嘱活动时家属尽可能陪伴,保证其安全。对于听力严重下降的患儿给予佩戴助听器等。

2. 尿路护理　患儿随着疾病的进展部分会出现输尿管狭窄、逼尿肌无力进而出现尿失禁、遗尿、反复泌尿系感染等，最终导致肾衰竭、尿毒症。因此，需严密监测泌尿系情况，做好尿路护理，减少反复泌尿系感染。患儿夜尿多，晚上无法自己醒来解尿，指导家属 3~4h 唤醒患儿解尿 1 次，避免尿床事件的发生；对于尿失禁患儿形成定时排尿的习惯，对于已出现尿毒症的患儿建议转入相关专科继续治疗。

3. 心理护理　如尿床不应指责，及时更换衣服。

（二）饮食指导

制定个性化的饮食治疗计划用通俗易懂的语言向患儿及家属讲解饮食治疗的重要性，自觉遵守饮食规定。

1. 由于患儿正处于生长发育阶段，饮食调整的原则为满足营养及热量的需要，维持血糖稳定。每日热量 =1 000+［年龄 ×（80~100）］，热量分布为碳水化合物占 50%、蛋白质占 20%、脂肪占 30%。全日热量分 3 餐（1/5、2/5、2/5）或 4 餐（1/7、2/7、2/7、2/7）。

2. 若睡前血糖 <6mmol/L，进餐以少量淀粉、蛋白质、水果为主；若睡前血糖 <4mmol/L，进餐以少量甜食、糖为主，快速纠正低血糖，以防止反应性空腹高血糖。

（三）休息与活动

运动可以提高肌肉对胰岛素的敏感性，增加葡萄糖的利用，有利于控制血糖。运动可使热量平衡并控制体重。

1. 运动方式　以有氧运动为主，如散步、慢跑、骑自行车、球类活动等。活动时间最佳为餐后 1h；活动时长为 30~40min 为宜。

2. 运动注意事项　①运动前需评估血糖控制情况，根据患儿具体情况决定运动方式、运动量及运动时间；②运动不宜选择在空腹状态进行，避免低血糖方式；③运动过程中需注意补充适当水分，并随身携带糖果，当出现低血糖症状时应暂停运动；运动过程中出现心慌、大汗、手抖、胸闷、视力模糊等应立即停止运动，并及时处理；④当血糖 >14mmol/L，应减少活动，增加休息；⑤随身携带糖尿病卡并做好运动日记，以便观察疗效及不良反应。

（四）用药指导

根据患儿的病情需要遵医嘱给予醋酸去氨加压素，服用去氨加压素后可减少尿液排出，增加尿渗透压，减低血浆渗透压，从而减少尿频和夜尿。每日由护士按时督促服药，保证疗效和用药的连续性。常见不良反应有头疼、腹痛和恶心，服用去氨加压素时若不限制饮水可能会引起尿潴留、低钠血症，严重时发生抽搐。

（五）出入量管理

部分患儿出现排尿、饮水量及夜尿增多的症状。做好出入量记录，有利于诊断及药物疗效的观察。准确监测出入液量，保持出入量平衡患儿每日尿量可达 5 000~6 000ml，每日的饮水量根据其前一天的尿量补给。正确记录摄入量，准备有刻度的容器，每日固定时间总结尿量。

（六）病情监测

1. 做好监测血糖　患儿年龄小，血糖波动大，监测次数有限，往往不能真实反映血糖的峰值和持续时间，不能及时发现潜在高、低血糖的风险，因此对于经济条件允许的家庭，尽可能采用动态血糖监测系统（CGMS）与持续胰岛素泵皮下注射，以减少低血糖的发生率，同时不增加高血糖的发生率。监测过程中每天测指尖血糖值输入进行校正，尽可能让患儿空腹血糖保持在 6~7mmol/L，餐后 2h 血糖低于 11mmol/L。除监测空腹及餐后血糖外，还需重视睡前及凌晨血糖监测，若空腹血糖高而凌晨血糖低，降低睡前胰岛素的用量，若空腹血糖及凌晨血糖均高，加大睡前胰岛素的用量。

2. 低血糖护理　患儿在治疗过程中容易发生低血糖反应。表现为面色苍白、软弱、倦怠、头晕、饥饿感或出冷汗、心悸,甚至抽搐、昏迷等。因此,在治疗过程中须要密切观察患儿的各种低血糖反应,一旦出现低血糖症状及时给予救治。

3. 当患儿出现神经及精神系统表现,如共济失调、肌痉挛、躁狂、抑郁、器质性脑病综合征等,往往预示病情恶化,甚至进入终末期,应做好临终关怀。

(杨 鑫)

● 参考文献

[1] BARRETT T G,BUNDEY S E,MACLEOD A F.Neurodegeneration and diabetes:UK nationwide study of Wolfram(DIDMOAD)syndrome[J/OL].Lancet(London,England),1995,346(8988):1458-1463.

[2] RIGOLI L,CARUSO V,SALZANO G,et al.Wolfram syndrome 1:from genetics to therapy[J].Int J Environ Res Public Health,2022,19(6):3225.

[3] KÖKS S.Genomics of wolfram syndrome 1(WFS1)[J].Biomolecules,2023,13(9):1346.

[4] MATSUNAGA K,TANABE K,INOUE H,et al.Wolfram syndrome in the Japanese population:molecular analysis of WFS1 gene and characterization of clinical features[J/OL].PloS One,2014,9(9):e106906.

[5] GERBITZ K D.Reflexions on a newly discovered diabetogenic gene,wolframin(WFS1)[J/OL].Diabetologia,1999,42(5):627-630.

[6] DE HEREDIA M L,CLÈRIES R,NUNES V.Genotypic classification of patients with Wolfram syndrome:insights into the natural history of the disease and correlation with phenotype[J/OL].Genetics in Medicine:Official Journal of the American College of Medical Genetics,2013,15(7):497-506.

[7] URANO F.Wolfram Syndrome:Diagnosis,Management,and Treatment[J/OL].Current Diabetes Reports,2016,16(1):6.

[8] 梁丽,刘国良.Wolfram 综合征的认识、特征及处理[J].实用糖尿病杂志,2019,15(1):3-4.

[9] ENGIN F,YERMALOVICH A,NGUYEN T,et al.Restoration of the unfolded protein response in pancreatic β cells protects mice against type 1 diabetes[J/OL].Science Translational Medicine,2013,5(211):211ra156.

[10] SHANG L,HUA H,FOO K,et al.β-cell dysfunction due to increased ER stress in a stem cell model of Wolfram syndrome[J/OL].Diabetes,2014,63(3):923-933.

[11] 马艳荣,热孜万古丽·乌斯曼,王佳,等.1 例 Wolfram 综合征家系病例报道并文献复习[J].中华保健医学杂志,2021,23(3):300-301.

[12] 王晓晶,翟文佳,刘茜,等.5 例 Wolfram 综合征患儿的护理[J].护理学杂志,2014,29(17):40-41.

[13] 江载芳,申昆玲,沈颖.诸福棠实用儿科学[M].8 版.北京:人民卫生出版社,2015.

[14] 崔焱.儿科护理学[M].7 版.北京:人民卫生出版社,2021.

以水肿为主诉

病例 10　FLT4 先天性淋巴水肿

一、病史摘要

患儿,女,12 岁 10 月龄。因"上肢水肿 12 年余,加重伴腹胀腹泻 1 个月"入院。

(一)现病史

患儿出生后发现左侧上肢水肿,表现为手背部水肿,后逐渐加重,蔓延累及双上肢及颜面,以左侧手臂为甚,不伴发热,疼痛。1 个月前无明显诱因,双上肢及手背水肿加重,伴阵发性疼痛,双下肢出现水肿,并出现腹胀、呕吐、腹泻,1~2 次 /d,为水样便,伴全身乏力,行走困难。

(二)既往史

否认其他特殊疾病史。

(三)个人史及家族史

患儿系 G_1P_1,足月剖宫产,出生体重 3 000g,无窒息抢救史。母亲妊娠史:否认特殊药物、食物接触史。否认家族类似疾病及先天遗传疾病史。

(四)体格检查

体温 36.5℃,心率 120 次 /min,呼吸 22 次 /min,血压 104/70mmHg。体重 33kg(Z 评分 –1.2,$P9.8$),身高 128.6cm(Z 评分 –4.39,≤$P0.1$)。神志清楚,精神差,全身皮肤干燥,颜面躯干及腹部水肿(图 10-1),四肢节段性非对称性水肿(图 10-2),压之凹陷,受累皮温及皮肤颜色无异常。水肿程度不随体位改变而改变。关节活动受限。毛细血管再充盈时间小于 2s。浅表淋巴结未扪及长大。瞳孔等大等圆,约 3mm×3mm,对光反射灵敏。心肺查体无异常。腹部膨隆,肝脾未扪及肿大,神经系统查体未见异常。

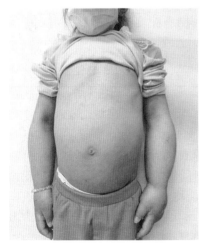

图 10-1　躯干及腹部水肿

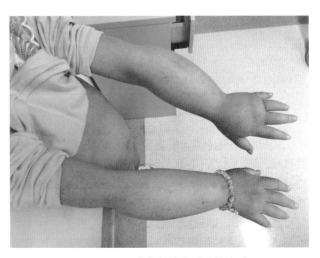

图 10-2　四肢节段性非对称性水肿

二、诊疗解析

（一）还需要完善哪些检查?

1. 血常规、C反应蛋白正常,尿常规、便常规正常,24h尿蛋白定量正常。

2. 肝肾功能、血脂、血糖、血气、电解质　总蛋白26.9g/L(↓),白蛋白16.4g/L(↓),球蛋白10.5g/L,LDH 394U/L,HDL-C 0.69mmol/L,pH 7.45,PO$_2$ 13.0kPa,PCO$_2$ 4.5kPa,HCO$_3^-$ 23.6mmol/L,P 1.22mmol/L,Na$^+$ 128mmol/L(↓),K$^+$ 2.99mmol/L(↓),Ca^{2+} 1.14mmol/L,Mg^{2+} 0.34mmol/L,其余正常。

3. 甲状腺功能正常。

4. 腹水细胞学　有核细胞计数115×10^6/L,蛋白定性试验阴性,腹水生化、乳糜试验及腹水培养均无异常。

5. 双侧上肢静脉超声　双侧前臂皮肤皮下层增厚伴水肿。腹部彩超:腹腔大量积液,液性暗区最深约12.1cm;肠壁及肠系膜增厚,沿肠系膜分布区域可见扩张的细小血管结构,未见淋巴管扩张显示;右侧腹股沟区会阴部液性占位(圆韧带囊肿?)。颈部血管超声心脏彩超、妇科彩超未见异常。

6. 骨龄(TW2法)　10.3岁,骨龄偏低,相当于3~10百分位。

7. 双上肢及腹部平扫CT　双侧上肢至手背皮下软组织肿胀明显,淋巴回流障碍不除外;腹腔肠管广泛肠壁增厚,张力较高,以小肠为著;肠系膜淋巴结显示,腹盆腔积液,右侧腹股沟区积液;肝内淋巴轻度淤滞;脾、胰腺和双肾、头颅、胸部CT平扫未见异常。

8. MRI　双侧前臂肿胀,以左侧明显,上述双侧前臂皮下软组织内表现良性病变可能性大;纵隔淋巴结增多,部分增大,左侧下胸壁皮下信号欠均匀。

9. PET/CT　双上肢淋巴未显影,提示双上肢淋巴管阻塞。

10. 全身淋巴核素显像　腹股沟、盆腔淋巴、腰部淋巴管依次显影,其余部位淋巴结及淋巴管及淋巴干未见显示。

11. 双下肢肿胀部位皮肤活检　表皮角化过度,棘层增厚,表皮脚延长,真皮浅层小血管周围少量淋巴细胞浸润。

12. 外周血及肿胀皮肤组织基因检测(表10-1)

表10-1　*FLT4*(OMIM:153100)基因检测结果

基因	染色体位置	遗传方式	核苷酸改变	氨基酸改变	ACMG致病性分析	携带		
						先证者	母	父
FLT4(OMIM:153100)	Chr5:180030299	AD	c.3985G>A(exon30)	p.Gly1329Ser(NM-182925.5)	uncertain	杂合	野生型	杂合

（二）诊断思路

回顾病史查体及实验室检查,患儿主要有以下问题:①水肿,颜面躯干腹部凹陷性水肿,四肢非对称性凹陷性水肿;②起病早,出生后就出现水肿症状,病程长;③腹水为漏出液。分析患儿水肿原因:患儿起病早,出生后开始发病,病程长,考虑先天性疾病可能性大。血浆白蛋白降低,但生化检查中肝转氨酶、胆红素、肾功、血脂、甲状腺功能、尿常规、心脏功能均正常,排除肝肾所致蛋白丢失以及心脏及甲状腺疾病所致水肿。患儿近1个月大便性状改变,出现腹胀腹泻水样便,但水肿为出生后就出现,无法用肠道蛋白丢失性肠病解释;四肢节段性非对称性水肿,水肿皮肤表面无红肿、无色素沉着,无皮温改变,不随体位改变缓解,排除动静脉血管疾病,结合淋巴核素显像及PET/CT结果,考虑先天淋巴管发育异常疾病。根据患儿临床表现并结合基因检测结果,考虑诊断淋巴管畸形1型。

(三)淋巴管畸形1型是什么?其发病率是多少?

淋巴管畸形1型(lymphatic malformation 1,LMPHM1,OMIM 153100,PMID:24744435),1892年由milroy最先描述,也称为Milroy病。是常染色体显性遗传病,主要临床特征为无痛性四肢水肿(多累及下肢),呈缓慢性持续性,可伴有大隐静脉曲张、蜂窝组织炎、多发性乳头状瘤、足指甲上翻、阴囊水囊肿等,是原发性淋巴水肿最常见病因之一。

该病发病率未知。

(四)淋巴管畸形1型的发病机制是什么?*FLT4*基因有何功能?基因突变与表型之间有何关系?

淋巴管畸形1型(也称为Milroy病),由于*FLT4*基因杂合突变引起胚胎发育时期淋巴系统形成中解剖学或功能缺陷导致淋巴管狭窄、闭塞,四肢远端淋巴回流受阻。组织中液体淤积在皮下组织间隙内,继而发生纤维结缔组织增生、脂肪硬化、筋膜增厚及身体部位慢性肿胀等。

*FLT4*基因定位于常染色体5q35区域,该基因编码血管内皮生长因子受体3(vascular endothelial growth factor receptor3,VEGFR3)。VEGFR3蛋白是酪氨酸激酶受体的家族成员之一,是一种淋巴内皮细胞特异性受体,在胚胎早期主静脉内皮细胞以及正常成人淋巴管中高度表达。血管内皮生长因子(vascular endothelial growth factor,VEGF)能够诱导血管和淋巴管生成。VEGF及其受体VEGFR3及下游信号转导参与了淋巴管生长和重塑的调控,是淋巴管生长和功能的关键调节因子。*FLT4*基因突变抑制VEGFR3受体磷酸化,酪氨酸激酶活性降低,阻止了下游基因表达,从而导致淋巴管畸形1型的发生。大多数*FLT4*基因致病性突变发生在细胞内蛋白酪氨酸激酶结构域中的错义突变。

目前淋巴管畸形分12型,分别由不同基因突变引起。目前发现与淋巴水肿有关的基因突变均位于VEGFR3跨膜蛋白细胞内的激活结构域中,影响了该蛋白酪氨酸激酶的活性,进而阻碍淋巴管发育。

该病基因型与表型无相关性。

(五)如何解释患儿的基因检测结果?

本次检测在患儿全血及肿胀皮肤组织基因组DNA中检测到*FLT4*基因的1个杂合性变异,c.3985G>A,来自无表型患儿父亲。根据文献报道,*FLT4*基因突变可表现不完全外显,10%~15%的*FLT4*致病性突变患儿在临床上不受影响。结合软件蛋白功能预测以及患儿临床表现考虑为*FLT4*基因突变导致淋巴管畸形1型。

(六)淋巴管畸形1型临床表现有哪些?

该病发病通常在出生时(或出生前)或幼儿期,大约85%~90%的*FLT4*致病变异患儿在三岁前出现下肢淋巴水肿,也可以后发生,男性多于女性。具有遗传性、无痛性、缓慢进展等特点。随着年龄增长,肿胀可能会改善或发展,影响膝盖以下区域(很少延伸到膝盖以上)。家族间和家族内严重程度可不同。肿胀通常是双侧的,非匀称性,主要下肢淋巴水肿。还可以出现鞘膜积液(37%的男性患儿)、膝盖以下静脉曲张(23%)、蜂窝织炎(20%)、小脚趾发育不良、足指甲上翘(14%)、乳头瘤病(10%)、男性尿道异常(尿道下裂或尿道狭窄,4%)。

淋巴造影(核素淋巴闪烁成像)是区分Milroy病和其他淋巴疾病的常见方法。Milroy病的特征性改变通常显示缺乏示踪剂进入外周淋巴管,在髂腹股沟淋巴结中既看不到引流通道,也没有任何吸收。

(七)淋巴管畸形1型诊断标准是什么?如何早期诊断?

诊断依据于患儿的临床表现和分子遗传学检测结果。

1. 先天性或婴儿期出现的下肢淋巴水肿。

2. 核素淋巴闪烁成像提示淋巴结放射性胶体摄取缺乏,或者 T_2 加权磁共振成像显示异常淋巴生长及淋巴梗阻。

3. 分子遗传学检测鉴定 *FLT4* 基因杂合致病性突变。

产前超声检查发现胎儿足背肿胀、轻度胸腔积液(通常会消退)或(非常罕见)更广泛的水肿状态(胎儿水肿)应警惕本病,尽早做分子遗传学检查。

（八）需要与哪些疾病相鉴别?

1. 特纳综合征 也称先天性卵巢发育不全。出生前或出生时可伴有四肢的先天性淋巴水肿,但水肿会随着时间的推移而改善。特纳综合征多伴有特殊面貌特征及子宫卵巢发育不全,染色体核型分析为一条 X 染色体完全或部分缺失或结构发生改变。

2. Gorham-Stout 综合征 可能为异常毛细血管、淋巴管以及纤维组织增生导致,除了四肢水肿以外,常伴有大片骨溶解破坏,病理性骨折、慢性骨髓炎、乳糜胸、乳糜腹等。未发现确切遗传病因。淋巴管畸形 1 型不伴有骨骼损害以及乳糜胸、乳糜腹等。

（九）该病如何治疗? 预后如何?

目前,针对该病缺乏有效治疗方法(表 10-2)。

表 10-2 FLT4 先天性淋巴水肿的评估及治疗措施

系统	评估	推荐	治疗措施
淋巴系统	转诊至淋巴水肿治疗师	淋巴闪烁扫描	安装压缩袜和/或绑带、按摩、支撑鞋、趾套
泌尿生殖系统	男性:阴囊水肿、鞘膜积液和尿道异常评估	泌尿外科	
皮肤	整个皮肤检查	评估蜂窝组织炎、乳头状瘤病和疣的证据	良好的皮肤护理
其他	临床遗传学家 家庭支持/资源	遗传咨询 家庭支持	

1. 保守方法包括烘绑疗法、间歇加压治疗、手法淋巴引流及药物治疗等,采用弹性材料加压、戴趾套、穿适合的紧身袜和/或弹力绷带包扎和支撑作用的鞋子,适当皮肤护理等对预防淋巴水肿的形成和治疗轻度淋巴水肿有一定疗效。

2. 大多数导致淋巴管畸形和复杂淋巴异常的个体发生在编码致癌生长因子信号转导通路成分的基因突变。这导致了一些靶向癌症疗法被成功用于以治疗淋巴畸形和复杂的淋巴异常,如 mTOR 抑制剂西罗莫司,*p110α* 抑制剂 Alpelisib(BYL719),*MEK* 抑制剂曲美替尼单独或者联合治疗为本病治疗提供了希望,是未来发展方向。

3. 当传统方式无效,或者出现严重并发症需手术治疗。外科治疗方式有病变组织切除和淋巴管静脉吻合术、淋巴管移植、静脉代淋巴管移植、淋巴结移植等,以减少多余的淋巴液,或去除患肢内积聚的蛋白质。但疗效难以持久,常有反复。

4. 并发症包括足背和足趾感染、复发性化脓性关节炎、血管肉瘤和淋巴管肉瘤等。通过良好的皮肤卫生护理、预防性抗生素使用,可以减少蜂窝织炎的发病率。避免肿胀四肢受伤,长时间制动以及避免使用可能导致肿胀药物(尤其是钙通道阻滞剂)。

5. 预后 尽管水肿无法治愈,但通过支持措施通常可以改善肢体的外观,缩小肢体的大小,降低并发症的风险。

（十）怎样进行遗传咨询？

Milroy 病以常染色体显性遗传方式遗传。大多数 Milroy 病患儿遗传于父母，也有患儿为新发突变。先证者父母应对是否存在 *FLT4* 致病性变异进行分子遗传学检测，以确认其遗传状况，并提供可靠的复发风险咨询。如果患儿父母携带有 *FLT4* 致病性变异，则兄弟姐妹遗传致病性变异的风险为 50%。在 Milroy 病中观察到家族内变异性和外显率不全，该病基因型和表型没有相关性，杂合子同胞是否有临床表现及严重程度差异很大。一旦在受影响的家庭成员中发现 *FLT4* 致病性变异，建议进行产前检测和植入前基因检测。

（王奕阳）

三、居家护理要点

（一）生活护理

预防感染，保持全身皮肤清洁，尤其是足部和足趾清洁，穿棉柔透气衣物、合脚柔软的鞋子，勤剪指甲，避免局部皮肤损伤。下肢穿弹力袜或弹力绷带、局部加压包扎治疗时，定时松解避免长时间压迫导致皮肤损伤。皮肤若干燥瘙痒，可局部涂抹保湿霜、身体乳、身体油等，避免抓挠。皮肤破损及时处理，予以消毒，避免感染。保持床清洁，阴囊水肿时可托起，减少皮肤摩擦破损。

（二）休息与活动

避免过度劳累，规律作息，保证充足睡眠。休息时抬高下肢，取下弹力袜，适当按摩下肢或进行肢端活动，促进血液循环，减少站立或行走的活动，活动时避免足尖碰撞。

（三）饮食指导

以清淡、易消化的食物为主，避免食用太多辛辣、刺激性的食物，饮食均衡，适当增加富含蛋白质的食物，如牛奶、鸡蛋等，多食蔬菜，保持大便通畅，勿久蹲便。

（四）用药指导

水肿侧肢体避免静脉穿刺及 PICC 置管，可遵医嘱预防性使用抗生素，严格遵守用量，禁止自行停药或改量，观察有无恶心、呕吐、腹痛、腹胀、腹泻、皮疹等不良反应。

（五）病情监测

1. 立即就医　若患儿出现下肢疼痛、水肿加剧，伴高热或全身乏力等，需立即就医。
2. 定期随访　监测生长发育、血清蛋白、静脉超声等。
3. 居家监测　体重、腿围。

（林　梦）

● 参考文献

［1］LIU N，GAO M.FLT4 Mutations are associated with segmental lymphatic dysfunction and initial lymphatic aplasia in patients with milroy disease［J］.Genes（Basel），2021，12（10）:1611.

［2］GORDON K，SPIDEN S L，CONNELL F C，et al.FLT4/VEGFR3 and Milroy disease:novel mutations，a review of published variants and database update［J］.Hum Mutat，2013，34（1）:23-31.

［3］GRADA A A，PHILLIPS T J.Lymphedema:pathophysiology and clinical manifestations［J］.J Am Acad Dermatol，2017，77（6）:1009-1020.

［4］TRIANA P，DORE M，CEREZO V N，et al.Sirolimus in the treatment of vas-cular anomalies［J］.Eur J Pediatr Surg，2017，27（1）:86-90.

［5］MÄKINEN T，BOON L M，VIKKULA M，et al.Lymphatic malformations:genetics，mechanisms and therapeutic strategies［J］.Circ Res，2021，129（1）:136-154.

病例 11　Gorham-Stout 综合征

一、病史摘要

患儿,女,11 岁 6 月龄。因"活动耐量下降 6 个月"入院。

(一)现病史

6 个月前,患儿无明显诱因出现活动耐量下降,伴阵发性咳嗽,咳痰,外院给予抗感染等治疗无明显好转,进行性加重,5 个月前患儿平躺时出现气促,运动耐受明显下降(正常行走亦受限),行胸腹部 CT 提示右侧胸腔大量积液,急诊行胸腔闭式引流术(引流约 1 000ml 血性液体)。

(二)既往史

3 年前因左手臂骨折于外院检查发现左侧上臂骨囊肿,取样活检提示良性囊肿,未特殊处理。

(三)个人史及家族史

患儿系 G_2P_1,足月,顺产,出生体重 3 000g,无窒息抢救史。母亲妊娠史:否认特殊药物、食物接触史。否认家族遗传疾病史或类似疾病史。

(四)体格检查

体温 36.5℃,心率 110 次/min,呼吸 27 次/min,血压 109/62mmHg,血氧饱和度 98%(经鼻高流量),体重 30kg(中位数 37.3kg,Z 评分 -0.9,P18.4),身高 142cm(中位数 148.2cm,Z 评分 -0.94,P17.3),BMI 14.88kg/m^2。急性危重病容,格拉斯哥评分 14 分,鼻翼无扇动,三凹征阴性,右肺叩诊呈浊音,双肺呼吸音降低,右侧为主,双肺呼吸音稍粗,可闻及少许粗湿啰音。右侧胸腔引流管处敷料固定在位,可见渗血、渗液。心音低钝,心律齐,各瓣膜区未闻及杂音。腹软,全腹轻压痛,无反跳痛、肌紧张,肝脏肋下 2cm 可触及,质软,脾肋下未触及,肠鸣音 3~4 次/min。神经系统查体未见异常。

二、诊疗解析

(一)还需要完善哪些检查?

1. 血常规 +C 反应蛋白　白细胞计数 12.3×10^9/L,中性粒细胞计数 10.21×10^9/L,血红蛋白 79g/L,C 反应蛋白 43.5mg/L。

2. 降钙素原　3.55ng/ml(参考值:<0.05ng/ml)。

3. 肝功能、肾功能、电解质　谷丙转氨酶 22U/L,谷草转氨酶 16U/L,直接胆红素 3.0pmol/L,总胆红素 5.0pmol/L,γ-谷氨酰转移酶 56U/L,碱性磷酸 312U/L,尿素氮 2.0mmol/L,肌酐 34μmol/L,尿酸 210μmol/L,总蛋白 36g/L(↓),白蛋白 20g/L(↓),球蛋白 16g/L(↓),钠 125mmol/L(↓),钾 3.2mmol/L(↓),氯 99mmol/L(↓),钙 1.72mmol/L(↓),磷 0.92mmol/L(↓),镁 0.55mmol/L(↓)。

4. 肿瘤标志物　甲胎蛋白 12pg/L,癌胚抗原 2.0pg/L,糖类抗原 125 99.5U/ml,糖类抗原 15311U/ml,糖类抗原 199 32.1U/ml(↑),铁蛋白 101g/L。

5. 胸腔积液细胞学　有核细胞 998×10^6/L(↑),红细胞 81 000×10^6/L(↑),中性分叶 16%,淋巴细胞 65.0%,单核细胞 15.0%,嗜酸性粒细胞 3.0%,嗜碱性粒细胞 1.0%;胸腔积液生化:糖 4.80mmol/L,总蛋白 32.8g/L,LDH176.9U/L,ADA8.4U/L。多次胸水乳糜试验:阳性。胸腔积液脱落细胞学检查:未见肿瘤细胞。

6. 呼吸道病原体核酸、肺炎支原体/衣原体核酸、血培养(需氧、厌氧、真菌培养)、痰培养(需氧及真菌培养)、胸腔积液培养均阴性。

7. GM 试验、真菌 G 试验、TORCH 核酸检测、TSPOT　均为阴性。

8. 细胞免疫、体液免疫、细胞因子、自身抗体、铁蛋白　均正常。

9. 甲状腺功能五项、甲状旁腺激素、维生素 D 水平检测 均正常。

10. 胸片 右侧胸腔大量积液,纵隔向左偏;右肺受压、体积缩小;双肺炎症,左肺透光度欠均匀;扫及部分肋骨、双侧肩胛骨及肱骨散在骨质破坏(图 11-1)。

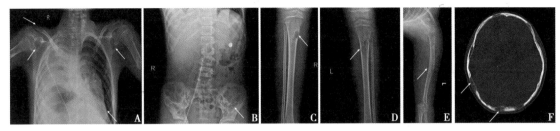

图 11-1 全身骨质溶骨性破坏

A. 胸部 X 线片示肋骨、双侧肩胛骨及肱骨散在骨质破坏,右侧胸腔大量积液,右肺大部分受压不张,压缩约 75%;B. 全腹部 X 线片示盆骨诸构成骨散在骨质破坏;C. 右下肢 X 线片示右侧胫骨散在骨质破坏;D. 左下肢 X 片示左侧胫骨散在骨质破坏;E. 左上肢 X 线片示左侧肱骨散在骨质破坏;F. 头颅 CT 平扫示颅骨多发斑片状骨质密度破坏区。

11. 头胸腹增强 CT 右侧胸腔大量积液,右肺大部分受压不张,压缩约 75%;左肺下叶不张;双肺炎症;纵隔、气管及心脏明显左偏;腹腔少量积液,脾脏多发小结节状低密度影,病变累及脾脏可能;右膈降低;肝脏受压下移;右肾受压下移;颅骨多发斑片状骨质密度破坏区,扫及躯干及四肢多处骨质呈溶骨性骨质破坏改变。

12. 定量 CT 患儿腰椎骨密度值小于 80mg/cc(小于 -2SD)。L_1~L_5 椎体及椎体附件多发骨质缺损,T_{12}/L_1、L_1/L_2 椎间隙稍窄,L_1 椎体轻度楔形改变;椎体前缘右侧髂骨前软组织内可见多发小斑点状钙化影,性质待定。

13. 骨髓细胞学 骨髓粒红比例正常,异常淋巴细胞占 1.5%。

14. 骨骼活检 结合组织形态及免疫组化染色结果,送检组织内见增生、扩张的薄壁脉管组织(主要为淋巴管),不排除脉管瘤。

(二)诊断思路

回顾病史查体及实验室检查,患儿主要有以下问题:①活动耐量下降,查体及影像学提示大量胸腔积液,多次胸腔积液检查明确性质为乳糜液,考虑胸淋巴导管破裂;②影像学提示全身多处骨质呈溶骨性破坏。

分析乳糜胸原因,患儿病程长,嗜酸性粒细胞增高,病原学检查血培养、痰培养、GM 试验、真菌 G 试验、TSPOT 均阴性,排除真菌、寄生虫、结核分枝杆菌感染等;自身抗体、体液免疫等均正常,排除自身免疫性疾病;胸腔积液脱落细胞检测、骨髓涂片、骨活检未见肿瘤表现,排除肿瘤性疾病。乳糜胸伴全身溶骨性破坏,结合骨活检提示骨内淋巴管扩张,最终确诊为 Gorham-Stout 综合征。

(三)Gorham-Stout 综合征是什么?

Gorham-Stout 综合征(又称 Gorham-Stout disease,GSD)是一种较为罕见的原因不明的疾病,最早在 1838 年被 Jackson 报道,1955 年 LW Gorham 及 AP Stout 将其命名为 "Gorham-Stout disease"。Gorham-Stout 综合征目前极罕见,全球仅约 350 例报道,该疾病以大块骨溶解为主要表现,被骨淋巴管替代,伴肿胀、疼痛、活动受限及病理性骨折,当淋巴管病变累及胸膜或胸导管,则形成胸腔积液及乳糜胸,少部分脊柱受累引起截瘫,颅骨受累引起脑脊液漏、颅内感染等。

(四)Gorham-Stout 综合征的发病机制是什么?

Gorham-Stout 综合征发病机制尚不明,破骨细胞、淋巴管生成和成骨细可能参与其中。研究发现骨溶解区域破骨细胞数量及活性增加,白介素6(irnterleukin-6,IL-6)、巨噬细胞集束刺激因子(macrophage colony-stimulating factor,M-CSF)和NF-κB配体受体激活因子(RANK-L)在这一途径中发挥重要作用。在GSD病变中发现巨噬细胞样细胞数量增加,这些细胞被认为是破骨细胞的祖细胞,能够产生血管内皮生长因子(vascular endothelial growth factor,VEGF),包括VEGF-A、VEGF-C和VEGF-D,刺激破骨细胞分化和淋巴管生成。另一种病因假说认为主要由淋巴管生成作用,其机制可能是淋巴管不受控制的生长,通过机械压迫骨骼导致骨溶解。淋巴内皮细胞分泌的生长因子可能影响破骨细胞和成骨细胞的活性,也有研究指出,淋巴内皮细胞可以通过M-CSF的表达刺激破骨细胞的形成,而对成骨细胞没有任何活性。成骨细胞在GSD中缺乏活性,而不是平衡骨吸收。在影响成骨细胞活性的众多因素中,已发现硬化蛋白水平的升高可调节矿化和碱性磷酸酶活性。在成骨细胞谱系细胞中,硬化蛋白上调RANK-L,下调骨保护素。

（五）Gorham-Stout 综合征会遗传吗？

GSD是一种散发性疾病,至今尚无明确的遗传模式描述,无明确家族遗传的病例报道。2019年报道唯一1例GSD患儿存在基因突变,临床表现多处椎体骨溶解伴严重心脏压塞,为杂合剪切突变NM_032638.4(GATA2):c.379C>A。

（六）Gorham-Stout 综合征有哪些影像学特征？

GSD的X线片特征取决于病变的阶段:疾病初期X线显示皮质下和髓内放射可透性病灶,疾病后期为经典的无骨硬化或骨膜反应的骨溶解表现,并可能伴有病理性骨折。CT检查更能显示溶骨的位置及数量,另外还广泛用于乳糜胸的评估。MRI检查显示GSD病变在T_1加权像呈低信号,T_2加权像呈高信号,MRI可清晰显示骨内的血管和/或淋巴管,并在活跃的骨溶解区域增强。骨扫描示病变骨的淋巴管和血管增生区域放射性摄取增加,可观察到放射性浓聚,而在骨溶解区域则不能观察到放射性浓聚,可作为评价疾病活动度和明确治疗有效性反应的影像学工具。最近研究发现,[18]F-NaF PET/CT在识别骨溶解灶方面表现出较高的特异性和敏感性,为疾病诊断、活动程度评估以及治疗反应评估提供可行的影像学工具。

（七）Gorham-Stout 综合征有哪些病理表现？

GSD的病理诊断必不可少,病理学表现与取材部位密切相关,典型的病理学表现为骨吸收并被血管或淋巴管来源的薄壁单层上皮细胞取代,伴有淋巴管或血管软组织浸润,不伴有细胞异型性和炎性浸润。

（八）如何诊断 Gorham-Stout 综合征？

GSD诊断较为困难,属于排除性诊断,目前应用较多的是Heffez提出的诊断标准,包括:①活检提示血管瘤样病变,②无细胞异型性,③几乎没有成骨细胞反应,没有营养不良钙化,④非扩张性、非溃疡性病变,⑤可见局部和进行性骨吸收,⑥放射学检查提示骨质溶解,⑦无内脏受累,⑧无遗传性、代谢性、免疫性或感染性疾病。

（九）Gorham-Stout 综合征需要与哪些疾病相鉴别？

1. 骨内恶性肿瘤或骨转移肿瘤　肿瘤所致骨质破坏,通常初始为局限部位,且伴有恶性肿瘤临床表现、实验室检查及影像学典型改变,可以鉴别。

2. 朗格汉斯细胞组织细胞增多症　该病所致骨质破坏,儿童在颅骨、股骨、肋骨、椎骨和肱骨常见,影像学通常显示溶骨性穿凿样外观,有时伴软组织肿块,并伴湿疹样皮疹、血细胞下降等表型,皮肤病变或病溶骨性病变活检可见朗格汉斯细胞,可鉴别。

3. 纵隔肿瘤　主要表现为发热、乏力、气促、呼吸困难,压迫胸导管可致乳糜胸,胸部影像学提示纵隔占位,可鉴别。

（十）Gorham-Stout 综合征如何治疗和随访？

GSD治疗没有特效手段,包括药物治疗、放疗及手术治疗,根据病变程度及累及范围而定,常采用联合治疗。

1. 溶骨性破坏治疗

（1）放疗：针对病变部位，局部中等剂量（30~40Gy）放疗可阻止血管生成，从而延缓骨溶解，放疗副作用包括继发恶性肿瘤及其他放疗相关副作用。因较强的不良反应以及对儿童生长发育影响，放疗较少用于儿童。

（2）药物治疗：包括抗破骨细胞药物双膦酸盐、西罗莫司类似物西罗莫司，其中双膦酸盐是治疗 GSD 的经典药物，而西罗莫司作为治疗 GSD 新药，在治疗乳糜胸方面有不少报道，除此之外，维生素 D、钙剂作为常规补充改善骨质。其他药物包括皮质类固醇和干扰素 α2b、奥曲肽等，并没有取得很好的效果，现已较少使用。西罗莫司是西罗莫司类似物，通过抑制 mTOR 来阻断 IL-2 信号通路，mTOR 是一种刺激细胞生长和血管生成的丝氨酸 / 苏氨酸蛋白激酶。Triana 等报道了一项关于使用西罗莫司治疗各种血管异常的研究，总体缓解率为 80.4%（33/44），其中 6 例的 GSD 患儿缓解良好。

（3）手术治疗：手术主要治疗并发症，当出现病理性骨折或需要切除病变时，需手术治疗，包括病理活检、切除或刮除病变，填充自体或异体移植材料。

（4）治疗随访：主要关注骨溶解是否进展，定期复查骨骼 X 线片，避免外伤所致骨折。

2. 抗乳糜胸治疗　包括口服西罗莫司、胸腔闭式引流术、胸膜固定术、胸膜切除术、胸导管结扎术等，另外饮食治疗减少乳糜产生，限制脂肪摄入，使用中链脂肪乳替代饮食。

（十一）Gorham-Stout 综合征预后如何？

GSD 死亡率约为 13%，而 Liu Y 等回顾了 GSD 合并乳糜胸文献，发现 GSD 合并乳糜胸患儿死亡率高达 43.6%（17/39），高于 GSD 无乳糜胸患儿。

（十二）遗传咨询

GSD 属于散发病例，后代不遗传该疾病。

（袁传杰）

三、居家护理要点

（一）生活护理

避免去人多的地方，戴口罩、勤洗手，增强个人防护，注意保暖，防止受凉，保持口腔、肛周卫生，注意保护性隔离与预防感染。

（二）休息与活动

适当活动，避免剧烈运动与负重，避免意外伤害导致骨折。骨折者病变部位早期制动，避免负重，视情况给予支具保护，注意观察佩戴支具处的皮肤，预防压疮。每日练习腹式呼吸，可采用吹气球进行锻炼，2~3 次 /d，10~15min/ 次，以促进肺复张，提高肺部功能。

（三）饮食指导

中链甘油三酯膳食由于不经脂化，口服后可直接进入门静脉系统被吸收，可明显减少乳糜液的形成，同时也可以保证患儿代谢所需要的热量，采用短、中链脂肪酸（如棕榈油和椰子油等）代替长链脂肪酸，购买专门的低链油进行食物烹饪，遵医嘱适当补充微量营养素。

（四）用药指导

1. 双膦酸盐　用药后需注意监测药物不良反应，如发热、头晕、头痛、肌肉酸痛、腹部不适、呕吐等表现，若有不适，及时就医。

2. 西罗莫司　坚持长期规律服药，常见的不良反应有血小板减少、贫血、发热、高血压、低钾血症、低磷血症、尿道感染、高胆固醇血症、高血糖、关节痛、外周水肿、腹泻、便秘、恶心、头痛等，居家监测血糖、血压等情况。

（五）病情监测

1. 立即就医　若患儿出现胸闷、气促、高热、面色、口唇发绀,呼吸困难等表现,需及时就医。
2. 定期随访　监测骨骼 X 片、肝肾功能、血糖、血脂等。

（秦　燕）

● 参考文献

［1］LIU Y,ZHONG D R,ZHOU P R,et al.Gorham-Stout disease:radiological,histological,and clinical features of 12 cases and review of literature［J］.Clin Rheumatol,2016,35(3):813-823.

［2］LIANG Y,TIAN R,WANG J,et al.Gorham-Stout disease successfully treated with sirolimus(rapamycin):a case report and review of the literature［J］.BMC Musculoskelet Disord,2020,21(1):577.

［3］ANGELINI A,MOSELE N,PAGLIARINI E,et al.Current concepts from diagnosis to management in Gorham-Stout disease:a systematic narrative review of about 350 cases［J］.EFORT Open Rev,2022,7(1):35-48.

［4］TRIANA P,DORE M,CEREZO V N,et al.Sirolimus in the treatment of vascular anomalies［J］.Eur J Pediatr Surg,2017,27(1):86-90.

［5］中华医学会整形外科分会血管瘤和脉管畸形学组.血管瘤和脉管畸形的诊断及治疗指南(2019版)［J］.组织工程与重建外科杂志,2019,15(5):277-317.

［6］OGUZ M M,OGUZ B,DOGAN V,et al.Cardiac tamponade in Gorham-Stout syndrome associated with GATA2 mutation［J］.Indian Journal of Pediatrics,2020,87:239-240.

以多饮多尿为主诉

病例 12　肾性尿崩症

一、病史摘要

患儿，男，2 岁 8 月龄。因"多饮、多尿 1 年"入院。

（一）现病史

患儿于 1 年前出现多饮、多尿，饮水量超过 2 000ml/d，尿次数多、夜尿多，具体尿量不详，伴有烦渴，平素无头痛、呕吐，无视力障碍，无腹泻、腹痛。尿常规：比重 1.002，尿蛋白（－），葡萄糖（－）。

（二）既往史

无特殊。

（三）个人史及家族史

患儿系 G_1P_1，足月，顺产，出生体重 3 200g，无窒息抢救史，否认头颅外伤史，否认特殊药物用药史。母亲妊娠史：否认特殊药物、食物接触史。否认家族遗传疾病史或先天疾病史。

（四）体格检查

体温 36.6℃，心率 100 次/min，呼吸 20 次/min，血压 92/54mmHg。身高 82cm（Z 评分 –3.34，≤$P0.1$），体重 10kg（Z 评分 –2.5，$P0.6$），BMI 14.87kg/m²（Z 评分 –0.62，$P26.7$）。神清，精神反应可，无特殊容貌；咽部无充血，全身淋巴结未扪及肿大。双肺呼吸动度对称，双肺呼吸音清，未闻及干湿啰音，心音有力，律齐；腹平软；神经系统无阳性体征。

二、诊疗解析

（一）还需要完善哪些检查？

1. 尿液分析　比重 1.002，pH 7.5，尿蛋白（－），葡萄糖（－），酮体（－），尿胆原正常，胆红素（－），潜血（－）；尿液清亮，呈浅黄色；镜下红细胞 0 个/HP，白细胞 0 个/HP。

2. 肝功能、肾功能、电解质　钠 144mmol/L，钾 4.2mmol/L，氯 110mmol/L，钙 2.21mmol/L，磷 1.6mmol/L，镁 0.75mmol/L，余未见异常。

3. 血气分析　pH 7.40，二氧化碳分压 36mmHg，氧分压 96mmHg，葡萄糖 4.8mmol/L，乳酸 1.4mmol/L，HCO_3^- 22mmol/L，BE 2mmol/L，阴离子间隙 14mmol/L，钠 142mmol/L，钾 4.5mmol/L，氯 108mmol/L。

4. 禁水加压素试验（表 12-1）

表 12-1　禁水加压素试验结果

时间	体重/kg	尿量/ml	尿比重	尿渗透压/[mOsm/(kg·H₂O)]	血钠/(mmol/L)	血渗透压/[mOsm/(kg·H₂O)]
				禁水试验		
8a.m.	10	120	1.002	30	142	302.6

时间	体重 /kg	尿量 /ml	尿比重	尿渗透压 / [mOsm/(kg·H₂O)]	血钠 /(mmol/L)	血渗透压 / [mOsm/(kg·H₂O)]
9a.m.	10	100	1.001	15		
10a.m.	9.8	80	1.003	45		
11a.m.	9.6	88	1.002	30		
12a.m.	9.5	70	1.002	30	147	316.2
加压素试验						
1p.m.	9.5	70	1.002	30		
2p.m.	9.4	60	1.001	15	147	314.4

5. 泌尿系统彩超检查　双肾、肾上腺、输尿管及膀胱未见异常。

6. 蝶鞍 MRI 检查　垂体形态未见异常，上缘未见膨隆；T_1WI 垂体后叶高信号存在，垂体内未见异常信号灶，垂体柄不粗、未见偏移；垂体窝未见扩大，鞍底未见下陷，鞍上池及视交叉显示清晰，鞍区及鞍上未见占位；海绵窦结构及信号未见异常。

7. 基因检测（表 12-2）

表 12-2　*AVPR2*（OMIM 300538）基因检测结果

基因	染色体位置	遗传方式	核苷酸改变	氨基酸改变	ACMG 致病性分析	携带		
						先证者	母	父
AVPR2（OMIM 300538）	ChrX：153906006	AD	c.500C>T（exon3）	p.Ser167Leu（NM-000054.6）	疑似致病性变异	杂合	杂合	野生型

（二）诊断思路

回顾病史查体及实验室检查，患儿主要有以下问题：①患儿饮水量及尿量过多，饮水量超过每天 2 000ml/m²，符合多饮、多尿；②患儿尿比重低，血糖、血气分析、电解质、肾功能等未见异常；③患儿禁水试验持续低比重尿，尿渗透压未升高，而血钠及血渗透压升高超过正常值，同时加压素试验后仍为持续低比重尿。

分析多饮、多尿原因，患儿血糖正常，排除糖尿病；血气分析正常，排除肾小管酸中毒或 Bartter 综合征等；电解质正常，排除高钙血症等；肾功能正常，排除慢性肾脏病等。患儿禁水加压素试验提示肾性尿崩症，结合起病年龄小，无其他获得性因素，送检基因检测发现 *AVPR2* 基因突变，最终确诊为 *AVPR2* 突变所致遗传性肾性尿崩症。

（三）肾性尿崩症是什么？其发病率是多少？

肾性尿崩症是由于遗传性或获得性因素使肾远曲小管对抗利尿激素不敏感，肾脏的尿液浓缩功能受损，所表现出多饮、多尿及排出稀释性尿液的一种疾病。遗传性肾性尿崩症发病率不详。遗传性肾性尿崩症约 90% 发生于男性。

（四）遗传性肾性尿崩症的发病机制是什么？ *AVPR2* 及 *AQP2* 基因有何功能？基因突变与表型之间有何关系？

遗传性肾性尿崩症是由于对抗利尿激素作用产生抵抗而导致尿液浓缩功能下降，是由于加压素受体 V2 基因（arginine vasopressin receptor 2, *AVPR2*）失活所致，为 X 染色体遗传；部分是由于水通道蛋白 2（aquaporin 2，AQP2）基因突变所致，为常染色体隐性遗传。

AVPR2 基因定位于 Xq28，该基因由三个外显子组成，长度约 2kb。该基因编码 371 个氨基酸 G 蛋白偶联受体，该受体有 7 个跨膜结构域、4 个胞外结构域和 4 个细胞质结构域。在与 AVP 结合时，受体激活 Gs/腺苷酸环化酶，导致细胞内环腺苷酸（cyclic adenosine monophosphate，cAMP）水平升高。cAMP 升高激活蛋白激酶 A，启动磷酸化级联反应，促进水通道 2 向肾小管和远端小管顶端膜的转运，从而使水分吸收增加。迄今为止，已报道约 300 种 AVPR2 基因突变，包括点突变、缺失和重排等，其中大多数突变使受体蛋白质错误折叠并在内质网中被保留和降解，而不能到达集合小管主细胞的基底外侧细胞表面与循环中的加压素结合。AQP2 基因位于染色体 12q13，编码含 271 个氨基酸的水通道蛋白 -2。水通道蛋白 -2 在细胞质羧基末端尾部有 5 个典型的蛋白激酶 A 磷酸化位点：Thr244、Ser256、Ser261、Ser264 和 Thr269。在 AVP 的影响下，水通道蛋白 -2 在 Ser256、Ser261、Thr269 处磷酸化，并重新分布于顶膜，从而使水顺浓度梯度从肾小中被重吸收。目前报道有 65 种 AQP2 基因突变，其中大多数为隐性遗传。这些突变主要影响 AQP2 跨膜结构域的氨基酸，导致蛋白质错误折叠。显性遗传的 AQP2 基因突变较为罕见，这些突变影响水通道蛋白 -2 羧基末端的氨基酸，其中含有运输和分选的调节序列。目前尚无 AVPR2 及 AQP2 基因型与表型之间的确切相关性报道。

（五）如何解释患儿的基因检测结果？

本次检测在受检者全血基因组 DNA 中检测到 AVPR2 基因的 1 个变异，c500C>T。该变异曾多次在文献中被报道，是常见的致病突变。该患儿起病年龄小，临床表型出现多饮、多尿，禁水加压素试验提示肾性尿崩症，故认为此基因突变与临床相吻合，是导致本例患儿发病的病因。

（六）遗传性肾性尿崩症临床表现有哪些？

生后数周内表现为发热、易激惹、喂养困难、体重不增、呕吐等，容易误诊，年龄增长后出现烦渴、多饮、多尿等症状，未经治疗出现生长落后，长期脱水可损伤中枢神经系统，表现为不同程度智力落后。

（七）遗传性肾性尿崩症如何早期诊断？

当患儿特别是婴幼儿出现不明原因发热、高钠血症，年长儿后出现烦渴、多饮、多尿等症状，或伴有家族史，应警惕此类疾病可能，尽早进行基因检测，可以协助明确诊断。

（八）遗传性肾性尿崩症需要与哪些疾病相鉴别？

1. 中枢性尿崩症　两者均表现为多饮、多尿、烦渴及排出稀释性尿液，肾性尿崩症是由于抗利尿激素在肾小管远端作用失效所致，而中枢性尿崩症是由于抗利尿及时分泌障碍所致，通过禁水加压素试验可鉴别。

2. 糖尿病　两者均表现为多饮、多尿，但该病伴烦渴及消瘦，尿糖及尿酮体可阳性，血糖增高，可鉴别。

3. 肾小管酸中毒　两者均表现为多饮、多尿、烦渴，可伴生长障碍，通常血气分析提示代谢性酸中毒或代谢性碱中毒，伴低钾血症，尿常规通常尿比重不低，可鉴别。

（九）遗传性肾性尿崩症如何治疗？预后如何？

1. 非药物治疗　包括补充充足水分以及限制盐和蛋白质的饮食，以防止渗透性利尿。婴儿应每 2h 喂水一次，必要时需要通过鼻胃管或胃造口管进行夜间喂养。儿童必须注意提供正常生长所需的推荐热量和蛋白质。

2. 药物治疗

（1）氢氯噻嗪：属于噻嗪类利尿剂，常用剂量为 2~4mg/（kg·d），分两次口服。可明显减少尿量，但容易引起低钾血症，常联合保钾利尿剂如阿米洛利，疗效更优，并一定程度预防低钾血症。

（2）阿米洛利：属于保钾利尿剂，常用剂量为 0.1~0.3mg/（kg·d），分两次口服。

（3）吲哚美辛，属于非甾体抗炎药，通过抑制前列腺素环氧化酶而减少肾脏前列环素产生，从而使水钠排出减少。常用剂量为 2mg/（kg·d），分三次口服。

3. 治疗进展　*AVPR2* 基因突变主要导致蛋白质错误折叠和指向，因此有研究提出使用分子伴侣改善错误折叠的蛋白质，包括甘油或二甲亚砜，在治疗 *AVPR2* 突变所致肾性尿崩症中起到一定作用。有学者尝试用厄洛替尼（erlotinib）刺激水重吸收，厄洛替尼可增加 AQP2 磷酸化，促进 AQP2 细胞表面运输，刺激 cGMP 信号通路增加 AQP2 表达，可能对 *AQP2* 突变引起的肾性尿崩症有效。

遗传性肾性尿崩症起病年龄小，未经治疗出现严重生长落后，长期脱水导致大脑损伤，表现出不同程度的智力障碍；有些患儿长期多尿导致膀胱扩大、输尿管扩张和肾盂积水等表现。肾性尿崩症患儿应定期复查电解质、泌尿系统彩超，监测饮水量及尿量，长期监测生长发育及智力发育情况。

（十）怎样进行遗传咨询？

母亲携带 *AVPR2* 突变基因，有 50% 的风险将突变基因传递给子代，子代男性患病，由于 X 染色体失活偏倚，子代女性外显率不同；父亲携带 *AVPR2* 突变基因，子代男性健康，有 50% 的风险将突变基因传递给子代的女性，由于 X 染色体失活偏倚，子代女性外显率不同。父母均携带 *AQP2* 突变基因，其子代患病概率均为 25%。

（袁传杰）

三、居家护理要点

（一）生活护理

保持会阴、肛周皮肤清洁干燥，防止尿频引起皮肤糜烂。每日准确记录饮水量、饮水时间、尿量、体重、血压，做好进出水量的记录，为病情观察提供依据。

（二）休息与活动

夜间多尿患儿，白天容易疲劳，注意保证休息。

（三）饮食指导

低盐饮食，并限制咖啡、茶类或高渗饮料的摄入；蛋白质的摄入量应满足机体需要为原则，避免摄入过多，以防止渗透性利尿；适当补充糖与多种维生素；保持摄入水量与尿量的基本平衡，口渴时饮用淡水，少量多次；保证每天摄入的热量以维持正常的生长发育。

（四）用药指导

坚持长期规律服药，避免擅自改量、停药，定期门诊随访调整药物剂量。

1. 氢氯噻嗪　服用时需长期补钾，易引起乏力、恶心、呕吐等不良反应。

2. 吲哚美辛　服药后部分患儿会出现恶心、呕吐、腹部不适等胃肠道反应，可在餐时或餐后服用。

3. 阿米洛利　服用后可能出现口干、恶心、呕吐、胸闷、头晕、皮疹甚至呼吸困难等情况，可在餐时或餐后服用。

（五）病情监测

1. 立即就医　若出现食欲缺乏、恶心呕吐、发热、皮肤干燥、体重下降过快等情况应立即就医。

2. 定期随访　监测生长发育、血电解质、尿比重等。

（杨　鑫）

● 参考文献

［1］MILANO S，CARMOSINO M，GERBINO A，et al.Hereditary nephrogenic diabetes insipidus：pathophysiology and possible treatment［J］.An Update.Int J Mol Sci，2017，18（11）：2385.

［2］HUREAUX M，VARGAS-POUSSOU R.Genetic basis of nephrogenic diabetes insipidus［J］.Mol Cell

Endocrinol,2023,560:111825.

［3］MOELLER H B,RITTIG S,FENTON R A.Nephrogenic diabetes insipidus:essential insights into the molecular background and potential therapies for treatment［J］.Endocr Rev,2013,34（2）:278-301.

［4］CHEUNG P W,NOMURA N,NAIR A V,et al.EGF Receptor inhibition by erlotinib increases aquaporin 2-mediated renal water reabsorption［J］.J Am Soc Nephrol,2016,27（10）:3105-3116.

［5］朱万红,杨敏,辛颖.儿童先天性肾性尿崩症18例临床特征分析［J］.中国实用儿科杂志,2022,37（12）:937-941.

病例 13　β- 酮硫解酶缺乏症

一、病史摘要

患儿,男,9 月龄。因"纳差 1 周,神萎、气促、呻吟 1 天"入院。

(一) 现病史

患儿于 1 周前无明显诱因出现纳差,伴少吃、少动、尿量减少。1 天前,患儿出现神萎、气促伴深大呼吸、阵发性呻吟,腹泻大便 3 次 /d,呈黄色稀水 - 稀糊状,伴哭时泪少、尿少、皮肤花斑、心率增快(160~180 次 /min),无发热、抽搐、意识障碍等表现,血气分析提示严重代谢性酸中毒(pH 7.098,PCO_2 9.6mmHg,PO_2 127mmHg,HCO_3 3.0mmol/L,BE −24mmol/L,SPO_2 98%,Lac 1.12mmol/L)。予以无创呼吸机辅助通气、生理盐水扩容、碳酸氢钠纠酸、补液等治疗 1 天,患儿肢端循环改善,仍有深大呼吸、气促、呻吟表现,合并难以纠正的代谢性酸中毒。

(二) 既往史

否认特殊疾病或药物服用史。

(三) 个人史及家族史

患儿系 G_1P_1,足月顺产,出生体重 3 350g,无窒息抢救史。生后 2~3 天出现皮肤黄疸(最高胆红素值 280μmol/L),予蓝光治疗 1 天好转,后黄疸反复加重,考虑"母乳性黄疸",持续 2 月后黄疸消退。患儿大运动发育落后,3^+ 月龄时追声、追物,4^+ 月龄开始训练抬头、5^+ 月龄可竖颈,7^+ 月龄翻身,目前 9^+ 月龄不能独坐,会"yi-ya"发音,不能发"mama baba"音。母亲否认妊娠期疾病及特殊药物、食物接触史。家族中否认遗传疾病及类似疾病史。

(四) 体格检查

体温 36℃,呼吸 51 次 /min,心率 188 次 /min,血压 109/68mmHg,SPO_2 95%(0.5% 鼻导管吸氧下),身长 68cm(Z 评分 −2.19,P1.4),体重 7.6kg(Z 评分 −1.8,P3.5)。急性面容,精神反应差。眼距宽,双手通贯掌。全身皮肤干燥、苍白、弹性差,肢端凉,可见花斑,毛细血管再充盈时间 5s。未见皮肤黄染及出血点。口唇红润,双侧瞳孔等大等圆,直径约 3mm,对光反射灵敏,球结膜水肿。双肺呼吸音粗糙,双肺散在少许粗湿啰音。心脏和腹部查体未见异常。右侧巴宾斯基征阳性,左侧巴宾斯基征阴性,脑膜刺激征阴性,四肢肌张力降低。

二、诊疗解析

(一) 还需要完善哪些检查?

1. 血常规　白细胞计数 14.6×10^9/L,中性粒细胞百分比 66.2%,血红蛋白 113g/L,血小板计数 477×10^9/L,CRP<0.5mg/L。

2. 尿常规　尿蛋白(++),酮体(+++)。

3. 肝功能　血氨 59.7μmol/L。

4. 血气分析　pH 7.091(↓),PCO_2 12.5mmHg,PO_2 144.6mmHg,HCO_3^- 3.8mmol/L(↓),BE −23.9mmol/L

（↓），Lac 0.59mmol/L，AG 24mmo1/L（↑），K⁺ 2.5mmol/L（↓）。

5. 胸片　双肺纹理稍多、模糊。

6. 心脏彩超　室壁运动不协调，二尖瓣反流（轻度），三尖瓣反流（中度），左室收缩功能测值正常。

7. 血串联质谱　3-羟基丁酰肉碱（C4-OH）0.76（↑）（参考值：0.03~0.75），异戊烯酰肉碱（C5:1）0.29（↑）（参考值：0.01~0.06），3-羟基异戊酰肉碱（C5-OH）1.54（↑）（参考值：0.05~0.7）。尿气相质谱：3-羟基丁酸 1 965.6μmol/L（↑）（参考值：0~9.0μmol/L），2-羟基丁酸 10.4μmol/L（↑）（参考值：0~2.0μmol/L），乙酰乙酸 70.7μmol/L（↑）（参考值：0~1.5μmol/L），提示酮尿。

8. 外周血全外显子组基因检测（表 13-1）

表 13-1　*ACAT1*（OMIM：607809）基因检测结果

基因	染色体位置	遗传方式	核苷酸改变	氨基酸改变	ACMG致病性分析	携带		
						先证者	母	父
ACAT1（OMIM：607809）	Chr11：108018000	AR	c.1167G>A（exon12）	p.M3891（NM-000019）	uncertain	杂合	杂合	野生型
ACAT1（OMIM：607809）	Chr11：108009667	AR	c.478C>G（exon6）	p.P160A（NM-000019）	uncertain	杂合	野生型	杂合

（二）诊断思路

回顾病史查体及实验室检查，患儿主要有以下问题：①发病年龄小，起病急；②以神萎、呼吸困难、脱水、代谢性酸中毒起病；③神经系统发育落后；④酮症酸中毒：严重代谢性酸中毒，伴酮体阳性，血糖正常。分析酮症酸中毒病因，血糖正常排除糖尿病酮症酸中毒以及低血糖症；感染、脱水纠正后代谢性酸中毒仍然难以纠正，起病年龄小伴神经系统发育落后，考虑先天遗传性代谢病可能；结合外周血 C4-OH，C5:1，C5-OH 增高，考虑 β-酮硫解酶缺乏症。

（三）β-酮硫解酶缺乏症是什么？其发病率多少？

β-酮硫解酶缺乏症（β-ketothiolase deficiency，βKTD）又称线粒体乙酰辅酶 A（T2）硫解酶缺乏症，是一种以酮体分解和脂肪酸氧化过程障碍为特点的罕见常染色体隐性遗传病。1971 年由 Daum 等首次报道。βKTD 非常罕见，发病率低于 1/100 万，1971 年至今，全球已报道超过 200 多例。

（四）βKTD 发病机制是什么？*ACAT1* 基因有何功能？基因突变与表型之间有何关系？

βKTD 由于 *ACAT1* 基因突变导致 βKT 异常引起。βKT 是异亮氨酸分解代谢及肝外酮体利用过程重要的酶，催化异亮氨酸代谢中 2-甲基乙酰辅酶 A 裂解为丙酰辅酶 A 和乙酰辅酶 A；在肝外酮体利用过程中催化乙酰辅酶 A 生成 2 分子乙酰辅酶 A。*ACAT1* 基因突变导致 βKT 活性降低或丧失，异亮氨酸分解代谢阻滞，大量酸性代谢产物如 2-甲基乙酰乙酸、2-甲基-3 羟基丁酸及甲基巴豆酰甘氨酸等在组织和血液中大量蓄积，同时因肝外酮体利用受阻，大量酮体在组织细胞中聚集，从而导致 βKTD。

ACAT1 基因编码 βKT，参与酮体与异亮氨酸分解代谢。基因位于染色体 11q22.3~q23.1 区，长约 27kb，包含 12 个外显子，11 个内含子，cDNA 长约 1.5kb，编码 427 个氨基酸。*ACAT1* 基因突变类型已经发现 100 多种，多数为单个碱基变异，小 DNA 片段的插入与缺失，偶见大片段缺失和串联重复。

ACAT1 基因型与 βKTD 临床表型之间缺乏关联。

（五）如何解释患儿的基因检测结果？

本次检测在受检者全血基因组 DNA 中检测到 *ACAT1* 基因的复合杂合突变，c.1167G>A，

p.M3891;c.478C>G,p.P160A,分别来自患儿母亲和父亲。该变异曾多次在文献中被报道,是常见的致病突变。该患儿临床表型也出现了呼吸困难、脱水、代谢性酸中毒、酮尿,神经系统发育落后等异常,故认为此基因突变与临床相吻合,此基因突变是导致本例患儿发病的病因。

(六) βKTD 临床表现有哪些?

临床表现多样,通常在新生儿时期无明显症状,多在 6~18 月龄以非糖尿病酮症酸中毒为首发表现。可由感染、应激和禁食诱发,典型病例以血酮和尿酮增加、代谢性酸中毒和有机酸尿等为特征,可出现发热、呕吐、腹泻、脱水、呼吸困难、肌张力低下、高血糖、嗜睡、惊厥和昏迷等。轻者无症状或仅有间歇性的酮症酸中毒,严重者可出现认知功能损害、神经系统发育落后甚至死亡。

血气分析 pH<7.3,血常规及肝功能多无明显异常,尿酮阳性;血酰基肉碱谱检测:C5-OH、C4-OH 以及 C5:1 浓度升高;尿有机酸检测:尿 2-甲基-3-羟基乙酸、甲基巴豆酰甘氨酸及 3-羟基丁酸明显升高。

(七) βKTD 诊断标准是什么? 如何早期诊断?

根据临床表现(非高血糖酮症酸中毒),结合血串联质谱及尿液气相色谱质谱有机酸分析,血酰基肉碱 C5:1 及 C5-OH,C4-OH 升高,尿 2-甲基乙酰乙酸、2-甲基-3-羟基丁酸及甲基巴豆酰甘氨酸排泄增多,可以临床诊断。C4-OH 是检测 BKTD 的有效标记物。确诊需通过外周血白细胞或成纤维细胞 β-酮硫解酶活性测定或外周血 *ACAT1* 基因检测。

如患儿临床有不明原因酮症酸中毒伴血糖正常,并且合并神经系统发育落后等,应警惕此类疾病可能,尽早进行基因检测以协助明确诊断。

(八) βKTD 需要与哪些疾病相鉴别?

1. 丙酸血症 可表现为反复酮症酸中毒发作,尿液中甲基巴豆酰甘氨酸排泄量可增多,但尿中无 2-甲基乙酰乙酸、2-甲基-3-羟基丁酸排泄,血丙酰肉碱(C3),丙酰肉碱/乙酰肉碱比值 C3/C2 升高,尿 3-乳酸和甲基枸橼酸增高可以鉴别。

2. 糖尿病酮症酸中毒 酮症酸中毒伴高血糖,高糖化血红蛋白。βKTD 可合并应激性高血糖,但糖化血红蛋白正常,急性期后血糖正常,可以鉴别。

(九) βKTD 如何治疗? 预后怎样?

1. 避免长时间空腹是预防酮症酸中毒发作的关键。当出现发热或呕吐等应急情况时需及时增加碳水化合物摄入并且监测血气、尿酮体。

2. 酮症酸中毒急性发作时,需限制蛋白质摄入,进食纯碳水化合物,持续输注葡萄糖液以维持血糖在正常值高限,以减少自身蛋白质分解,抑制酮体生成;纠正酸中毒,维持血电解质正常范围,静脉输注左卡尼汀以帮助毒性产物排出。

3. 缓解期少吃多餐,避免饥饿。限制蛋白质摄入[1.5~2.0g/(kg·d)],予高能量、低脂肪饮食(脂肪供能比 20%~25% 以下),低于健康 1~3 岁幼儿的脂肪供能占比 35%。亚油酸和 α-亚麻酸应占总热量的 3%~4%,以防止必需脂肪酸 EFA 缺乏造成生长迟缓、皮肤疾病等。

4. 该病为可防可治的罕见病,如果早期诊断并采取预防措施,多数患儿可完全恢复并长期维持正常。与许多其他有机酸尿症相比,该病预后通常较好。

(十) 怎样进行遗传咨询?

当患儿父母亲各带一个突变基因,患儿的每个兄弟姐妹有 25% 的概率患病,有 50% 的概率成为无症状携带者,有 25% 的概率正常。如果在家族中已经检查出有人携带了致病基因突变,可以对有遗传风险的亲属做携带者检测,对有遗传风险的胎儿做产前检测,确认他们是否遗传了致病基因突变。

(王奕阳)

三、居家护理要点

（一）生活护理

尽量避免去人多的场所,勤洗手、戴口罩,做好自身防护,防止交叉感染;保持心情舒畅,避免情绪激动。呕吐时应将头偏向一侧,清除口鼻分泌物,预防误吸。

（二）饮食指导

该病患儿需长期坚持饮食控制,记录饮食日记,为医师提供病情依据。少量多餐,避免长时间空腹;选择高碳水、低脂、低蛋白食物,高碳水食物包含面点（馒头、包子、面条、面包、饼干等）、谷类（米饭）、根茎类（芋头、马铃薯、红薯、白薯、山药、板栗等）、含糖量高的水果（香蕉、荔枝、榴莲等）等。饮食需丰富多样,满足生长发育所需营养,必要时可就诊营养科,进行膳食搭配。

（三）休息与活动

适当进行体育活动,避免空腹运动或剧烈运动。

（四）病情监测

1. 立即就医 若患儿出现发热、呕吐、口唇皮肤干燥、呼吸深大、嗜睡、惊厥、昏迷等症状时,需立即就医。

2. 定期随访 监测生长发育、血气分析、血酮、尿酮、营养等。

（黄尧佳）

● 参考文献

［1］ABDELKREEM E,HARIJAN R K,YAMAGUCHI S,et al.Mutation update on ACAT1 variants associated with mitochondrial acetoacetyl-CoA thiolase（T2）deficiency［J］.Hum Mutat,2019,40（10）:1641-1663.

［2］FUKAO T,SASAI H,AOYAMA Y,et al.Recent advances in understandingbeta-ketothiolase（mitochondrial acetoacetyl-CoA thiolase,T2）deficiency［J］.J Hum Genet,2019,64（2）:99-111.

［3］LIN Y,YANG Z,YANG C,et al.C4OH is a potential newborn screening marker-a multicenter retrospective study of patients withbeta-ketothiolase deficiency in China［J］.Orphanet J Rare Dis,2021,16（1）224.

［4］GRÜNERT S C,SASS J O.2-methylacetoacetyl-coenzyme A thiolase（beta-ketothiolase）deficiency:one disease-two pathways［J］.Orphanet J Rare Dis,2020,15（1）:106.

病例 14　先天腹泻 6 型

一、病史摘要

患儿,男,2 月龄。因"反复腹泻、代谢性酸中毒 1 月余"就诊。

（一）现病史

患儿生后出现腹胀,腹部膨隆,可见肠型,因"孕期产前超声提示中下腹肠管广泛扩张",疑消化道畸形,行灌肠治疗排便后腹胀缓解,1 个月前出现反复黄色水样便,3~5 次/d,无黏液脓血,多次血气分析提示代谢性酸中毒,电解质提示低钾、低钠血症。予金双歧、蒙脱石散对症,口服枸橼酸钠钾合剂、氯化钾补钾治疗后好转。2 月龄时再次出现反复腹泻,黄色糊状便 3~5 次/d,伴腹胀明显,无黏液脓血,无咳嗽、气促、呛奶等症状,查血气分析提示代谢性酸中毒,低钾血症。

（二）既往史

无特殊。

（三）个人史及家族史

患儿系 G_6P_2（母亲目前 39$^+$ 岁，既往有 1 胎孕 6$^+$ 周时自然流产）。因"羊水过多，胎膜早破，胎儿宫内窘迫。"孕 34^{+3} 周时行剖宫产娩出，出生体重 2 420g。出生时羊水浅黄色，约 5 000ml。Apgar 评分：1-5-10min 为 9-10-10 分。生后混合喂养，未添加辅食。否认类似疾病及遗传病家族史。

（四）体格检查

体温 36.8℃，心率 112 次 /min，呼吸 25 次 /min，血压 72/45mmHg。体重 3.1kg（中位数 6.36kg，Z 评分 –4.37，≤P0.1），身长 53cm（中位数 60.87cm，Z 评分 –3.45，≤P0.1），BMI 11.04kg/m²（中位数 17.18kg/m²，Z 评分 –4.13，≤P0.1）。急性病容，精神反应欠佳，皮下脂肪薄，营养欠佳，无特殊容貌。心肺查体无异常。腹软，腹部膨隆，见肠型，过脐腹围 32cm，最大腹围 33cm，全腹未扪及包块，肝脾肋下未扪及，肠鸣音正常。四肢无水肿，活动可，神经系统查体无异常。

二、诊疗解析

（一）还需要完善哪些检查？

1. 血常规、尿常规、便常规未见异常。

2. 血气分析 pH 7.28（↓），PO₂ 11.3kPa，PCO₂ 2.9kPa，HCO₃⁻ 13.3mmol/L（↓），BE –14.8mmol/L（↓），K⁺ 2.9mmol/L（↓），Na⁺ 128mmol/L（↓），Cl⁻ 112mmol/L，Ca²⁺ 1.43mmol/L，LAC 4.7mmol/L（↑）。

3. 肝功能、肾功能、电解质 ALT 249U/L（↑），AST 153U/L（↑），ALB 25g/L，K⁺ 2.51mol/L（↓）。

4. 丙酮酸 107.4μmol/L（参考值：20~100μmol/L），β 羟丁酸 0.42mmol/L（参考值：0~0.27mmol/L）。

5. 尿有机酸检测未见异常。

6. 血氨基酸及酰基肉碱检测未见异常。

7. 泌尿系统超声未见异常。

8. 头颅 MRI ①双侧额顶叶、半卵圆中心、侧脑室旁、尾状核头、基底节区、胼胝体膝部及双侧颞叶海马旁脑组织多发片状异常信号，缺氧缺血脑灶？②双侧苍白球肿胀、信号改变。

9. 口服法小肠造影 ①空回肠走行和分布异常，大部分空肠位于右侧腹腔，回肠位于左侧腹腔，考虑肠旋转不良可能。②胃食管轻度反流。

10. 基因检测（表 14-1）

表 14-1 GUCY2C（OMIM：614616）基因检测结果

基因	染色体位置	遗传方式	核苷酸改变	氨基酸改变	ACMG变异评级	携带		
						先证者	母	父
GUCY2C（OMIM：614616）	Chr12：14625809	AD	c.2356T>C（exon21）	p.Tyr786His（NM-004963.3）	疑似致病性变异	杂合	野生型	野生型

（二）诊断思路

回顾病史查体及实验室检查，患儿主要有以下问题：①患儿系 2 月龄婴儿，新生儿期出现反复腹胀、腹泻，生长发育迟缓，多次血气分析提示代谢性酸中毒伴低钾血症，需考虑慢性腹泻相关疾病；②患儿无发热等感染中毒表现，炎症指标及大便常规正常，可排除感染相关性腹泻；③患儿消化道造影未提示先天性肠道发育异常，可排除肠道发育异常相关性腹泻；④患儿无多尿、骨关节病变等相关表现，尿常规尿 pH 正常，无肾结石、肾钙化，可排除肾小管酸中毒；⑤患儿反复腹胀、早发性慢性腹泻、电解质紊乱，需警惕先天性腹泻，但患儿无低氯血症及代谢性碱中毒，可排除先天性失氯性腹泻；由此，需考虑其他特殊类型先天性腹泻，进一步行基因检测提示 GUCY2C 基因突变，符合腹泻6型诊断。

（三）腹泻6型是什么？其发病率是多少？

腹泻6型（diarrhea 6）是一种以腹中积气、早发性轻度慢性腹泻、婴儿期脱水、婴儿期代谢性酸中毒、婴儿期电解质紊乱等为主要临床表现的罕见常染色体显性遗传病。腹泻6型是一种相对较轻的早发性慢性腹泻，可能与炎症性肠病、小肠梗阻和食管炎的易感性增加有关。目前其发病率尚不清楚，腹泻6型临床罕见，迄今为止国内尚未有病例报道，仅国际上有零星文献报道。

（四）腹泻6型的发病机制是什么？*GUCY2C*基因有何功能？基因突变与表型之间的关系？

分子生物学研究结果证实，*GUCY2C*基因的激活突变使鸟苷酸环化酶C（guanylyl cyclase C，*GUCY2C*/GC-C）活化是导致腹泻6型的原因。鸟苷酸环化酶C属于受体鸟苷酸环化酶家族中的一员。该酶是细菌热稳定肠毒素的肠道受体，所以鸟苷酸环化酶C又称为热稳定肠毒素受体。人*GUCY2C*基因定位于染色体12q12，其编码产物为一种Ⅰ型跨膜蛋白，分子量约为120kDa。大量研究表明，鸟苷酸环化酶C的激活可刺激胞内第二信使即环磷酸鸟苷（cyclic guanosine monophosphate，cGMP）的产生，使囊性纤维化跨膜电导调节器（cystic fibrosis transmembrane conductance regulator，CFTR）磷酸化，从而起到调节体内稳态、维持肠道屏障功能、发挥抗炎活性等作用。此外*GUCY2C*基因在转移性直肠癌、胰腺癌、胃癌和食管癌中表达，提示*GUCY2C*或可作为这些疾病的潜力靶标。

*GUCY2C*基因突变可分为活化突变及失活突变。其活化突变与家族性先天性腹泻相关，而其失活突变与胎粪肠梗阻相关。目前报道的与先天性腹泻相关的*GUCY2C*基因突变位点主要包含c.1519A>G（p.K507E）、c.2324T>C（p.L775P）、c.2376G>C（p.R792S）、c.2548A>G（p.N850D）、c.2519G>T（p.S840I），本例患儿的基因突变位点尚未有文献报道。因腹泻6型临床罕见，仅国际上有零星文献报道过，尚未发现基因型与表型之间的相关性。

（五）如何解释患儿的基因检测结果？

本次检测在受检者全血基因组DNA中检测到*GUCY2C*基因的变异（c.2356T>C）。该变异尚未在文献中被报道，多个蛋白预测软件预测该变异有害，是一种疑似致病变异，结合患儿临床表现，可认为此基因突变是导致该患儿发病的致病突变。

（六）腹泻6型的临床表现是什么？

腹泻6型的临床表现主要有腹中积气（胃或肠的气体膨胀）、早发性轻度慢性腹泻、腹痛、婴儿期脱水、婴儿期代谢性酸中毒、婴儿期电解质紊乱、肠扭转引起的小肠梗阻、粘连引起的小肠梗阻、回肠炎症引起的小肠梗阻、克罗恩病、肠易激综合征、食管炎伴或不伴食管疝、尿石症等。腹泻6型实质上是一种先天性失钠型腹泻，是一种分泌性腹泻，具有宫内发作和高粪便钠丢失而无先天性畸形。其粪便具有钠浓度高和碱性pH的特征。

（七）腹泻6型的诊断标准是什么？如何早期诊断？

诊断需结合临床表现、血气分析及电解质检测，并通过分子遗传学鉴定*GUCY2C*基因致病变异确诊。

如患儿有早发性轻度慢性腹泻、婴儿期代谢性酸中毒、电解质紊乱、生长迟缓等，应警惕此类疾病可能，尽早进行基因检测，可以协助明确诊断。

（八）腹泻6型需要与哪些疾病相鉴别？

腹泻6型需要与其他可引起腹泻及代谢性酸中毒的疾病相鉴别。

1. 与其他类型的先天性腹泻相鉴别　目前先天性腹泻分为13型，它们分别由不同的基因突变或表达缺失所致，通过基因检测可以鉴别。如腹泻1型是由*SLC26A3*基因纯合突变引起的先天性分泌性氯化物腹泻，以排泄大量含高水平氯化物的水样便为特征，常伴有低钾血症和代谢性碱中毒。

2. 与肾小管酸中毒Ⅰ型相鉴别　腹泻6型与肾小管酸中毒Ⅰ型均可表现为代谢性酸中毒及低

钾血症,应加以鉴别。肾小管酸中毒Ⅰ型是一类由于远端肾小管分泌氢离子功能障碍引起的临床综合征,常表现为代谢性酸中毒、低钾血症、反常性碱性尿,尿钙常增加,肾结石、肾钙化多见,通常不会有反复腹泻。

(九)腹泻 6 型如何治疗?预后如何?

目前腹泻 6 型尚无特效治疗方法,其治疗目标稳定内环境水平,同时保证患儿发育所需的营养需求,实现患儿正常生长发育。主要以对症支持治疗为主,控制症状,必要时全胃肠外营养支持维持内环境稳定,避免出现炎症性肠病,小肠梗阻等并发症。

1. 急性期治疗　急性期多需要肠外营养支持治疗以防治脱水及电解质紊乱,部分病例因肠梗阻需要外科手术干预。

2. 稳定期治疗　稳定期以口服蒙脱石散、益生菌控制症状,补充钠、钾电解质,维持内环境稳定为主,同时给予易消化的食物保证能量供应,维持正常生长发育。

3. 腹泻 6 型始于婴儿期,新生儿期起病者多见,多年来腹泻症状一直相当稳定,但其发生炎症性肠病的风险较高,部分人倾向于中年期腹泻症状消失。

(十)如何进行遗传咨询?

腹泻 6 型是常染色体显性遗传,多呈家族聚集性。若先证者父母均为野生型,先证者为自发突变,那么其父母再次妊娠生育腹泻 6 型患儿的风险相对较低。

（李　慧）

三、居家护理要点

(一)生活护理

保持臀部及会阴部清洁、干燥,每次大便后清洗臀部,必要时涂鞣酸软膏保护。家属护理患儿前后洗手,做好污染尿布与衣物的处理,教育年长患儿饭前便后洗手。

(二)饮食指导

母乳喂养者继续哺喂,人工喂养者给予易消化饮食,严重呕吐者遵医嘱暂禁食。指导餐具的清洁和消毒,注意饮水卫生、食物新鲜与清洁、食具消毒、正确添加辅食;长期腹泻易造成营养不良、生长发育落后,及时添加所需营养,必要时营养科制订个性化食谱,避免影响生长发育。

(三)用药指导

1. 蒙脱石散　空腹服用,每 30g 加入 50ml 温水稀释后服用。注意观察有无便秘的情况发生。

2. 益生菌　益生菌最好不与抗生素同服,金双歧可放于配方奶或温水中融化后服用等,需冰箱冷藏,注意观察有无皮疹、恶心、腹痛等不良反应。

(四)病情监测

1. 立即就医　若发生前囟及眼眶凹陷、皮肤弹性变差、腹痛腹胀、便血、呕吐、心律失常、抽搐、神情淡漠等情况,需及时就医。

2. 定期随访　监测生长发育、营养、血电解质、大便等。

（余　爽）

● 参考文献

[1] THIAGARAJAH J R,KAMIN D S,ACRA S,et al.Advances in evaluation of chronic diarrhea in infants[J].Gastroenterology,2018,154(8):2045-2059.

[2] MÜLLER T,RASOOL I,HEINZ-ERIAN P,et al.Congenital secretory diarrhoea caused by activating germline mutations in GUCY2C[J].Gut,2016,65(8):1306-1313.

[3] KUHN M.Molecular physiology of membrane guanylyl cyclase receptors[J].Physiological reviews,2016,96

（2）:751-804.

［4］BASU N,SAHA S,KHAN I,et al.Intestinal cell proliferation and senescence are regulated by receptor guanylyl cyclase C and p21［J］.The Journal of Biological Chemistry,2014,289（1）:581-593.

［5］SMITH A,BULMAN D E,GOLDSMITH C,et al.Meconium ileus in a Lebanese family secondary to mutations in the GUCY2C gene［J］.European Journal of Human Genetics:EJHG,2015,23（7）:990-992.

病例 15　甲基丙二酸血症

一、病史摘要

患儿,男,1 岁 5 月龄。因"咳嗽 28 天,气促 2 周,间断呕吐、腹泻 2 天"就诊。

（一）现病史

患儿于 28 天前出现咳嗽,病初为单声咳嗽,进行性加重并于 2 周前出现气促伴喉间痰响。抗感染治疗后咳嗽好转。2 天前出现呕吐、腹泻,呕吐均为进食后出现,距离进食时间不固定,与进食食物种类无关,与体位无关,非喷射性,呕吐物为胃内容物,不含胆汁及咖啡色样物质,大便为黄绿色稀水样,2 次 /d,伴神萎、气促,无发热、发绀、黄疸、厌食、水肿,无特殊气味,无行为异常、精神改变、抽搐、意识障碍。

（二）既往史

无特殊。

（三）个人史及家族史

患儿系 G_4P_2（患儿母亲因社会因素流产 2 次）,足月,顺产,出生体重 3 200g,无窒息抢救史。运动发育异常,现能扶站,不能独站及独自行走,语言及智力发育同正常同龄儿;生后纯母乳喂养,6 月龄添加辅食。否认类似疾病及遗传病家族史。

（四）体格检查

体温 36.2℃,心率 170 次 /min,呼吸 56 次 /min,血压 109/62mmHg,体重 9.5kg（中位数 11.07kg, Z 评分 –1.26,P10.3）,身长 82cm（中位数 81.68cm, Z 评分 0.11,P52.7）。急性危重病容,改良 Glasgow 评分 14 分,神清,烦躁,哭闹,精神欠佳,可见鼻翼扇动,吸气性三凹征阳性,皮肤弹性稍差,头围 45cm,前囟稍凹陷,约 0.5cm×0.5cm,面色、口唇尚红润,唇黏膜干燥。胸廓外形异常,剑突下见凹陷,肋缘外翻,双肺呼吸音粗,可闻及中湿啰音,心腹查体无异常。颈软、肌力、肌张力正常,脑膜刺激征及病理征阴性。肢端暖,毛细血管充盈时间 3s。

二、诊疗解析

（一）还需要完善哪些检查?

1. 血常规、尿常规、便常规　未见异常。

2. 血气分析　pH 7.17（↓）,PO₂ 14kPa,PCO₂ 3.1kPa,SO₂ 92.8%,BE –20.1mmol/L（↓）,HCO₃⁻ 8.4mmol/L（↓）,AG 22mmol/L（↑）,Lac 2.5mmol/L（↑）,K⁺ 4.2mmol/L,Na⁺ 134mmol/L,Ca²⁺ 1.4mmol/L,Glu 5.7mmol/L。

3. 生化　肝肾功能、血糖、丙酮酸、β 羟丁酸未见明显异常。

4. 血氨　62.2μmol/L。

5. 尿有机酸检测　甲基丙二酸 548.96(0-5.34),甲基枸橼酸及 3- 乳酸未检出。

6. 串联质谱代谢筛查　C3 8.46(0.5-4),C3/C2 0.46(0~0.25)。

7. 头颅 MRI　①双侧侧脑室三角区、半卵圆中心及额、顶叶白质血管周围间隙显示明显,以双侧脑室三角区为著;②双侧脑室三角区旁白质信号异常;③扫描所及右侧乳突信号异常。

8. 胸片　双肺炎症。

9. 基因检测(表 15-1)

表 15-1　*MUT*(OMIM:251000)基因检测结果

基因	染色体位置	遗传方式	核苷酸改变	氨基酸改变	ACMG变异评级	携带		
						先证者	母	父
MUT（OMIM:251000）	Chr6:49419352	AR	c.1159A>C（exon6）	p.Thr387Pro（NM-000255）	致病性变异	纯合	杂合	杂合

(二)诊断思路

回顾病史查体及实验室检查,患儿主要有以下问题:①患儿以感染诱发呕吐、气促、神萎等症状为主要表现,血气分析提示 AG 增高的代谢性酸中毒,需考虑代谢性酸中毒相关疾病。②患儿无腹痛、腹泻,腹部查体无异常,血常规、大便常规均正常可排除感染相关性胃肠病。③患儿无多饮、多尿,小便分析正常,血糖及乳酸不高,肾功正常无氮质血症,可排除糖尿病、乳酸酸中毒及尿毒症相关代谢性酸中毒。④患儿血氨升高,磁共振提示脑白质信号异常,需警惕遗传代谢性疾病致有机酸形成过多的可能性,尿有机酸检测尿 3- 乳酸及甲基枸橼酸均正常,可排除丙酸血症;故需考虑其他有机酸形成过多的疾病,结合患儿尿甲基丙二酸增高,丙酰肉碱 / 乙酰肉碱增高的情况,故考虑甲基丙二酸血症。⑤基因检测确诊。

(三)甲基丙二酸血症是什么? 其发病率是多少?

甲基丙二酸血症(methylmalonic acidemia,MMA)又称甲基丙二酸尿症(methylmalonic aciduria),是我国最常见的常染色体隐性遗传的有机酸代谢病,其中约 70% 合并同型半胱氨酸血症(合并型MMA),30% 为单纯型 MMA。MMA 由甲基丙二酰辅酶 A 变位酶(methylmalonyl CoA mutase,MCM)或其辅酶钴胺素(cobalamin,cbl;即维生素 B$_{12}$)代谢缺陷所导致。

根据酶缺陷类型,可以分为 MCM 缺陷型(MUT 型)及维生素 B$_{12}$ 代谢障碍型(cbl 型)两大类。Mut 型又可依据 MCM 酶活性完全或部分缺乏分为 MUT0 和 MUT$^-$ 亚型;cbl 型则包括 cblA、cblB、cblC、cblD、cblF 等亚型。单纯型 MMA 可自新生儿至成年发病,其中部分患儿维生素 B$_{12}$ 治疗有效,部分患儿维生素 B$_{12}$ 治疗无效或反应差,饮食治疗与营养干预是主要治疗措施。对于生命体征稳定、一般情况较好、无代谢危象的单纯型 MMA,需要进行维生素 B$_{12}$ 负荷试验。肌内注射维生素 B$_{12}$,连续 1~2 周,观察治疗前后症状、生化指标、血丙酰肉碱、丙酰肉碱 / 乙酰肉碱及尿甲基丙二酸水平变化,以便判断患儿对维生素 B$_{12}$ 的反应。治疗后血丙酰肉碱、丙酰肉碱 / 乙酰肉碱及尿甲基丙二酸水平较治疗前下降 50% 以上为维生素 B$_{12}$ 有效型。

MMA 总患病率在国外不同人种之间为 1/169 000~1/50 000。中国台湾地区约 1/86 000,中国大陆尚无确切数据报道,根据新生儿串联质谱筛查结果估算出生患病率约 1/28 000,但北方有些地区发病率可高于 1/10 000。

(四)甲基丙二酸血症的发病机制是什么? *MUT* 基因有何功能? 基因突变与表型之间有何关系?

目前已知与合并型 MMA 相关的基因有 1 个(*MMACHC*),与单纯型 MMA 相关的基因有 5 个(*MUT*、*MMAA*、*MMAB*、*MCEE*、*MMADHC*)。还有一些基因可致不典型 MMA 或少见疾病并发 MMA,包括 *HCFC1*、*ACSF3*、*ALDH6A1*、*TCblR*、*CD320*、*LMBRD1*、*ABCD4*、*SUCLG1*、*SUCLG2* 等。与单纯型MMA 相关的基因中,*MUT* 基因突变最常见,*MUT* 定位于染色体 6p12.3,由 13 个外显子组成,编码750 个氨基酸,至今已发现 *MUT* 突变 250 余种,其突变导致 MCM 功能完全缺乏(MUT0 型)或部分

缺乏（MUT⁻型）；*MMAA*基因突变导致氧化型游离钴胺素还原酶缺乏（cblA型）；*MMAB*基因突变导致三磷酸腺苷（ATP）钴胺素腺苷转移酶缺乏（cblB型）；*MMADHC*基因突变导致腺苷钴胺素转移酶缺乏（cblH型），腺苷钴胺素转运或合成障碍。另外，*MCEE*基因突变导致甲基丙二酰辅酶A异构酶缺陷。

目前尚无基因型与表型之间的确切相关性报道。已有报道显示，不同基因突变可能出现表型差异，有文献报道*MUT*基因突变患儿发病早，多为维生素B₁₂无效型。

（五）如何解释患儿的基因检测结果？

本次检测在受检者全血基因组DNA中检测到*MUT*基因的变异,c.1159A>C,分别来自父母。该变异曾多次在文献中被报道，是一种致病变异，导致甲基丙二酸尿症MUT0型。此基因突变与临床相吻合，此基因突变是导致本例患儿发病的病因。

（六）甲基丙二酸血症的类型及临床表现如何？

不同基因缺陷导致的MMA生化表型、起病情况和病情轻重有所不同，临床表现复杂多样。

1. 完全性酶缺乏的患儿起病早，病情进展迅速，多在出生数小时至1周内发病，新生儿早期病死率很高。MMA在各年龄段中的临床表现不尽相同。通常发病年龄越早，急性代谢紊乱和脑病表现越严重。

2. 新生儿期发病者多在生后数小时至1周内出现急性脑病样症状，表现为呕吐、肌张力低下、脱水、严重酸中毒、高乳酸血症、高氨血症、昏迷和惊厥，病死率高。

3. 儿童期发病者出生时正常，多在1岁以内发病。首次代谢危象的诱因常为感染、饥饿、疲劳、疫苗注射等应激因素刺激或高蛋白饮食和药物，如果不及时诊治，可导致智力发育和运动发育迟缓、落后和倒退，可伴发血液系统、肝脏、肾脏、皮肤和周围神经受累。

4. 成人患儿首发症状可为周围神经病变和精神心理异常等。

（七）甲基丙二酸血症诊断标准是什么？如何早期诊断？

甲基丙二酸血症患儿缺乏特异性症状与体征，临床诊断困难，需要通过血生化、血尿代谢检测及基因分析才能确诊。

1. 典型发作期血生化提示代谢性酸中毒、高乳酸血症、高氨血症等代谢紊乱。

2. MMA患儿血液丙酰肉碱（propionyl carnitine，C3）增高或正常（>5μmol/L），游离肉碱（free carnitine，C0）正常或降低，C3/C0比值增高（>0.25），C3/乙酰肉碱（acetyl carnitine，C2）比值增高（>0.25）。多数患儿氨基酸谱无特征性异常，部分合并型MMA患儿血蛋氨酸降低，C3/蛋氨酸比值增高（>0.25）。单纯型MMA患儿血液总同型半胱氨酸浓度正常（<15μmol/L），而合并型MMA患儿血液总同型半胱氨酸浓度常显著增高。

3. 尿有机酸分析示甲基丙二酸、甲基枸橼酸显著增高，严重者尿乳酸、丙酮酸、3-乳酸、3-羟基丁酸增高。

4. 基因分析提示双等位基因致病变异。

如患儿有反复酸中毒、高乳酸血症、高血氨等，需警惕此类疾病可能，应尽早进行血氨基酸、尿有机酸分析及基因检测，可以协助明确诊断。

（八）需要与哪些疾病相鉴别？

1. 继发性甲基丙二酸血症　导致继发性MMA的原因较多，如素食、营养不良、慢性疾病导致的维生素B₁₂缺乏，钴胺素转运蛋白缺乏等疾病导致钴胺素吸收不良等，需结合病史、母亲营养状况、喂养史、血维生素B₁₂及叶酸水平、生化代谢和基因检测等进行鉴别判断。

2. 丙酸血症　丙酸血症与甲基丙二酸血症均可表现为呕吐、喂养困难、发育迟缓、抽搐等，均有代谢性酸中毒及高氨血症等特点，但丙酸血症患儿尿3-乳酸及甲基枸橼酸增高为主，其尿甲基丙二酸正常，结合尿有机酸谱可鉴别。

（九）甲基丙二酸血症如何治疗？预后如何？

1. 急性期治疗　以生命支持、纠正代谢紊乱、稳定内环境为主。可静脉滴注左卡尼汀,肌内注射维生素 B_{12},同时限制蛋白质摄入,供给充足的热量。若高氨血症和/或代谢性酸中毒难以控制时,还需通过腹透或血液透析去除毒性代谢物。

（1）饮食控制:单纯型 MMA 患儿应适当限制天然蛋白质摄入,以不含异亮氨酸、蛋氨酸、缬氨酸、苏氨酸的特殊配方营养粉喂养,减少甲基丙二酸的产生。

（2）液体治疗:在急性失代偿期,不耐受肠内饮食时,需静脉滴注含葡萄糖和电解质的溶液,维持水、电解质、酸碱平衡以及给予能量支持。

（3）纠正酸中毒:若患儿血碳酸氢根 <15mmol/L,首剂给予 5% 碳酸氢钠 3~5ml/kg,稀释成 1.4% 碳酸氢钠,半小时静脉输入。纠正酸中毒时患儿易出现低血钾和低血钙,应注意监测,及时补充。

（4）口服药物治疗

1）MMA 患儿常合并继发性肉碱缺乏。左卡尼汀可与有机酸结合,形成水溶性代谢物,从尿液排出体外,促进有机酸的排泄,因此急性期需静脉滴注左卡尼汀(每天 2~4 次,每次 50~300mg/kg),症状缓解后改用分次口服左卡尼汀[50~200mg/(kg·d)]。

2）对血氨高于 100μmol/L 的患儿,需使用降血氨药物如卡谷氨酸、苯丁酸钠、精氨酸[100~500mg/(kg·d)]或精氨酸谷氨酸[100~500mg/(kg·d)]。

（5）透析治疗:如果患儿血氨 >500μmol/L,且在限制蛋白、静脉滴注左卡尼汀及降血氨药物治疗 3~4h 后血氨无下降,或有严重的电解质紊乱、昏迷、脑水肿表现,应考虑血液透析或血液过滤治疗。

2. 缓解期治疗

（1）饮食控制

1）维生素 B_{12} 无反应型 MMA:以饮食治疗为主,饮食上,使用不含异亮氨酸、缬氨酸、苏氨酸和蛋氨酸的特殊配方奶粉或蛋白粉喂养。同时需长期口服左卡尼汀 50~200mg/(kg·d),将血液游离肉碱水平维持在 50~100μmol/L。由于长期限制饮食,患儿易发生微量营养素和矿物质缺乏,需注意监测,及时补充。

2）维生素 B_{12} 反应型 MMA:饮食上适当限制天然蛋白质,补充特殊配方营养粉及营养素,维持患儿代谢稳定及生长发育。

（2）药物治疗:对维生素 B_{12} 反应型患儿,建议每日肌内注射维生素 B_{12} 1mg,羟钴胺优于氰钴胺。合并型 MMA 患儿尚需口服甜菜碱[100~500mg/(kg·d)]降低血同型半胱氨酸浓度,辅以左卡尼汀[50~100mg/(kg·d)]、叶酸(5~10mg/d)和维生素 B_6(10~30mg/d)等。

（3）并发症治疗:对于合并癫痫等疾病的患儿,需给予抗癫痫等对症治疗。对于合并贫血、心肌损伤、肝损伤、肾损伤的患儿,需给予维生素 B_{12}、叶酸、铁剂、果糖、保肝药物等治疗。

3. 甲基丙二酸血症患儿的预后主要取决于疾病类型、发病早晚以及治疗的依从性。维生素 B_{12} 有效型预后较好,其中 cblA 型预后最好;维生素 B_{12} 无效型预后不佳,MUT0 型预后最差。

（十）如何进行遗传咨询？

甲基丙二酸血症为常染色体隐性遗传病,患儿父母再次生育再发风险为 25%。基因分析是目前甲基丙二酸血症首选诊断方法。可选择性进行胚胎植入前基因诊断。或在母亲孕 8~12 周取胎盘绒毛、孕 16~22 周取羊水细胞,进行胎儿基因分析。

（李　慧）

三、居家护理要点

（一）生活护理

预防及控制感染,保持口腔、肛周清洁卫生,戴口罩、勤洗手,加强个人防护,减少呼吸道感染。

严格使用特殊奶粉喂养,避免饥饿、疫苗注射等刺激因素。患儿呕吐时,头偏向一侧,清理口腔内呕吐物,以免呕吐物呛入气管,避免窒息。

(二)休息与活动

充分保证休息,适当活动,需专人看护,防止意外伤害。对于智力、运动发育落后的患儿,必要时进行康复训练及肢体活动,减少长期卧床造成的严重并发症,与患儿多进行语言交流,促进患儿听力和语言发展;选用颜色鲜艳的红、黄色彩球置于患儿上方20cm处,促进视力发展。

(三)用药指导

居家遵医嘱规律定时口服药物,不随意停药或调药,定期门诊随访,调整药物剂量。

1. 维生素 B_{12}　肌内注射,注射后观察用药有无不良反应,如腹泻、皮疹、穿刺部位肿胀、瘙痒等。

2. 左卡尼汀口服液　观察有无恶心、呕吐、腹痛,腹泻等症状;严重可有喉头水肿、支气管痉挛、诱发哮喘、癫痫发作的症状。

3. 甜菜碱　可与维生素 B_6、维生素 B_{12}、叶酸同服,观察有无腹泻、恶心等表现。

(四)病情监测

1. 立即就医　若出现患儿意识丧失、反复呕吐、抽搐时,需立即就医。

2. 定期随访　监测血氨、pH、电解质、生长发育、营养等。

(五)抽搐时的紧急处理

若患儿出现双眼凝视、呼之不应、口吐白沫、发绀、四肢抖动等抽搐表现,立即予去枕平卧,头偏向一侧,解开衣领,擦拭清除口鼻分泌物,保持周围环境安全,勿强行按压患儿肢体,立即拨打120,可录像记录患儿抽搐时表现及抽搐时间。患儿缓解后需要继续加强保护措施,预防意外伤害。

(余　爽)

● 参考文献

[1] HUEMER M,DIODATO D,SCHWAHN B,et al.Guidelines for diagnosis andmanagement of the cobalamin-related remethylation disorders cblC,cblD,cblE,cblF,cblG,cblJ and MTHFR deficiency[J].J Inherit Metab Dis,2017,40(1):21-48.

[2] LIU M Y,LIU T T,YANG Y L,et al.Mutation profile of the MUT gene in Chinese methylmalonic aciduria patients[J].JIMD Rep,2012,(6):55-64.

[3] YI Q,LV J,TIAN F,et al.Clinical characteristics and gene mutation analysis of methylmalonic aciduria[J].J Huazhong Univ Sci Technolog Med Sci,2011,31(3):384-389.

[4] 杨艳玲,韩连书.单纯型甲基丙二酸尿症饮食治疗与营养管理专家共识[J].中国实用儿科杂志,2018,33(7):481-486.

[5] 刘怡,刘玉鹏,张尧,等.中国1003例甲基丙二酸血症的复杂临床表型、基因型及防治情况分析[J].中华儿科杂志,2018,56(6):414-420.

病例 16　鸟氨酸氨甲酰基转移酶缺乏症

一、病史摘要

患儿,女,1岁9月龄。因"反复呕吐1月余,发现肝酶升高3天"就诊。

(一)现病史

患儿1月余前无明显诱因出现呕吐,均为进食后出现,距离进食时间不固定,与进食食物种类无关,与体位无关,非喷射性,呕吐物为胃内容物,每次量约20~50ml,不含胆汁及咖啡色样物质,每日呕吐 1~4 次，伴四肢乏力、不愿站立及行走、夜间哭吵明显，无发热、咳嗽、黄疸、厌食、水肿、腹泻，无特殊气味，无行为异常、精神改变、抽搐、意识障碍。3 天前发现肝酶升高，ALT 570U/L、AST 649U/L。

（二）既往史

无特殊。

（三）个人史及家族史

患儿系 G_2P_2，足月，顺产，出生体重 2 950g，无窒息抢救史。运动发育同正常同龄儿；生后纯母乳喂养至 10 月龄，6 月龄添加辅食。母亲系鸟氨酸氨甲酰基转移酶缺乏症携带者 OTC（ChrX：38381430 NM_000531.6:exon4:c.386+1G>A），患儿姐姐生后 5 天因"鸟氨酸氨甲酰基转移酶缺乏症"夭折，否认其他家族遗传疾病史。

（四）体格检查

体温 36.4℃，心率 112 次/min，呼吸 22 次/min，血压 81/48mmHg，体重 10kg（中位数 11.29kg，Z 评分 –1.02，$P15.3$），身长 81cm（中位数 84.38cm，Z 评分 –1.05，$P14.6$）。神清，精神反应可，无特殊容貌；心肺查体无异常；腹软，全腹未触及包块，无压痛及反跳痛，肝脾肋下未触及肿大。四肢无水肿，活动可，神经系统无异常。

二、诊疗解析

（一）还需要完善哪些检查？

1. 血常规、尿常规、便常规未见异常。

2. 血气分析　pH 7.364，PCO_2 28.1mmHg（↓），PO_2 124.8mmHg，SO_2 99.4%，BE –8.18mmol/L（↓），HCO_3^- 15.7mmol/L（↓），K^+ 4.26mmol/L，Cl^- 112.5mmol/L，Ca^{2+} 1.164mmol/L，Lac 1.8mmol/L，tHB 13.4g/dl，Glu 4.0mmol/L。

3. 肝肾功能、电解质　ALT 570U/L（↑），AST 649U/L（↑），DBIL 4.1pmol/L，TB 9.8pmol/L，γ-GT 36U/L，ALP 150U/L，LDH 508U/L，TP 56.0g/L，ALB 37.7g/L，GLB 18.3g/L，Na^+ 138mmol/L，K^+ 4.3mmol/L，Cl^- 107mmol/L，Ca^{2+} 2.24mmol/L，P 1.43mmol/L，Mg^{2+} 0.80mmol/L。

4. 血脂　甘油三酯 0.49mmol/L，总胆固醇 2.79mmol/L，高密度脂蛋白胆固醇 1.30mmol/L，低密度脂蛋白胆固醇 1.2mmol/L。

5. 血氨　408.2μmol/L（↑）。

6. 尿有机酸检测　尿乳清酸 66.5mmol/molCr（↑）（参考值：0~1.5mmol/molCr）、尿嘧啶 11.2mmol/molCr（↑）（参考值：0~7.0mmol/molCr）。

7. 血氨基酸及酰基肉碱检测　血瓜氨酸 4.76μmol/L（↓）（参考值：5~30μmol/L）、谷氨酸 180μmol/L（↑）（参考值：2~90μmol/L）。

8. 头颅 MRI　①左侧顶枕叶皮层及皮层下白质区片状异常信号影，弥散未见受限；②头颅平扫 MRA 及 MRV 未见确切异常。

9. 基因检测（表 16-1）

表 16-1　OTC（OMIM：311250）基因检测结果

基因	染色体位置	遗传方式	核苷酸改变	氨基酸改变	ACMG变异评级	携带		
						先证者	母	父
OTC（OMIM：311250）	ChrX：38381430	XLR	c.386+1G>A（exon4）	—	致病性变异	杂合	杂合	野生型

（二）诊断思路

回顾病史查体及实验室检查,患儿主要有以下问题:①与进食、体位、感染等无关的反复呕吐伴随血氨及转氨酶升高、代谢性酸中毒提示遗传代谢性疾病可能;②患儿血糖及乳酸不高,肾功正常无氮质血症,可排除糖尿病、乳酸酸中毒及尿毒症相关代谢性酸中毒;③患儿无小头畸形、癫痫发作及认知功能障碍,尿乳清酸及血精氨酸正常,可排除精氨酸血症;④患儿尿有机酸分析甲基丙二酸、甲基枸橼酸、丙酰肉碱/乙酰肉碱均正常,故排除甲基丙二酸血症;⑤患儿有阳性家族史:母亲系鸟氨酸氨甲酰基转移酶缺乏症携带者,患儿姐姐生后5天因"鸟氨酸氨甲酰基转移酶缺乏症"夭折,结合血尿代谢筛查结果提示尿乳清酸及尿嘧啶升高,血瓜氨酸降低、谷氨酸升高,故高度考虑鸟氨酸氨甲酰基转移酶缺乏症,结合基因检测结果确诊。

（三）鸟氨酸氨甲酰基转移酶缺乏症是什么？其发病率是多少？

鸟氨酸氨甲酰基转移酶缺乏症(ornithine transcarbamylase deficiency,OTCD)是尿素循环障碍中最常见的一种遗传代谢病,是鸟氨酸氨甲酰转移酶(ornithine transcarbamylase,OTC)基因突变导致的一种以高氨血症为主要表现的遗传代谢性疾病,又被称为"高氨血症2型",属于X连锁遗传代谢病。

OTCD的发病率为1:80 000~1:56 500,是尿素循环障碍中最常见的类型。

（四）OTCD的发病机制是什么？OTC基因有何功能？基因突变与表型之间有何关系？

分子生物学研究结果证实,OTC基因突变使鸟氨酸氨甲酰转移酶活性丧失或降低是导致OTCD的原因。编码鸟氨酸氨甲酰转移酶的基因OTC定位于Xp11.4,全长68kb,包含10个外显子和9个内含子,编码354个氨基酸。成熟的活性酶是由36KU亚基组成的三聚体,主要在肝脏中表达,其次在十二指肠和小肠黏膜中表达。OTC在线粒体中可催化鸟氨酸和氨甲酰磷酸反应生成瓜氨酸,从而参与尿素循环。OTC基因发生变异,可使鸟氨酸氨甲酰转移酶活性丧失或降低,导致瓜氨酸合成障碍,尿素循环中断,出现氨降解障碍,从而出现高氨血症及低瓜氨酸血症。过量蓄积的氨对中枢神经系统有较强的毒性,可干扰脑细胞的能量代谢,影响脑内兴奋性神经递质产生,造成细胞毒性脑水肿,神经细胞凋亡或萎缩,引起急慢性脑病和神经系统损伤。另一方面,由于瓜氨酸合成障碍,大量的氨甲酰基磷酸进入胞质,会引起嘧啶合成增加,抑制了乳清酸磷酸核糖转移酶活性,导致乳清酸在体内蓄积,尿中乳清酸排泄增多。

目前已报道500余种OTC基因变异,大部分为错义突变或无义突变,少数为小片段缺失、插入、大片段缺失、重复突变。目前尚无基因型与表型之间的确切相关性报道,其表型可能与性别、饮食、生活、营养、治疗时机等多种因素有关。

（五）如何解释患儿的基因检测结果？

本次检测在受检者全血基因组DNA中检测到OTC基因的变异,c.386+1G>A。该变异曾多次文献中被报道,是一种致病变异。该患儿临床表型也出现了相关的呕吐、代谢性酸中毒、高血氨等异常,故认为此基因突变与临床相吻合,此基因突变是导致本例患儿发病的病因。

（六）OTCD的临床表现是什么？

新生儿至成年均可发病,临床表现复杂,轻重不同,缺乏特异性。

根据发病时间分为早发型和晚发型两种。早发型主要发生在男性杂合子患儿,通常为鸟氨酸氨甲酰转移酶活性完全丧失,一般在新生儿期发病,临床表现为起病急,病情凶险,进展快,因血氨升高,使得大脑广泛性损害。患儿出生时大多正常,生后数小时至数日内出现拒奶、呕吐、易激惹、气促、昏睡等表现,迅速进展为惊厥、昏迷、低体温、呼吸衰竭等。如果不给予紧急处理,很快发展成遗传代谢性脑病,并常在刚出生的1周内死亡,幸存者多遗留严重的智力损害。

晚发型多发生在较大年龄的患儿中,可以是半合子的男性和杂合子的女性,临床症状相对轻,病程可为渐进性或间歇性,且表现多样。儿童期和成人期发病的患儿临床表现个体差异较大,病程可为渐进性或间歇性,多表现为慢性神经系统损伤,如发作性呕吐、头痛、行为异常、谵妄、精神错乱、反复癫痫发作、肝大、生长发育迟缓等。大部分患儿首次发病前无特异性症状,或仅表现为厌食高蛋白饮食,但是在疾病、应激、高蛋白饮食等因素应激下会诱发高氨血症的急性发作而威胁生命。杂合子女性携带者多数终身无症状,少数发病,发病年龄及临床表现有个体差异性,既有早发型,也可表现为晚发型。

（七）OTCD 诊断标准是什么？如何早期诊断？

OTCD 诊断主要依据临床症状、血氨及其他一般生化指标检测、血氨基酸检测、尿有机酸检测、基因检测等结果进行综合分析而确定。

对精神反应差、呕吐、拒乳、快速发展到惊厥、昏迷的新生儿,应及时行血氨检测,高氨血症者应尽快完善血串联质谱及尿气相色谱质谱检测,高度怀疑 OTCD 的患儿应结合基因检测尽早明确诊断。

（八）OTCD 需要与哪些疾病相鉴别？

OTCD 需要与其他可引起高氨血症的疾病相鉴别,见表 16-2。

表 16-2　OTCD 的鉴别诊断

疾病	鉴别要点	缺陷基因
精氨酸缺乏症	临床表现为进行性痉挛性瘫痪、认知能力的退化及身材矮小,多有癫痫发作,高氨血症较为少见或表现轻微,新生儿期发病的病例少见报道,血氨基酸见精氨酸水平明显升高,尿有机酸可检测到乳清酸水平升高	*ARG1*
甲基丙二酸血症	尿有机酸分析示甲基丙二酸、甲基枸橼酸显著增高,血氨基酸检测示丙酰肉碱增高或正常,游离肉碱正常或降低,丙酰肉碱/游离肉碱比值增高(>0.25),丙酰肉碱/乙酰肉碱比值增高(>0.25)	*MUT*,*MMAA*,*MMAB*,*MCEE*,*MMADHC*,*MMACHC* 等
氨甲酰磷酸合成酶 1 缺乏症	血串联质谱提示瓜氨酸降低,尿串联质谱提示乳清酸正常或降低	*CPS1*

（九）OTCD 如何治疗？预后如何？

目前 OTCD 尚无特效治疗方法,其治疗目标稳定血氨水平,尽可能降低高氨血症造成的神经系统损害,同时保证患儿发育所需的营养需求,实现患儿正常生长发育。主要治疗原则是控制饮食,减少蛋白质摄入,降低血氨产生,避免出现高氨血症,利用药物促进血氨代谢。

1. 急性期治疗

（1）饮食治疗:减少或停止天然蛋白摄入,同时给予高碳水化合物、高脂肪等营养支持。

（2）药物治疗:根据血氨水平选择适当的治疗措施,见表 16-3。注意保持大便通畅,减少肠道产氨,可适当给予抗生素,抑制肠道菌群繁殖。丙戊酸钠、大环内酯类抗生素、皮质类固醇等药物可诱发或加重高氨血症,需避免使用此类药物。

2. 稳定期治疗　稳定期以低蛋白、高热量饮食治疗为主,保证能量供应,减少内源性蛋白质分解,从而减少氨的产生;同时给予降血氨药物治疗。

（1）饮食治疗:控制蛋白质的摄入,使其维持在最低生理需要量,蛋白质摄入量约为 1~1.5g/(kg·d),少食肉类及豆制品等高蛋白含量食物,主要以淀粉、糖类为主,如米、面食等。

（2）药物治疗:常用药物为苯甲酸钠 100~250mg/(kg·d) 或苯丁酸钠 100~250mg/(kg·d)、精氨酸 100~200mg/(kg·d)、瓜氨酸 100~200mg/(kg·d)。若伴有继发性肉碱缺乏,可口服左卡尼汀 25~50mg/(kg·d)。

表 16-3　高氨血症紧急治疗措施

血氨水平 /(μmol/L)	治疗措施
高于正常值且低于 100	减少蛋白摄入；静脉输注 10% 葡萄糖溶液
100~250（新生儿：150~250）	停止蛋白摄入；开始降血氨药物治疗；精氨酸口服或静脉给药，促进尿素循环实现氨排泄最大化；苯甲酸钠口服或静脉给药（可同时苯乙酸钠或苯丁酸钠口服或静脉给药），促进尿素循环旁路快速降血氨
250~500	静脉滴注降血氨药物；如患儿出现明显脑病征象和 / 或血氨升高急骤（起病 1~2 天内血氨达 250~500μmol/L），准备血液透析或血浆置换；经 3~6h 治疗血氨仍无快速下降趋势，即刻开始血液透析或血浆置换
500~1 000	即刻开始血液透析或血浆置换
高于 1 000	评估是否需要积极治疗

3. 肝移植治疗　对于通过饮食、药物等治疗仍不能缓解患儿的高氨血症，需进行肝移植，肝移植是治疗 OTCD 患儿最有效方法。新生儿期起病型患儿，应在一般情况稳定后尽早肝移植手术，建议在患儿满 3 月龄（或体重满 5kg）到 1 岁之间进行手术，以获得最佳的神经系统结局。

4. OTCD 的预后　与患儿发病年龄、诊治时间、高氨血症的持续时间和血氨峰值水平有关。新生儿期起病型患儿死亡率高，预后较差，一岁内存活率不足 50%，幸存者中近 40% 存在认知障碍，早期治疗可改善预后。迟发型 OTCD 患儿的死亡率明显低于新生儿期起病型，智商多正常，但精细运动、执行功能、非语言智力、视觉记忆、注意力及数学能力有缺陷。

（十）如何进行遗传咨询？

OTCD 是 X 连锁遗传，该患儿父亲正常，母亲为基因突变携带者。患儿父母再次生育时可选择性进行胚胎植入前基因诊断。或在母亲孕 8~12 周取胎盘绒毛、孕 16~22 周取羊水细胞，进行胎儿 OTCD 基因突变分析。如男性胎儿 *OTC* 半合子突变，为 OTCD 患儿；如为女性胎儿 *OTC* 杂合突变，因为 X 染色体的随机失活现象，难以判断胎儿是否会患病，是遗传咨询的难点。

（李　慧）

三、居家护理要点

（一）生活护理

保持室内环境安静，温湿度适宜，避免嘈杂、过冷或过热刺激诱发抽搐。保持皮肤、口腔、肛周清洁卫生，加强个人防护，预防感染。患儿呕吐时，头偏向一侧，清理口腔内呕吐物，以免呕吐物呛入气管，避免窒息。记录饮食日记，作为医师对于患儿疗效的评估的依据。保持大便通畅，定时排便，必要时可用开塞露通便。

（二）休息与活动

适当运动，避免剧烈活动及哭闹，保证充分睡眠与休息。

（三）用药指导

遵医嘱长期规律用药，勿擅自改量、停药，以免影响疗效。

1. 苯甲酸钠或苯丁酸钠　服用后观察有无腹痛、便秘、恶心、呕吐、水肿、头痛等情况。

2. 精氨酸　观察有无恶心、呕吐、胸闷、头痛等不适。

3. 左卡尼汀口服液　观察有无恶心、呕吐、腹痛，腹泻等症状；严重可有喉头水肿、支气管痉挛、诱发哮喘、癫痫发作的症状。

（四）病情监测

1. 立即就医　若患儿出现频繁呕吐、呼吸急促、拒食、惊厥等症状，需立即就医。

2. 定期随访　监测生长发育、血氨、血脂、肝功能等。

（五）抽搐发作的护理

1. 保持呼吸道通畅　去枕平卧，头偏向一侧，解开患儿衣领，清理口鼻分泌物。为防止患儿舌咬伤，可将毛巾塞到牙齿中间。

2. 防止受伤　抽搐发作时，不要用力压迫抽搐的肢体，防止四肢和脊柱的骨折脱位，确保周围环境安全，避免患儿碰撞受伤。

（余　爽）

● 参考文献

［1］顾学范.临床遗传代谢病［M］.北京：人民卫生出版社，2015：76-78.

［2］王彦云、孙云、蒋涛.鸟氨酸氨甲酰基转移酶缺乏症临床特点并文献分析［J］.中华妇幼临床医学杂志，2017，13（3）：287-292.

［3］CALDOVIC L，ABDIKARIM I，NARAIN S，et al.Genotype-phenotype correlations in ornithinetranscarbamylase deficiency：a mutation update［J］.J Genet Genomics，2015，42（5）：181-194.

［4］CHOI J H，LEE B H，KIM J H，et al.Clinical outcomes and the mutation spectrum of the OTC gene in patients with ornithine transcarbamylase deficiency［J］.J Hum Genet，2015，60（9）：501-507.

［5］ZHAO Z，ANSELMO A C.Viral vector-based gene therapies in the clinic［J］.Bioeng Transl Med，2022，7（1）：e10258.

以电解质紊乱为主诉

病例 17　先天性失氯性腹泻

一、病史摘要

患儿,女,8 月龄 10 日龄。因"解稀水样大便 8 个月 10 天,呕吐伴腹胀 2 月余"入院。

(一)现病史

患儿出生后即出现解黄色稀水样大便,6~7 次/d,每次量不等,无奶瓣,无酸臭味,无血丝、黏液、脓血,无果酱样大便,无烦渴,无烦躁不安,小便偏少,未予处理。生后母乳喂养半个月,因奶量减少(具体不详),改为早产儿配方奶按需喂养,每天奶量 400~500ml。生后 2 个月内每月体重增长约 400~500g。入院前 2 个月,患儿出现频繁呕吐、腹胀、腹泻,并出现精神差,至当地医院完善血生化,提示低钾、低钠、低氯性代谢性碱中毒,给予不含乳糖奶粉、补液、止泻、调整肠道菌群等治疗后好转出院。现患儿监测血电解质水平较前好转,仍排稀便 4~6 次/d。

(二)既往史

无特殊。

(三)个人史及家族史

患儿系 G_1P_1,胎龄 36^{+5} 周,经阴道产娩出,出生体重 2 250g,身长 45cm,出生时因"窒息、羊水过多、呛羊水、黄疸、碱中毒"在当地新生儿科住院,具体情况不详。生后母乳喂养半月后改人工喂养,未添加辅食。4~5 月龄开始咿呀学语,目前不能说简单的话,5 月龄会抬头,8 月龄会翻身,目前不能独坐,不能爬行。父母体健,否认遗传病家族史。

(四)体格检查

体温 36.8℃,心率 110 次/min,呼吸 30 次/min,血压 80/40mmHg。体重 3.75kg(中位数 8.49kg,Z 评分 -4.97,≤P0.1),身长 54cm(中位数 70.02cm,Z 评分 -6.46,≤P0.1)。神志清楚,营养不良貌,自主体位,前囟 1.0cm,双侧眼眶凹陷,前额突出,倒三角形脸,皮肤弹性可,全身皮肤未见皮疹,全身皮肤无水肿、出血,全身浅表淋巴结未扪及肿大,结膜正常,瞳孔等大等圆,左 3mm,右 3mm,对光反射正常,全腹柔软,无压痛、反跳痛、肌紧张,肝脾肋下未触及,未触及腹部包块,肌力、肌张力正常。神经系统查体未见异常。

二、诊疗解析

(一)还需要完善哪些检查?

1. 血常规、尿常规、便常规未见异常。

2. 血气分析　pH 7.810(↑)(参考值:7.35~7.45),PCO_2 3.9kPa(↓)(参考值:4.8~5.9kPa),PO_2 14.8kPa(↑)(参考值:10~14kPa),SO_2 98.4%(↑)(参考值:90%~98%),BE 26.2mmol/L(↑)(参考值:-3~3),HCO_3^- 46.2mmol/L(↑)(参考值:21~28mmol/L),Na^+ 127mmol/L(↓)(参考值:135~145mmol/L),K^+ 2.60mmol/L(↓)(参考值:3.5~5.5mmol/L),Cl^- 72.00mmol/L(↓)(参考值:96~108mmol/L),LAC 5.60mmol/L(↑)(参考值:0.7~3.0mmol/L),Glu 7.2mmol/L(↑)(参考值:3.3~5.3mmol/L)。

3. 肝肾功能　ALT 29U/L(参考值:<49U/L),AST 70U/L(↑)(参考值:<40U/L),LDH 696U/L(↑)(参考值:120~246U/L),UN 28.10mmol/L(↑)(参考值:3.2~8.2mmol/L),Cr 81μmol/L(↑)(参考值:17.3~54.6μmol/L),余均为正常。

4. 血电解质　总 Ca^{2+} 2.95mmol/L(↑)(参考值:2.1~2.55mmol/L),余均为正常。

5. 尿电解质　尿钠、尿氯均正常。

6. 甲状腺功能正常。

7. 染色体核型　46,XX。

8. 其他检查　血氨正常,β-羟丁酸 1.91mmol/L(↑)(参考值:0~0.27mmol/L),丙酮酸 296.2μmol/L(↑)(参考值:20~100μmol/L)。

9. 超声检查　双肾轮廓清晰,形态大小正常,实质回声稍增强,皮髓质分界欠清,集合系统不分离,其内未见确切占位;双侧肾上腺区未见确切占位。

10. 基因检测(表 17-1)

表 17-1　*SLC26A3*(OMIM:214700)基因检测结果

基因	染色体位置	遗传方式	核苷酸改变	氨基酸改变	ACMG致病性分析	携带		
						先证者	母	父
SLC26A3(OMIM:214700)	Chr7:107417152	AR	c.1515-1G>A	–	致病性变异	纯合	杂合	野生型

(二)诊断思路

回顾病史查体及实验室检查,患儿主要有以下问题:①电解质紊乱,以低钾、低钠、低氯、严重代谢性碱中毒为主要表现;②顽固性腹泻,难以纠正,且伴发育落后。患儿存在明显的低钾、低氯血症、代谢性碱中毒,但尿钠和尿氯排出正常,且患儿存在严重腹泻,故排除巴特(Batter)综合征;患儿尝试使用不含乳糖奶粉后,仍然存在腹泻症状,且出现明显的生长发育落后,故排除先天性乳糖酶缺乏。同时,从常见病和多发病考虑,该患儿的病情不能用婴儿常见的感染性(病毒、细菌感染)或非感染性腹泻(饮食因素、气候因素等)来解释。故考虑遗传学疾病可能性大,进一步行基因检测明确诊断。

(三)先天性失氯性腹泻是什么疾病?

先天性失氯性腹泻(congenital chloride diarrhea,CCD)是一种罕见的常染色体隐性遗传病,1945年 Gamble 和 Darrow 首先报道,以顽固性腹泻、低氯血症、低钠血症、低钾血症和代谢性碱中毒为主要特征。首发症状可于胎儿期发作,常出现孕妇羊水过多、胎儿肠管扩张、宫内发育迟缓和早产,有时可导致孕期胎儿肠梗阻,且常发生早产。大部分患儿于出生后不久即开始腹泻,以稀水便为主,每天可达 10 余次,若不经治疗,患儿可因脱水及电解质紊乱死亡。新生儿的腹胀和胎粪未排可能被误诊为肠梗阻,同时,腹泻可被误认为尿液排出从而延误诊断。男性患儿可能存在成年后生育力低下,肾相关并发症,如肾钙质沉着、肾发育不全、先天性肾病综合征及慢性脱水所致肾功能下降。若不经过及时治疗,长期的电解质紊乱及代谢性碱中毒可引发多种并发症,如影响患儿生长发育。患儿腹泻常为终身性,且使用抗生素、肠道微生物制剂及黏膜保护剂等治疗无效或效果不佳。

(四)*SLA26A3* 基因突变是 CCD 的原因吗?

分子生物学研究结果证实,CCD 是 *SLC26A3* 基因杂合突变所致。各大洲均有散发病例报道,发病率无人种和性别差异。迄今为止,世界范围共报道了超过 70 种 *SLC26A3* 基因的致病突变,在波兰等 CCD 高发国家,已发现 p.V318del 等热点突变。突变类型多样,包括错译突变、无义突变、缺失突变、插入突变及剪切突变等。最常见的为单基因突变。在芬兰、波兰和阿拉伯地区存在着"始祖突变（founder mutation）"，分别是 p.V318del，p.I675dup 和 p.G187X，其中 p.V318del 见于 98% 的芬兰患儿。除了这些"始祖突变"外，其他报道的突变多是罕见且唯一的。

SLC26A3 基因全长 37.8kb，位于 7q31.1 染色体上，共有 21 个外显子，编码 764 个氨基酸的 SLC26A4 跨膜蛋白，主要表达于肠上皮细胞，特别是正常回肠和结肠的刷状缘细胞，主要负责 Cl^-/HCO_3^- 交换。SLC26A4 蛋白缺陷可造成回肠和结肠黏膜 Cl^-/HCO_3^- 交换缺陷，引发 Cl^- 吸收障碍，血液中低 Cl^-，粪便中 Cl^- 大量丢失，在低氯血症的同时存在大便高氯。因 Cl^-/HCO_3^- 和 Na^+/H^+ 的离子转运通道偶联，Cl^-/HCO_3^- 交换障碍可进一步引发血钠降低。另外，Cl^-/HCO_3^- 交换障碍使结肠内容物酸化和 HCO_3^- 蓄积，从而引发代谢性碱中毒。而且，由于患儿低氯低钠并脱水，可引发肾素-血管紧张素-醛固酮系统激活，进一步促进钠离子在结肠远端和肾远曲小管的重吸收，高醛固酮水平可加重排钾，引发低钾血症，进一步加重代谢性碱中毒。代谢性碱中毒可引起代偿性高钙血症。基因型与表型无相关性，即使相同的遗传背景，如果诊断延误或者治疗不充分可产生完全不同的临床表现。

（五）如何解释患儿的基因检测结果？

本次检测在受检者全血基因组 DNA 中检测到 *SLC26A3* 基因纯合变异 c.1515-1G>A（NM_000111），尚未见报道，考虑为新发突变。该患儿临床表型也出现了代谢性碱中毒，大量水样泻，低钾血症等异常，故认为此基因突变与临床相吻合，此基因突变是导致本例患儿发病的病因。测序数据显示患儿母亲 *SLC26A3* 基因为杂合状态，父亲 *SLC26A3* 基因为野生型（图 17-1）。

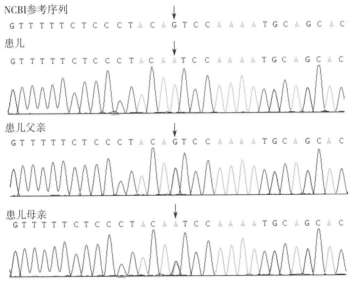

图 17-1　患儿及其父母的基因测序结果图

（六）*SLC26A3* 基因突变只引起 CCD 吗？

遗传学研究表明，（rs7810937，A/G）、（rs7785539，G/C）和（rs2108225，A/G）均位于 *SLC26A3* 基因启动子上游区域，这 3 个 SNP 位点突变后可能会影响 *SLC26A3* 基因的转录活性。Asano 等在日本人群溃疡性结肠炎（ulcerative colitis，UC）患儿的全基因组关联研究（GWAS）中报道，*SLC26A3*（rs2108225）基因多态性与 UC 易感性密切相关，且（rs17154444、rs7810937、rs7785539、rs2108225 和 rs6951457）5 个 SNP 位点彼此连锁，所构建的单倍型（TAGGA）对 UC 易感性的影响明显强于（rs2108225）单个 SNP 位点突变对 UC 的影响，并且推测单倍型（TAGGA）可能在基因转录水平影响

SLC26A3 蛋白的功能活性,从而影响个体罹患 UC 的易感性。

来自荷兰人群的研究表明,*SLC26A3* 基因多态性与人类表皮生长因子受体 2 阴性的乳腺癌患儿对新辅助化疗药物卡培他滨的耐药性有关,可作为预测患儿对该药是否产生耐药性的重要指标之一。另有研究者在结肠腺瘤样息肉和结肠腺癌组织中发现 *SLC26A3* 基因表达水平明显低于正常结肠组织,因此从某种意义上说 *SLC26A3* 基因是一种组织特异性表达的抑癌基因。

(七)CCD 需要与哪些疾病相鉴别?

1. Bartter 综合征 是一种罕见的遗传性肾小管疾病,由于尿液中 Na^+、Cl^-、K^+、Ca^{2+} 等丢失过多而表现为低钾、低氯血症、代谢性碱中毒、高肾素和醛固酮血症,多在儿童期出现症状,无严重腹泻,以尿钠和尿氯排出增多为特征,而先天性失氯性腹泻患儿有顽固性的腹泻,粪便呈碱性,便钠增多。

2. 先天性的双糖酶缺乏或乳糖酶缺乏 由于乳糖酶或其他双糖酶缺乏,导致糖吸收不良而引起腹泻,腹泻严重时常引起脱水、酸中毒及电解质紊乱,禁食后停止使用含有乳糖或其他双糖的食物后,腹泻即可迅速改善。而 CCD 患儿在腹泻后出现严重的碱中毒,治疗中不需改变饮食结构,仅通过口服补钠、补钾、补氯等治疗就能改善电解质紊乱,缓解腹泻症状。

(八)CCD 如何治疗和随访?

对于 CCD 患儿,早期诊断和治疗可显著改善患儿病情。治疗主要为对症治疗,包括补充氯化钾、氯化钠的补充性治疗及补液治疗,可在补充 Cl^- 的同时,抑制 Cl^- 的分泌和预防脱水。在新生儿早期,由静脉补液逐渐过渡到口服补液。推荐替代剂量:≤3 岁 Cl^- 6~8mmol/(kg·d)(7g/L NaCl 和 3g/L KCl),>3 岁 Cl^- 3~4mmol/(kg·d)(18g/L NaCl 19g/L KCl),青少年和成人 Cl^- 3~4mmol/(kg·d)(NaCl 和 KCl 质量浓度比为 1:1)。随着年龄的增长,肠腔内阳离子如 NH_4^+ 的增多,通过与 H^+ 的结合促进 Na^+ 的回吸收,故补液时 NaCl 的比例下降。盐替代治疗增加了肠吸收,减轻了低氯、低钠、低钾和代谢性碱中毒。即便如此,腹泻仍持续存在。如盐替代不足,低氯血症和肾对氯的主动重吸收增加导致尿氯低下。因此,尿氯正常及正常的电解质和酸碱平衡是治疗充分的标志,也是临床需要监测的指标。

早期治疗可预防因脱水及电解质紊乱可能导致的精神运动损伤、生长发育障碍及肾损害的发生,从而显著改善患儿预后。质子泵抑制剂通过减少胃黏膜中 Cl^- 的分泌,减少肠道氯化物丢失,从而改善患儿电解质水平并缓解腹泻。另外,丁酸盐对肠道氯化钠具有强大的促吸收作用,且具有抗分泌 Cl^- 的作用,对 CCD 患儿进行丁酸盐治疗后,部分患儿肠蠕动亢进程度、粪便黏稠度、大便次数均得以缓解,且大便及血电解质水平得以改善。另外,短链脂肪酸饮食可用于 CCD 的治疗。抗性淀粉是淀粉和进入大肠的小肠消化产物,人结肠细菌将抗性淀粉和非淀粉多糖(膳食纤维的主要成分)通过肠道微生物群发酵成短链脂肪酸,包括醋酸盐、丙酸盐和丁酸盐,短链脂肪酸可进一步促进肠内水分和电解质吸收,从而起到缓解病情的作用。

(九)怎样进行遗传咨询?

CCD 是常染色体隐性遗传性疾病,基因检测是明确诊断的最重要的手段。本例患儿基因检测结果提示突变基因来源于患儿母亲,但患儿母亲致病基因为杂合,患儿为纯合,因此患儿母亲再次怀孕后,仍建议胎儿行该致病基因检测,排除可能出现的致病基因纯合。

(吕娟娟)

三、居家护理要点

(一)生活护理

保持臀部及会阴部清洁、干燥,每次大便后清洗臀部,必要时涂鞣酸软膏保护。家属护理患儿前后洗手,做好污染尿布与衣物的处理,年长儿腹泻后及时更换衣裤,保持皮肤清洁干燥,及时去除异味。

（二）饮食指导

母乳喂养者继续哺喂,注意饮水卫生、食物新鲜与清洁、食具消毒、正确添加辅食;教育年长患儿饭前便后洗手。长期腹泻易造成营养不良,生长发育落后,应根据腹泻情况及时添加所需营养,给予易消化及优质蛋白饮食。食物烹饪可适当增加食盐摄入。

（三）用药指导

该病需长期口服氯化物,不能擅自减量或停药,可兑奶或温水稀释后口服。在服药期间需监测尿量,服用后可能出现恶心、呕吐的现象。

（四）病情监测

1. 立即就医　若出现少尿、眼眶凹陷等脱水症状,或出现生长发育明显落后、心律失常、心慌、精神萎靡、呼吸困难等电解质紊乱的表现时,需立即就医。

2. 定期随访　监测生长发育、电解质、pH、营养、大便等。

（五）心理支持

该疾病患儿伴有终生腹泻,易导致患儿焦虑、自卑,家属应加强与患儿沟通,帮助建立战胜疾病的信心,寻求同伴组织支持,必要时可寻求心理医师帮助。

（余　爽）

● **参考文献**

[1] MACRAIGNE L,ALLAF B,BUFFAT C,et al.Prenatal biochemical diagnosis of two forms of congenital diarrheal disorders(congenital chloride diarrhea and congenital sodium diarrhea):a series of 12 cases[J].Prenat Diagn,2021,41(4):434.

[2] KONISHI K I,MIZUOCHI T,YANAGI T,et al.Clinical features,molecular genetics,and long-term outcome in congenital chloride diarrhea:a nationwide study in Japan[J].J Pediatr,2019,214:151.

[3] YU Q.SLC26A3(DRA)in the Gut:Expression,function,regulation,role in infectious diarrhea and inflammatory bowel disease[J].Inflamm Bowel Dis,2021,27(4):575-584.

[4] NORSA L,BERNI CANANI R,DUCLAUX-LORAS R,et al.Inflammatory bowel disease in patients with congenital chloride diarrhoea[J].J Crohns Colitis,2021,15(10):1679-1685.

[5] SHAO Y F,WANG H,WANG Y X,et al.Prenatal diagnosis of congenital chloride diarrhea by whole exome sequencing in four Chinese families and prenatal genotype-phenotype association study[J].World J Pediatr,2023,19(2):200-207.

[6] 郑燕、陈晓春、耿艳,等.先天性失氯性腹泻伴轮状病毒感染患儿1例护理[J].上海护理,2021,21(2):66-68.

病例 18　原发性甲状旁腺功能减退症

一、病史摘要

患儿,女,54日龄。因"抽搐伴持续性低血钙4天"就诊。

（一）现病史

4天前患儿无明显诱因出现抽搐,表现为面色发绀、四肢僵硬抖动、口吐白沫、双眼凝视等,持续1~2min可自行缓解,每天发作10余次,抽搐停止后活泼反应如常。无发热、喘息、气促、吐泻、腹胀、神萎、奶量下降等。外院电解质提示持续性低血钙,补钙治疗后抽搐缓解不明显。

（二）既往史

无特殊。

（三）个人史及家族史

患儿系 G_1P_1，足月产，出生体重、身长正常。否认出生围产期窒息抢救史。母亲妊娠期否认特殊药物、食物接触史。家属否认患儿既往有颈部手术史、颈部外伤史、甲状腺疾病、自身免疫性疾病史。父母均体健。否认家族遗传疾病史或先天疾病史。

（四）体格检查

体温 36.6℃，心率 130 次 /min，呼吸 45 次 /min，血压 85/50mmHg。身长 54cm（Z 评分 –1.21，P11.3），体重 4 300g（Z 评分 –1.14，P12.7）。精神反应可，颈软，无特殊容貌。全身皮肤无皮疹，无毛发粗糙、稀疏。颈部无手术瘢痕。心肺腹查体无异常。四肢肌力及肌张力正常，原始反射可引出。女性生殖器外观。

二、诊疗解析

（一）还需要完善哪些检查？

1. 血常规 +CRP、肝肾功能、血糖、脑脊液常规检查及培养　未见异常。

2. 血电解质　总钙 1.57mmol/L（↓）（参考值：2.25~2.6mmol/L），磷 3.13mmol/L（↑）（参考值：1.45~2.1mmol/L），余值正常。血气分析示离子钙 0.68mmol/L（↓）（参考值：1.09~1.30mmol/L），校正离子钙 0.69mmol/L（↓）（参考值：0.98~1.45mmol/L）。血碱性磷酸酶 138U/L。

3. 尿电解质　24h 尿钙 2.5mmol/24h（参考值：2.5~7.47mmol/24h），24h 尿磷 5.1mmol/24h（↓）（参考值：22.6~48.4mmol/24h），24h 尿钾 23.4mmol/24h（↓）（参考值：51~102mmol/24h），24h 尿钠 40.2mmol/24h（↓）（参考值：130~260mmol/24h），24h 尿氯 42.6mmol/24h（↓）（参考值：110~250mmol/24h）。

4. 全段甲状旁腺素 0.90pg/ml（↓）（参考值：15~68.3pg/ml）。血维生素 D 37.3ng/ml（参考值：>30ng/ml）。

5. 泌尿系统彩超　双肾锥体回声增强（钙质沉积可能）。

6. 颅脑 CT 平扫　双侧基底节区（豆状核区及尾状核）见较对称密度增高伴点状钙化，双侧额叶见小斑片状密度增高影，分布以皮质下为主。后复查颅脑 CT 提示颅内钙化灶较前增多，密度较前增高，新出现双侧顶叶钙化。

7. 甲状腺彩超、脑电图未见异常。

8. 基因检测（表 18-1）

表 18-1　*CASR*（OMIM：601199）基因检测结果

基因	染色体位置	遗传方式	核苷酸改变	氨基酸改变	ACMG致病性分析	携带		
						先证者	母	父
CASR（OMIM：601199）	Chr3：122183668	AD	c.649G>T（exon4）	p.Asp217Tyr（NM_000388）	可能致病	杂合	野生型	野生型

（二）诊断思路

回顾病史查体及实验室检查，患儿主要有以下问题：①患儿系小婴儿，起病急，病程短，以无明显诱因出现抽搐为主要表现，有持续低钙，（相对性）高尿钙，甲状旁腺素低，在排除低血糖、低血镁、低维生素 D、急性感染、颅内炎症或发育异常、否认毒物药物接触史、否认颈部手术史等可能引起抽搐的疾病后，考虑诊断原发性甲状旁腺功能减退症；②基因检测提示患儿存在 *CASR* 基因突变，查阅文献提示患儿基因型与临床表型有相关性。

（三）原发性甲状旁腺功能减退症（hypoparathyroidism，HypoPT）是什么？其发病率是多少？

甲状旁腺激素减退症是一种罕见的代谢性骨病，其诊断标准为连续 2 次（时隔 6 个月以上）校正血钙或离子钙水平低合并血 PTH 水平低。生理情况下，当血清钙离子降低时，与甲状旁腺主细胞上的钙敏感受体（CaSR）结合减少，进而促进甲状旁腺分泌甲状旁腺素（PTH）。PTH 作用于骨骼和肾脏上的 PTH1 受体，进而促进溶骨、肾小管重吸收尿钙、肠道钙吸收，最终引起血钙水平的回升。PTH 还可促进肾脏排磷。因此，当 PTH 水平下降时，会出现低血钙，伴血磷水平正常或者升高。其最常见病因为颈部手术，其次是严重低镁 / 高镁血症，此外某些遗传因素如 *CASR* 基因突变也可引起该病。目前该病的发病率为 23/100 000~37/100 000。

（四）*CASR* 基因有何功能？基因型 - 表型有何相关性？

CASR 基因编码合成胞外钙敏感受体，通过感受胞外钙离子浓度，调节甲状旁腺素的分泌来维持血钙平衡。该基因突变可使蛋白发生增益功能变异，对应的疾病为常染色体显性低钙血症 1 型（autosomal dominant hypocalcemia type 1，ADH1）。该基因突变除可引起 ADH1，还在家族性低尿钙高血钙 1 型、新生儿期严重型甲状旁腺功能亢进症、8 号特发性癫痫等疾病中有致病报道。

（五）如何解释患儿的基因检测结果？

基因检测发现本文患儿存在 *CASR* 基因杂合突变，是既往文献报道的致病突变，属于常染色体显性遗传，结合患儿存在持续低钙血症，低 PTH，肾脏及颅内基底节钙化，符合常染色体显性低钙血症 1 型的临床表现，属于甲状旁腺功能减退症。患儿父母未携带该突变，属于自发突变，因此可以解释其父母无类似表型。

（六）原发性甲状旁腺功能减退症有哪些临床表现？

最主要的临床表现为低钙血症。低钙血症引起神经肌肉兴奋性增加，导致肢端或口周麻木、刺痛，严重时可引起喉痉挛或癫痫样发作。查体可有面神经叩击征、束臂加压试验阳性。部分慢性低钙血症患儿会出现基底节钙化、帕金森症状、小脑机能障碍，产生抑郁情绪等。长期尿钙排出增加可出现肾功受损、尿路结石或钙盐沉积（见于常染色体显性低钙血症 1 型患儿）。低血钙患儿的心电图可出现 QT 间期延长，严重者会有致死性心律失常、心力衰竭等。低血钙还可引起白内障、外胚层器官营养障碍性病变如毛发干燥易脱落、皮肤粗糙，脆甲症、牙釉质发育不良，易患念珠菌病等。

（七）原发性甲状旁腺功能减退症需要与哪些疾病相鉴别？

1. 维生素 D 相关疾病　维生素 D 相关疾病也有低钙血症表现，但其甲状旁腺素水平正常。

2. 早产儿、出生窒息史的新生儿、恶性骨肿瘤　前两者的低钙血症通常是一过性。恶性骨肿瘤患儿由于破骨细胞活跃导致低钙血症，但其会刺激甲状旁腺素分泌增多。

3. 假性甲状旁腺功能减退症　假性甲状旁腺功能减退症是由于外周组织对甲状旁腺素抵抗，因此患儿会有低钙以及高 PTH 等生化特点。部分患儿合并典型的 Albright 遗传性骨营养不良，会有身材矮小、皮下骨化、圆脸、短指等体征。该病主要病因是 *GNAS* 基因或其上游分子变异。

（八）如何治疗和随访？

1. 紧急治疗　出现抽搐、喉痉挛、惊厥、癫痫发作时，静脉输注葡萄糖酸钙。如为镁代谢异常引起的低钙需纠正血镁水平。

2. 慢性管理　①补充钙剂，推荐碳酸钙或柠檬酸钙；②补充活性维生素 D，推荐骨化醇；③使用噻嗪类利尿剂，适用于有明显高尿钙患儿；④直接补充甲状旁腺素，如甲状旁腺素，但该药不建议用于骨骺未闭合的儿童、青少年患儿。

（九）怎样进行遗传咨询？

本文患儿存在自发性 *CASR* 基因杂合突变，其父母未携带该突变，因此其父母再生育患儿的概率为零。但本例患儿的后代有 1/2 的概率为患儿。

（张婷婷）

三、居家护理要点

（一）生活护理

合理喂养,多食含维生素 D 和钙的食品,如牛奶、鸡蛋、瘦肉、鱼肉等。注意个人卫生,保持皮肤、口腔清洁,外出时佩戴口罩,预防感染。

（二）休息与活动

适当外出,接受阳光照射,以促进钙的吸收。避免剧烈活动,注意患儿安全,防止意外伤害。

（三）用药指导

1. 口服钙剂　遵医嘱按时、按量口服,不随意调药及停药,门诊随访调整药物剂量。服用期间多饮水,以增加尿量,减少泌尿系结石形成。不可与绿叶蔬菜一起服用,以免形成钙螯合物而影响钙吸收。注意观察患儿有无头晕、头痛、食欲减退、恶心、呕吐、面色潮红、便秘等症状,监测血压和体温。

2. 骨化醇　常见的不良反应有头痛、腹痛、恶心、皮疹、口渴。个别患儿可能出现红斑、瘙痒、荨麻疹等过敏反应。

3. 氢氯噻嗪　服药注意长期使用可损害肾小管浓缩功能,服用时需长期补钾,避免低钾且引起乏力、恶心、呕吐等不良反应。

（四）病情监测

1. 立即就医　若患儿出现抽搐、呼吸困难、心慌胸闷、肢端口周麻木、刺痛时,需立即就医。

2. 定期随访　监测血尿电解质、甲状腺功能、生长发育等。

（五）抽搐时紧急处理

若患儿出现双眼凝视、呼之不应、口吐白沫、发绀、四肢抖动等抽搐表现,立即予去枕平卧,头偏向一侧,解开衣领,擦拭清除口鼻分泌物,保持周围环境安全,勿强行按压患儿肢体,立即拨打 120,记录患儿抽搐时表现及抽搐时间。

（蒋　慧）

● 参考文献

［1］CLARKE B L,BROWN E M,COLLINS M T,et al.Epidemiology and diagnosis of hypoparathyroidism［J］.J Clin Endocrinol Metab,2016,101（6）:2284-2299.

［2］HANNAN F M,BABINSKY V N,THAKKER R V,et al.Disorders of the calcium-sensing receptor and partner proteins:insights into the molecular basis of calcium homeostasis［J］.J Mol Endocrinol,2016,57（3）:127-142.

［3］MANNSTADT M,BILEZIKIAN J P,THAKKER R V,et al.,Hypoparathyroidism［J］.Nat Rev Dis Primers,2017,3:17055.

［4］GAFNI R I,COLLINS M T,Hypoparathyroidism［J］.N Engl J Med,2019,380（18）:1738-1747.

［5］HALPERIN I,NUBIOLA A,VENDRELL J,et al.Late-onset hypocalcemia appearing years after thyroid surgery［J］.J Endocrinol Invest,1989,12（6）:419-420.

［6］KOBRYNSKI L J,Sullivan K E.Velocardiofacial syndrome,DiGeorge syndrome:the chromosome 22q11.2 deletion syndromes［J］.Lancet,2007,370（9596）:1443-1452.

［7］FERRE E M,ROSE S R,ROSENZWEIG S D,et al.Redefined clinical features and diagnostic criteria in autoimmune polyendocrinopathy-candidiasis-ectodermal dystrophy［J］.JCI Insight,2016,1（13）:882-887.

［8］LI D，OPAS E E，TULUC F，et al.Autosomal dominant hypoparathyroidism caused by germline mutation in GNA11：phenotypic and molecular characterization［J］.J Clin Endocrinol Metab，2014，99（9）：1774-1783.

病例 19　新生儿严重甲状旁腺功能亢进症

一、病史摘要

患儿，女，1 月龄。因"反应差 20 余天，发现血钙升高 10 天"入院。

（一）现病史

20 余天前（生后 1 周），患儿无明显诱因出现奶量明显下降（2~3 次 /d，具体量不详），反应差，少哭少动，小便每天 2~3 次，便秘，4~5 天排大便 1 次，稍干结，无发热、抽搐、深大呼吸等，10 天前至当地市医院就诊，查血常规、肝肾功能未见异常，血电解质示血钙升高（总 Ca^{2+} 波动于 4.12~5.66mmol/L），遂转诊至我院。出生体重 3kg，母乳喂养，目前体重 3kg。否认药物服用史。

（二）既往史

无特殊。

（三）个人史及家族史

患儿系 G_4P_4，足月，顺产，出生体重 3 000g，无窒息抢救史。母亲妊娠史：否认特殊药物、食物接触史。曾外祖父和曾祖父为同胞兄弟。否认遗传病家族史。

（四）体格检查

体温 37℃，脉搏 115 次 /min，血压 70/40mmHg。身长 51cm（中位数 54.87cm，Z 评分 –1.86，$P3.1$），体重 3.2kg（中位数 4.53kg，Z 评分 –2.45，$P0.7$）。反应差，营养不良貌，皮下脂肪薄，皮肤弹性差，眼眶稍凹陷。全身无皮疹、瘀斑、瘀点，全身无水肿，全身浅表淋巴结未扪及肿大。前囟平软，双侧瞳孔等大等圆，对光反射正常。鼻翼无扇动，口周欠红润，双侧呼吸运动对称，双肺呼吸音粗，未闻及干湿啰音。心律齐，心音有力，胸骨左缘第 2 肋间可闻及 2 级收缩期杂音。腹软，肝脾肋下未触及，肠鸣音尚可。四肢肌张力降低，原始反射减弱，四肢肢端暖，毛细血管再充盈时间约 2s。

二、诊疗解析

（一）还需要完善哪些检查？

1. 血气分析　pH 7.33，Ca^{2+} 4.11mmol/L（↑）（参考值：0.98~1.45mmol/L），Cl^- 123mmol/L（↑）（参考值：96~108mmol/L），余值大致正常。

2. 电解质　总镁 1.84mmol/L（↑）（参考值：0.7~1.0mmol/L），总钙 >3.49mmol/L（↑）（参考值：2.1~2.6mmol/L），P 0.56mmol/L（↓）（参考值：1.45~2.1mmol/L），余值大致正常。

3. 全段甲状旁腺素　945.8pg/ml（↑）（参考值：15~68.3pg/ml）。

4. 维生素 D 测定　10.8ng/ml（↓）（参考值：30~100ng/ml）。

5. 碱性磷酸酶　555U/L（↑）（参考值：125~250U/L）。

6. 24h 尿钙　0.25mmol，相当于 3.3mg/（kg·d）（↓）［参考值：4~6mg/（kg·d）］。

7. 血常规、尿常规、便常规、肝功能、肾功能、血脂、凝血功能、肌酶、甲状腺功能未见异常。

8. 腹部彩超、肾脏彩超、心脏彩超未见异常。

9. 长骨正位片　双胫腓骨、股骨下段未见明显异常。

10. 外周血基因检测（表 19-1）

表 19-1　*CASR*（OMIM：239200）基因检测结果

基因	染色体位置	遗传方式	核苷酸改变	氨基酸改变	ACMG致病性分析	携带		
						先证者	母	父
CASR（OMIM：239200）	Chr3：121975984	AR	c.242T>A（exon3）	p.I81K（NM_001178065）	可能致病性变异	纯合	杂合	杂合

（二）诊断思路

该患儿总钙和离子钙明显升高，伴反应差、轻度脱水貌、肌张力降低，诊断高钙血症明确，同时伴 PTH 明显升高，考虑 PTH 依赖性高钙血症。结合患儿系新生儿期出现的重度高钙血症，考虑新生儿严重甲状旁腺功能亢进症（neonatal severe hyperparathyroidism，NSHPT）可能性大，经过遗传学基因检测，示 *CASR* 基因突变，符合 NSHPT 诊断。

（三）NSHPT 是什么？ 其发病率是多少？

NSHPT 是 *CASR* 基因变异引起甲状旁腺过度分泌 PTH 的疾病，多呈常染色体隐性遗传，仅少数呈常染色体显性遗传。最常见的病因是由于 *CASR* 基因纯合失活突变引起，少数严重复合杂合失活性突变也可出现 NSHPT。患儿通常在生后数天出现严重的高钙血症，血清钙浓度通常 >15mg/dl（3.75mmol/L），伴血清 PTH 明显升高，临床表现为喂养困难、烦渴、多尿、便秘、肌张力减退、呼吸窘迫、骨发育不良、多发性骨折、贫血等，可危及生命。目前此疾病罕见，全球现有文献报道共约 100 例，我国有 9 例。

（四）NSHPT 的发病机制是什么？ 钙敏感受体（*CASR*）基因有何功能？ 基因突变与表型之间有何关系？

CASR 基因位于染色体 3q13.3~21，长度为 3 234bp，包含 7 个外显子，编码 1 078 个氨基酸组成的 G 蛋白偶联受体 C 家族钙敏感受体蛋白 CASR。CASR 高度表达于甲状旁腺主细胞、甲状腺滤泡旁 C 细胞、肾脏肾小管和骨骼破骨细胞，其主要生理功能为监测血清钙离子浓度的细微变化，引起细胞内信号传递发生改变，通过调控 PTH 分泌、肾小管重吸收钙、肠道吸收钙和骨骼钙净释放，使血清钙离子浓度维持在狭窄的范围（1.1~1.3mmol/L）。*CASR* 基因失活性变异，可使血清钙浓度的调控点右移，血清钙 -PTH 曲线右移，从而导致高钙血症。

CASR 基因的失活突变可导致 NSHPT 或家族性低尿钙高钙血症 1 型（familial hypocalciuric hypercalcaemia，FHH1）。通常 *CASR* 基因纯合失活变异导致 NSHPT，杂合失活变异导致 FHH1；若纯合变异仅轻度损害细胞外钙传感，则可能发展为 FHH1；杂合失活变异若为更明显的功能障碍变异，则可导致 NSHPT。NSHPT 中 *CASR* 基因纯合变异患儿的血清钙浓度和 PTH 水平高于杂合变异患儿。

（五）如何解释患儿的基因检测结果？

本次检测在受检者全血基因组 DNA 中检测到 *CASR* 的 1 个纯合变异，c.242T>A。本变异为错义突变，蛋白结构预测可能有害，该变异先证者纯合子，符合常染色体隐性遗传疾病发病机制，故认为此基因突变与临床相吻合，此基因突变是导致本例患儿发病的病因。

（六）NSHPT 的临床表现有哪些？

NSHPT 的临床表现主要与高钙血症相关。

1. 神经精神症状　乏力、倦怠、淡漠；高钙危象时可出现谵妄、惊厥、昏迷。

2. 心血管症状　可引起血压升高和心律失常。心电图可见 QT 间期缩短、ST-T 改变、房室传导阻滞。

3. 消化系统症状　表现为食欲减退、恶心、呕吐、腹痛、便秘，重者可发生麻痹性肠梗阻、急性胰腺炎。

4. 泌尿系统症状　多尿、烦渴甚至脱水、电解质紊乱和酸碱失衡。钙在肾实质中沉积可引起间质性肾炎、肾钙质沉积症,易发生尿路感染和结石。

5. 高血钙危象　血钙增高至 4mmol/L 以上时,可出现多饮、多尿、严重脱水、循环衰竭及氮质血症;神经系统可表现为谵妄、惊厥、昏迷。如不及时抢救,可死于肾衰竭和循环衰竭。

(七) NSHPT 诊断标准是什么? 如何早期诊断?

NSHPT 的诊断标准尚未建立。新生儿期出现重度高钙血症、PTH 明显升高,应警惕该疾病可能,尽早进行基因检测,可以协助明确诊断。

(八) NSHPT 需要与哪些疾病相鉴别?

1. 家族性低尿钙高钙血症 1 型　*CASR* 基因的失活突变可导致 NSHPT 或 FHH1,两者应加以鉴别。FHH1 为常染色体显性遗传,多数无症状,常在健康人群中偶然发现,其典型生化特征为血清钙浓度轻度升高,PTH 正常或轻度升高,以及尿钙浓度降低。多数 NSHPT 患儿的家庭成员患FHH1。

2. 甲状旁腺腺瘤　也可表现为 PTH 明显升高、重度高钙血症,但影像学提示甲状旁腺腺瘤。

(九) NSHPT 的治疗及预后?

NSHPT 是一种严重的难治的罕见病,主要表现为严重的高钙血症和甲状旁腺功能亢进,其临床症状的严重程度及预后与 *CASR* 基因变异类型有关。多数 NSHPT 患儿内科治疗无效,最终需施行甲状旁腺切除术。双膦酸盐和西那卡塞对部分患儿可能有效,可以考虑作为术前或手术失败后的"挽救性"治疗方法。

NSHPT 患儿内科治疗包括如下方案。①限制钙摄入;②生理盐水补液及呋塞米利尿促进钙排泄;③抑制骨钙吸收药物:降钙素和双膦酸盐。降钙素可抑制肾远端小管对钙的重吸收,可采用鼻喷剂、皮下或肌内注射;双膦酸盐:可防止钙与磷酸盐复合物的形成和分解,限制骨吸收的增加;④拟钙剂:西那卡塞。西那卡塞可激活 CASR,提高 CASR 对细胞外钙的敏感性,降低 PTH 水平,从而使血钙浓度降低;⑤血液净化:用不含钙的透析液进行血液净化可用于高钙血症急症治疗。

甲状旁腺全切除术是首选的治疗手段。有文献报道,NSHPT 患儿行甲状旁腺全切手术后,血清钙可降至正常水平。

(十) 怎样进行遗传咨询?

该病多呈常染色体隐性遗传疾病,建议先证者父母进行分子遗传检测,当父母双方都是 *CASR* 致病变异的杂合子时,先证者的每个兄弟姐妹有 25% 的概率患病,有 50% 的概率成为无症状携带者,有 25% 的概率不患病也非携带者。先证者父母的每个兄弟姐妹都有 50% 的风险是无症状携带者。

(孙小妹)

三、居家护理要点

(一) 生活护理

注意个人卫生,保持会阴清洁,预防尿路感染。

(二) 休息与活动

适当活动,预防跌倒,减少乏力、头晕导致的意外伤害。

(三) 用药指导

1. 降钙素使用的护理,注射用降钙素的不良反应与剂量有关,治疗初期可能有面部潮红、恶心、呕吐等现象,将注射方式改为皮下注射,并于夜间给药,可有效减轻不良反应;喷雾剂型的降钙素由鼻腔吸入,不良反应比注射方法明显减轻,需教会家长药物使用方法,每天按时按量给药。降钙素药物需 2~8℃冷藏保存,注意有效期内使用。使用降钙素注意定时监测血钙浓度,以免出现低钙血症,如抽搐等不适。

2. 使用袢利尿剂注意观察出入量及监测血电解质。

3. 使用西那卡塞治疗时,最常见的不良反应为恶心和呕吐,其他不良反应还有腹泻、肌痛、眩晕、高血压、无力、食欲减退、胸痛。本品过量可引起低钙血症,表现为感觉异常、肌痛、抽筋、手足抽搐和抽风。使用时需严格控制药量。

(四)病情监测

1. 立即就医　若患儿出现神志改变、惊厥、昏迷、厌食、烦渴、多尿、便秘、皮肤黏膜干燥等,需立即就医。

2. 定期随访　定期监测电解质、血钙及生长发育等。

(五)饮食指导

适当减少牛奶、肉骨头、牛舌、鳊鱼、虾、螃蟹、蚌、蛏、黄鱼、墨鱼、蛤蜊、海蜇、海带、紫菜、苔菜、海藻、发菜、芝麻等含钙量较多的食物,均衡饮食。

(陈小莉)

● **参考文献**

［1］MARX S J,SINAII N.Neonatal Severe Hyperparathyroidism:novel insights from calcium,PTH,and the CASR Gene［J］.J Clin Endocrinol Metab,2020,105(4):1061-1078.

［2］GLAUDO M,LETZ S,QUINKLER M,et al.Heterozygous inactivating CaSR mutations causing neonatal hyperparathyroidism:function,inheritance and phenotype［J］.Eur J Endocrinol,2016,175(5):421-431.

［3］HANNAN F M,BABINSKY V N,THAKKER R V.Disorders of the calcium-sensing receptor and partner proteins:insights into the molecular basis of calcium homeostasis［J］.J Mol Endocrinol,2016,57(3):127-142.

［4］SAVAS-ERDEVE S,SAGSAK E,KESKIN M,et al.Treatment experience and long-term follow-up data in two severe neonatal hyperparathyroidism cases［J］.J Pediatr Endocrinol Metab,2016,29(9):1103-1110.

［5］FISHER M M,CABRERA S M,IMEL E A.Successful treatment of neonatal severe hyperparathyroidism with cinacalcet in two patients［J］.Endocrinol Diabetes Metab Case Rep,2015,2015:150040.

病例 20　巴特综合征

一、病史摘要

患儿,女,2 岁 8 月龄。因"多饮多尿 7 月余,发现血钾降低 1 月余"就诊。

(一)现病史

7 个月前,患儿无明显诱因出现多饮、多尿,饮水量约 1 200ml/d,尿量约 1 300ml/d,伴嗜盐。1 个月前,患儿查血电解质示血钾降低,无呕吐、腹泻、抽搐、消瘦等表现。

(二)既往史

平素身体素质良好,无特殊。

(三)个人史及家族史

患儿系 G_1P_1,足月顺产,出生体重 3 540g,出生身长 50cm,母孕期合并羊水过多,无出生窒息抢救史。生长发育:体格发育落后(6 月龄体重 6.1kg,身长 63cm,1 岁体重 6.8kg,身长 69.6cm,2 岁体重 7.7kg,身长 76.2cm);语言发育、智力发育、运动发育均正常。父母均体健,否认遗传病家族史。

（四）体格检查

体温 37.1℃，心率 98 次 /min，呼吸 28 次 /min，血压 98/51mmHg。体重 8.5kg（中位数 13.41kg，Z 评分 –3.17，≤P0.1），身长 78cm（中位数 93.54cm，Z 评分 –4.12，≤P0.1），BMI 13.97kg/m²（中位数 15.35kg/m²，Z 评分 –1.12，P 13.1）。神清，精神反应可，皮下脂肪薄。心肺腹及神经系统查体阴性。四肢肌力、肌张力正常。

二、诊疗解析

（一）还需要完善哪些检查？

1. 血常规正常。尿常规：尿比重 1.005，pH 7.5。

2. 血气分析　pH 7.590（↑），PCO₂ 3.1kPa（↓），PO₂ 16.4kPa（↑），SB 2.7mmol/L（↑），HCO₃⁻23mmol/L，BE 2.7mmol/L，LAC 1.9mmol/L，AG 13mmol/L，Glu 5.4mmol/L，K⁺ 2.1mmol/L（↓），Na⁺ 127mmol/L（↓），Cl⁻ 93mmol/L（↓），Ca²⁺ 1.08mmol/L（↓）。

3. 血电解质　K⁺ 2.2mmol/L（↓），Na⁺ 129.7mmol/L（↓），Cl⁻ 93mmol/L（↓），P 1.29mmol/L（↓），Ca 2.48mmol/L，Mg²⁺ 0.89mmol/L。

4. 24h 尿电解质　尿钾 78.7mmol/24h（↑），尿钠 54.5mmol/24h，尿氯 94mmol/24h，尿钙 1.39mmol/24h，尿磷 6.44mmol/24h。

5. RAS 评估　血浆肾素浓度（DRC）>500μU/ml（↑）（参考值：2.8~39.9μU/ml），醛固酮（ALD）31ng/dl（↑）（参考值：<23.6ng/dl）。

6. 肝肾功能、甲状腺功能、皮质醇、促肾上腺皮质激素、甲状旁腺素、维生素 D、血尿串联质谱大致正常。

7. 骨龄（TW2 法）　骨龄与实际年龄基本一致，相当于 50~75 百分位。

8. 心电图　窦性心律，电轴右偏 +95°，PR 间期正常高线，T 波改变（Ⅱ、Ⅲ、aVF T 波低平或倒置）。

9. 泌尿系统超声、头颅 + 蝶鞍 MRI 未见异常。

10. 基因检测（表 20-1）

表 20-1　*CLCNKB*（OMIM：613090）基因检测结果

基因	染色体位置	遗传方式	核苷酸改变	氨基酸改变	生物学危害性	携带 先证者	携带 母	携带 父
CLCNKB（OMIM：613090）	Chr1：16046544	AR/DR	c.239G>A（exon4）	p.Trp80*（NM_000085.5）	致病	杂合	野生型	杂合
CLCNKB（OMIM：613090）	Chr1：16050489	AR/DR	c.969-27_969-11del(exon11)	—	临床意义未明	杂合	杂合	野生型

（二）诊断思路

①患儿存在持续性的低血钾，但患儿无胃肠道疾病史、无周期性瘫痪症状，没有钡中毒接触史，甲状腺功能及血常规正常，排除钾离子摄入不足、分布异常相关疾病。患儿在血钾降低的同时，尿钾排出增多，肾性失钾明确。②患儿血钾降低而非升高，尿液分析正常，肾功能正常，不支持肾小球病变的疾病。考虑肾小管疾病可能性大。肾小管疾病最常见的是肾小管酸中毒，但患儿血气分析无酸中毒，也没有碱性尿，因此不支持。③患儿肾素、血管紧张素及醛固酮水平升高，但患儿血压正

常,泌尿系统超声没有发现占位,排除 Wilms 瘤、肾癌及转移瘤等疾病。④患儿 RAS 系统激活而血压正常,没有使用利尿剂病史,故怀疑 Batter 综合征和 Gitelman 综合征可能。结合患儿起病年龄小,胎儿期有羊水过多,存在生长发育落后表现,血镁正常,故高度考虑 Batter 综合征。最终基因检测确诊。

（三）Batter 综合征是什么？其发病率是多少？

Bartter 综合征（Bartter syndrome,BS）是一组临床表现为肾性失盐、低钾血症、代谢性碱中毒、肾素 - 血管紧张素 - 醛固酮活性增高而血压正常或偏低的遗传性肾小管疾病,多为常染色体隐性遗传。该病发病率约 19/100 万,男女均可发病,世界各地及所有种族均有报道,黑人发病率偏高。本病常见于儿童,5 岁之前出现症状者占半数以上。

（四）BS 的分型和发病机制如何？CLCNKB 基因有何功能？基因突变与表型之间关系？

BS 包括五种不同类型（表 20-2）,以 3 型最多见。

表 20-2　BS 的分型

类型	OMIM	遗传方式	突变基因	相关蛋白
Type 1	601678	AR	SLC12A1	Na^+-K^+-Cl^- 协同转运蛋白 2（NKCC2）
Type 2	600359	AR	KCNJ1	内向整流电压依赖型钾离子通道蛋白
Type 3	607369	AR	CLCNKB	氯离子通道蛋白 CLC-Kb
Type 4a	602533	AR	BSND	barttin 蛋白
Type 4b	613090	AR/DR	CLCNKB+CLCNKA	氯离子通道蛋白 CLC-Kb+CLC-Ka
Type 5	300470	XLR	MAGED2	MAGED2

BS 共同的发病机制为髓袢升支粗段的盐重吸收受损,引起肾性失盐、多尿、血容量减少,激活肾素 - 血管紧张素 - 醛固酮系统（RAS）,促进远端肾小管的 Na^+-K^+ 交换以及 Na^+-H^+ 交换,造成低血钾、低氯性碱中毒。此外,由于潜在的分子缺陷,氯在致密斑中未被重吸收,管 - 球反馈解偶联,无论容量状态如何,细胞都会产生大量的前列腺素 E_2,从而导致肾素和醛固酮的过度合成。另外,髓袢升支粗段的盐重吸收受损在 BS 中有 2 个重要的额外后果:①钙重吸收减少伴高尿钙和进行性肾髓质钙化症;②肾髓质渗透梯度减少,稀释或浓缩尿液的能力受损,引起等渗性尿。

CLCNKB 基因位于 1p36.13,全长 13.12kb,含 20 个外显子,编码氯离子通道蛋白 CLC-Kb。CLCNKB 基因突变常导致经典型 BS,基因突变使表达于髓袢升支粗段、远端小管和皮质集合小管上皮细胞的基底外侧膜上的 CLC-Kb 失活,影响 Cl^-、Na^+ 重吸收,水和盐丢失,激活 RAS 系统,进而引起一系列 BS 表现。

目前尚无确切的基因型与表型之间的相关性。除了经典型 BS,CLCNKB 基因变异还可以导致不典型 Batter 综合征、Gitelman 综合征、婴儿猝死综合征等。

（五）如何解释该患儿的基因结果？

本例患儿的基因检测在 CLCNKB 上复合杂合突变,结合患儿存在多饮多尿、生长发育落后、低钾血症、低氯性代谢性碱中毒和血压正常的高肾素性醛固酮增多症等临床表型,可以认为此基因突变是导致本例患儿发病的病因。

（六）BS 的临床表现有哪些？

本病临床表现多样,但有大约 10% 的患儿无症状。不同年龄段表现有不同:胎儿期表现为间歇性发作的多尿,致孕 22~24 周出现羊水过多而早产,羊水生化示持续高氯。新生儿期有出生低体重、嗜睡、喂养困难、多尿、肾钙化等。婴幼儿期最常见表现为烦渴、多尿等失盐症状和生长迟缓，可伴有肾钙质沉着和肾结石。学龄期儿童和青少年常见症状为生长延缓(51%)、肌乏力(41%)，还有消瘦、烦渴、多尿、抽搐等。

（七）BS 诊断标准是什么？如何早期诊断？

目前国内外尚无统一诊断标准，主要基于临床、生化、影像学等综合判断，确诊依赖基因检测。对有上诉临床表现的患儿应进行相应的实验室检查：

1. 生化特征为低钾血症和代谢性碱中毒，也可存在尿比重减低、尿钾增多，高肾素 - 血管紧张素 - 醛固酮血症，血、尿前列腺素增高等。

2. 肾活检示肾小球旁器的增生和肥大。

3. 其他超声、X 线片等可能发现肾结石、钙化、骨质疏松等。心电图可有低钾波形改变。

对于胎儿期羊水过多、早产的新生儿，出生后出现脱水 / 失盐 / 低钾表现、生长发育落后的患儿，需怀疑 BS，进一步监测血尿电解质、血气、肾脏超声，必要时行基因检测助诊。

（八）BS 需要与哪些疾病相鉴别？

1. Gitelman 综合征　它们有着一部分共同的临床表现及发病机制，很难仅通过临床区分，鉴别点具体见表 20-3。

表 20-3　Batter 综合征与 Gitelman 综合征鉴别点

鉴别	Batter 综合征	Gitelman 综合征
发病年龄	儿童期	青少年 / 成年期
生长发育迟缓	有	少见
低钾血症	有	有
低氯性代谢性酸中毒	有	有
高肾素活性	有	有
低镁血症	有	无
尿钙	正常 / 高尿钙	低尿钙
前列腺素水平	高	正常
病变部位	髓袢升支粗段	远曲小管
常见突变基因	*CLCNKB*	*SLC12A3*

2. 先天性氯化物腹泻　妊娠期可存在羊水过多伴早产，出生后存在明显低钾和低氯性代谢性碱中毒。但这种疾病腹泻症状明显，常伴低尿氯、肠袢扩张。

3. 原发性醛固酮增多症　有烦渴、多尿、血醛固酮水平升高及血钾降低，但该病以血 Na^+、血压升高为特征，而无代谢性碱中毒。

（九）BS 如何治疗？预后如何？

1. 药物治疗　BS 治疗药物依其类型、发病机制、临床特征的不同而有区别。

（1）替代疗法：口服补充氯化钠、氯化钾。

（2）非甾体抗炎药（前列腺素酶抑制药）：适用于前列腺素 E_2 升高患儿，常用吲哚美辛、布洛芬和塞来昔布等。

（3）保钾利尿剂、血管紧张素转化酶抑制剂：如螺内酯、氨苯蝶啶,卡托普利、依那普利等。该类药物会加重盐的消耗,增加低血容量的风险,不建议常规使用。可适用于前两种治疗无效的患儿。

（4）生长激素：儿童时期发病的 BS 患儿若出现身材矮小、生长发育迟缓,常规治疗后身高增长不理想,满足适应证后可予生长激素治疗。

2. 预后　慢性肾脏疾病在 BS 中很常见,若出现肾病范围的蛋白尿、肾活检显示弥漫性肾小球和肾小管间质病变伴肾小球增大和局灶性节段性肾小球硬化等情况,可能提示更为不良的预后,进展为终末期肾病。早发现、早诊断、早治疗对改善该病的预后至关重要。

（十）如何进行遗传咨询？

BS 多为常染色体隐性遗传,建议对先证者及其家族其他成员进行基因检测,以明确致病基因和携带情况。本例患儿父母均为杂合变异,下一胎仍有 25% 的概率生育患儿,可通过胎儿基因检测进行产前诊断,是目前认为最可靠的方法；其次为羊水生化分析。对于无法完成上述有创检查者,可评估"巴特指数"［总蛋白（g/L）× 甲胎蛋白（MoM）,≤1.2 为异常；MoM,中位数倍数］。

（阮玲瑛）

三、居家护理要点

（一）生活护理

勤洗手,保持皮肤、会阴清洁干燥,婴儿期及时更换尿不湿,保持臀部皮肤清洁干燥。记录饮水量与尿量,为复查提供病情依据。

（二）饮食指导

烹饪时适当增加食盐摄入,均衡饮食,加强喂养,少量多餐,保证营养摄入,以满足生长发育的需求。

（三）用药指导

1. 氯化钠、氯化钾　居家遵医嘱口服,不能擅自调量或停药。氯化钾口服液口感比较苦涩,不良反应有恶心、呕吐,餐后服用,如果儿童服用较为困难,可将氯化钾口服液兑凉开水稀释后口服,或与果汁等同服,减轻苦涩感。

2. 非甾体抗炎药（前列腺素酶抑制药）　餐后服用,此类药物长期口服可能会有胃肠道反应、肝脏受损或者神经系统影响,可遵医嘱配合使用保护胃肠道黏膜药物,定期随访凝血功能及肝肾功情况。

（四）病情监测

1. 立即就医　若患儿出现精神不振、乏力、肌张力低下、反应迟钝、恶心呕吐、腹胀、肠鸣音减弱或消失、心悸、胸闷或小便颜色性状异常时,需立即就医。

2. 定期随访　监测生长发育、血电解质、肾脏超声等。

（黄尧佳）

● **参考文献**

［1］KLETA R,BOCKENHAUER D.Salt-losing tubulopathies in children:what's new,what's controversial？［J］.Journal of the American Society of Nephrology,2018,29（3）:727-739.

［2］LAGHMANI K,BECK B B,YANG S S,et al.Polyhydramnios,transient antenatal Bartter's syndrome,and MAGED2 mutations［J］.New England Journal of Medicine,2016,374（19）:1853-1863.

［3］KÖMHOFF M,LAGHMANI K.Pathophysiology of antenatal Bartter's syndrome［J］.Current Opinion in Nephrology and Hypertension,2017,26（5）:419-425.

［4］SEYS E,ANDRINI O,KECK M,et al.Clinical and genetic spectrum of Bartter syndrome type 3［J］.Journal of the American Society of Nephrology,2017,28(8):2540-2552.

[5] NASCIMENTO C L,GARCIA C L,SCHVARTSMAN B G,et al.Treatment of Bartter syndrome[J].Unsolved issue.J Pediatr,2014,90(5):512-517.

病例 21　假性醛固酮减少症

一、病史摘要

患儿,男,1月龄25日龄。因"反复血钠降低,血钾升高1月余"就诊。

(一)现病史

1月余前,患儿因皮肤巩膜黄染住院予蓝光退黄等治疗,住院期间测得血钠降低(132mmol/L)、血钾升高(5.59mmol/L),未予特殊处理,予定期每周复查电解质。25天前监测患儿血钠明显下降(120mmol/L),血气分析示代谢性酸中毒,入新生儿科住院治疗,期间查血钾升高(6.6mmol/L),予对症处理。患儿出院后予生理盐水兑奶喂养,每周监测电解质示血钠正常,血钾仍高(5.6~6.6mmol/L)。患儿吃奶、反应可,无少吃、少哭、少动、呕吐、腹胀等表现。

(二)既往史

无特殊。

(三)个人史及家族史

患儿系 G_2P_2,足月,顺产,出生体重 3 350g,否认窒息抢救史。否认家族遗传疾病史。

(四)体格检查

体温 36.6 ℃,脉搏 148 次/min,呼吸 32/min,血压 90/45mmHg。体重 4.7kg(Z 评分 −1.18, P11.8),身长 53.7cm(Z 评分 −1.94, P2.6)。神清、精神反应可,无特殊容貌;颜面部散在皮疹。心肺腹查体无特殊;四肢活动可,神经系统无阳性体征。口唇、乳头及外生殖器无色素沉着。

二、诊疗解析

(一)还需要完善哪些检查?

1. 血常规、尿常规、大便常规未见异常。

2. 肝功能、肾功能、血氨基本正常。

3. 血电解质　钠 140.9mmol/L,钾 6.6mmol/L(↑),余值未见异常。

4. 血气分析　pH 7.540(↑),PCO₂ 3.3kPa(↓),PO₂ 21.0kPa(↑),钾 6.10mmol/L(↑),钠 136.00mmol/L,氯 109mmol/L(↑),离子钙 1.08mmol/L(↓),乳酸 3.70mmol/L(↑),AG 12.0mmol/L, HCO_3^- 21.4mmol/L。

5. 甲状腺功能　T₄ 185.60nmol/L(↑),余未见异常。

6. 肾上腺及相关激素　17 羟孕酮 2.7nmol/L;皮质醇:8 点 76.2nmol/L(↓),16 点 370.8nmol/L;肾素/醛固酮:肾素 177.70mU/ml(↑),醛固酮 69.10ng/dl(↑),肾素/醛固酮 0.39。ACTH 10.90pg/ml。雄烯二酮、去氢表雄酮水平正常。

7. 肾上腺超声　双侧肾上腺区未见明显异常。

8. MRI　肾上腺及蝶鞍 MRI 提示垂体形状及信号未见异常;右侧肾上腺稍增粗,双侧肾上腺未见异常信号影。

9. 基因检测(表 21-1)

表 21-1　*NR3C2*（OMIM:600983）基因检测结果

基因	染色体位置	遗传方式	核苷酸改变	氨基酸改变	ACMG致病性分析	携带		
						先证者	母	父
NR3C2（OMIM:600983）	chr4-148114103	AD	c.2799+1G>A	splicing	可能致病	杂合	野生型	野生型

（二）诊断思路

回顾患儿病史查体及实验室检查:①患儿血钾升高,无大量输注库存血,补钾,红细胞大量破坏等的因素,不考虑钾来源增加导致,其肾功能正常,无肾脏功能不全导致排出钾减少导致的可能。②患儿血钠下降,但患儿血糖、甲状腺功能、肾功正常,无呕吐、腹泻等肾外因素导致丢失增加,也无利尿剂使用、渗透性利尿、肾脏疾病导致钠丢失过多引起血钠降低。③结合患儿发病年龄小,同时存在低血钠、高血钾、代谢性酸中毒,需警惕肾上腺皮质激素异常引起的婴儿失盐综合征。④患儿肾素、醛固酮水平明显升高,17- 羟孕酮及雄激素水平正常,口服氯化钠治疗后血钠可维持正常,不支持 21 羟化酶缺乏症(失盐型)。⑤患儿血压正常,无 ACTH 明显增高、皮质醇降低、肾上腺超声未见明显改变,不支持先天性肾上腺皮质发育不良。⑥患儿口服氯化钠治疗后血钠水平可维持正常,需考虑假性醛固酮减少症,根据基因结果,明确诊断。

（三）假性醛固酮减少症是什么? 其发病率是多少?

假性醛固酮减少症(pseudoaldosteronism,PHA),由 Cheek 和 Perry 于 1958 年首次报道,该病特点是肾小球对醛固酮无反应,临床表现为高钾、低钠、代谢性酸中毒及醛固酮增高,阴离子间隙正常。是婴儿失盐综合征的少见类型,目前国内外文献多以个案报道为主。假性醛固酮减少症Ⅰ型中肾性的发病率约为 1/66 000。

（四）*NR3C2* 基因发病机制是什么? 有何功能

NR3C2 基因为核受体超家族中的一员,属于核转录因子。由 9 个外显子组成,具有三个主要功能域:N 端调节结构域、DNA 结合域和 C 端甾体配体结合域。NR3C2(醛固酮受体)与配体(醛固酮)结合后被激活,被激活后通过与核内靶基因上的一段特定 DNA 序列结合从而调控基因的转录。在上皮细胞中,NR3C2 的激活导致调节离子和水转运的蛋白质的表达(主要是钠上皮通道、钠钾泵、血清/糖皮质激素调节激酶1),导致钠的重吸收增加,因此导致细胞外容积的增加,血压升高,同时排出钾以维持体内正常的盐浓度。假性醛固酮减少症Ⅰ型是由于盐皮质受体基因或阿米洛利敏感上皮钠通道编码基因的突变有关,而盐皮质受体就是由于 *NR3C2* 基因编码,是醛固酮的主要生物学受体。当 *NR3C2* 基因突变时,矿物质皮质激素受体的功能可能受损,从而导致醛固酮的作用减弱。这会引起高钾血症、低钠血症等特征性症状,最终导致假性醛固酮减少症Ⅰ型的发生。

（五）如何解释患儿的基因检测结果?

本次检测在患儿中检测到 *NR3C2* 基因的 1 个变异,为 c.2799+1G>A。该变异曾多次在文献中被报道,是常见的致病突变,因此该患儿 *NR3C2* 基因突变是其致病性突变基因。

（六）假性醛固酮减少症临床表现有哪些?

PHA 根据临床表现可分为 PHAⅠ、PHAⅡ及 PHAⅢ型。

1. PHAⅠ型可根据临床表现、辅助检查、遗传因素分为由于 *NR3C2* 基因突变导致的肾型(rPHAⅠ),为常染色体显性遗传,以及 *SCNN1A*、*SCNN1B*、*SCNN1G* 基因突变的多脏器型(sPHAⅠ),为常染色体隐性遗传,其编码位于染色 16p12.2~13.1 上的阿米洛利敏感上皮钠通道。与 sPHAⅠ相比,rPHAⅠ的低钠血症、高钾血症及代谢性酸中毒表现较轻,且随年龄增长而逐渐改善,其具体机制尚不清楚,目前主要认为与肾素 - 血管紧张素 - 醛固酮系统及其他离子通道如钠氯同向转运体代偿性增强有关。其临床表现为婴儿期盐耗、发育不良、低钠血症和高钾血症,对补充钠治疗有反应,但对盐皮质激素治疗无反应。在所有病例中都存在血清醛固酮水平升高,血浆肾素活性通常增加。

2. PHA Ⅱ型又称为 Gordon 综合征或家族性高血钾高血压,是一类罕见的单基因常染色体显性遗传性疾病,常染色体隐性遗传少见,具有遗传异质性,目前已经报道 *WNK4*、*WNK1*、*KLHL3* 和 *CUL3*,4 个致病基因分别与 PHA Ⅱ B、C、D 和 E 4 个亚型相关联。*KLHL3* 是最常见的致病基因,约 70% 的患儿为常染色体显性遗传,其余为常染色体隐性遗传。另外 3 个基因突变均为常染色显性遗传。PHA Ⅱ A 的致病基因尚未明确,但已定位于染色体 1q31~q42 区域。其与肾小管对醛固酮的部分无反应有关,导致钾排泄不足、代谢性酸中毒、高血压、无肾耗盐、血浆肾素活性低以及正常或轻度升高的血清醛固酮浓度,其特征是慢性盐皮质激素抵抗的高钾血症和高血压。

3. PHA Ⅲ型有被称为获得性或暂时性假性醛固酮减少症,其最常见的原因是尿路感染及梗阻性泌尿系统畸形,其他如肾小管间质性疾病、药物等病因罕见。随着感染和电解质紊乱的控制,患儿失盐危象及相关检验指标可迅速恢复至正常。

(七)假性醛固酮减少症 I 型的诊断标准是什么?如何早期诊断?

假性醛固酮减少症 I 型的诊断需要综合病史、临床特征、生化检测等多种方法。①患儿反复出现高钾血症和低钠血症,可有脱水、休克、全身代谢紊乱等临床表现;②肾素及醛固酮水平明显升高,17- 羟孕酮、雄激素水平正常;③监测血压正常,排除尿路感染及梗阻性泌尿系统畸形;④基因检测结果示 *NR3C2* 基因致病变异。如患儿较小年龄出现低钠、高钾等失盐综合征表现,需进一步行肾上腺皮质功能协助诊断。

(八)假性醛固酮减少症需要与哪些疾病相鉴别

1. 21 羟化酶缺乏症 21 羟化酶缺乏症是先天性肾上腺皮质增生症最常见的类型,约占 90%~95%,可出现低钠、高钾等水盐代谢失调表现。但患儿存在雄激素合成过多表现,女性患儿出生时可有不同程度的外阴男性化,男性患儿在新生儿期及婴儿期常无阴茎增大等外生殖器异常,但两者幼儿期后出现性早熟表现。常有血浆醛固酮降低及 17 羟孕酮水平升高。基因检测到 *CYP21A2* 基因突变是诊断的金标准。

2. 先天性肾上腺皮质发育不良 是由于糖皮质激素及盐皮质激素分泌不足所致导致,主要以呕吐、腹痛、食欲缺乏、体重不增、低血压为主要表现,监测血钠降低、血钾升高,血浆 ACTH 明显增高,血浆皮质醇及 24h 尿游离皮质醇降低,肾上腺可发现相应病变。

3. 急性或慢性肾功能不全 各种原因导致肾小球滤过率降低,低尿流量使进入远端小管、结合管的钠量减少导致肾脏钾排泄减少。但该患儿肾功正常,不考虑肾功能不全导致的电解质紊乱。

(九)假性醛固酮减少症如何治疗?预后如何?

假性醛固酮减少症在存在严重的高钾血症、低钠血症、酸中毒及脱水时,需积极给予相应的对症支持治疗。PHA Ⅰ 型的治疗方法是补充氯化钠。其主要机制是使肾小球滤过液中到达肾曲小管的钠含量升高,使钠离子的重吸收增加,从而有利于钾离子的排出。大部分患儿随年龄增长,病情可得到改善。PHA Ⅱ 型对噻嗪类利尿剂反应好,低剂量使用可使患儿症状得到明显改善。PHA Ⅲ 型纠正原发疾病后临床症状迅速改善。

(十)怎样进行遗传咨询?

PHA Ⅰ 型中由于 *NR3C2* 基因突变导致的 rPHA Ⅰ 型,为常染色体显性遗传,理论上生育了 rPHA Ⅰ 型患儿的父母有 50% 的风险将突变基因传递给其子代,因此对于已生育 rPHA Ⅰ 型患儿的家庭,应尽早进行产前诊断。

(薛坤娇)

三、居家护理要点

（一）生活护理

注意个人卫生，外出戴口罩、勤洗手。

（二）饮食指导

饮食上可适量高钠盐饮食，避免使用含钾食盐。均衡饮食，减少含钾量高食物的摄入量，如：蔬菜类包括马铃薯、芋头、香菇、干茶树菇、干冬菇、干鸡腿菇、干银耳、鱼丸、黑豆、青豆、绿豆、红豆、菠菜、蚕豆、扁豆等；水果类包括橘子、香蕉、大枣、椰子、水蜜桃、樱桃等；水产类包括干紫菜、海蜇、龙虾、河虾、虾皮等；坚果类包括干桂圆、干红枣、板栗、榛子、腰果、核桃等。

（三）用药指导

遵医嘱口服居家药物，不随意停药或调药，门诊随访调整药物剂量。

1. 氯化钠　一般选用浓氯化钠口服，婴幼儿可兑奶同服，解决钠剂口感问题。

2. 氢氯噻嗪　服药注意长期使用可损害肾小管浓缩功能，不良反应有乏力、恶心、呕吐等。

（四）病情监测

1. 立即就医　若患儿出现心悸胸闷、肌无力、肢体麻痹、心律失常、头晕头痛、恶心呕吐、尿少、皮肤弹性降低、眼窝前囟凹陷等症状时，需立即就医。

2. 定期随访　监测血电解质、血气分析、尿常规、生长发育。

（蒋　慧）

● 参考文献

[1] FURGESON S B, LINAS S.Mechanisms of type I and type Ⅱ pseudohypoaldosteronism[J].J Am Soc Nephrol, 2010, 21(11):1842-1845.

[2] SHABBIR W, TOPCAGIC N, AUFY M.Activation of autosomal recessive Pseudohypoaldosteronism1 ENaC with aldosterone[J].Eur J Pharmacol, 2021, 15(901):174090.

[3] HEALY J K.Hyperkalemia in pseudohypoaldosteronism type 2 can be from mutated WNK4, but more often from impaired ubiquitination of normal WNK4[J].Kidney Int, 2020, 98(3):784-785.

[4] KAWASHIMA SONOYAMA Y, TAJIMA T, FUJIMOTO M.A novel frameshift mutation in NR3C2 leads to decreased expression of mineralocorticoid receptor:a family with renal pseudohypoaldosteronism type 1[J].Endocr J, 2017, 64(1):83-90.

[5] MANIPRIYA R, UMAMAHESWARI B, PRAKASH A, et al.Rare cause of hyperkalemia in the newborn period:report of two cases of pseudohypoaldosteronism type 1[J].Indian J Nephrol, 2018, 28(1):69-72.

[6] WILLAM A, AUFY M, TZOTZOS S, et al.Restoration of epithelial sodium channel function by synthetic peptides in pseudohypoaldosteronism type 1B Mutants[J].Front Pharmacol, 2017, 24(8):85.

以高脂血症为主诉

病例 22　谷固醇血症

一、病史摘要

患儿,男,8岁5月龄。因"发现高脂血症2个月"就诊。

（一）现病史

2个月前,家长发现患儿双侧肘部出现黄色米粒大小皮疹,未予特殊处理,局部皮疹渐密集隆起,随后双侧腘窝、臀部亦出现相似皮疹,不伴有局部皮肤瘙痒,关节无肿痛,无发热,四肢活动无异常。至外院就诊,查血提示血脂升高（具体不详）。

（二）既往史

无特殊。

（三）个人史及家族史

患儿系 G_1P_1,足月,顺产,出生体重 3 300g,无窒息抢救史。否认特殊食物及药物服用史。父母非近亲婚配,无黄瘤及高胆固醇血症家族史。

（四）体格检查

体温 36.2℃,脉搏 80次/min,血压 95/50mmHg。体重 28kg（中位数 25.25kg,Z 评分 0.65,$P74.2$）,身高 130cm（中位数 128.5cm,Z 评分 0.28,$P61$）。精神反应好,全身淋巴结无肿大。双侧肘关节、膝关节的伸侧面及臀部见黄色瘤,成片密集分布,高出皮面,局部无触痛,无渗液。腹软,肝脾不大。四肢关节无肿痛,活动无异常。全身骨骼无畸形。神经系统查体未见异常。

二、诊疗解析

（一）还需要完善哪些检查?

1. 血常规、尿常规未见异常。

2. 肝功能、肾功能、电解质、甲状腺功能、肌酶正常。

3. 血脂全套　总胆固醇（TC）10.97mmol/L（↑）（参考值:<5.18mmol/L）,低密度脂蛋白胆固醇（LDL-C）10.1mmol/L（↑）（参考值:<3.3mmol/L）,高密度脂蛋白胆固醇（HDL-C）1.41mmol/L（参考值:>1.0mmol/L）,甘油三酯（TG）0.52mmol/L（参考值:<1.7mmol/L）,载脂蛋白 A1 1.25g/L（参考值:0.79~1.69g/L）,载脂蛋白 B 1.95g/L（↑）（参考值:0.46~1.74g/L）。

4. 心电图、腹部彩超、肾脏彩超、心脏彩超未见异常。

5. 基因检测（表 22-1）

（二）诊断思路

患儿以黄色瘤及胆固醇（TC 和 LDL-C）明显升高为主要临床特点,考虑脂质异常血症。患儿发病年龄早,未合并其他疾病,考虑原发性脂质异常血症。患儿 TG 正常,考虑家族性高胆固醇血症或谷固醇血症的可能性大,两者均可表现为 TC 和 LDL-C 显著升高。目前常规的生化检查无法区分高胆固醇血症与高植物固醇血症（植物固醇需采用气相色谱质谱或高效液相色谱法检测）,

基因检测可帮助明确诊断。该患儿进一步行基因检测提示 ABCG8 基因突变,符合谷固醇血症的诊断。

表 22-1 ABCG8(OMIM:210250)基因检测结果

基因	染色体位置	遗传方式	核苷酸改变	氨基酸改变	ACMG致病性分析	携带		
						先证者	母	父
ABCG8(OMIM:210250)	Chr2:43873809	AR	c.1234C>T(exon9)	p.Arg412*(NM_022437.3)	致病性变异	杂合	野生型	杂合
ABCG8(OMIM:210250)	Chr2:43873831	AR	c.1256_1257delinsAA(exon9)	p.Ile419Lys(NM_022437.3)	可能致病性变异	杂合	杂合	野生型

(三)谷固醇血症是什么? 其发病率是多少?

谷固醇血症(sitosterolemia),也称为植物固醇血症,是由于 ABCG5 或 ABCG8 基因纯合子或复合杂合突变导致的常染色体隐性遗传脂质代谢异常疾病,其特征为血浆和组织中谷固醇含量增高、蓄积。

谷固醇血症目前的发病率尚不明确,国际上已公开报道的谷固醇血症病例数不足 200 例。已报道 30 多种导致该病的基因异常,根据基因频率估计,该病发病率约为 1/20 万。

(四)谷固醇血症的发病机制是什么? ABCG5/ABCG8 基因有何功能? 基因突变与表型之间有何关系?

ABCG5 和 ABCG8 基因为 ATP 结合(ATP binding cassette,ABC)转录体家族的两个成员,主要编码肝脏、小肠和胆囊上皮组织固醇的外转运体 Sterolin-1 和 Sterolin-2 蛋白,两者形成异源性二聚体将植物固醇泵出肠腔或胆汁,同时抑制其在肠道内的吸收,促进胆汁排泄,从而维持体内非胆固醇的固醇类物质平衡。当 ABCG5 或 ABCG8 基因出现突变后,导致植物固醇的肠道吸收增加,胆汁内植物固醇排泄减少,植物固醇血浆含量升高 30~100 倍,最终导致谷固醇在组织沉积,引起黄色瘤。

谷固醇血症的患儿临床表型异质性明显,一些纯合子突变的患儿几乎完全没有症状,而另一些患儿则表现出严重的高脂血症导致早发动脉粥样硬化。临床表型和基因型之间似乎没有相关性。

(五)如何解释患儿的基因检测结果?

本次检测在受检者全血基因组 DNA 中检测到 ABCG8 的复合杂合变异,c.1234C>T 和 c.1256_1257delinsAA,合子类型可以解释患儿患病。故认为此基因突变与临床相吻合,此基因突变是导致本例患儿发病的病因。

(六)谷固醇血症的临床特征是什么?

谷固醇血症患儿主要表现为皮肤黄瘤和腱黄瘤、早发动脉粥样硬化、关节炎、关节痛及溶血等表现,部分患儿可有肝脾大。实验室检查示血浆植物固醇含量升高,部分患儿可出现溶血性贫血、巨大血小板和转氨酶升高。

(七)谷固醇血症诊断标准是什么?

同时满足以下 3 条即可做出临床诊断:①皮肤或腱黄瘤;②血谷固醇≥0.024mmol/L(1mg/dl);③排除家族性高胆固醇血症和脑腱黄瘤病。

基因检测可作为谷固醇血症诊断及鉴别诊断的金标准。

(八)谷固醇血症需要与哪些疾病相鉴别?

1. 家族性高胆固醇血症 以皮肤黄色瘤为主要表现的谷固醇血症易被误诊为家族性高胆固醇血症,两者在临床表现上有相似之处,应加以鉴别。家族性高胆固醇血症为常染色体显性遗传疾病,致病基因包括 *LDLR*、*APOB*、*PCSK9*、*LDLRAP*、*STAP1*,最易引起早发性心血管病。

2. 脑腱黄色瘤病　是一种罕见的常染色体隐性遗传病,该病是由细胞色素 P450 亚家族 *CYP27A1* 基因突变引起的,其特征是大脑和其他组织(如肌腱或晶状体)中胆固醇的异常储存。

3. 其他存在血小板减少和/或溶血性贫血的疾病　谷固醇血症还要与其他存在血小板减少和/或溶血性贫血的疾病相鉴别,比如 EVANS 综合征、血栓性血小板减少性紫癜、免疫性血小板减少性紫癜和骨髓增生异常综合征等。

(九)谷固醇血症的治疗原则是什么?

1. 控制饮食　严格限制植物固醇的摄入,如植物油、小麦胚芽、坚果、巧克力、贝类和藻类等;同时适当限制动物固醇的摄入。研究认为多数患儿通过严格的膳食干预可将血脂控制住正常范围。

2. 药物治疗　胆固醇吸收抑制剂——依折麦布,是谷固醇血症的标准治疗药物,可靶向作用于胆固醇转运蛋白 NPC1L1,抑制肠道胆固醇吸收。我国批准依折麦布用于 6 岁以上患儿,剂量10mg/d。药物干预目标:低密度脂蛋白胆固醇 <3.49mmol/L。

3. 饮食干预联合标准药物治疗后效果不佳且合并心血管病变的患儿可行脂蛋白分离术。

(十)谷固醇血症的预后如何?

谷固醇血症是一种可治疗的罕见遗传性疾病,通过正确的饮食及药物治疗,能显著降低患儿的总胆固醇及植物固醇水平,促进黄色瘤消退。因此,早期识别、精准诊断和积极干预至关重要。

(十一)怎样进行遗传咨询?

该病呈常染色体隐性遗传,建议先证者父母进行分子遗传检测,当父母双方都是 *ABCG5* 或 *ABCG8* 致病变异的杂合子时,先证者的每个兄弟姐妹有 25% 的概率患病,有 50% 的概率成为无症状携带者,有 25% 的概率不患病也非携带者。先证者父母的每个兄弟姐妹都有 50% 的风险是无症状携带者。

(孙小妹)

三、居家护理要点

(一)生活护理

注意个人卫生,保持皮肤清洁干燥,避免抓挠、挤压黄色瘤,若影响外观可适当进行遮挡。

(二)休息与活动

避免情绪激动,保持大便通畅,以免加重心脏负荷,减小急性缺氧性昏厥的发作的风险。居家监测患儿血压、心率,适当活动,当收缩压高于正常 20mmHg 时减少活动,正常收缩压新生儿为 60~70mmHg,1 岁时为 70~80mmHg,2 岁以上可以按公式计算收缩压(mmHg)= 年龄(岁)×2+80mmHg。

(三)饮食指导

低植物固醇食物的选择,主食推荐大米、甘薯、马铃薯等,避免选择小米、荞麦等精细的谷类;严格限制芝麻油、菜籽油以及葵花籽油等,可选用山茶油和栗子油;严格限制黄油、冰激凌、巧克力等的摄入;避免食用贝类、海藻类;水果和蔬菜中植物固醇含量相对较低,但不能过量使用;豆类的植物固醇含量较谷类高,其中红豆、芸豆含量相对较低。低胆固醇食物的选择,避免食用动物内脏、蛋黄等,尽量选择瘦肉。

(四)用药指导

告知长期用药的重要性,避免擅自停药、擅自调整药物剂量。服用依折麦布者,在一天内任意时间服用,与食物进食时间无关;常见不良反应有腹痛、腹泻、胃肠胀气、疲倦、头痛、肌痛、乏力、周围性水肿等;同时在服药期间检测肝肾功能。

(五)病情监测

1. 立即就医　若皮疹短期内新增或扩散,患儿出现心悸、胸闷、高血压或晕厥,需立即就医。

2. 定期随访　定期监测生长发育、血脂、肝肾功、心脏彩超、心电图等,遵医嘱调整药物剂量。

(余　爽)

● 参考文献

[1] 张军,陈秋莉,郭松,等.以黄色瘤就诊的谷固醇血症患儿临床特征[J].中山大学学报(医学科学版),2022,43(2):276-288.

[2] 中华医学会儿科学分会罕见病学组,中华医学会儿科学分会心血管学组,中华医学会儿科学分会儿童保健学组,等.儿童脂质异常血症诊治专家共识(2022)[J].中华儿科杂志,2022,60(7):633-639.

[3] TADA H,NOMURA A,OGURA M,et al.Diagnosis and management of sitosterolemia[J].J Atheroscler Thromb,2021,28(8):791-801.

[4] TADA H,NOHARA A,INAZU A,et al.Sitosterolemia,Hypercholesterolemia,and Coronary Artery Disease[J].J Atheroscler Thromb,2018,25(9):783-789.

[5] 陈梅雪,宋元宗,张妮,等.1例谷固醇血症患儿的护理[J].中华护理杂志,2021,56(12):1843-1846.

[6] 郑婉祺.谷固醇血症的诊治进展[J].国际儿科学杂志,2019,46(10):760-763.

病例 23　糖原累积症 I a 型

一、病史摘要

患儿,女,4 月龄。因"发育落后 1 月余,发现血脂升高 5 天"入院。

(一)现病史

患儿出生身长、体重正常(身长 50cm、体重 3 000g),1 月余前儿保检查示生长发育落后,具体身长、体重不详。患儿系人工喂养,奶量 120~150ml/ 次,每日 8 次,暂未添加辅食,无吐奶、呛奶、腹胀、腹泻,无慢性疾病史,未特殊处理。后患儿奶量逐渐下降至 30~90ml/ 次,每日 8 次,5 天前于门诊进一步检查发现血脂升高(甘油三酯 72.0mmol/L,总胆固醇 15.07mmol/L)。

(二)既往史

无特殊。

(三)个人史及家族史

患儿系 G_2P_1,足月,顺产,出生体重 3 000g,无窒息抢救史。生长发育落后,运动发育落后,目前 4 月龄,抬头可,不能翻身。生后人工喂养,暂未添加辅食。母亲孕第一胎时孕检发现"胎儿畸形"流产。患儿外婆、舅舅"智力障碍",具体不详。否认其他家族遗传疾病史。

(四)体格检查

体温 36.9℃,心率 124 次 /min,呼吸 30 次 /min,血压 80/50mmHg,体重 5.1kg(中位数 7.28kg,Z 评分 –2.61,P0.4),身长 58.1cm(中位数 64.84cm,Z 评分 –3.0,P0.1)。患儿神清,精神反应可,无特殊容貌;心肺查体无异常;腹软,肝脏肋下 2.5cm,剑突下 3cm,脾脏肋下未触及。四肢无水肿,活动可,四肢肌张力正常,神经系统无异常。

二、诊疗解析

(一)还需要完善哪些检查?

1. 血常规、尿常规、便常规未见异常。

2. 血气分析　pH 7.460,PCO_2 2.3kPa,PO_2 17.6kPa,SO_2 97.4%,BE –9.5mmol/L,HCO_3^- 12.8mmol/L,K^+ 5.3mmol/L,Cl^- 94.0mmol/L,Ca^{2+} 1.67mmol/L,Lac 5.7mmol/L(↑),Glu 5.5mmol/L。

3. 血生化　ALT 285U/L（↑）,AST 349U/L（↑）,DBIL 0.8pmol/L,TB 5.3pmol/L,γ-GT 602U/L,ALP 225U/L,LDH 387U/L,UA 464μmol/L（↑）,FBG 0.9mmol/L（↓）。

4. 丙酮酸 319.60μmol/L（↑）,β羟丁酸 0.82mmol/L（↑）。

5. 血脂　甘油三酯 72.0mmol/L（↑）,总胆固醇 15.84mmol/L（↑）,高密度脂蛋白胆固醇 2.06mmol/L,低密度脂蛋白胆固醇 2.2mmol/L。

6. 尿有机酸检测未见异常。

7. 血氨基酸及酰基肉碱检测未见异常。

8. 头颅 MRI　双侧视辐射信号异常,遗传代谢性疾病? 或其他?

9. 腹部 CT　双肾增大,形态失常,双肾实质内散在多发条片状稍高密度影(钙化或其他?),上述表现提示遗传代谢性疾病可能;肝脏增大,脾及胰腺大小、形态和密度未见异常。

10. 心脏超声　未见异常。

11. 基因检测(表 23-1)

表 23-1　*G6PC*(OMIM:232200)基因检测结果

基因	染色体位置	遗传方式	核苷酸改变	氨基酸改变	ACMG变异评级	携带		
						先证者	母	父
G6PC（OMIM:232200）	Chr17:42911000	AR	c.648G>T（exon5）	p.Leu216=（NM-000151.4）	致病性变异	杂合	杂合	野生型
G6PC（OMIM:232200）	Chr17:42911166	AR	c.814G>T（exon5）	p.Gly272Trp（NM-000151.4）	临床意义未明变异	杂合	野生型	杂合

(二)诊断思路

回顾病史查体及实验室检查,患儿主要有以下问题:①患儿系 4 月龄小婴儿,以生长发育落后为主要表现,血脂提示甘油三酯及胆固醇明显升高;②患儿无肥胖、饮食摄入过量脂肪、长期服药史可排除膳食原因及肥胖、药物等因素所致高脂血症;③患儿无多饮、多尿、水肿、泡沫尿等,无低蛋白血症、蛋白尿,检测血糖不高,甲状腺功能正常,可排除糖尿病、肾病综合征及甲状腺功能减退症等继发性高脂血症;④患儿除高脂血症外合并生长发育落后、肝脏长大及肾脏病变提示患儿非单纯性先天性高脂血症;⑤患儿有生长发育落后,肝大,肝酶升高,反复空腹低血糖、高乳酸血症、高尿酸血症,腹部影像学肝脏及肾脏增大,其影像学改变提示遗传代谢性疾病可能,故需考虑糖原累积症,结合基因检测确诊。

(三)糖原累积症Ⅰa型是什么? 其发病率是多少?

糖原贮积症Ⅰ型(glycogen storage disease type Ⅰa,GSDⅠa)是一种常染色体隐性遗传病,是由于 *G6PC* 基因变异导致葡萄糖 -6- 磷酸酶活性不足,糖原在肝脏、肾脏和小肠中过度累积而导致的多系统损害。典型表现为婴幼儿期起病的肝脏肿大、生长发育落后、空腹低血糖、高脂血症、高尿酸血症和高乳酸血症等。在国外,不同人种之间,GSDⅠ型总发病率约为 1/100 000~1/20 000,其中Ⅰa 占 80%。国内尚无准确的流行病学数据。GSDⅠa 患儿病情轻重不同,可能呈急性、慢性进行性或间歇性发病。

(四)GSDⅠa 的发病机制是什么? *G6PC* 基因有何功能? 基因突变与表型之间关系?

分子生物学研究结果证实,*G6PC* 基因变异导致葡萄糖 -6- 磷酸酶活性不足是导致 GSDⅠa 的原因。*G6PC* 定位于 17q21,含 5 个外显子。正常状态下糖原降解及糖异生产生 6- 磷酸葡萄糖,6- 磷酸葡萄糖必须通过 *G6PC* 系统分解为葡萄糖。*G6PC* 基因突变导致糖原降解或异生过程不能释放葡萄糖,故导致低血糖。此外,6- 磷酸葡萄糖堆积,通过糖酵解途径产生过多乳酸,通过磷酸戊糖途径致血尿酸升高,同时生成大量乙酰辅酶 A。低血糖使胰岛素降低,促进外周脂肪分解,同时因乙酰辅酶 A 的堆积,导致血脂升高。人类基因突变数据库中已报道多种变异,存在显著的人种差异,迄今未发现明确的基因型 - 表型关联。至今已报道的 *G6PC* 突变达 116 种,中国人最常见突变是 c.648G>T(56.3%~57%)和 c.248G>A(12.1%~14%)。

(五)如何解释患儿的基因检测结果?

本次检测在受检者全血基因组 DNA 中检测到 *G6PC* 基因的复合突变(c.648G>T、c.814G>T),其中 c.648G>T 是中国人最常见的突变,该变异曾多次文献中被报道,是一种致病变异,而 c.814G>T 突变目前仅有一篇文献报道,临床意义尚不明确。该患儿有生长发育落后伴肝大、肝酶升高、低血糖、高脂血症、高乳酸血症、高尿酸血症等,故认为此基因的复合突变与临床相吻合,此基因的复合突变是导致本例患儿发病的病因。

(六)GSD I a 临床表现是什么?

GSD I a 患儿病情轻重不同,发病形式可能是急性、慢性进行性或间歇性发病。多数患儿在 3~6 月龄出现肝大、生长迟缓、低血糖及排便次数增多,低血糖的症状和体征可不明显,少数患儿在新生儿期出现低血糖,也有患儿首发症状仅表现为严重的乳酸酸中毒。

急性期多因长时间空腹、感染、药物、疲劳等多种因素诱发急性代谢危象,引起严重低血糖、代谢性酸中毒、高乳酸血症等代谢紊乱,发生急性脑病、肝病、肾功能不全、肺动脉高压、心力衰竭,甚至导致死亡。慢性期多表现为腹部膨隆、生长迟缓、低血糖抽搐、肝大等。反复鼻出血、腹泻和呕吐为儿童患儿主要就诊原因,极少数以肉眼血尿、便血、反复骨折、贫血或痛风等为首发表现。从未确诊及治疗的成年患儿可因多发肝腺瘤、慢性肾衰竭、严重痛风、骨质疏松等就诊。其他少见表现包括肺动脉高压、糖尿病、脑血管病等。

(七)GSD I a 诊断标准是什么?如何早期诊断?

GSD I a 的诊断需要结合临床表现、生化及辅助检查、基因检测等综合判断。

1. 临床表现　对所有肝脏明显肿大伴空腹低血糖的患儿,均应警惕 GSD I a 的可能。

2. 生化及辅助检查　GSD I a 典型表现为空腹 3~4h 后的低血糖、高乳酸血症和以高甘油三酯血症为主的高脂血症和高尿酸血症等代谢异常。骨骼 X 线、腹部超声、超声、头颅 MRI 等影像学检查有助于评估患儿器官损害情况。

3. 基因诊断　检出 *G6PC* 双等位基因致病性变异是确诊的关键。

如患儿有肝大伴空腹低血糖、高脂血症,均应警惕此类疾病可能,尽早进行基因检测,可以协助明确诊断。

(八)GSD I a 需要与哪些疾病相鉴别?

GSD I a 主要与肝脏增大伴低血糖的疾病相鉴别,见表 23-2。如 GSD I b、Ⅲ型、Ⅳ型、Ⅵ型和Ⅸ型、Fanconi-Bickel 综合征等。其他遗传代谢病(如果糖 1,6 二磷酸酶缺乏症、遗传性果糖不耐受、线粒体脂肪酸氧化障碍、希特林蛋白缺乏症、线粒体 DNA 耗竭综合征等)也常导致肝病和低血糖,结合病史、血氨基酸及肉碱谱分析、尿有机酸分析及基因检测是鉴别诊断的关键。

(九)GSD I a 如何治疗?预后如何?

GSD I a 的治疗需要多学科合作,包括儿科、内分泌遗传代谢、营养、消化、肾脏、血液、心脏、外科、重症医学科和肝肾移植外科等专业综合管理,进行个体化治疗。治疗总目标是维持血糖在正常范围,避免血糖剧烈波动,预防继发代谢紊乱及并发症,提高患儿生活质量。

1. 急性乳酸酸中毒处理　患儿出现气促、呕吐、食欲缺乏、精神萎靡、惊厥等表现时,需考虑急性乳酸酸中毒发作,及时检测血气、血乳酸、血糖、电解质、肌酐和尿素氮等指标。若确诊为乳酸酸中毒,应采取以下紧急处理措施:

表 23-2　GSD Ⅰ a 的鉴别诊断

疾病	鉴别要点	缺陷基因
GSD Ⅰ b	血粒细胞降低或功能缺陷,反复感染	*SLC37A4*
GSD Ⅲ	严重酮症,轻度高乳酸血症,肌酸激酶明显升高,心肌肥厚	*AGL*
GSD Ⅵ	低血糖常不严重,轻度高脂血症,乳酸正常或轻度升高	*PYGL*
果糖 1,6 二磷酸酶缺乏症	在长时间(例如过夜)空腹后出现低血糖,空腹 3~4h 常血糖正常	*FBP1*
Fanconi-Bickel 综合征	餐前低血糖和餐后高血糖,低磷性佝偻病	*SLC2A2*

（1）静脉补液:合并食欲缺乏、呕吐者需葡萄糖持续静脉输注,将血糖维持在 5~8mmol/L,持续静脉输注至患儿可进食。

（2）纠正酸中毒:血 pH<7.25 时可静脉输注碳酸氢钠,注意补钾。

（3）呼吸支持:氧疗,呼吸困难严重者可积极给予无创或有创呼吸机辅助呼吸。

（4）如经以上治疗 4~6h,血乳酸仍持续 >15~20mmol/L,血气和临床症状无好转,可考虑血液净化治疗。

2. 营养　营养来源 60%~70% 为碳水化合物,10%~15% 为蛋白质,以优质蛋白为主,其余为脂肪。限量进食含葡萄糖、蔗糖、乳糖和果糖的食物。

3. 血糖管理　目标为餐前或空腹 3~4h 血糖 3.9~5.6mmol/L。生玉米淀粉是治疗 GSD Ⅰ a 的经典方法,生玉米淀粉能在肠道中缓慢释放葡萄糖,使血糖在较长时间内保持稳定。婴儿缺乏胰淀粉酶,尚不能消化玉米淀粉,推荐在 6~12 月龄后再开始玉米淀粉治疗,从小剂量开始逐渐增加,每次 1.6~2.5g/kg,以 1:2 的比例与凉白开水混合,每 3~6h 服用 1 次。改良支链玉米淀粉(glycosade)较普通的玉米淀粉能更长时间维持血糖稳定,降低胰岛素反应,在美国和欧洲已获批应用于 2 岁以上的儿童和成人患儿,起始剂量为每次 2g/kg,于睡前口服以维持夜间血糖稳定。

4. 并发症的治疗

（1）高脂血症:首先要控制血糖平稳,婴幼儿建议选择以麦芽糊精为主要糖类、不含乳糖、含中链甘油三酯(MCTs)的特殊配方奶粉,低脂饮食,最大程度使血脂接近正常。对于代谢控制良好,血脂水平仍然升高,特别是青春期及以后的患儿,为防止胰腺炎和动脉粥样硬化,可应用贝特类或他汀类药物;药物治疗及饮食干预只能部分缓解患儿的高脂血症,肝移植后高脂血症可完全缓解。

（2）高尿酸血症:给予低嘌呤饮食及综合管理,枸橼酸盐(枸橼酸钾优于枸橼酸钠)或碳酸氢钠可碱化尿液,促进尿酸排出并预防肾结石。当血尿酸持续高于 600μmol/L 时,可口服别嘌醇降尿酸。

（3）高乳酸血症:首先要维持血糖正常,其次限制乳糖摄入。婴幼儿选择无乳糖奶粉。如果持续存在高乳酸血症,可口服枸橼酸盐或碳酸氢钠纠正代谢性酸中毒。

（4）肝腺瘤:多发腺瘤是 GSD Ⅰ a 常见并发症,治疗方法包括随诊观察、手术切除、肝动脉栓塞、肝动脉化疗栓塞、射频消融和肝移植等。良好的代谢控制可减少肝腺瘤发生。

（5）肾脏病变的治疗:GSD Ⅰ a 患儿应每年进行肾脏超声检查,评估肾脏功能,早期发现微量白蛋白尿及肾结石等肾脏疾病。若患儿持续存在微量白蛋白尿,应使用血管紧张素转换酶抑制剂或血管紧张素受体阻滞剂,以减缓肾功能恶化。对于终末期肾病患儿可考虑肾移植。患儿的低枸橼酸尿症可能随年龄增长而加重,可口服枸橼酸盐碱化尿液以降低肾结石风险。

（6）贫血及粒细胞减少:应明确贫血原因,对因治疗,对于难治性中度以上贫血患儿,建议骨髓穿刺进行骨髓细胞学检测及检测促红细胞生成素水平。可用粒细胞刺激因子治疗与粒细胞缺陷相关的严重感染、骨关节炎和炎症性肠病等。

5. 肝移植　肝移植是目前 GSD Ⅰ a 的根治方法,肝移植指征为代谢控制不良、腺瘤恶化、存在肝细胞癌和/或肝功能衰竭。肝移植后患儿可恢复正常饮食,生存质量显著改善。

6. 预后　GSD Ⅰ a 患儿的预后质量取决于能否早期诊治。早期诊治的患儿有明显生活质量改善,可以正常上学、工作、结婚和生育。未正规诊治及随访的 GSD Ⅰ a 患儿生活质量会大大降低,也可能出现严重肾病、肝衰竭等并发症。

（十）如何进行遗传咨询?

GSD Ⅰ a 是一种常染色体隐性遗传病。该患儿的父母为 *G6PC* 基因不同位点变异携带者。患儿的同胞有 1/2 的可能携带 *G6PC* 杂合变异,1/4 的可能未携带 *G6PC* 变异,也有 1/4 的可能与患儿一样为 *G6PC* 基因复合杂合突变。

（李　慧）

三、居家护理要点

（一）生活护理

注意手卫生,注意保暖,外出时戴口罩、勤洗手,增强个人防护,预防感染。

（二）休息与活动

保证充分休息,避免长时间空腹、剧烈运动、疲劳,以预防低血糖。若有肝脾大,活动时避免撞击腹部。

（三）饮食指导

少量多餐,低脂肪、低嘌呤饮食,限制乳糖摄入,婴幼儿选择无乳糖奶粉,定时喂养,尤其夜间需按时喂养,预防夜间低血糖。生玉米淀粉必须用冷开水调服,不可煮沸或用开水冲服。

（四）病情监测

1. 立即就医　若患儿出现有气促、呕吐、食欲缺乏、精神萎靡、惊厥等急性乳酸酸中毒发作;或低血糖发作,表现为烦躁、激惹、惊厥、哭声异常、喂养困难、肌张力异常、呼吸暂停、冷汗、心悸、乏力、晕厥等,需立即就医。

2. 定期随访　监测血糖、血脂、肝肾功、生长发育、营养等。

3. 居家监测血糖　可选用持续葡萄糖动态血糖监测,尤其注意监测夜间有无低血糖。

（余　爽）

● **参考文献**

［1］中国妇幼保健协会出生缺陷防治与分子遗传分会,中国妇幼保健协会儿童早期发展专业委员会,中国妇幼保健协会儿童疾病和保健分会遗传代谢学组,等.糖原累积病Ⅰa型的诊断治疗和预防专家共识［J］.中国实用儿科杂志,2022,37(9):9.

［2］中华人民共和国国家卫生健康委员会.糖原累积病(Ⅰ型和Ⅱ型)诊疗指南(2019)［J］.中国实用乡村医师杂志,2021,28(3):8-10.

［3］PRIYA S,KISHNANI S L,AUSTIN J E.Diagnosis and management of glycogen storage disease type I:a practice guideline of the American College of Medical Genetics and Genomics［J］.Genet Med,2014,16(11):e1.

［4］VAN D E,MEIJDEN J C,GUNGGOR D,et al.Ten years of the international Pompe survey:patient reported outcomes as a reliable tool for studying treated and untreated children and adults with non-classic Pompe disease［J］.J Inherit Metab Dis,2015,38(3):495-503.

［5］ZHAO Z,ANSELMO A C.Viral vector-based gene therapies in the clinic［J］.Bioeng Transl Med,2022,7(1):e10258.

病例 24　甲状腺抵抗综合征

一、病史摘要

患儿,男,4 月龄 12 日龄。因"发现甲状腺功能异常 4 个月"就诊。

(一)现病史

4 个月前即患儿出生后,行新生儿筛查示促甲状腺素(TSH)13.28mU/L,偶有心率加快(155~165 次/min),无多食、消瘦、多汗、腹泻、突眼、颈前肿大、烦躁不安、睡眠减少等表现。

(二)既往史

生后因"早产"曾于外院住院治疗 40 天。

(三)个人史及家族史

患儿系 G_1P_1,30^{+4} 周顺产,出生体重 1 600g,出生身长 46cm。可抬头、翻身;可发单音节,见到熟人会微笑。父亲体健,母亲孕期诊断为"甲状腺功能减退",一直予左甲状腺素钠口服治疗,后监测甲状腺功能无异常。否认遗传病家族史。

(四)体格检查

体温 36.9℃,心率 160 次/min,呼吸 45 次/min,血压 88/62mmHg。体重 5.35kg(中位数 7.69kg,Z 评分 −2.65,P0.4),身长 58cm(中位数 65.51cm,Z 评分 −3.24,≤P0.1)。上下部量比例 1.5∶1。神清,反应可,颈部未扪及包块,无突眼,心音有力,律齐,未闻及杂音。双肺、腹部及神经系统查体阴性。竖颈稳,可翻身,四肢肌力、肌张力正常。

二、诊疗解析

(一)还需要完善哪些检查?

1. 血常规、肝肾功能、电解质、血脂未见异常。

2. 甲状腺功能　T_3 6.4nmol/L(↑)(参考值:1.11~3.62nmol/L),FT_3 20.76pmol/L(↑)(参考值:5.1~8.0pmol/L),T_4 386nmol/L(↑)(参考值:77.4~171.57nmol/L),FT_4 80.1pmol/L(↑)(参考值:12.26~21.67pmol/L),TSH 11.42mU/L(↑)(参考值:1.7~9.1mU/L)。

3. 甲状腺相关抗体　抗甲状腺球蛋白抗体 <15.0U/ml,抗甲状腺过氧化物酶抗体 45.9U/ml(参考值:<60U/ml),抗促甲状腺素受体抗体 <0.3U/ml。

4. 维生素 D 水平　26.7ng/ml(↓)。

5. 甲状腺超声　甲状腺未见肿大及占位。

6. 心电图　窦性心动过速(心率 189 次/min)。

7. 超声心动　无异常。

8. 骨龄　腕骨 0 颗,尺骨骨骺核未出现,桡骨及掌指骨骨骺未出现。尺骨远端干骺端骨质边缘稍毛躁。

9. 蝶鞍 MRI　垂体形态正常,未见异常信号灶。

10. 外周血基因检测（表 24-1）

表 24-1　*THRβ*（OMIM:145650）基因检测结果

基因	染色体位置	遗传方式	核苷酸改变	氨基酸改变	生物学危害性	携带		
						先证者	母	父
THRβ（OMIM:145650）	Chr3:24164400	AD	c.1361T>C（exon10）	p.Leu454Ser（NM_000461）	可能致病	杂合	野生型	野生型

（二）诊断思路

①患儿系 4 月余婴儿，起病隐匿，病程长，偶有心动过速，多次查甲状腺功能提示甲状腺激素及 TSH 升高，需考虑甲状腺功能亢进相关疾病；②患儿无甲状腺肿、突眼、黏液性水肿等表现，TSH 无反馈性降低，抗促甲状腺素受体抗体阴性，排除 Graves 病；③抗甲状腺球蛋白抗体、抗甲状腺过氧化物酶抗体均阴性，排除桥本甲状腺炎；④患儿无发热、颈部包块，无甲状腺肿大及结节，进一步排除甲状腺自主高功能腺瘤、多结节性毒性甲状腺肿等疾病；⑤患儿 TSH 异常升高，故高度考虑 TSH 瘤、甲状腺激素抵抗综合征可能，但患儿发病年龄小，不伴多食、消瘦、多汗等高代谢表现，蝶鞍 MRI 未见垂体腺瘤征象，不支持 TSH 瘤，结合基因检测结果，最终确诊。

（三）甲状腺激素抵抗综合征是什么？其发病率是多少？

甲状腺激素抵抗综合征（resistance to thyroid hormone，RTH）是由于甲状腺激素受体（thyroid hormone receptors，*THRs*）基因突变，导致靶器官对甲状腺激素（thyroid hormone，TH）的敏感性降低，而使得血清游离甲状腺素（FT_4）和游离三碘甲状腺原氨酸（FT_3）水平升高，同时血清促甲状腺激素（TSH）水平正常或略升高的一种罕见综合征。RTH 发病率约为 1/5 万~1/4 万，男女均可患病，儿童和青少年发病较多，年龄最小的为新生儿。该病为常染色体显性或隐性遗传，有家族发病倾向，也有少数为散发病例。

（四）RTH 的病因及发病机制是什么？*THRβ* 基因突变仅导致 RTH 吗？

目前，甲状腺激素受体基因突变被认为是 RTH 的重要发病机制。其中 *THRβ* 是 RTH 最常见的突变基因。*THRβ* 基因位于 3p24.3，包含 10 个外显子，编码 THRβ。包括两个功能区结构：一个配体结合区域（ligand binding domain，LBD），负责识别 T3；另一个是 DNA 结合区域（DBD）。目前发现了大约 176 种 *THRβ* 基因突变，几乎都位于 *THRβ* 的 LBD 内。LBD 内有 3 个突变好发区域，称为突变丛集区，分别位于第 429~461、310~353、234~232 氨基酸残基处。

THRβ 基因突变会干扰 THR 的正常功能，称为显性负效应，可能的机制：①突变型 THR 和野生型 THR 之间无活性二聚体的形成，并与 T3 的亲和力降低。②突变型 THR 与辅因子的相互作用受损，从而失去了在不同组织中调节靶基因表达的能力。③突变型 THR 与野生型 THR 竞争性结合靶基因的 DNA 结合位点，干扰靶基因表达。

THRβ 基因突变仅能解释部分 RTH 发病机制，此外尚存在其他新的相关基因及机制，如 *THRα* 基因突变、TH 转运蛋白体蛋白 *MCT8* 基因突变、*RXR-γ* 基因异常等。

（五）如何解释患儿基因检测结果？

本例患儿基因示 *THRβ* 基因杂合变异，其变异位点 c.1361T>C 位于外显子功能域及突变丛集区，为经双亲验证的新发变异。且该变异在人群中发生的频率极低，结合患儿临床表现，此变异与患儿表型存在相关性，故认为此基因突变与临床相吻合，此基因突变是导致本例患儿发病的病因。

（六）RTH 的临床表现有哪些？本例患儿为哪种分型？

不同组织 THR 表达差异、靶器官对 TH 抵抗严重程度不同以及基因突变多样性等原因，RTH

患儿间的临床表现异质性极大,可由无症状至呈现典型甲状腺功能亢进或甲状腺功能减退表现。据统计,主要的临床表现有甲状腺肿(66%~95%),心动过速(33%~75%),情感障碍(60%),注意力不集中/过度兴奋(40%~60%),低体重(33%)和骨龄延迟(29%~47%)等。根据对甲状腺激素不敏感的组织分布可将其分为3型,各型特点见表24-2。

表24-2　RTH的分型及特点

特点	全身性甲状腺激素抵抗综合征（GRTH）	垂体甲状腺激素抵抗综合征（PRTH）	外周组织性甲状腺激素抵抗综合征（PTRTH）
发病率	最常见	不常见	极罕见
特点	垂体与周围组织均对TH不敏感,TH代偿性增高	仅垂体对TH不敏感,TH合成增加,而外周组织对TH反应正常	仅外周组织对TH反应不敏感,垂体对TH反应正常
临床表现	大多数无临床表现,少部分表现为甲状腺功能减退、甲状腺肿大	轻、中度甲状腺功能亢进,多表现为心悸和心动过速,而无突眼等	多表现为甲状腺功能减退
甲状腺功能	血TH升高,TSH值升高或正常。		

本例患儿存在心动过速、TH及TSH水平均高于正常,无TSH瘤影像学改变,同时,$THR\beta$基因c.1361(exon10)T>C突变与PRTH相关。

（七）RTH的诊断标准是什么？如何早期诊断？

RTH的诊断困难,需综合判断。若出现以下情况,应考虑RTH可能,需进一步完善基因检测。

1. 单纯甲状腺肿大,无甲状腺功能亢进或甲状腺功能减退等表现,但血清T_3、T_4多次检测均升高。

2. 甲状腺肿大伴有甲状腺功能减退,但血清T_3、T_4升高。

3. 甲状腺肿大伴有甲状腺功能亢进,但血清T_3、T_4、TSH水平均升高并排除垂体肿瘤。

4. 甲状腺功能减退患儿使用较大剂量的甲状腺激素治疗,但临床效果不理想。

5. 甲状腺功能亢进患儿采用多种治疗方法而易复发者,并排除垂体肿瘤。

6. 家族中有本病患儿。

由于目前检测技术及认识水平有限,仍有约15%的RTH患儿未能检测到基因异常表现,因此,即使基因检测未见异常,也不能排除RTH可能。

（八）RTH需要与哪些疾病相鉴别？

TSH瘤:两者有类似的临床及生化表现,但这两种疾病的治疗和处理方法完全不同,因此必须对其进行鉴别诊断。其主要鉴别点见表24-3。国内常用生长抑素试验来鉴别,但具体试验方法和试验判定的切点尚未统一。除此之外,RTH可同时合并垂体TSH瘤,垂体病变并不能排除RTH的诊断,使鉴别更加困难。

表24-3　RTH与TSH瘤鉴别点

项目	RTH	TSH瘤
促甲状腺激素释放激素(TRH)兴奋试验	正常或过度反应	不被兴奋
T_3抑制试验	TSH可被抑制	TSH不被抑制
α-GSU/TSH的摩尔浓度比例	<1	升高,常>1

续表

项目	RTH	TSH 瘤
生长抑素试验	抑制率低	显著抑制
垂体 MRI	无异常	可见占位
THR 基因检测	突变	无突变

注:RTH,甲状腺激素抵抗综合征;TSH,促甲状腺素。

(九) RTH 如何治疗? 预后如何?

RTH 目前尚无根治方法,治疗目的在于改善患儿症状而不是恢复正常 TH 水平,因此,存不存在明显的甲状腺毒性或甲状腺功能减退是治疗的有用指南。

1. 轻型、无症状患儿不需要治疗。

2. 部分表现为甲状腺肿大患儿,L-T_3 有一定的治疗效果,但治疗剂量应根据 TSH、甲状腺球蛋白浓度和甲状腺肿大小进行调整。

3. 临床表现为甲状腺功能减退而不能通过自身调节得到补偿的患儿,可予生理剂量的甲状腺激素(L-T_4)治疗,但需密切监测甲状腺激素水平,避免出现甲状腺激素中毒症状。

4. 有生长或智力发育迟缓的儿童,可以通过给予超过生理上剂量的 L-T_4 来克服某些组织中更高程度的抗性,但存在争议。

5. 休息时发生心动过速和心悸的患儿可使用选择性心脏 β 受体阻滞剂(阿替洛尔或其他药物)。如果出现严重的甲状腺毒性症状,β 受体阻滞剂无效,可考虑同时降低 TSH 及 TH 水平的药物——3,3,5- 三碘甲状腺乙酸(TRIAC)。

(十) 如何进行遗传咨询?

甲状腺激素抵抗综合征的遗传方式大多为常染色体显性遗传,较少数为常染色体隐性遗传。通过基因检测,本例患儿为常染色体显性遗传,其双亲均未携带患病基因,是新发的杂合突变,理论上再生育患病子代的风险较低,但无法排除受精卵在形成过程中,出现了基因随机突变。而本例患儿若生育,子代中约有 1/2 为患病者。因此,该患儿应避免与存在患病基因者结婚,且生育后代时需通过产前诊断阻断致病基因的遗传。

(阮玲瑛)

三、居家护理要点

(一) 生活护理

注意保暖,外出戴口罩、勤洗手,注意个人卫生,预防感染。保持环境安静舒适,减少刺激。

(二) 休息与活动

适当进行放松训练,如听轻音乐、瑜伽、冥想等,舒缓情绪。对生长或智力发育落后患儿,进行相关康复训练。

(三) 用药指导

居家用药需按时、按量服用,勿擅自调药或停药。

(四) 病情监测

1. 立即就医 若患儿出现体温异常、颈部包块、呼吸浅慢、心悸胸闷、皮肤湿冷、嗜睡、昏迷等,应立即就医。

2. 定期随访 监测生长发育、甲状腺功能、心电图等。

（五）心理支持

由于患儿甲状腺功能不稳定,可能出现暴躁、抑郁、注意力不集中、激动等情感障碍,家属需理解患儿性格变化,鼓励专注于感兴趣的事务,多关心多倾听患儿内心想法,如有自残、自伤等行为,可寻求心理医师帮助。

（蒋　慧）

● 参考文献

［1］SUN H,CAO L,ZHENG R,et al.Update on resistance to thyroid hormone syndromeβ［J］.Italian Journal of Pediatrics,2020,46（1）:1-5.

［2］PERSANI L,CAMPI I.Syndromes of resistance to thyroid hormone action［J］.Genetics of endocrine diseases and syndromes,2019,111:55-84.

［3］DUMITRESCU A M,REFETOFF S.The syndromes of reduced sensitivity to thyroid hormone［J］.Biochimica et Biophysica Acta（BBA）-General Subjects,2013,1830（7）:3987-4003.

［4］YAO B,YANG C,PAN C,et al.Thyroid hormone resistance:Mechanisms and therapeutic development［J］.Mol Cell Endocrinol,2022,553:111679.

［5］PAPPA T,REFETOFF S.Resistance to thyroid hormone beta:a focused review［J］.Frontiers in endocrinology,2021,12:656551.

以视力障碍为主诉

病例 25　克拉伯病

一、病史摘要

患儿,女,2岁4月龄。因"发现视力下降1月余"就诊。

(一)现病史

1月余前,患儿无明显诱因出现视力下降,表现为取物及走路时需摸索,无发热、抽搐,无眼痛、畏光,无头晕、头痛、意识障碍。

(二)既往史

既往体健,否认手术史、外伤史、过敏史。

(三)个人史及家族史

患儿系 G_3P_2,足月,顺产,出生体重不详,无窒息抢救史。既往生长发育史正常。母亲妊娠史:否认特殊药物、食物接触史。曾有一胎流产,原因不详。有一5岁姐姐,体健。否认家族遗传疾病史或先天疾病史。

(四)体格检查

体温36.2℃,脉搏105次/min,呼吸21次/min,血压97/55mmHg。体重10kg(中位数13.05kg, Z 评分 –2.03, $P2.1$),身长88cm(中位数92.08cm, Z 评分 –1.09, $P13.7$),患儿神清,精神反应可,无特殊容貌,心肺腹查体未见明显异常。视力、视野检查不配合,双眼结膜无充血,角膜透明,眼球运动不配合,双侧瞳孔约2.5mm,等大等圆,对光反射较灵敏。四肢肌力肌张力正常,右侧 Babinski 征可疑阳性,余神经系统查体阴性。

二、诊疗解析

(一)还需要完善哪些检查?

1. 血常规未见异常。

2. 肝功能、肾功能、血脂、电解质未见异常。

3. 血乳酸5.20mmol/L(↑)(参考值:0.5~2.2mmol/L),血氨47.0μmol/L。

4. 脑脊液　细胞学、生化、涂片、培养未见异常。脑脊液乳酸水平正常。

5. 血中枢脱髓鞘抗体未见异常。

6. 儿童胸部正位　双肺纹理稍多、模糊,余心肺未见异常。

7. 视频脑电图　异常幼儿期脑电图,背景波慢化,醒睡期中央、顶、枕、后颞区δ波慢波频发(以醒睡期为著,以顶、枕、后颞区为主)。

8. 视觉诱发电位　左、右眼及双眼刺激时,各 P100 波形分化差,不易辨认,潜伏期明显延长。

9. 颅脑 CT 平扫　双侧枕顶叶灰白质分界不清,脑回显示模糊,密度不均匀增高。

10. 头部 MRI 轴位普通扫描　双侧顶颞枕叶及侧脑室后角旁白质斑片状异常信号,呈对称改变,累及胼胝体压部、内囊后肢、视辐射及背侧丘脑,考虑遗传代谢性脑病可能(图25-1)。

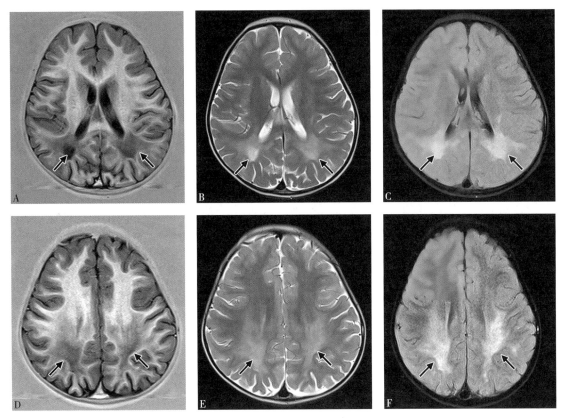

图 25-1　头部 MRI 轴位普通扫描

A、D 为 T_1WI 像,B、E 为 T_2WI 像,C、F 为 T_2WI-FLAIR 像。提示双侧侧脑室旁、顶枕叶为主的皮层下白质异常信号,呈对称分布;T_1WI 像为低信号,T_2WI 和 T_2WI-FLAIR 像为高信号(黑色箭头)。考虑遗传代谢性脑病。

11. 外周血白细胞 β- 半乳糖脑苷酯酶(β-galactosylceramidase,GALC)活性下降。

12. 基因检测(表 25-1)

表 25-1　GALC(OMIM:606890)基因检测结果

基因	染色体位置	遗传方式	核苷酸改变	氨基酸改变	ACMG变异评级	携带		
						先证者	母	父
GALC(OMIM:606890)	Chr14:87945637	AR	c.1586C>T(exon14)	p.Thr529Met(NM_000153.4)	致病性变异	杂合	杂合	野生型
GALC(OMIM:606890)	Chr14:87993036	AR	c.129C>G(exon1)	p.Tyr43*(NM_000153.4)	致病性变异	杂合	野生型	杂合

(二)诊断思路

回顾病史查体及实验室检查,患儿主要有以下问题:①儿童视觉障碍可以由眼球、眼底、神经 -视觉传导通路上任何结构的功能异常。该患儿曾至眼科就诊,眼球及眼底均未见异常,故排除眼科疾病。头部核磁提示大脑对称性脑白质病变,累及胼胝体、内囊后肢、视辐射及背侧丘脑,故考虑视力障碍由白质病变、即累及视辐射的病变引起。②脑脊液检查及血中枢脱髓鞘抗体检查阴性,可排除中枢感染性和免疫性疾病。③结合患儿发病年龄早、隐匿性起病,考虑可能系先天性疾病可能。

进一步基因检测,确诊为克拉伯(Krabbe)病。

（三）什么是 Krabbe 病？其发病率是多少？

Krabbe 病又称为球形细胞脑白质营养不良,是一种由编码溶酶体酶 *GALC* 基因突变导致的常染色体隐性遗传性溶酶体贮积症。该病非常罕见,总体发病率估计在 1/100 000,不同的国家有所不同,以色列 Druze 人发病率相对较高,为 6/1 000 正常婴儿。国内尚无相关统计结果,仅报道少数散发病例。

（四）Krabbe 病的发病机制是什么？*GALC* 基因有何功能？基因突变与表型之间有何关系？

由于 *GALC* 基因突变导致 GALC 活性缺陷,半乳糖脑苷脂不能降解成神经酰胺和半乳糖,毒性代谢产物半乳糖苷鞘氨醇蓄积,导致髓鞘的形成障碍。脑白质广泛脱髓鞘、胶质细胞化,中枢和周围神经系统变性,并可见特征性球形巨噬细胞,以穹隆、海马、半卵圆中心及小脑白质显著受累。

GALC 基因位于 14q31,包含 17 个外显子和 3.8kb mRNA,编码 669 个氨基酸。GALC 的功能是将半乳糖脑苷脂降解为神经酰胺和半乳糖,在髓鞘的形成过程中发挥重要作用。目前已识别出超过 200 种 *GALC* 致病突变,包括许多小缺失和插入突变,较常见的是 30kb 大缺失突变。

由于 *GALC* 基因突变具有很高的异质性,有关基因型和表型之间关系的报道很少。也有研究认为,无论酶活性还是基因型都不能够预测疾病的转归,因为据观察,家族中同一基因突变的患儿,起病年龄和疾病进程均存在差别。目前我国仅报道少数散发病例,有必要建立我国的 Krabbe 病的基因突变库,为临床诊断提供参考。

（五）如何解释患儿的基因检测结果？

本次检测在受检者全血基因组 DNA 中检测到 *GALC* 基因的 2 个复合杂合变异,c.1586C>T 和 c.129C>G,分别来自父母。两个变异分别为错义突变和移码突变,在人群中发生频率极低,曾多次在文献中被报道与 Krabbe 病相关,是常见的致病突变。该患儿临床表型也出现了视力下降、白质脑病等异常,故认为此基因突变与临床相吻合,是导致本例患儿发病的病因。

（六）Krabbe 病有哪些临床分型和临床表现？

根据患儿的发病年龄,本病分为 4 型。

1. 早发婴儿型　于 3~6 月龄发病,约占 85%~90%,多于 2 岁内死亡。

2. 晚发型　6 月龄之后发病,占 10%~15%,疾病进展相对缓慢。晚发型进一步分为:晚发婴儿型(6 月龄~4 岁发病);少年型(4~20 岁发病);成年型(20 岁后发病)。本例患儿属于晚发婴儿型。

临床症状以早发婴儿型表现更重,表现为易激惹、哭闹、不易安抚。常见症状包括肌张力增高,严重的认知和运动能力倒退,惊厥发作,眼球震颤,共济失调,偏瘫。影响多种神经功能,出现耳聋、视神经萎缩、失明、周围神经病变、吞咽困难、体重减轻,最终发展为去大脑强直状态,并且快速死亡。晚发型进展较缓慢,表现为单瘫、偏瘫、视力丧失。

头部影像学的检查对于 Krabbe 病的诊断具有重要价值,可与多种脑白质病相鉴别。CT 及 MRI 典型表现包括大脑、小脑、丘脑、基底核、胼胝体等的异常信号改变,可见对称性钙化,脑室周围半球后部脑区白质脱髓鞘病变,晚期可见脑萎缩、脑室扩大。MRS 进一步证实病变部位存在神经元受损、髓鞘脱失及胶质增生改变。早发婴儿型中多达 25% 的脑部 MRI 扫描结果看似正常。本例患儿的头部 MRI 呈现典型的 Krabbe 病大脑白质脱髓鞘病变。

（七）如何确诊 Krabbe 病？如何做到早期诊断？

怀疑该病的患儿,可以通过外周血白细胞 GALC 活性检测和 / 或 *GALC* 基因突变分析确诊。诊断标准:根据患儿存在相关临床表现,结合 β- 半乳糖苷酶活性下降,基因检测到 *GALC* 基因突变,确诊本病。

对于先证者诊断明确的 Krabbe 病家系,可通过胎盘绒毛膜上皮细胞或羊水细胞 GALC 活性检测和 *GALC* 基因分析进行胎儿的产前诊断。对 3~4 月龄出现不明原因哭闹易激惹、精神运动发育倒退的患儿应尽早进行头部 MRI 检测,如果 MRI 提示脑白质营养不良,要警惕早婴型的 Krabbe 病。本例患儿,除不明原因视力下降外,神经系统其他方面发育基本正常,头部 MRI 提示白质脑病,考虑晚发型 Krabbe 病,最终通过基因检测确诊。

(八)Krabbe 病需要和哪些疾病鉴别?

主要和累及大脑白质的遗传性疾病鉴别。

1. X 连锁肾上腺脑白质营养不良　该病的特点:①通常为男性,4~8 岁起病;②表现为学习障碍、注意力不集中、行为问题,随后出现神经功能恶化,包括认知和行为异常不断加重、失明及四肢轻瘫;③ MRI 提示顶枕部白质为主的脱髓鞘病变;④致病基因为位于 Xq28 的 ATP 结合盒亚家族 D 成员 1(ATP-binding cassette,subfamily D,member 1,*ABCD1*)基因突变导致;⑤血浆极长链脂肪酸(very long-chain fatty acid,VLCFA)水平升高。

2. 亚历山大病　一种罕见的遗传病,主要累及婴儿和儿童,与脑白质病变有关。大多数亚历山大病是由 *GFAP* 基因的散发性致病突变所致。临床表现以巨脑、额部隆起、癫痫发作、脑积水、精神运动性迟滞伴发育倒退、痉挛状态和喂养困难为特征。头部 MRI 提示广泛性脑白质改变,以额部为主;脑室周围边缘 T_1 加权像高信号且 T_2 加权像低信号。通过证实存在 *GFAP* 基因的致病变异而确诊该病。

3. 异染性脑白质营养不良　该病是由芳基硫酸酯酶 A(*ARSA*)基因致病性变异引起的常染色体隐性遗传溶酶体贮积病。少数患儿由鞘脂激活蛋白原(*PSAP*)基因致病性变异引起。临床表现包括运动功能倒退、步态障碍、共济失调、肌张力低下、智力损害、视神经萎缩以及周围神经病。头部 MRI 可见对称的白质病灶,主要累及脑室周围、额叶。白细胞 ARSA 酶活性缺乏,基因检测证实 *ARSA* 或 *PSAP* 基因突变,可以确诊该病。

(九)Krabbe 病如何治疗?预后如何?

目前该病尚无根治性治疗方法。早发婴儿型患儿预后很差。治疗以支持和对症治疗为主,康复治疗可以改善肌张力和局部的循环。曾有报道采用脐带血移植治疗无症状的新生儿 Krabbe 病,可以改变疾病的自然病程。成功的前提是在症状出现之前的早期移植,在发病之后的移植则结局不良。采用多种病毒载体,如腺病毒相关载体、慢病毒载体、对球形细胞脑白质营养不良进行基因治疗,目前处于动物实验阶段。

(十)Krabbe 病如何进行遗传咨询?

Krabbe 病是一种常染色体隐性遗传病。对于受累个体的同胞,受累概率为 25%,成为无症状携带者的概率为 50%,正常者概率为 25%。确诊 Krabbe 病患儿的所有同胞都应接受 GALC 活性检测,最好是在产前或刚出生后。还应进行分子基因检测,尤其是如果已经有先证者的遗传信息。早发婴儿型病例的同胞很可能发病情况类似,而晚发型病例的发病情况差异较大。

(蔡浅云)

三、居家护理要点

(一)生活护理

注意保暖,增强个人防护,勤洗手,保持口腔、肛周清洁,避免感染。偏瘫患儿定时翻身,保持全身及会阴皮肤清洁干燥,预防压疮。

(二)休息与活动

因视力及听力下降识别危险能力下降,应清除居家环境中的障碍物,避免在活动过程中发生意外伤害。保持安静的休息环境,避免情绪激动诱发惊厥等,禁止从事危险性活动,定期进行康复训练,改善肌张力。

（三）病情监测

1. 立即就医　若出现视力进行性下降或视物模糊、喂养困难、烦躁、激惹、惊厥、抽搐等情况，需及时就医。

2. 定期随访　监测听力、视力、生长发育、头部 MRI 等。

（四）用药指导

遵医嘱口服居家药物，不随意调药及停药，定期门诊随访调整药物剂量。

（五）抽搐时紧急处理

若患儿出现双眼凝视、呼之不应、口吐白沫、发绀、四肢抖动等抽搐表现，立即予去枕平卧，头偏向一侧，解开衣领，擦拭清除口鼻分泌物，保持周围环境安全，勿强行按压患儿肢体，立即拨打 120，记录患儿抽搐时表现及抽搐时间。

（柴　敏）

● 参考文献

［1］VERGANO S A，KANUNGO S，ARNOLD G.Making decisions about Krabbe disease newborn screening［J］.Pediatrics，2022，149（4）：e2021053175.

［2］WENGER D A，LUZI P，RAFI M A.Advances in the diagnosis and treatment of Krabbe disease［J］.Int J Neonatal Screen，2021，7（3）：57.

［3］HORDEAUX J，JEFFREY B A，JIAN J，et al.Efficacy and safety of a Krabbe disease gene therapy［J］.Hum Gene Ther，2022，33（9-10）：499-517.

［4］KOMATSUZAKI S，ZIELONKA M，MOUNTFORD W K，et al.Clinical characteristics of 248 patients with Krabbe disease：quantitative natural history modeling based on published cases［J］.Genet Med，2019，21（10）：2208-2215.

［5］KRIEG S I，KRÄGELOH-MANN I，GROESCHEL S，et al.Natural history of Krabbe disease：a nationwide study in Germany using clinical and MRI data［J］.Orphanet J Rare Dis，2020，15（1）：243.

病例 26 线粒体 DNA 缺失综合征 1 型

一、病史摘要

患儿,女,13 岁 9 月龄。因"双足感觉异常 1 个月,腹痛 2 天,发热 1 天"就诊。

(一)现病史

1 个月前,患儿无明显诱因出现双足感觉异常,表现为感觉较前减退,有穿鞋套感,走路步态不稳,抬高双足走路。伴反应力、记忆力较前明显下降,易疲劳,未予重视。入院前 2 天,患儿无明显诱因出现腹痛,以上腹部为主,为持续性隐痛,可忍受,伴腹泻,解黄绿色稀糊样便 9~10 次,无黏液、脓血,后夜间进食较多烤鸭后出现腹痛加剧,仍以上腹部持续性疼痛为主,无肩背部放射痛,平躺后疼痛可轻微缓解,与排便无明显关系,伴恶心,无呕吐、发热、腹胀、皮肤及巩膜黄染、皮疹,无抽搐、昏迷、意识障碍。行腹盆部 CT 提示大网膜、腹膜稍增厚;腹盆腔少量积液;腹盆腔多段结肠及小肠肠壁增厚、肿胀,以盆腔小肠肠壁增厚肿胀为著,部分肠管扩张,部分肠管见小气液平;肝脏体积增大,肝实质密度弥漫性减低;肝右后叶上段低密度结节,边界不清楚,性质不明,胆囊体积增大。儿外科医师会诊,外科考虑腹膜炎,肝脓肿? 建议抗感染治疗。入院前一天出现发热,最高体温 39.3℃,无畏寒、寒战,予布洛芬口服后可降至正常。一天内发热 3 次,无咳嗽、咳痰、气促等,后腹痛较前好转,仍有腹泻,为稀水样便,无呕吐、腹胀、少尿、抽搐等不适,为进一步诊治入院。

(二)既往史

入院前 2 个月诊断"右卵巢冠囊肿蒂扭转",于全麻下行"腹腔镜下右侧卵巢冠囊肿剥除术"。3 岁时高热后听力完全丧失,具体病因不详,4 岁时行"人工耳蜗植入术"。

(三)个人史及家族史

患儿系 G_2P_2,足月,顺产,无窒息抢救史。生长发育史正常。母亲妊娠史:否认特殊药物、食物接触史。有一 19 岁哥哥,体健。否认家族遗传疾病史或先天疾病史。父亲身高 174cm,母亲身高 162cm。

(四)体格检查

体温 36.5℃,脉搏 102 次/min,呼吸 23 次/min,血压 110/73mmHg。体重 31.5kg(中位数 46.42kg,Z 评分 –1.82,P3.4),身高 149.2cm(中位数 157.6cm,Z 评分 –1.44,P7.4)。患儿神清,精神反应欠佳,双肺呼吸音清,未闻及干湿啰音。心律齐,心音有力,心前区未闻及杂音。腹部外形正常,未触及包块,中上腹部及右上腹部压痛明显,右上腹伴肌紧张,全腹无反跳痛,脐部外翻,腹部未触及包块,肝脾脏肋下未触及,肠鸣音正常,约 3 次/min。四肢肌力、肌张力正常。腹壁反射引出,膝腱反射、跟腱反射未引出。浅感觉正常,深感觉减弱。闭目难立征阳性,轮替试验阴性。颈阻阳性,克尼格征阳性,布鲁津斯基征阴性。病理征阴性。

二、诊疗解析

(一)还需要完善哪些检查?

1. 血常规 (外院)白细胞计数 $24.83 \times 10^9/L$(↑)(参考值:$4\sim10 \times 10^9/L$),中性粒细胞百分比

77.6%，CRP 6.89mg/L。（本院）白细胞计数 9.1×10⁹/L，中性粒细胞百分比 53.2%，淋巴细胞百分比 30.1%，红细胞计数 3.44×10¹²/L，血红蛋白 112g/L，血小板计数 253×10⁹/L，C 反应蛋白 89.6mg/L（↑）（参考值：0~8mg/L）。

2. 肝肾功能、电解质、乳酸未见异常。

3. 血淀粉酶、脂肪酶、血沉未见异常。

4. 脑脊液　脑脊液有核细胞计数 10×10⁶/L，蛋白 1 962.9mg/L（↑）（参考值：200~400mg/L），糖 2.16mmol/L。4 天后复查：脑脊液有核细胞计数 10×10⁶/L，新鲜红细胞计数 40 050×10⁶/L（↑）（穿刺损伤）（参考值：0），蛋白 3 596.6mg/L（↑）（参考值：200~400mg/L），糖 3.2mmol/L。两次脑脊液涂片、培养未见异常。

5. 腹盆部 CT 平扫　①盆腹腔脂肪间隙稍昏暗，大网膜、腹膜稍增厚；腹盆腔少量积液；②腹盆腔多段结肠及小肠肠壁增厚、肿胀，以盆腔小肠肠壁增厚肿胀为著，部分肠管扩张、部分肠管见小气液平；③肝脏体积增大，肝实质密度弥漫性减低；肝右后叶上段低密度结节，边界不清楚，性质不明，胆囊体积增大；④双肾体积稍增大，双肾实质密度减低，双肾盏见少许尿盐结晶；⑤胰腺未见确切异常；肠系膜上淋巴结增多显示；右心膈角淋巴结显示。

6. 周围神经功能　上肢周围神经功能检测：异常。①右侧肌皮神经、双侧正中神经、尺神经、桥神经 MCV 减慢，各受检神经远端潜伏期延长，CMAP 波幅、时程正常；②双侧正中神经、尺神经 F 波潜伏期延长；③上肢各受检神经感觉传导功能：SNAP 未引出。

下肢周围神经功能检测：异常。①双侧腓神经、胫神经 CMAP 波幅未引出，双侧股神经远端潜伏期延长，MCV、CMAP 波幅、时程无异常；②各受检神经 F 波、H 反射；双侧胫神经 F 波和 F 反射未引出；③各受检神经感觉传导功能：SNAP 未引出。

7. 头部 CT　双侧额叶斑片状稍低密度影，呈对称分布（图 26-1）。

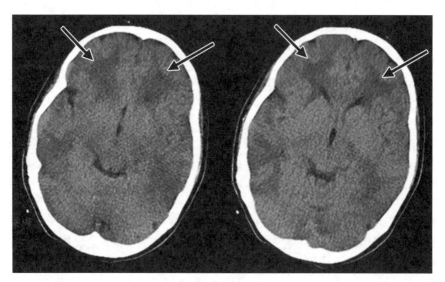

图 26-1　头部 CT
提示双侧额叶对称性白质病变（黑色箭头）。

8. 基因检测（表 26-1）

（二）诊断思路

回顾病史查体及实验室检查，患儿主要有以下问题：①患儿自幼起病，3 岁出现不明原因听力丧失；②此次入院发现多器官系统病变，病变累及额叶、肝脏、腹腔、周围神经、卵巢等，脑脊液有核细胞数、涂片及培养正常,可排除颅内感染性疾病;③患儿病情不能用一个病解释,需警惕先天性疾病综合征可能。通过进一步基因检测,明确为线粒体 DNA 缺失综合征 1 型。

表 26-1　*TYMP*(OMIM:131222)基因检测结果

基因	染色体位置	遗传方式	核苷酸改变	氨基酸改变	ACMG变异评级	携带		
						先证者	母	父
TYMP（OMIM:131222）	chr22:50967584	AR	c.398T>G（exon3）	p.L133R（NM_001953）	可能致病性变异	杂合	杂合	野生型
TYMP（OMIM:131222）	chr22:50968008	AR	c.131G>C（exon2）	p.R44P（NM_0019 53）	可能致病性变异	杂合	野生型	杂合

(三) 什么是线粒体 DNA 缺失综合征 1 型? 其发病率是多少?

线粒体 DNA 缺失综合征 1 型(也称为线粒体神经胃肠型脑肌病,mitochondrial neurogastrointestinal encephalomyopath,MNGIE)是一种遗传性线粒体疾病,是最早发现的由核基因突变引起的线粒体疾病。该病极其罕见,目前尚无流行病学的准确报道,估计的患病率约为 1/1 000 000,目前国内报道不超过 20 例。可累及人体多个脏器,包括胃肠道、骨骼肌、大脑、周围神经和肝脏等,临床表现具有很大的异质性。

(四) 线粒体 DNA 缺失综合征 1 型的发病机制是什么? 胸苷磷酸化酶基因(the thymidine phosphorylase gene,*TYMP*)基因有何功能? 基因突变与表型之间的关系?

TYMP 基因位于 22 号染色体长臂的 13 区 32 带,它所编码的胸苷磷酸化酶(TP)是脱氧胸苷和脱氧尿苷代谢所必需的酶。*TYMP* 基因含有 10 个外显子,1 号外显子为调节区,2~10 外显子为编码区。目前已报告数十种 *TYMP* 基因不同的变异,这些变异位点分别被定位到外显子或内含子区域。已经报道的变异类型包括错义、复制、删除、单碱基插入和内含子的剪接等。目前尚无基因型与表型之间的确切相关性报道。

患儿的 TP 活性下降或缺失,使血液和组织中的脱氧胸苷和脱氧尿苷毒性蓄积,导致线粒体内脱氧核糖核酸供应失衡,影响线粒体 DNA 的复制,最终导致线粒体功能受损,患儿出现多系统症状。TYMP 基因是导致线粒体 DNA 缺失综合征 1 型的致病基因。

(五) 如何解释患儿的基因检测结果?

本例患儿在 *TYMP* 基因上发现两处错义突变,分别为 3 号外显子区域的 c.398T>G 和 2 号外显子区域的 c.131G>C,两者均可导致氨基酸的改变。第一个变异位于突变热点区域,两个变异相同位置的突变在文献数据库 /Clinvar 已有报道但氨基酸变化不同,且多个生物信息学蛋白功能综合性预测软件预测有害。该基因关联疾病为常染色体隐性遗传,患儿该位点为复合杂合突变,遗传模式可以解释患儿疾病。结合患儿存在感音神经性聋、神经反射消失、腹痛、白质脑病、肌无力、感觉障碍、营养不良等相关症状,故认为此基因突变与临床相吻合,是导致本例患儿发病的病因。

(六) 线粒体 DNA 缺失综合征 1 型的临床表现是什么?

临床表现具有很大的个体差异性。患儿从婴儿期到中年均可有发病,但好发于儿童和青少年,平均发病年龄为 18 岁,患儿病情随着年龄的增长逐渐进展。首发症状包括胃肠道症状、眼外肌麻痹、周围神经病变、恶病质和听力障碍等。根据发病年龄不同而分为早发型和晚发型,小于 40 岁发病者为早发型,大于 40 岁发病者为晚发型。

患儿的肢体无力的特点为不能耐受运动和易疲劳。广泛的脑白质病变是该病的特征之一。脑白质病变是患儿出现高级神经功能损害症状的病理基础,表现为记忆力下降、反应迟钝等。大部分患儿颅脑 MRI 检查示 T_2 加权像及 FLAIR 像弥漫脑白质改变,有些可累及胼胝体,很少累及皮质下 U 形纤维,很少强化。有的患儿出现双侧小脑齿状核和丘脑及基底节区病变。注意和脑血管病和其他脑白质病变鉴别。骨骼肌活检对于诊断具有重要的临床意义,其特征性病理改变是在肌组织内可见破碎红边纤维。

(七)本病的诊断标准是什么?如何早期诊断?

目前多采用 Hirano 等提出的诊断标准:①胃肠动力障碍;②眼睑下垂和/或眼外肌麻痹;③周围神经病变;④肌肉活检发现破碎红边纤维。实验室检查包括:①基因检测发现 *TYMP* 基因突变;②头部 MRI 提示白质脑病;③检测白细胞中 TP 的活性,血浆或尿中脱氧胸苷(dThd)和/或脱氧尿苷(dUrd)水平。

对于不明原因的周围神经病变、胃肠动力障碍、脑白质病变,合并感音神经性聋、眼外肌麻痹,以及营养不良等多系统症状者,应考虑该病可能,尽早完善基因检测可以早期确诊。

(八)线粒体 DNA 缺失综合征 1 型需要和哪些疾病鉴别?

1. 吉兰-巴雷综合征 本例患儿出现双足感觉异常,穿鞋套感,走路不稳,脑脊液出现蛋白-细胞分离现象,周围神经功能检查提示轴索和髓鞘损伤,需要和吉兰-巴雷综合征鉴别。但患儿同时存在反应力和记忆力下降、白质脑病、感音神经性聋、生殖系统和消化道等多系统异常,且使用丙种球蛋白冲击治疗后效果欠佳,因此不能用单纯吉兰-巴雷综合征解释。

2. 炎症肠病 该病可能导致胃肠道症状,如腹痛、腹泻、腹胀等,注意与炎症肠病鉴别。但炎症肠病症状通常局限于腹部,不伴有眼外肌麻痹、周围神经病变、白质脑病和听力障碍等。

3. *POLG1* 基因突变 *POLG1* 基因突变也属于线粒体疾病,可以导致肌阵挛癫痫、肌病及共济失调等,但不出现白质脑病,是与线粒体 DNA 缺失综合征 1 型的鉴别点;两者基因突变位点不同,可以通过基因检测鉴别。

(九)线粒体 DNA 缺失综合征 1 型如何治疗?预后如何?

目前该病尚没有特效疗法,主要是对症支持治疗。可给予辅酶 Q10、ATP、维生素 E、维生素 B_2、烟酸等药物,对改善线粒体的功能有一定的作用。患儿要注意保持体温,过冷过热的环境都会损害线粒体功能;避免剧烈运动;避免服用氯霉素、苯妥英钠等对线粒体功能有损害的药物。近年来有文献报道造血干细胞移植(hematopoietic stem cell transplantation,HSCT)或肝移植能够恢复一定的 TP 酶活性,降低血浆中胸苷和脱氧尿苷的浓度,使其接近正常范围。但其逆转或明显改善临床症状的能力尚未得到证实。红细胞包裹胸苷磷酸化酶(EE-TP)是一种新兴的治疗本病的酶替代疗法,其优点是侵袭性小且安全性高,但其疗效不如造血干细胞移植。随着医疗技术的发展,基因疗法可能为 MNGIE 患儿的康复带来曙光。

(十)本病怎样进行随访和遗传咨询?

本病的随访内容:本病累及多个器官系统,包括胃肠道、骨骼肌、大脑、周围神经和肝脏等,需要随访相关受累脏器的症状和功能,必要时给予对症处理。

遗传咨询:本病为常染色体隐性遗传病。对于受累个体的同胞,受累概率为 25%,成为无症状携带者的概率为 50%,正常者概率为 25%。确诊本病患儿的所有同胞应接受 TP 活性检测和/或分子基因检测。如果已经有先证者的遗传信息,可以选择做产前诊断和产前咨询。

(蔡浅云)

三、居家护理要点

(一)生活护理

居家环境温度适宜,保持在 22~24℃,以保持适宜的体温。勤洗手、保持口腔清洁,预防感染。

（二）休息与活动

因听力下降识别危险能力下降,清理环境中的障碍物,保护患儿安全。运动耐力下降时,活动时应有人陪同,预防跌倒。避免剧烈活动,运动时应遵循循序渐进的原则,使身体逐步适应,并在运动过程中逐步提高运动能力。

（三）饮食指导

保证食物新鲜清洁,不吃过夜及不洁食物,保持餐具清洁或消毒,不喝生水、不吃或少吃冷饮,餐前便后洗手,预防腹泻。营养均衡,食物品种多元化,腹痛剧烈、恶心、呕吐时暂禁食。

（四）病情监测

1. 立即就医 若出现恶心、呕吐、剧烈腹痛、脱水、发热、抽搐、头痛、视力和 / 或听力急剧下降时,需及时就医。

2. 定期随访 监测运动耐力、视力、听力、生长发育、头部 MRI 等。

（五）用药指导

遵医嘱规律口服居家药物,不随意停药或调药,服用其他药物前需咨询医师。

（秦 燕）

● **参考文献**

［1］HIRANO M,CARELLI V,DE GIORGIO R,et al.Mitochondrial neurogastrointestinal encephalomyopathy（MNGIE）:position paper on diagnosis,prognosis and treatment by the MNGIE International Network［J］.J Inherit Metab Dis,2021,44（2）:376-387.

［2］BAX B E.Mitochondrial neurogastrointestinal encephalomyopathy:approaches to diagnosis and treatment［J］.J Transl Genet Genom,2020,4:1-16.

［3］D'ANGELO R,BOSCHETTI E,AMORE G.Liver transplantation in mitochondrial neurogastrointestinal encephalomyopathy（MNGIE）:clinical long-term follow-up and pathogenic implications［J］.J Neurol,2020,267（12）:3702-3710.

［4］FILOSTO M,COTTI PICCINELLI S,CARIA F,et al.Mitochondrial neurogastrointestinal encephalomyopathy（MNFGIE-MTDPSI）［J］.Clin Med,2018,7（11）:389.

［5］LEVENE M,BAIN MD,MORAN N F,et al.Safety and efficacy of erythrocyte encapsulated thymidine phosphorylase in mitochondrial neurogastrointestinal encephalomyopathy［J］.J Clin Med,2019,8（4）:457.

病例 27　非综合征性耳聋

一、病史摘要

患儿,男,3 岁,因"发现听力差 3 年"入院。

（一）现病史

3 年前患儿出生后听力初筛,以及出生后 42 天、3 个月听力复筛均未通过。家属述患儿自出生以来对外界声音无反应,无言语能力,无走路不稳、耳痛、智力障碍等不适。自患病以来患儿身高体重增长正常。

（二）既往史

无其他系统性疾病史,无耳部手术外伤史。

（三）个人史及家族史

患儿系 G_2P_2,足月,顺产,出生体重 3 100g,出生时无窒息抢救史。患儿无噪声接触史、药物史、毒物接触史。母亲妊娠史：否认特殊药物、食物接触史。患儿家属否认家族遗传疾病史或先天疾病史。

（四）体格检查

体温 36.8℃，脉搏 95 次/min，血压 88/60mmHg，体重 15kg（中位数 14.98kg，Z 评分 0.01，P50.4），身高 98cm（中位数 98.1cm，Z 评分 –0.03，P48.8）。患儿神清，精神反应可，无特殊容貌；皮肤颜色正常，毛发颜色及分布正常。颅面颈部无畸形，眼部未见虹膜及巩膜颜色异常，眼距正常，牙齿整齐。心音有力，律齐；双肺呼吸音粗，无啰音；腹平软；四肢活动可，神经系统无阳性体征。全身浅表淋巴结未扪及肿大，双下肢无水肿。肛门及外生殖器未见异常。专科查体：患儿颅面骨发育正常，双侧耳郭无畸形，双侧外耳道通畅，鼓膜完整，鼓膜标志清楚。双侧乳突区无压痛。耳前及颈部未见瘘口。

二、诊疗解析

（一）还需要完善哪些检查？

1. 听力学检查　多频听觉稳态诱发反应（multiple auditory steady-state evoked responses，ASSR）测听结果提示双耳极重度感觉神经性耳聋，声导抗结果提示双耳 A 型曲线，ABR 双侧 97dB nHL 未引出，畸变产物耳声发射（distortion product otoacoustic emission，DPOAE）双侧未引出（图 27-1）。

2. 甲状腺超声　甲状腺未见明显异常。

3. 腹部超声　肝脏、脾脏、胆囊、胰腺及肾脏未见异常。

4. MRI 检查　内耳 MRI 未见明显异常。

5. CT 检查　颞骨 CT 未见明显异常。

6. 基因检测（表 27-1）

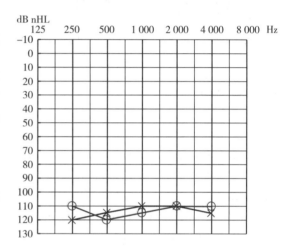

图 27-1　多频听觉稳态诱发反应（ASSR）检测图
红色为右耳，蓝色为左耳。

表 27-1　*MYO15A*（OMIM：600316）基因检测结果

基因	染色体位置	遗传方式	核苷酸改变	氨基酸改变	生物学危害性	携带 先证者	携带 母	携带 父
MYO15A（OMIM：600316）	Chr17：18172198_18172200	AR	c.10258_10260del	p.Phe3420del（NM-016239.3）	致病性变异	杂合	杂合	野生型
MYO15A（OMIM：600316）	Chr17：18159947	AR	c.9316dup	p.His3106Profs*2（NM-016239.3）	致病性变异	杂合	野生型	杂合

注：*MYO15A* 基因：转录本，NM_016239.3；c.[9316dup（；）10258_10260del]复合杂合型；遗传方式，常染色体隐性遗传；先证者父亲携带 *MYO15A* 基因：c.9316dup 杂合突变，先证者母亲携带 *MYO15A* 基因：c.10258_10260del 杂合突变。

（二）诊断思路

回顾病史查体及检查，患儿主要有以下问题：①患儿听力下降属于先天性极重度耳聋；②患儿并无其他系统的异常。因该患儿耳聋无其他系统受累，因此可排除综合征性耳聋。诊断为非综合征性耳聋。

（三）非综合征性耳聋是什么？

非综合征性耳聋（non-syndromic-hearing loss, NSHL）指患儿仅有耳部症状，而无其他组织器官异常的一类疾病，约占遗传性耳聋的 70%。非综合征型耳聋的遗传模式包括常染色体显性遗传（15%~20%）、常染色体隐性遗传（约占 80%）、X 染色体连锁遗传及线粒体母系遗传。非综合征性耳聋可发生于各个年龄段，分为先天性耳聋或迟发性耳聋。听力损失的程度包括了轻度到极重度。听力损失程度可稳定不变或进行性加重，耳聋可累及单耳或双耳。根据病变部位不同，可分为传导性耳聋、感音神经性聋或混合性耳聋。

（四）*MYO15A* 基因复合杂合突变是 NSHL 的原因吗？如何解释患儿的基因检测结果？

人类已经确定了 200 多个 NSHL 基因座，鉴定出 100 多个 NSHL 致病基因，已鉴定的致病基因能解释 39%~55% 患儿的遗传病因。其中，*MYO15A* 是常染色体隐性遗传的耳聋基因，至今已报道的耳聋致病位点有 200 多个。

已有研究证实 Myo15a 蛋白位于耳蜗及前庭毛细胞静纤毛的顶端，负责机械 - 电信号的转换，其 C 末端 PDZ 配体与 whirlin（WHRN；607928）蛋白的第三个 PDZ 结构域相互作用，介导了 whirlin 与静纤毛尖端之间的连接，在维持毛细胞束状形态中起到关键作用，同时参与静纤毛的伸长等生理作用，对维持内耳的正常听觉功能具有重要意义。

本次检测在受检者全血基因组 DNA 中检测到 *MYO15A* 基因的 2 个变异，NM_016239.3：c.[9316dup（；）10258_10260del]。两个变异已被既往文献报道是耳聋的致病突变。

（五）*MYO15A* 基因突变分析具有什么指导意义？

1. 患儿父母各携带一个杂合突变，因此，再次生育时，有 25% 的风险概率生育出与患儿相同的携带 *MYO15A* 基因致病的复合杂合耳聋患儿。推荐其父母可在妊娠 12~26 周时行产前基因诊断（例如羊水穿刺等），检测胎儿基因型。

2. 建议患儿未来的配偶进行 *MYO15A* 基因突变检测，避免生育出耳聋后代。

3. 患儿父母均为 *MYO15A* 基因致病突变的携带者，患儿父母的亲属亦有可能携带 *MYO15A* 基因致病突变。因此，有生育耳聋后代的风险。建议对患儿父母有血缘关系亲属及其配偶进行耳聋相关基因检测及遗传咨询指导，避免生育耳聋后代。

（六）NSHL 如何治疗和随访？

1. 治疗

（1）听力补偿及言语康复：因患儿正处于听力及言语发育的关键时期，应尽早验配助听器并进行言语康复训练。应交代患儿家属定期复查患儿听力，密切观察听力言语发育情况。

（2）保护患儿残余听力：为保护患儿残余听力，应避免感染、外伤、噪声、药物等因素诱发听力进一步下降。

（3）人工耳蜗：对于双耳听力损失程度已达重度、极重度及以上的患儿，且助听器补偿效果不佳，须行人工耳蜗植入，于术后给予言语康复治疗。术后进行正规的言语康复训练，以帮助患儿早日听力康复、促进语言发育，尽快回归正常学习与生活。

2. 随访

（1）开机及调机时间：国内人工耳蜗植入术后的开机时间一般安排在术后 2~4 周。开机后定期进行调试。待听力稳定后调试时间的间隔相应予以延长，最终实现每年调机一次。

（2）言语康复：听力言语康复的训练应尽量选择在正规康复机构中进行，通常在术后半年到 1 年，患儿的听力言语能力可有明显改善。若患儿术后语言康复效果欠佳，应及时与听力师、手术医师分析原因，以提高语言训练的效果。

（王 晶）

三、居家护理要点

（一）生活护理

预防及控制感染，注意保暖，尽量避免去公共场所，增强个人防护。避免长期处于分贝过大的环境，若因生病需要用药，需避免使用链霉素、庆大霉素、万古霉素等可能加重或诱发耳聋的药物，尽量保留残余听力。

（二）休息与活动

因听力下降识别危险的能力会下降，加强看护，注意患儿安全，避免外伤，预防意外伤害。

（三）助听器护理

助听器使用期间远离水源，避免长期在潮湿环境下佩戴，若暂不使用应放在干燥的盒子里面备用。夏季多汗，应保持助听器干燥，避免汗液侵蚀助听器。冬季室内外温差大，容易形成冷凝水，要注意清理，特别是耳背机的导声管。助听器最好 1~2 个月保养一次，最多不要超过半年；养成定期清理助听器的习惯，可以用小刷子清洁麦克风、出声孔等位置，防止耳垢堵塞。

（四）人工耳蜗的护理

1. 饮食指导　以清淡饮食为宜，健侧咀嚼。

2. 伤口护理　术后 1 周拆线，保持耳部伤口及外耳道清洁、干燥，洗头时避免污水入耳，注意观察耳后伤口有无红肿、皮温是否正常、切口瘢痕有无增厚。

3. 定期语言康复训练　告知家属开机听到声音时，其听力年龄以 0 岁计算，要经历察觉声音—学会区别—确认声音—理解言语—发展说话—建立听觉言语系统的过程，指导患儿除接受正规培训外，平时多看电视，多听广播等，由简到繁、由单句到多句、由少到多，反复训练，充分调动他们的主观能动性。

4. 人工耳蜗的正确维护及保养

（1）应避免接触强磁场，禁做 MRI 检查，少做 CT 检查，需要做其他手术，需告知医师有人工耳蜗。

（2）避免剧烈活动、跳跃等防止摔跤，避免患儿磕碰、撞击植入体；不要用力摩擦切口位置，防止静电。

（3）防化学制剂，不能将香水、发胶喷洒于耳后，注意保持清洁，避免潮湿和淋雨。

（4）及时更换电池，更换电池时导线一定要关机。

（5）使用中如遇问题应及时与医院或人工耳蜗公司联系处理。

（6）应随身携带电子耳蜗植入证明。

（五）病情监测

定期复查，监测听力、言语发育等。

（六）心理支持

患儿听力下降需佩戴助听设备，容易引起焦虑、产生自卑心理，帮助其接受自身形象、生活习惯的改变。家长需多关心关爱患儿，注意正向引导，尊重患儿，鼓励患儿社交，同时与患儿共同学习手语等，不公开谈论患儿病情，也可寻求同伴支持，如加入疾病互助交流群，及时评估患儿心理状况，若发现患儿自伤、自残、自闭等情况，及时寻求心理医师帮助及治疗。

（余　爽）

● 参考文献

［1］BITNER-GLINDZICZ M.Hereditary deafness and phenotyping in humans［J］.Br Med Bull,2002,63：73-94.

［2］BOWL M R,SIMON M M,INGHAM N J,et al.A large scale hearing loss screen reveals an extensive unexplored genetic landscape for auditory dysfunction[J].Nat Commun,2017,8(1):886.

[3] BELYANTSEVA I A,BOGER E T,NAZ S,et al.Myosin-XVa is required for tip localization of whirlin and differential elongation of hair-cell stereocilia[J].Nature Cell Biol,2005,7(2):148-156.

[4] DELPRAT B,MICHEL V,GOODYEAR R,et al.Myosin XVa and whirlin,two deafness gene products required for hair bundle growth,are located at the stereocilia tips and interact directly[J].Hum Molec Genet,2005,14(3):401-410.

[5] MANOR U,DISANZA A,GRATI M H,et al.Regulation of stereocilia length by myosin XVa and whirlin depends on the actin-regulatory protein Eps8[J].Curr Biol,2011,21(2):167-172.

[6] 席淑新.眼耳鼻咽喉口腔科护理学[M].3版.北京:人民卫生出版社,2012.

[7] 国建立.精细化护理在人工耳蜗植入术后患儿中的应用效果[J].中国民康医学,2023,35(6):184-186.

病例 28　听力 - 色素综合征

一、病史摘要

患儿,男,17岁,因"发现听力差17年"入院。

(一)现病史

家属述患儿自出生以来对外界声音无反应,出生时听力筛查结果不详。患儿无言语能力。无走路不稳、耳痛、耳部流脓、智力发育障碍等不适。无视物模糊、视力下降等不适。自患病以来患儿身高体重增长正常。

(二)既往史

无其他系统性疾病史,无耳部手术外伤史。

(三)个人史及家族史

患儿系 G_1P_1,足月,顺产,出生体重2 800g,出生时无窒息抢救史。患儿无噪声接触史、药物史、毒物接触史。母亲妊娠史:否认特殊药物、食物接触史。患儿家属否认家族遗传疾病史或先天疾病史。

(四)体格检查

体温36.4℃,脉搏80次/min,血压95/70mmHg,身高170cm,体重60kg(中位数61.23kg,Z评分 –0.12,P45.2),身高170cm(中位数172.61cm,Z评分 –0.43,P33.3)。患儿神志清楚,精神反应可,无特殊容貌;皮肤颜色正常,额白发。双侧虹膜呈蓝色,巩膜颜色无异常,双侧眼距增加,牙齿整齐(图28-1)。心音有力,律齐;双肺呼吸音粗,无啰音;腹平软;四肢无畸形,四肢活动可,神经系统无

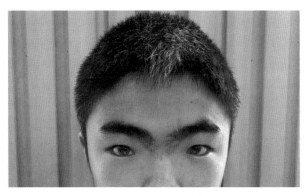

图 28-1　患儿眼部及毛发临床表型

阳性体征。全身浅表淋巴结未扪及肿大,双下肢无水肿。肛门及外生殖器未见异常。专科查体:患儿颅面颈部发育正常,双侧耳郭无畸形,双侧外耳道通畅,鼓膜完整,鼓膜标志清楚。双侧乳突区无压痛。耳前及颈部未见瘘口。

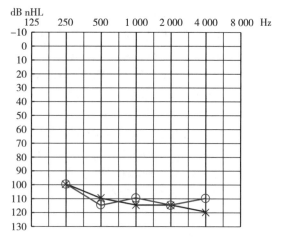

图 28-2　纯音测听图
红色为右耳,蓝色为左耳。

二、诊疗解析

(一)还需要完善哪些检查?

1. 听力学检查　纯音测听结果提示双耳极重度感觉神经性耳聋,声导抗结果提示双耳 A 型曲线,ABR 双侧 97dB nHL 未引出,DPOAE 双侧未引出(图 28-2)。

2. 腹部超声　未见巨结肠等异常。

3. MRI 检查　内耳 MRI 未见明显异常。

4. CT 检查　颞骨 CT 未见明显异常。

5. 基因检测(表 28-1)

表 28-1　*PAX3*(OMIM:193500)基因检测结果

基因	染色体位置	遗传方式	核苷酸改变	氨基酸改变	生物学危害性	携带		
						先证者	母	父
PAX3(OMIM:193500)	Chr2:222297018-222297031	AD	c.268_281del	p.Tyr90fs(NM-181458.4)	致病性变异	杂合	野生型	野生型

注:*PAX3* 基因:转录本,NM_181458.4;c.268_281del 杂合型(p.Tyr90fs);遗传方式:常染色体显性遗传;先证者父亲母亲均不携带 *PAX3* 致病位点。

6. 亲子鉴定　患儿及其父母符合亲生关系。

(二)诊断思路

回顾病史查体及检查,患儿主要有以下问题:①患儿听力下降属于先天性极重度耳聋;②患儿伴有毛发色素异常、眼内眦异位。因该患儿耳聋伴色素及内眦异位,因此考虑综合征性耳聋中的听力 - 色素综合征,同时通过查体、腹部超声排除了先天性巨结肠或四肢异常,故诊断。

(三)听力 - 色素综合征是什么?

听力 - 色素综合征(waardenburg syndrome,WS)临床表现以感音神经性聋、色素代谢异常(包括虹膜异色、皮肤色斑、额白发或早白发)为主要特征。遗传性耳聋主要为单基因疾病遗传,其中综合征约占 30%,而 WS 是最常见的常染色体显性遗传性综合征型耳聋。白种人 WS 发病率为 1/42 000,占先天性耳聋的 2%~5%。在中国,最大病例数统计来自杨淑芝对我国 20 个省份 / 直辖市在校聋儿调查,发现 WS 患儿约占 0.69%。WS 的不完全外显率高达 20%,其原因尚不清楚。WS 因为其表型的不全外显和致病基因的多样性,所以具有高度的临床和遗传异质性。WS 的主要临床特征是感应神经性耳聋和皮肤、毛发、虹膜色素分布异常,在此基础上,依据其他伴随表型的有无可分为四型。目前已证实有 6 个基因与 WS 有关:*MITF*、*PAX3*、*SOX10*、*SNAI2*、*ENDRB*、*EDN3*。

(四)WS 的发病机制是什么?

在 WS 的发病假说中,神经嵴(neural crest,NC)发育异常理论是目前最被认可的一种。已发现与 WS 致病相关的 6 个基因均参与 NC 的发育过程,且不同基因的致病性突变可引起神经嵴细胞(neural crest cells,NCC)增殖、存活、迁移或分化的异常,从而导致不同亚型的 WS(图 28-3)。NCC 是脊椎动物胚胎发育过程中出现的一个暂时性、多潜能细胞群,起源于背神经管的隆起——NC。在正常发育过程中,NCC 从胚胎神经管迁移出来,分化成不同的细胞类型,其中包括皮肤和内耳的黑色素细胞,神经胶质细胞,周围和肠神经系统(entric neural system,ENS)的神经元,以及部分颅面骨骼组织。中间细胞是 NCC 迁移分化而来的一类黑色素细胞,也是构成血管纹的主要细胞之一。血管纹对维持耳蜗内环境的稳定有重要作用,它在向内淋巴转运钾离子的过程中产生耳蜗内电位,这是听觉产生过程中的重要环节。WS 致病基因的变异可影响 NCC 分化成中间细胞,并可能通过降低血管纹产生的耳蜗内电位途径导致听力障碍。

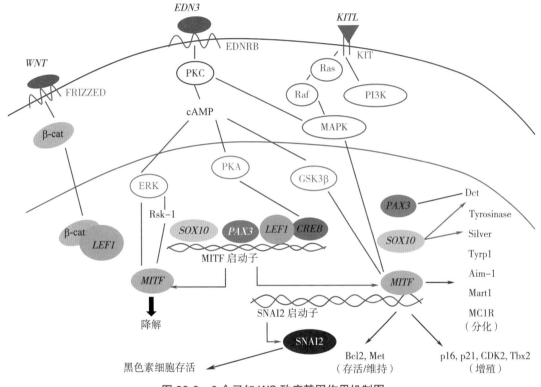

图 28-3　6 个已知 WS 致病基因作用机制图

小眼畸形相关转录因子(microphthalmia-associated transcription factor,MITF)可调节黑色素细胞发育和分化,调控色素细胞黑色素生成酶基因的特异性转录。因此 MITF 被称为黑色素细胞的"主要转录调节因子"。MITF 是一类碱性的螺旋 - 环 - 螺旋亮氨酸拉链转录因子。该基因编码的蛋白通过激活黑色素细胞的特定基因,如酪氨酸酶(tyrosinase,TYR)、酪氨酸酶相关蛋白 1(tyrosinase related protein 1,TYRP1)等,调节黑色素细胞生长和分化,并调控黑色素生成酶基因的特异性转录。多篇研究证实,MITF 的致病性突变会导致 NCC 源性的中间细胞减少甚至消失。其余五类致病基因均与 MITF 相互作用,MITF 参与了多条致病机制通路,是 WS 最为关键的致病基因。

性别决定区盒基因 10(sex determining region Y-box 10,SOX10)可通过直接结合或协同的方式激活和调控 MITF 的表达。SOX10 是一类高度保守的转录因子。SOX10 最早发现在 NCC 迁移早期的背神经管中表达,随着 NCC 分化,逐渐表达于周围神经系统、肠神经系统和黑色素细胞中。SOX10 对保持 NC 干细胞多能性有极其重要的作用。体外实验证明 SOX10 可单独或与 PAX3 协

同激活 *MITF* 的启动子。动物实验发现,*SOX10* 敲除的小鼠耳蜗变短,这与 *SOX10* 突变耳聋患儿内耳影像学发现的形态学异常结果一致。配对盒基因(Pair box 3,*PAX3*)以协同方式调节 *MITF* 的转录活性,在 NC 发育过程中起重要作用。*PAX3* 也是高度保守的转录因子,在维持干细胞多能性、增殖、迁移、凋亡,并抑制终末分化中有重要作用。*PAX3* 编码的蛋白由 479 个氨基酸组成,含有4 个高度保守的结构域,其中 PD 结构域可通过与 *SOX10* 的 HMG 结构域相互作用,协同 *SOX10* 调节 *MITF* 的转录活性,将 *SOX10* 对 *MITF* 的激活作用提高到原来的 1 500 倍。除此之外,体外研究发现在某些黑色素瘤中,*PAX3* 可抑制 *MITF* 表达。小鼠模型发现 *PAX3* 能够诱导肠神经节的发育,并通过 PD 结构域与 *SOX10* 结合并协同激活转染重排基因。转染重排基因编码酪氨酸激酶受体,对 NC 和肠神经系统的发育都至关重要。*EDN3/EDNRB* 可通过信号传导通路调控 *MITF* 转录。内皮素 3(endothelin 3,*END3*)与 B 型内皮素受体(endothelin receptor type B,*ENDRB*)的相互作用对于黑色素细胞和肠神经元的发育至关重要,敲除小鼠的 *EDN3* 或 *EDNRB* 基因都可导致色素沉着不足和巨结肠的表型。*MITF* 可调控蜗牛同源物 2(snail homolog 2,*SNAI2*)在 NCC 中的表达,*SNAI2* 对黑色素细胞迁移和存活起重要作用。*SNAI2* 是一类锌指转录因子,在迁徙的神经嵴细胞中表达。研究发现 *SNAI2* 缺陷细胞中 *MITF* 可激活 *SNAI2* 启动子,证明 *MITF* 可调控 *SNAI2* 的表达。

(五)WS 的分型有哪些? 分别与哪些基因相关? 本例患儿属于哪一种分型?

WS 分为 4 型,1 型患儿的主要特征为内眦异位,2 型患儿无内眦异位,3 型患儿具有 1 型相似的临床表现,并伴有巨结肠。4 型与 2 型临床表现相似,并伴有四肢异常。WS 亚型中最常见的是WS1 和 WS2。在 WS1 中,约 90% 的患儿可检测到 *PAX3* 基因突变,有 10% 的患儿未能找到致病原因。而 WS2 中,*MITF* 和 *SOX10* 约占所有病例的 30%,未能找到致病原因的比例高达 70%。根据本项目组累计采集的 76 例 WS 家系和 109 例散发病例数据显示,尚有近 40% 的 WS 病例还未找到真正的致病基因。

本例患儿结合其临床表型,可诊断为 WS1。

(六)WS 如何治疗和随访?

WS 患儿大部分为感音神经性聋,患儿可以通过佩戴助听器提升听力,对于重度及极重度感音神经性聋的患儿,可选择人工耳蜗植入治疗。其治疗和随访同 NSHL。

(王　晶)

三、居家护理要点

(一)生活护理

预防及控制感染,注意保暖,尽量避免去公共场所,增强个人防护,预防感染。

(二)休息与活动

因听力下降识别危险的能力下降,活动时注意患儿安全,加强家属陪护,预防意外情况发生。定期进行康复言语训练。

(三)助听器护理

见"非综合征性耳聋"相关内容。

(四)人工耳蜗的护理

见"非综合征性耳聋"相关内容。

(五)病情监测

定期复查患儿听力、言语发育情况等。

(六)心理支持

患儿听力下降需佩戴助听设备,同时患儿可能出现虹膜异色、皮肤色斑、额白发或早白发等现象,容易引起焦虑、产生自卑心理,需帮助其接受自身形象的改变,家长应多关心关爱患儿,注意正向引导,尊重患儿,鼓励社交及学习,也可寻求同伴支持,如加入疾病互助交流群,及时评估患儿心理状况,若发现患儿自伤、自残、自闭等情况,及时寻求心理医师帮助及治疗。

(余　爽)

● 参考文献

[1] WAARDENBURG P J.A new syndrome combining developmental anomalies of the eyelids,eyebrows and nose root with pigmentary defects of the iris and head hair and with congenital deafness[J].Am J Hum Genet,1951, 3(3):195-253.

[2] SONG J,FENG Y,ACKE F R,et al.Hearing loss in Waardenburg syndrome:a systematic review[J].Clin Genet,2016,89(4):416-425.

[3] 杨淑芝,孙勍,刘新,等.全国20个省份/直辖市部分聋哑学校Waardenburg综合征流行病学抽样调查结果[J].中华耳科学杂志,2010,8(1):26-28.

[4] FARRER L A,ARNOS K S,ASHER J H,et al.Locus heterogeneity for Waardenburg syndrome is predictive of clinical subtypes[J].Am J Hum Genet,1994,55(4):728-737.

[5] BOUDJADI S,CHATTERJEE B,SUN W,et al.The expression and function of PAX3 in development and disease[J].Gene,2018,666:145-157.

病例 29　厄舍综合征

一、病史摘要

患儿,女,11岁,因"发现听力差9年,夜间视力减退6个月"入院。

(一)现病史

9年前,患儿父母发现其对声音无反应,无头痛、耳痛、双耳流脓等不适。双耳戴助听器半年,言语康复效果不佳。无走路不稳、智力障碍等。1年前患儿无明显诱因出现光线昏暗时视物不清,白天视力无明显异常。自患病以来患儿身高体重增长正常。

(二)既往史

无其他系统性疾病史,无耳部手术外伤史。

(三)个人史及家族史

患儿系 G_1P_1,足月,顺产,出生体重3 000g,出生时无窒息抢救史。患儿无噪声接触史、药物史、毒物接触史。母亲妊娠史:否认特殊药物、食物接触史。患儿家属否认家族遗传疾病史或先天疾病史。

(四)体格检查

体温36.5℃,脉搏90次/min,血压98/60mmHg,体重40kg(中位数35kg,Z评分0.65,P74.2),身高150cm(中位数145.02cm,Z评分0.76,P77.6)。神清,精神反应可,无特殊容貌,反应可;皮肤颜色正常,毛发颜色及分布正常。颅面颈部无畸形,眼部未见虹膜及巩膜颜色异常,眼距正常,牙齿整齐。心音有力,律齐;双肺呼吸音粗,无啰音;腹平软;四肢活动可,神经系统无阳性体征。全身浅表淋巴结未扪及肿大,双下肢无水肿。肛门及外生殖器未见异常。专科查体:患儿颅面骨发育正常,双侧耳郭无畸形,双侧外耳道通畅,鼓膜完整,鼓膜标志清楚。双侧乳突区无压痛。耳前及颈部未见瘘口。

二、诊疗解析

（一）还需要完善哪些检查？

1. 听力学检查　纯音测听结果提示双耳极重度感觉神经性耳聋，声导抗结果提示双耳 A 型曲线，ABR 双侧 97dB nHL 未引出，DPOAE 双侧未引出（图 29-1）。

2. 眼部检查　双侧视力正常，双侧角膜、晶状体未见异常，周围型视野缺损，视网膜色素沉着。

3. 前庭功能检查　双侧前庭反应减退。

4. MRI 检查　内耳 MRI 未见明显异常。

5. CT 检查　颞骨 CT 未见明显异常。

6. 基因检测（表 29-1）

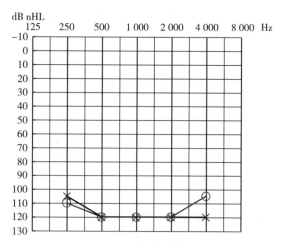

图 29-1　纯音测听检测图
红色为右耳，蓝色为左耳。

表 29-1　*MYO7A*（OMIM：276900）基因检测结果

基因	染色体位置	遗传方式	核苷酸改变	氨基酸改变	生物学危害性	携带		
						先证者	母	父
MYO7A（OMIM：276900）	Chr11：77162854	AR	c.1556G>A	p.Gly519Asp（NM-000260.4）	致病性变异	杂合	杂合	野生型
MYO7A（OMIM：276900）	Chr11：77147796	AR	c.133-2A>G	/	致病性变异	杂合	野生型	杂合

注：*MYO7A* 基因：转录本，NM_000260.4；c.[133-2A>G（；）c.1556G>A]复合杂合型；遗传方式，常染色体隐性遗传；先证者父亲携带 MYO7A 基因：133-2A>G 杂合突变，先证者母亲携带 MYO7A 基因：c.1556G>A 杂合突变。

（二）诊断思路

回顾病史查体及检查，总结患儿主要有以下问题：①患儿听力下降属于先天性极重度耳聋；②患儿伴有周围型视野缺损，视网膜色素沉着。

因患儿耳聋伴眼部相关问题，考虑为综合征性耳聋中的遗传性耳聋 - 色素性视网膜炎综合征。

（三）厄舍综合征是什么？

厄舍综合征（Usher syndrome）即遗传性耳聋 - 色素性视网膜炎综合征，是一种以视网膜色素变性以及不同程度听力损失为特征，伴或不伴有前庭功能异常的常染色体隐性遗传病。Usher 综合征具有遗传异质性。该病呈散发性，无明显性别差异。据报道，Usher 综合征的患病率为（3.2~6.2）/100 000；Usher 综合征的基因缺陷会引起纤毛结构的异常，从而导致视网膜和内耳具有纤毛结构的外周神经细胞发生损害，表现出听力和视力的相关临床症状。Usher 综合征具有高度遗传异质性，目前已鉴定出 10 个致病基因。

（四）Usher 综合征如何诊断和分型？

Usher 综合征患儿多为先天性感觉神经性耳聋，视网膜色素变性多发生于出生后至 20 岁，早期表现为夜盲症，视网膜电图可以发现早期的感光系统微小异常。Usher 综合征患儿可出现前庭功能障碍，表现为患儿的运动功能发育晚于正常同龄儿童。Usher 综合征根据其临床表现可分为四型。

1. Usher 综合征 1 型（USH1）　表现为先天性重度 - 极重度耳聋，伴或不伴前庭功能障碍，视网膜色素变性于青春期前发病。

2. Usher 综合征 2 型（USH2） 表现为先天性中度 - 重度耳聋,视网膜色素变性于青春期或 20 岁以后发病,通常不伴前庭功能障碍的典型临床表现,但部分患儿前庭功能检查可发现异常表现。

3. Usher 综合征 3 型（USH3） 耳聋表现为迟发性进行性耳聋,视网膜色素变性的发病年龄和严重程度表现不一,前庭功能的表现多变。

4. Usher 综合征 4 型（USH4） 即非典型 Usher 综合征,耳聋表现为迟发性进行性中度 - 重度感觉神经性耳聋,视网膜色素变性为迟发性,不伴有前庭功能障碍。

（五）MYO7A 有何生理功能？其对耳聋的致病机制是什么？

MYO7A 包含 56 个外显子,其编码的 myosin ⅦA 属于肌球蛋白。myosin ⅦA 表达于视网膜色素上皮、视网膜感光细胞以及人胚胎的耳蜗和前庭神经上皮中。MYO7A 在胎儿发育的早期,参与了内耳毛细胞纤毛束的形成过程。与此同时,myosin ⅦA 属于运动蛋白,在内耳毛细胞机械 - 电信号转化复合体中起马达作用,保证了内耳毛细胞机械 - 电信号转化复合体的活性。缺乏 myosin ⅦA 的小鼠,其内耳毛细胞静息电位降低,复合体电流强度下降,常出现迅速发展的 SNHL。此外,MYO7A 的突变可能会影响其与其他 Usher 综合征相关致病蛋白之间的相互作用,破坏视网膜色素上皮细胞中黑素体的转运,导致听觉功能及视觉功能障碍。

（六）Usher 综合征的相关致病基因有哪些？

1. USH1 相关基因 目前证实与 USH1 相关的致病基因有 6 个（MYO7A、USH1C、CDH23、USH1G、PCDH15、CIB2）。但 CIB2 与 USH1 的关系仍存在争议。

MYO7A 是导致 USH1 最常见的基因,约有 53.2% 的 USH1 与 MYO7A 的突变相关。MYO7A 的变异导致的亚型为 USH1B,致病机制如上述。

USH1C 的变异导致的亚型为 USH1C,USH1C 编码的 Harmonin 是一种支架蛋白,它位于静纤毛尖端连接的连接点（upper tip link densities,UTLD）,是 USH1 蛋白网络的结构基础。Harmonin 可整合其他 USH1 蛋白进入 USH1 蛋白复合体,参与毛细胞的分化以及信号转导过程。USH2 可通过 Harmonin 的 PDZ1 结构域整合到 USH1 蛋白网络中。因此,Harmonin 也是 USH1 和 USH2 蛋白的分子联系位点。USH1C 的变异可影响 Harmonin 与 CDH23 的相互作用,从而导致 USH1。

CDH23 的变异导致的亚型为 USH1D,CDH23 编码的 Cadherin 23 蛋白是一类跨膜蛋白,它具有结合蛋白的功能。Cadherin 23 在内耳表达,同 MYO7A 一样,参与了毛细胞纤毛束的早期成熟过程。Cadherin 23 的缺失会导致毛细胞纤毛束发育异常,表现为纤毛束结构脆弱及方向杂乱。纤毛束顶部的尖端连接复合体具有钙离子敏感性,可与细胞骨架相互作用。CDH23 是该复合体构成的关键分子。CDH23 的变异可通过影响尖端连接复合体,从而引起纤毛束的结构和功能异常。Cadherin 23 还可能参与维持耳蜗内淋巴液的离子稳态,通过改变内淋巴液的离子稳态影响内耳毛细胞机械 - 电信号转化的正常生理过程。

PCDH15 的变异导致的亚型为 USH1F。PCDH15 编码的 Protocadherin 15 蛋白是一种跨膜蛋白。Protocadherin 15 表达于静纤毛尖端连接复合体,其生理功能与 CDH23 相似。PCDH15 的致病变异会导致毛细胞纤毛束发育异常。

USH1G 的变异导致的亚型为 USH1G,USH1G 基因编码的 SANS 蛋白属于支架蛋白。SANS 蛋白表达于 UTLD,可调控其他 USH1 蛋白沿微管及肌动蛋白骨架向动纤毛的运输,SANS 蛋白在参与调控静纤毛的肌动蛋白,在纤毛束的发育过程中具有重要作用。SANS 通过与鞭毛内运输系统的 B 蛋白结合,使 USH 蛋白网络连接至该系统中,其 N 末端的致病变异可导致蛋白分子的结合松动,造成毛细胞发育异常,同时影响其他 USH1 蛋白在毛细胞中的表达,损伤毛细胞正常生理功能,导致听觉功能障碍。

CIB2 与 USH1 的关系尚有争议。截至目前,尚无充足证据支持 CIB2 与 USH1 之间的关联性。

有研究提出 *CIB2* 可能通过影响 Ca^{2+} 离子稳态,影响毛细胞的内耳毛细胞机械 - 电信号转化过程。*CIB2* 是否能导致 USH1 仍需进一步遗传学及实验证据。

USH1 蛋白主要参与毛细胞的发育以及内耳毛细胞机械 - 电信号转化过程。在毛细胞发育早期,Cadherin 23 和 Protocadherin 15 参与形成纤毛束的瞬时横向连接和动纤毛连接。在纤毛束发育成熟后,瞬时横向连接、动纤毛连接以及踝连接消失,尖端连接在耳蜗及前庭毛细胞中出现并永久存在。Cadherin 23 和 Protocadherin 15 即定位于尖端连接复合体中,而 Harmonin、SANS 及 MYO7A 三种蛋白在内耳毛细胞纤毛束 UTLD 处形成复合体,将 Cadherin 23 和 Protocadherin 15 锚定至相邻更高的静纤毛的肌动蛋白肌丝上。在成熟的毛细胞中,尖端连接复合体可将较短的静纤毛尖端连接至邻近较长的静纤毛的侧壁上,并在毛细胞的内耳毛细胞机械 - 电信号转化过程中介导离子通道的开放。USH1 相关蛋白的缺失或异常可影响尖端连接复合体的结构与功能,导致内耳毛细胞机械 - 电信号转化受阻或敏感性降低。

2. USH2 相关基因　目前证实与 USH1 相关的致病基因有 3 种,分别是 *USH2A*、*GPR98* 和 *WHRN*。

USH2A 是 USH2 最常见的致病基因,约占 USH2 的 58%~90%。*USH2A* 编码的 Usherin 蛋白是一类跨膜蛋白,其具有结合蛋白的作用。Usherin 表达于内耳毛细胞静纤毛底部、前庭毛细胞以及视网膜光感受器中,参与了踝连接复合体的形成。该基因的变异可导致耳蜗底转的外毛细胞脱落,而内毛细胞不受影响,耳蜗顶转内外毛细胞均无异常。

GPR98 的变异可导致外毛细胞的缺失,静纤毛的形态出现进行性退变,引起先天性 SNHL。*GPR98* 编码 VLGR1 蛋白,VLGR1 蛋白是踝连接复合体的核心蛋白。踝连接复合体在内耳外毛细胞静纤毛形成 “V” 形态过程中起重要作用。此外,VLGR1 对毛细胞和感光细胞的胞外钙离子浓度变化敏感,*GPR98* 的变异可能会引起这两种细胞膜外钙离子浓度改变。

由 *WHRN* 变异引起的 USH2 较少见。*WHRN* 编码的 Whirlin 蛋白是一种支架蛋白。Whirlin 定位于内耳毛细胞静纤毛顶部、踝连接复合体以及视网膜光感受器上。*WHRN* 具有遗传异质性,其变异可导致该蛋白 N 端及 C 末端翻译提前终止,N 端突变可同时影响 Whirlin 在内耳及视网膜的表达,引起 SNHL 和视网膜色素变性,而 C 末端突变仅影响其在内耳的表达,引起 SNHL 而不伴发视觉功能的异常。

Usherin、Whirlin 和 VLGR1 共表达于发育期的毛细胞踝连接复合体中,以蛋白复合物的形式共同参与毛细胞的生理功能。任何一种蛋白的缺失均会影响其正常生理功能,导致耳蜗外毛细胞静纤毛的异常,而内毛细胞影响较小。

3. USH3 相关基因　目前证实与 USH1 相关的致病基因是 *CLRN1*,*HARS* 与 USH3 的相关性尚存在争议。*CLRN1* 编码的 Clarin-1 蛋白是一类细胞膜表面蛋白,具有 4 个跨膜结构域。Clarin-1 参与维持内耳毛细胞机械 - 电信号转化敏感性,也是内耳毛细胞带状突触的关键组成部分。*CLRN1* 突变可导致纤毛束畸形及突触成熟延迟。Clarin-1 缺陷主要导致外毛细胞静纤毛以及前庭毛细胞功能异常。*CLRN1* 对纤毛束、带状突触等结构与功能均有影响,其变异导致的临床表型多变,且发病机制尚不清楚,仍需后续进一步研究。

4. USH4 相关基因　既往研究发现了许多临床症状与 USH1、2、3 均不相符的 USH 病例,这类病例被称为非典型 USH,即 USH4。*ARSG* 可能与 USH4 相关。*ARSG* 所编码的 Arylsulfatase G 蛋白参与激素生物合成、细胞信号转导等过程。但目前对 USH4 及 *ARSG* 的研究尚不深入,其具体机制有待进一步研究。

(七) *MYO7A* 基因突变分析具有什么指导意义?

1. Usher 综合征是常染色体隐性遗传病,患儿父母各携带一个杂合突变。因此再次生育时,有 25% 的风险概率生育出与患儿相同的携带 *MYO7A* 基因致病的复合杂合耳聋患儿。推荐其父母可在妊娠12~26周时行产前基因诊断(例如羊水穿刺等),检测胎儿基因型。

2. 建议患儿未来的配偶进行 *MYO7A* 基因突变检测,避免生育出耳聋后代。

3. 患儿父母均为 *MYO7A* 基因致病突变的携带者,患儿父母的亲属亦有可能携带 *MYO7A* 基因致病突变。正常人群中存在 *MYO7A* 致病变异的携带者,无家族史无症状携带者与 Usher 综合征患儿婚配后,生育出 Usher 综合征患儿的概率为50%,生育无症状的 Usher 综合征致病基因突变携带者的概率为50%。建议对患儿父母有血缘关系亲属及其配偶进行耳聋相关基因检测及遗传咨询指导,避免生育耳聋后代。

(八)Usher 综合征的预后如何?

Usher 综合征的视网膜色素变性是一种进行性疾病,并无有效预防和治疗措施。但目前针对视网膜色素变性的基因治疗目前已经取得突破性进展,未来有望应用于临床。

(九)Usher 综合征如何治疗和随访?

Usher 综合征患儿大部分为感音神经性聋,患儿可以通过佩戴助听器提升听力,对于重度及极重度感音神经性聋的患儿,可选择人工耳蜗植入治疗。其治疗和随访同 NSHL。通常出现夜盲症状后,患儿视野逐渐缩小,视力逐渐下降,建议患儿每年定期于眼科复查。

(王 晶)

三、居家护理要点

(一)生活护理
改造居家环境,清除家中障碍物及危险物品,生活物品放于患儿易取处,协助患儿生活护理。

(二)休息与活动
外出及活动时需加强陪护,避免意外伤害。

(三)助听器护理
见"非综合征性耳聋"相关内容。

(四)人工耳蜗的护理
见"非综合征性耳聋"相关内容。

(五)病情监测
定期复查听力检查、眼部检查、前庭功能检查等,定期进行康复言语训练。

(六)心理支持
需帮助其接受自身形象的改变,家长需多关心倾听患儿,注意正向引导,尊重患儿,不公开谈论患儿病情,帮助患儿接受自我形象,也可寻求同伴支持,如加入疾病互助交流群,若发现患儿自伤、自残、自闭等情况,及时寻求心理医师帮助及治疗,医院转介患儿至社区康复组织,帮助社交及言语学习。

(余 爽)

● 参考文献

[1] DELMAGHANI S,EL-AMRAOUI A.The genetic and phenotypic landscapes of Usher syndrome:from disease mechanisms to a new classification[J].Hum Genet,2022,141(3/4):709-735.

[2] 徐晨阳,刘晓雯,郭玉芬.Usher 综合征表型及发病机制研究进展[J].中华耳科学杂志,2021,19(5):850-854.

以皮肤颜色异常为主诉

病例 30　白化病

一、病史摘要

患儿,男,11月龄。因"发现皮肤毛发白色11个月"就诊。

(一)现病史

11个月前,患儿父母发现患儿出生时即出现皮肤毛发白色,巩膜色浅,无进行性发展扩大,伴畏光、眼球震颤,奶量可,精神好,无特殊鼠尿味、肌张力低下、肌张力增高,无斜视、抽搐、听力障碍,无运动发育迟滞,无反复咳嗽、腹泻、腹胀、呕吐等。

(二)既往史

无特殊。

(三)个人史及家族史

患儿系 G_1P_1,足月顺产,出生体重 3.23kg,身长 49cm。母乳喂养。目前可扶走、拿物,有意识地喊"爸爸妈妈"。否认遗传病家族史。

(四)体格检查

体温 36.8℃,心率 105 次 /min,呼吸 26 次 /min,血压 88/50mmHg。体重 9.8kg(中位数 9.87kg,Z 评分 –0.06,P=47.6),身长 72cm(中位数 75.54cm,Z 评分 –1.32,P9.3)。神志清楚,全身皮肤、毛发色白,巩膜色浅,有眼球震颤。心肺腹及神经系统查体未见异常。

二、诊疗解析

(一)还需要完善哪些检查?

1. 血常规、尿常规、便常规、肝肾功能、凝血功能正常。

2. 细胞免疫、体液免疫正常。

3. 苯丙氨酸正常。

4. 眼科检查　角膜透明,虹膜色素缺失,色灰白,瞳孔对光反射灵敏,晶状体透明。眼底:视盘边界清楚,视网膜、脉络膜色素缺失,透见脉络膜血管,黄斑中心凹发育不全。眼球水平震颤,无明显斜视。

5. 基因检测(表 30-1)

表 30-1　*OCA*(OMIM:203200)基因检测结果

基因	染色体位置	遗传方式	核苷酸改变	氨基酸改变	生物学危害性	携带		
						先证者	母	父
OCA(OMIM:203200)	Chr15:20251897	AR	c.1441G>A	p.Ala481Thr	致病性变异	杂合	杂合	无变异

（二）诊断思路

回顾患儿的病史查体及实验室检查后发现：①患儿系婴儿，生后即发现皮肤毛发白色，巩膜色浅，需警惕白化病、Prader-Willi 综合征、苯丙酮尿症、白癜风等疾病；②患儿存在眼部症状，畏光、眼球震颤，考虑白化病可能性大；③患儿肌张力正常，无喂养困难、食欲异常，无特殊面容，Prader-Willi 综合征可能性小；④患儿白斑无进行性发展扩大，白癜风可能性小；⑤患儿无鼠尿味，苯丙氨酸正常，排除苯丙酮尿症；⑥同时患儿凝血功能、细胞免疫、体液免疫等正常，无其他系统功能障碍，排除白化病相关综合征。最后结合基因检测提示 OCA 基因突变，可确诊为眼皮肤白化病2 型。

（三）白化病是什么？其发病率是多少？

白化病是由于体内的黑色素合成发生障碍造成皮肤、毛发以及眼部的色素减少或缺失。临床上，根据色素缺失部位的不同和有无其他系统异常可将白化病分为眼白化病（ocular albinism，OA）、眼皮肤白化病（oculocutaneous albiniom，OCA）和白化病相关综合征。OCA 是白化病中最常见的类型，全世界发病率约为 1/20 000，中国汉族人口中发病率为 1/18 000。OA 在男性中的患病率约为1/60 000。白化病相关综合征极为罕见，呈散发。

（四）白化病的发病机制是什么？ OCA 基因有何功能？基因突变与表型之间关系？

目前认为白化病的发病机制主要有两种：一是色素合成途径中的关键分子如酪氨酸酶等的缺陷，要导致非综合征型白化病；二是负责运送这些关键分子到黑色素小体的运输复合物的缺陷，如 HIPS 蛋白所参与的各种运输复合体，主要导致综合征型白化病。

OCA 是一种常染色体隐性遗传病，分为 7 型，即 OCA1、2、3、4、5、7、8，对应的致病基因分别为 TYR、OCA2、TYRPl、SLC4542、SLC2445、LRMDA 和 DCT，这些基因编码参与黑色素合成和酪氨酸积累的酶或膜转运蛋白。

OA 是一种 X 连锁疾病遗传病，它是由黑素细胞中表达的 G 蛋白偶联受体 143（GPR143）基因（也称为 OA1）的突变引起的。GPR143 信号受损导致黑素体发生改变形态，导致形成扩大的黑素体（"大黑素体"），破坏黑素体的运动性，以及黑素细胞和黑素体数量的总体减少。

白化病相关综合征包括 Hlermansky-Pudlak 综合征（HPS）、Chediak-Higashi 综合征（CHS）和 Griscelli 综合征。这些是由一种或多种与溶酶体蛋白运输相关的基因引起的常染色体隐性疾病。

OCA 基因定位于 15q11.1~q12，包括 24 个外显子和 23 个内含子。该基因编码一种 110kDa 的跨膜蛋白，该蛋白位于黑色素小体膜上，与黑色素小体膜的完整性有关。黑色素由皮肤、毛囊、虹膜和视网膜的黑色素细胞产生，分为黑棕色的真黑素和红黄色的褐黑素。OCA 基因产物为真黑素合成所必需，当 OCA 基因突变时，真黑素合成减少，导致眼、皮肤、毛发黑色素沉着减少。

不同亚型的基因突变出现表型差异，例如 OA 患儿虹膜色素减退程度普遍较轻，OCA 患儿眼部及全身色素表现变异大。但尚无同一类型不同基因型与表型之间的确切相关性报道。

（五）如何解释本病例的基因报告？

本次检测在受检者全血基因组 DNA 中检测到 OCA 基因突变，c.1441G>A。该变异均曾在文献中被报道，是该病的致病突变。该患儿临床表型也出现了相关的眼、皮肤、毛发黑色素沉着减少等异常，故认为此基因突变与临床相吻合，是导致本例患儿发病的病因。

（六）白化病的临床表现是什么？

OCA1A 患儿皮肤和毛发终生雪白，OCA1B 患儿随年龄增长，毛发、虹膜颜色可逐渐加深，视力也会有所好转，尤其是在最初的 10 年内。OCA2 又被称为"黄色 OCA"，患儿出生时头发有色素但皮肤灰白。典型的 OCA2 表现为黄头发和白皮肤（各种人种）。OA 患儿则仅有眼部症状。

OCA 是一组以眼、皮肤、毛发黑色素沉着减少或缺乏为主要临床表现的疾病，主要临床表现为普遍色素沉着不足，眼部改变包括黄斑中心凹发育不良、屈光不正、视力低下、畏光、虹膜半透明、眼球震颤、眼底着色不足及视觉纤维通路异常等。

OA 主要影响头发和皮肤色素沉着,眼睛相对正常。由于 X 染色体不同程度的裂解或随机 X 染色体失活,*GPR143* 突变的女性携带者表现出嵌合现象,最典型的发现是明亮的径向反射(带状反射),在眼底自发荧光(FAF)成像上会出现"泥浆溅落"现象。

(七)白化病的诊断标准是什么?如何早期诊断?

目前该病暂无同一的诊断标准,可进行临床诊断及分子诊断。对于典型的白化病,根据皮肤、毛发颜色和眼部症状,即可做出临床诊断。而分子诊断是各亚型鉴别诊断的最为可靠的方法。

如患儿临床有皮肤毛发颜色变浅,应高度怀疑此类疾病可能,尽早进行基因检测,可以协助明确诊断。

(八)白化病需与哪些疾病进行鉴别?

1. 白癜风　是一种后天发生的色素减退性疾病,病因尚不清楚。白斑可发生于任何年龄和部位,可呈局部和泛发性,且可进行性发展大。泛发性白癜风有时可累及全身,白斑部位的毛发也可能变白,但其他器官、系统不受累,可与白化病鉴别。

2. 苯丙酮尿症　本病可出现皮肤白皙,毛发色浅,同时有特殊鼠尿味、肌张力增高、生长发育迟滞等表现,不累及眼部。本患儿有皮肤毛发白色,但无鼠尿味等症状,同时存在眼部症状,苯丙氨酸正常,与本病进行鉴别。

(九)白化病该如何治疗?预后如何?

目前白化病缺乏有效的治疗方法,通过产前诊断预防患儿的出生尤为重要。白化病的危害主要是眼部损害和易患皮肤癌。应尽可能减少紫外线对眼睛和皮肤的损害。紫外线强烈时,应尽量减少外出,或穿长袖衣服、戴帽子、墨镜、涂抹防晒霜等。

白化病相关综合征预后差,死亡率高。OCA 及 OA 预后相对较好,但易出现眼部损害及皮肤癌。

(十)如何进行遗传咨询?

本疾病系常染色体隐性遗传,该患儿系杂合突变,若与正常人(基因正常)婚配时,其后代无患儿。若与同型携带者或患儿,需在充分告知的情况下,由夫妻双方根据自身情况自主决定是否进行产前诊断或终止妊娠。

（李　雪）

三、居家护理要点

(一)生活护理

保持皮肤清洁干燥,使用了防晒霜后应清理干净。尽量减少紫外线对眼部、皮肤的刺激,外出时可戴墨镜、穿长袖衣服、戴帽子、使用遮阳伞等,保持眼部清洁,避免用手揉搓眼部,防止感染。

(二)休息与活动

适当进行室内体育锻炼,增强免疫力。因视力下降对危险认知下降,清除居家环境中的障碍物,活动时注意安全。

(三)病情监测

定期随访,监测视力、皮肤情况。

(四)心理支持

家长需多关心关爱患儿,鼓励患儿表达内心感受,多正向鼓励患儿树立生活的信心,帮助患儿接受自我形象,寻求白化病患儿组织帮助,及时评估心理状况,如有自闭、自伤、自残等行为,及时寻求心理医师帮助。

（余　爽）

● 参考文献

［1］中华医学会医学遗传学分会遗传病临床实践指南撰写组.白化病的临床实践指南［J］.中华医学遗传学杂志,2020,37（3）:252-257.

［2］CHAN H W,SCHIFF E R,TAILOR V K,et al.Prospective study of the phenotypic and mutational spectrum of ocular albinism and oculocutaneous albinism［J］.Genes（Basel）,2021,12（4）:508.

［3］WANG H,WAN Y,YANG Y,et al,Wang J.Novel compound heterozygous mutations in OCA2 gene associated with non-syndromic oculocutaneous albinism in a Chinese Han patient:a case report［J］.BMC Med Genet,2019,20（1）:130.

［4］MARÇON C R,MAIA M.Albinism:epidemiology,genetics,cutaneous characterization,psychosocial factors［J］.An Bras Dermatol,2019,94（5）:503-520.

［5］MA EZ,ZHOU A E,HOEGLER K M,et al.Oculocutaneous albinism:epidemiology,genetics,skin manifestation,and psychosocial issues［J］.Arch Dermatol Res,2023,315（2）:107-116.

病例 31 神经纤维瘤

一、病史摘要

患儿,男,1 岁 6 月龄。因"发现皮肤色素斑 1 年 6 个月"就诊。

(一) 现病史

1 年 6 个月前,患儿家属发现患儿全身有散在棕色色素沉着斑块,形态不规则,颜色深浅不一,阳光照射后颜色无变化,后进行性增多,全身未见凸出于皮面的纤维瘤样结节,无骨骼畸形、视物模糊,无发热、咳嗽、关节活动受限、步态不稳等。

(二) 既往史

生后因"早产儿、低出生体重儿"于当地医院新生儿住院治疗 20 天,好转后出院。

(三) 个人史及家族史

患儿系 G_1P_1,32^{+3} 周因"胎膜早破"顺产,出生体重 1.88kg,身长 42cm。父母非近亲婚配,父亲皮肤表面可见 2 处牛奶咖啡斑,否认遗传病家族史。

(四) 体格检查

体温 36.9 ℃,心率 102 次/min,呼吸 22 次/min,血压 86/45mmHg。身高 82cm(中位数 83.16cm,Z 评分 –0.37,P 35.5),体重 11kg(中位数 11.4kg,Z 评分 –0.31,P 37.8)。神志清楚,未见特殊面容,全身散在多处牛奶咖啡斑(多于 6 处,见图 31-1),最大约 4cm×6cm×5cm,腋窝可见少许雀斑,全身未见凸出于皮面的纤维瘤样结节。心肺腹及神经系统查体未见异常。

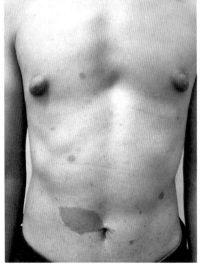

图 31-1 全身散在牛奶咖啡斑

二、诊疗解析

(一) 还需要完善哪些检查?

1. 血尿常规、肝肾功能及电解质正常。

2. 胸部 X 线片 颈胸部连接处脊柱轻度侧弯。

3. 双下肢 X 线片未见异常。

4. 头颅 MRI　未发现脑内异常信号。

5. 眼科检查　眶周未扪及明显包块。角膜透明,前房深度正常,房水清亮,虹膜睫状区或周边部实质层可见数个虹膜黑色素错构瘤(Lisch 结节),瞳孔等大等圆,直径约 3mm,直接间接对光反射均灵敏,晶状体、玻璃体及眼底检查未见异常。眼底检查未见明显异常。

6. 基因检测(表 31-1)

表 31-1　*NF1*(OMIM:162200)基因检测结果

基因	染色体位置	遗传方式	核苷酸改变	氨基酸改变	生物学危害性	携带		
						先证者	母	父
NF1(OMIM:162200)	Chr17q11.2	AD	c.6709C>T (exon 44)	p.R2237X (NM_000267.2)	致病性变异	杂合	无变异	无变异

(二)诊断思路

回顾患儿的病史查体及实验室检查:①患儿系男性幼儿,年龄小,起病早,生后即发现全身多处皮肤色素斑,全身有多于 6 处的牛奶咖啡斑,最大直径大于 5mm,数量多、直径大,形态不规则,颜色深浅不一,阳光照射后颜色无变化,后进行性增多,腋窝可见少许雀斑,眼科检查可见 Lisch 结节,考虑神经纤维瘤;②患儿无特殊面容、身材矮小等,Noonan 综合征可能性小;③患儿有皮肤牛奶咖啡色斑、轻度雀斑,无神经纤维瘤,需警惕 Legius 综合征,但结合基因检测结果,最终确诊为神经纤维瘤1 型。

(三)神经纤维瘤是什么?其发病率是多少?

神经纤维瘤(neurofbromatosis,NF)是一种常染色体显性遗传疾病,属于神经皮肤综合征或斑痣性错构瘤病,是一组家族性肿瘤易感综合征,为外胚层的组织发育异常,特征为未分化胚叶成分肿瘤、肿瘤样病灶和色素斑或起源于外胚层组织的血管畸形,主要累及皮肤、周围神经和中枢神经系统。临床上根据临床表现是否典型分为两个类型:即Ⅰ型神经纤维瘤病(neurofibromatosis type 1,NF1,典型神经纤维瘤)和Ⅱ型神经纤维瘤病(neurofibromatosis type 2,NF2,中枢或听神经瘤病)。其全球发病率约为 1/3 000,约 50% 患儿为家族性遗传突变,其余为散发型突变。

(四)神经纤维瘤的发病机制是什么?*NF1* 基因有何功能?基因突变与表型之间关系?

NF1 是一种由 *NF1* 基因突变引起神经纤维瘤蛋白功能丧失,从而引起下游细胞生长激活的神经系统常染色体显性遗传疾病。*NF1* 基因位于染色体 17q11.2,基因总长度约 350kb,包含 60 个外显子,其编码的神经纤维瘤蛋白包含 2 818 个氨基酸,是 RAS-MAPK 信号通路的关键成分,可促进Ras-CTP 失活,发挥肿瘤抑制作用。*NF1* 基因突变导致神经纤维瘤蛋白功能丧失,从而引起下游细胞生长激活。迄今为止,人类基因突变数据库(HCMD)已报道了超过 3 000 种不同的 *NF1* 基因突变,突变类型包含错义突变、无义突变、剪接突变、缺失 / 插入突变、复杂重排等,尚未发现明确的突变热点。据估计,所有 NF1 病例中约有 50% 是散发性的,通常由女性性腺突变相关的新发变异引起。单核苷酸变异(SNV)和小缺失(20bp 或更少)占目前已知突变的 70% 以上,并且大多数 *NF1* 突变导致截短和无功能的神经纤维蛋白的合成。NF2 是由 22 号染色体上 *NF2* 基因的功能改变引起的,其蛋白产物 merlin 的功能受损。

目前 NF1 部分基因型与表型之间的有确切相关性:①第 17 号外显子框内缺失突变(c2970-2 972 del AAT)的表型为 CALMs 及雀斑、无神经纤维瘤;②影响 Arg1809 密码子的错义突变的表型为色素沉着特征、无神经纤维瘤、Noonan 样特征(肺动脉狭窄、身材矮小等);③ *NF1* 基因微缺失的表型为大量神经纤维瘤、智力残疾、心血管畸形、恶性外周神经鞘瘤的风险增加;④影响第 844 至 848

密码子的错义突变的表型为浅表 pNF、症状性脊髓神经纤维瘤、OPG、骨骼异常、恶变风险较高。

（五）如何解释患儿的基因检测结果？

本次检测在受检者全血基因组 DNA 中检测到 *NF1* 基因突变，c.6709C>T。该变异曾在文献中被报道，是 NF1 的常见致病突变之一。该患儿临床表型也出现了相关的全身散在牛奶咖啡斑等异常，故认为此基因突变与临床相吻合，此基因突变是导致本例患儿发病的病因。

（六）神经纤维瘤的临床表现是什么？

皮肤牛奶咖啡色斑（cafe-au-lait macules，CALMs）通常是 NF1 的最先出现的临床特征，常见于四肢及躯干，随年龄增长不断增多，表面光滑，并不凸出或凹陷于皮肤表面，形状不规则，可大可小，分散无特别特征，颜色为咖啡的棕色，但可出现颜色的深浅不一，可能发生在出生时或儿童时期。腋窝雀斑常常是 NF1 患儿的第二个出现的表现。皮肤神经纤维瘤通常发生在青春期前期，也可以在更早的年龄出现，并且大小和数量的增加与青春期和怀孕相关。丛状神经纤维瘤通常是先天性的。胫骨发育不良在出生时即可出现；视神经胶质瘤发生于 6 岁以下的儿童。

NF2 的特征在于发展出独特的神经系统病变，包括双侧前庭神经鞘瘤，多发性脊髓和外周神经鞘瘤，脑膜瘤和室管膜瘤。其中前庭神经鞘瘤是 NF2 患儿中最常见的颅内肿瘤，占该综合征患儿 90% 以上。还可能出现其他特征性表现，如眼部病变、神经病变、脑膜血管瘤病和神经胶质畸形。

（七）神经纤维瘤的诊断标准是什么？如何早期诊断？

NF1 目前最新的诊断标准为：① 6 个或以上 CALMs：在青春期前直径 >5mm 或在青春期后直径 >15mm；② 2 个或以上任何类型的神经纤维瘤或 1 个丛状神经纤维瘤（pNF）；③腋窝或腹股沟区雀斑；④视神经胶质瘤或其他脑实质胶质瘤；⑤裂隙灯检查到 2 个或以上虹膜黑色素错构瘤（Lisch 结节），或光学相干层析成像（OCT）/ 近红外（NIR）影像检查到 2 个或以上的脉络膜异常；⑥特征性骨病变，如蝶骨发育不良、胫骨前外侧弯曲，或长骨假关节生成；⑦在正常组织（如白细胞）中具有等位基因变体分数达 50% 的致病杂合子 *NF1* 变异体。对于无父母患病史者，满足 2 条或以上临床特征可被诊断为 NF1；有父母患病史者，满足 1 条或以上临床特征可被诊断为 NF1。

NF2 目前采用曼彻斯特（NIH）标准（1992）：

（1）双侧前庭神经鞘瘤。

（2）NF2 家族史加上：①单侧前庭神经鞘瘤；②以下任意两种：脑膜瘤、胶质瘤、神经瘤、神经鞘瘤、后囊下晶状体混浊。

（3）其他标准：①单侧前庭神经鞘瘤加上任何两种：脑膜瘤、胶质瘤、神经纤维瘤、神经鞘瘤和后囊下混浊；②多发性脑膜瘤（两个或两个以上）加上单侧前庭神经鞘瘤或任何两种：胶质瘤、神经纤维瘤、神经鞘瘤和白内障。

如患儿临床有较多牛奶咖啡斑，应警惕此类疾病可能，尽早进行基因检测，可以协助明确诊断。

（八）神经纤维瘤需与哪些疾病进行鉴别？

1. Legius 综合征　Legius 综合征可出现典型的 NF1 样 CALMs、轻度雀斑、类似于 NF1 的认知障碍，但无神经纤维瘤或 OPG；基因突变为 15 号染色体 SPRED1 双等位基因失活。而 NF1 常常出现神经纤维瘤或 OPG，常见基因突变为 *NF1* 基因突变。

2. Noonan 综合征　Noonan 综合征可出现典型的 CALMs，但数量较少；同时有肺动脉瓣狭窄、身材矮小、面部特征明显、颈蹼等表现，约 50% 患儿发生 *PTPN11* 基因突变。而 NF1 出现的典型的 CALMs 数量较多，全身通常大于 6 处，无明显身材矮小、面部特征等表现，为 *NF1* 基因突变所致。

（九）神经纤维瘤如何治疗？预后如何？

NF1 治疗的主要为以患儿为中心的纵向护理，对随着年龄出现的临床表现进行随访，并关注对并发症的早期识别和对症治疗。

1. CALMs 和雀斑　无需特殊治疗，对于引致美容困扰的斑点，可选择皮肤遮瑕相关技术。

2. 皮肤型神经纤维瘤　治疗仅建议于严重病例,一线治疗包括手术切除及二氧化碳激光消融,电流干燥术用于数量繁多的神经纤维瘤,其他选项包括激光光凝术及射频消融术。

3. pNF　一线治疗以手术切除为主,巨大纤维瘤(瘤体面积 $>100cm^2$)或较大范围的瘤体切除宜采用术前血管造影栓塞营养动脉,减少术中大出血风险。

4. 恶性周围神经鞘瘤(malignant peripheral nerve sheath tumor,MPNST)　建议采用整复外科、神经外科、软组织肿瘤科、骨科、肿瘤内科等多学科诊疗模式,最佳方案为完全手术切除伴肿瘤边缘切除(切除肿瘤及肿瘤外 3cm 的屏障组织)。放疗能提供局部的肿瘤控制,可延缓复发,但对长期生存率无显著影响。姑息性放疗用于不能完全切除肿瘤的患儿。

5. 视神经胶质瘤(optic pathway glioma,OPG)　少数有显著 OPG 瘤体生长及进展性视力丧失的NF1 患儿需要接受治疗,一线治疗为化疗:长春新碱和卡铂的联合用药。

6. 骨骼异常　长骨发育不良应补充维生素 D。营养不良性脊柱侧弯者需要早期积极的矫正手术,蝶骨翼发育不良者需接受多学科团队的手术治疗。

目前 NF2 的治疗以手术治疗为主,疾病早期对小肿瘤施行显微手术切除,能较好保留听神经和面神经的功能;对于有明显肿瘤细胞浸润、转移或手术风险大的患儿,短期内给予放疗。

该疾病临床症状差异较大,可造成外形损毁及功能障碍,增加肿瘤恶变风险,预后差异大。

(十) NF1 患儿该如何进行遗传咨询?

本疾病的遗传方式系常染色体显性遗传,该患儿每个子代都有 50% 机会遗传 NF1 致病性变异,外显率为 100%。其父母均未发现变异,可继续生育。但由于本患儿有 NF1 致病性变异,该家族成员需对风险增加的妊娠进行胚胎植入前遗传检测和 / 或产前诊断。

(李　雪)

三、居家护理要点

(一) 生活护理

保持皮肤清洁干燥,穿着棉质宽松衣服,减少摩擦,避免肥皂等碱性或刺激性沐浴露沐浴,避免暴晒。对于手术后患儿,应保持敷料清洁干燥,定期随访消毒、更换敷料,避免感染。指导勿抓挠伤口,结痂自然掉落,避免留疤,观察有无红肿等感染征象。颜面部斑块必要时可进行化妆,外出时可着长袖长裤,遮挡躯干牛奶咖啡斑。

(二) 休息与活动

对于胫骨发育不良及步态不稳患儿,需加强看护,尤其患儿下床及如厕时,避免跌倒,必要时使用轮椅,积极进行康复训练,帮助肢体功能恢复。对于视神经损害的患儿,注意清除家中障碍物,避免意外伤害。

(三) 病情监测

1. 立即就医　若患儿出现头晕、头痛、视物模糊或肢体包块等,应立即就医。
2. 定期随访　监测皮肤状况、肢体功能、眼科检查等。

(四) 心理支持

位于表皮和皮下的神经纤维瘤可引起毁容,易引起患儿自我形象紊乱,家属应正视患儿,勿用异样眼光对待,耐心倾听解决患儿诉求,为患儿讲述成功案例,鼓励患儿战胜疾病,注重保护患儿隐私,必要时进行心理干预。

(秦　燕)

● 参考文献

[1] NAPOLITANO F, DELL'AQUILA M, TERRACCIANO C, et al.Genotype-phenotype correlations in

neurofibromatosis type 1：identification of novel and recurrentnf1 gene variants and correlations with neurocognitive phenotype［J］.Genes（Basel），2022，13（7）：1130.

［2］KEHRER-SAWATZKI H，COOPER D N.Challenges in the diagnosis of neurofibromatosis type 1（NF1）in young children facilitated by means of revised diagnostic criteria including genetic testing for pathogenic NF1 gene variants［J］.Hum Genet，2022，141（2）：177-191.

［3］COY S，RASHID R，STEMMER-RACHAMIMOV A，et al.An update on the CNS manifestations of neurofibromatosis type 2［J］.Acta Neuropathol，2020，139（4）：643-665.

［4］LEGIUS E，MESSIAEN L，WOLKENSTEIN P，et al.Revised diagnostic criteria for neurofibromatosis type 1 and Legius syndrome：an international consensus recommendation［J］.Genet Med，2021，23（8）：1506-1513.

［5］中国Ⅰ型神经纤维瘤病多中心治疗协作组，全国整形外科多中心研究平台.Ⅰ型神经纤维瘤病临床诊疗专家共识（2021版）［J］.中国修复重建外科杂志，2021，35（11）：1384-1395.

以皮下脂肪消失为主诉

病例32　先天性全身性脂肪营养不良

一、病史摘要

患儿,女,6月龄。因"发现皮下脂肪消失4个月"入院。

(一)现病史

4个月前,家属发现患儿皮下脂肪消失,伴特殊面容,表现为塌鼻梁、小下颌、三角脸、舌外伸等。生后1个月内食欲欠佳,体重下降,后食欲较旺盛,出现体重增加(出生体重2 860g,1月龄时2 500g,现6月龄体重6 800g),伴腹胀,无呕吐、腹泻、喂养困难,无发热、抽搐、咳嗽等。病后精神尚可,大小便外观未见异常,大便次数及量正常。

(二)既往史

无特殊。

(三)个人史及家族史

患儿系 G_2P_2,38^{+5} 周剖宫产,母乳喂养,出生体重2 860g,否认抢救史/窒息史。2月龄可抬头、6月龄可独坐。父母为近亲结婚(表兄妹),有一5岁姐姐,身体健康。否认遗传病家族史。

(四)体格检查

体温36.8℃,心率112次/min,呼吸25次/min,血压87/45mmHg。体重6.8kg(中位数7.83kg,Z评分 –1.16,P12.3),身高67cm(中位数67.04cm,Z评分 –0.02,P49.2),BMI 15.15(P6.5)。特殊面容(塌鼻梁、小下颌、三角脸、大耳朵、舌外伸),额面部及躯干、四肢毛发茂盛(图32-1),皮下脂肪消失,肌肉显现,呈泛发性肌型外观(图32-2)。心音有力,心律齐,未闻及确切杂音。双肺呼吸音清,

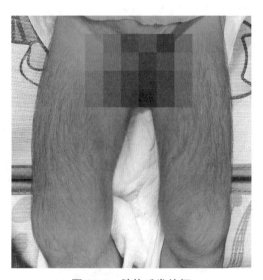

图32-1　肢体毛发特征

未闻及干湿啰音。腹部膨隆,可见一大小约 1cm×1cm 脐疝,肝脏肋下 7cm,质软,边缘光滑,腹部未触及包块,按压无剧烈哭吵,未见静脉曲张。阴蒂肥大(图 32-3)。神经系统查体未见异常。

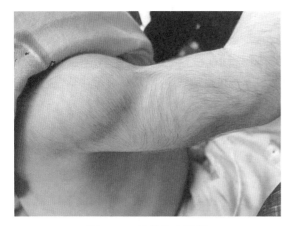

图 32-2　肢体肌肉特征

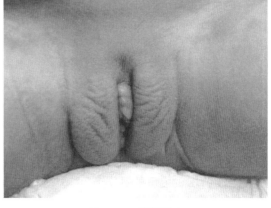

图 32-3　阴蒂肥大

二、诊疗解析

(一)还需要完善哪些检查?

1. 血常规、尿常规、便常规未见异常。

2. 生化检查　ALT 222U/L(↑)(参考值:<40U/L),AST 108U/L(↑)(参考值:<49U/L),总胆固醇 5.33mmol/L(↑)(参考值:<5.18mmol/L),甘油三酯 10.14mmol/L(↑)(参考值:<1.7mmol/L),空腹血糖 4.96mmol/L。

3. 空腹胰岛素　58.53μU/ml(↑)(参考值:<25μU/ml)。

4. 游离脂肪酸　1.39mmol/L(↑)(参考值:<0.77mmol/L)。

5. 血气分析、心肌损伤标志物、乳酸、β-羟丁酸、丙酮酸、血氨、性激素、血串联质谱、输血免疫全套、EBV 核酸检测、EBV IgM、TORCH 未见异常。

6. 心脏彩超　心室壁增厚(以室间隔为甚:IVS=13mm,LVPW=8.5mm,RVAM=5.8mm,致双室流出道狭窄及心室腔狭小,LVOT 最窄处约 7mm,RVOT 最窄处约 9.5mm),左心室流出道狭窄伴梗阻(PG=106mmHg),右室流出道稍窄(PG=21mmHg),心包积液(少量),左室收缩功能测值正常。

7. 心电图　窦性心律;电轴右偏 +166°;QTc 间期延长;右室高电压。

8. 肝胆胰脾彩超　肝大(斜径 10.4cm,剑下 4.4cm)。

9. 骨龄(TW2 法)　1.5 岁,骨龄偏高。

10. 泌尿系统、双肾及肾上腺、子宫附件彩超未见异常。

11. 胸椎、腰椎、双下肢 X 线片未见异常。

12. 基因检测(表 32-1)

表 32-1　*BSCL2*(OMIM:269700)基因检测结果

基因	染色体位置	遗传方式	核苷酸改变	氨基酸改变	生物学危害性	携带		
						先证者	母	父
BSCL2(OMIM:269700)	Chr11:62705331	AR	c.166-184del(exon 2)	p.Tyr56Thrfs*30(NM032667.6)	可疑致病性变异	纯合	杂合	杂合

(二)诊断思路

回顾病史查体及实验室检查,分析如下:①患儿年龄小,起病年龄早,以皮下脂肪消失为主要表现,伴特殊面容,查体可见多毛、泛发性肌型外观,阴蒂肥大、肝大等,辅助检查提示胰岛素抵抗、骨龄提前、高脂血症等,病因方面根据病史查体及实验室检查不支持脂肪来源较少和消耗增多,高度怀疑脂肪合成减少;②而在脂肪合成减少当中,甘油和脂肪酸均升高,支持脂肪营养不良可能性大;③同时患儿特殊面容并非鸟型脸(双眼突出,鹰钩鼻,下颌短小),故早老症可能性小;④患儿起病年龄早,未出现神经系统症状,进行性脑病伴/不伴脂肪营养不良可能性小,最后结合患儿基因检测结果,确诊为先天性全身性脂肪营养不良。

(三)先天性全身性脂肪营养不良是什么?其发病率是多少?

先天性全身性脂肪营养不良(congenital generalized lipodystrophy,CGL)是一种常染色体隐性遗传疾病,其特征为生后出现全身脂肪组织消失,可继发糖代谢和脂代谢异常,产生相关并发症如糖尿病、高甘油三酯血症、脂肪肝、肝硬化、心肌病变等。其发病率约为 1/12 000,多呈散发。

(四)CGL 的发病机制是什么?*BSCL2* 基因有何功能?基因突变与表型之间有何关系?

目前已知的 CGL 相关基因共 4 个。

1. 1 型与 *AGPAT2* 突变相关　AGPAT2 是甘油三酯合成的关键限速酶,催化溶血磷脂酸酯化形成磷脂酸,进而限制甘油三酯或磷脂的生物合成。

2. 2 型与 *BSCL2* 突变相关　BSCL2 基因位于 11g13 染色体,编码 seipin 蛋白,该蛋白是一个 2 次跨膜的内质网固有蛋白,由 389 个氨基酸组成,在脂肪组织、神经系统及睾丸高表达。该蛋白在 CGL2 发病机制中参与脂肪细胞分化、脂滴形成,维持脂滴形态,并限制脂滴在非脂肪细胞合成及沉积。

3. 3 型与 *CAV1* 突变相关　编码蛋白 Caveolin1 组成 caveolae,它是脂肪细胞表面重要的脂肪酸结合区域,参与游离脂肪酸的摄取和转运,同时也有重要的信号转导功能。

4. 4 型与 *PTRF* 突变有关　编码蛋白 Cavin,参与 caveolae 的形成。

目前尚无基因型与表型之间的确切相关性报道。

(五)如何解释患儿的基因检测结果?

本次检测在受检者全血基因组 DNA 中检测到 *BSCL2* 基因突变,c.166-184del。该变异曾在文献中被报道,是 CGL2 型的常见致病突变之一。该患儿临床表型也出现了相关的皮下脂肪消失、高脂血症、胰岛素抵抗等异常,故认为此基因突变与临床相吻合,此基因突变是导致本例患儿发病的病因。

(六)CGL 的临床表现是什么?

CGL 的临床表现主要包括肌肉显现、皮下浅静脉显露、食欲旺盛、加速增长、脐疝、肝和/或脾大、黑棘皮病、女性患儿多毛症和阴蒂肥大、月经不调伴多囊卵巢、骨龄提前,其中 2 型表现最重,生后不久即全部脂肪组织消失,并可伴随神经系统表现和心肌病变。

(七)CGL 的诊断标准是什么?如何早期诊断?

目前 CGL 的诊断标准包括 3 个主要标准或 2 个主要标准 +2 个或多个次要标准,和/或通过基因检测致病变异可诊断。

主要标准:①躯干、四肢和面部的脂肪萎缩;②肢端肥大症:包括巨人症、肌肉显现、骨龄提前、眶嵴突出、手脚增大、阴蒂肥大和男性外生殖器增大;③肝大;④高甘油三酯血症,可伴随高胆固醇血症;⑤胰岛素抵抗(胰岛素和 C 肽升高)、黑棘皮病。

次要标准:①肥厚型心肌病;②精神运动迟缓或轻度(IQ 50~70)至中度(IQ 35~50)智力障碍;③多毛症;④女性性早熟;⑤骨囊肿;⑥静脉显现。

如患儿临床有皮下脂肪消失,且有特殊面容者,应警惕此类疾病可能,尽早进行基因检测,可以协助明确诊断。

（八）CGL 需要与哪些疾病相鉴别？

早老症：是一种严重的核纤层蛋白病，主要由于人体第一对染色体上 *LMNA*（Lamin A）基因突变导致，可出现皮下组织明显减少，特殊面容等，但其特殊面容与 CGL 不同，表现为鸟型脸（双眼突出，鹰钩鼻，下颌短小），同时，出现脱发（包括头发和眉毛），头皮和额部静脉显露，大部分患儿声音尖细，骨骼异常，包括骨质溶解、梨状胸且锁骨短、关节挛缩、髋外翻等。

（九）CGL 如何治疗？预后如何？

CGL 目前尚无特效治疗方法。疾病初期饮食控制是最重要的治疗手段。低脂饮食、限制饱和脂肪酸摄入、适当限制高糖和高热量食物的摄入有助于控制血脂。其次，针对出现的并发症进行治疗。糖尿病发作后，由于存在严重的胰岛素抵抗，胰岛素治疗通常是不够的，二甲双胍是降低胰岛素抵抗和改善高血糖的最佳药物，但有部分患儿需大剂量胰岛素治疗；患有高甘油三酯血症时可用鱼油中的纤维酸衍生物，他汀类药物或 n-3 多不饱和脂肪酸治疗；非酒精性脂肪肝推荐使用二甲双胍或噻唑烷二酮类（TZD）治疗。其他药物治疗还包括瘦素：2014 年美国食品药品管理局批准了 Myalept（注射用 metreleptin）治疗，用于治疗先天性或获得性全身性脂肪营养不良的患儿。

目前该疾病呈散发，暂无预后方面的统计。但总体预后与心脏累及情况密切相关。

（十）CGL 如何进行遗传咨询？

本疾病系常染色体隐性遗传疾病，本患儿的双亲都是致病基因携带者，该夫妻再生育时，再发风险是 25%；本患儿系纯合突变，与正常人（基因正常）婚配，后代中不会有患儿，但所有子女都是致病基因携带者。

（十一）CGL 如何进行临床管理及随访？

对于疑诊患儿，应完善以下检查：①血常规、电解质、肝功能、肾功能、血脂、胰岛素、C 肽；②口服葡萄糖耐量试验；③肝脏超声评估肝脏大小和脂肪含量；④心脏超声评估心脏肥大；⑤肾脏超声检查以评估肾脏大小；⑥骨并发症的体格检查，包括髋关节活动度降低和膝外翻；⑦骨骼检查，尤其是长骨检查，以评估骨囊肿；⑧骨龄和性腺状态评估；⑨眼科检查，包括裂隙灯检查，以评估眼科检查；⑩使用适合年龄的量表评估认知能力；⑪遗传咨询。

对于确诊后的患儿，应进行以下随访：①检测血糖情况；②对于糖尿病患儿，每 6 个月随访一次，监测可能的视网膜、周围神经和肾脏并发症情况；③每年复查一次心脏超声及心电图；④每年或每两年一次的肝脏超声检查；⑤定期监测血脂、肝酶等血清学指标。

（李　雪）

三、居家护理要点

（一）生活护理

预防及控制感染，增强个人防护，注意保暖，保持口腔、肛周清洁卫生。

（二）休息与活动

适量运动可增加胰岛素的敏感性，有利于控制血糖。建议每天坚持运动 1h，运动选择在餐后 1h 进行为宜，运动时若出现心慌、头晕、恶心、呕吐等情况立即停止运动，监测血糖并进食含葡萄糖的食物。

（三）饮食指导

1. 采用低脂、低热量饮食　限制饱和脂肪酸、增加中链甘油三酯（主要成分为 C6~C12 的饱和脂肪）和鱼油的摄入，有助于改善肝功能和降低血脂、降低血糖、减轻胰岛细胞的负担。必要时就诊，请营养师根据患儿提供个性化饮食计划，以优质蛋白质、不饱和脂肪酸为主，粗细粮搭配，选用血糖生成指数低的食物，适量多饮水。

2. 兼顾生长发育营养需要 婴儿建议予深度水解配方喂养,并逐渐从低卡向高卡过渡。6月龄起逐渐添加辅食,禁止在辅食中添加动物油脂,限制摄入红肉,如猪肉、牛肉、羊肉等,建议食用深海鱼类。

(四)用药指导

1. 二甲双胍 片剂可以在餐中或餐后服用,减轻胃肠道反应;肠溶片或胶囊胃肠道反应较小,可在餐前服用,同时应整片吞服,禁止嚼碎或掰开服用。在服用二甲双胍期间定期监测肝肾功。

2. 胰岛素 皮下注射,该疾病患儿往往皮下脂肪菲薄,注射胰岛素时易注入肌肉而引发低血糖,建议选择臀部及大腿外侧脂肪较厚的部位行胰岛素注射。有计划将注射部位排列成行或格状,穿刺点间隔至少1cm,按序轮番注射,注射前检查注射部位有无红肿、硬节及皮下脂肪萎缩;注射时严格无菌操作,将局部皮肤捏起,垂直进针,避免注射到肌肉,减少皮下脂肪萎缩;碘剂会影响胰岛素活性,降低药物疗效,注射时用75%乙醇进行穿刺点消毒;注射后严密观察有无低血糖反应,如患儿意识、面色、心率、四肢循环等,以便及早发现有无低血糖反应。

(五)病情监测

1. 立即就医 发生意识丧失、呼吸气体有烂苹果味等酮症酸中毒的症状,心慌或反复出现低血糖时,需立即就医。

2. 定期随访 监测肝肾功、生长发育、血脂、心功能。

3. 监测血糖 血糖监测采血部位选择指尖两侧,因该部位血管丰富、皮肤较薄、神经末梢分布较少,采血时疼痛轻微,且血量充足。采血前,将患儿双手放在38~40℃温水中浸泡5min,然后用干毛巾擦干,双手下垂30s,待末梢循环好转、双手转暖再行采血;采血时将采血笔紧贴皮肤,针刺后轻轻推压手指两侧,让血慢慢溢出即可,采血量必须足以完全覆盖试纸测试区。

(六)心理支持

先天性全身脂肪营养不良患儿常有黑棘皮,同时特殊面容如塌鼻梁、小下颌、三角脸、舌外伸等,容易引起容貌焦虑,产生自卑心理。家长应正确引导患儿,正视自己的容貌,建立自信,必要时咨询心理医师。

(林 梦)

参考文献

[1] HUSSAIN I, GARG A.Lipodystrophy syndromes[J].Endocrinol Metab Clin North Am,2016,45(4):783-797.

[2] OPRI R,FABRIZI G M,CANTALUPO G,et al.Progressive myoclonus epilepsy in congenital generalized lipodystrophy type 2:report of 3 cases and literature review[J].Seizure,2016,42:1-6.

[3] 李渊龙,逯军,陈秀灵.先天性全身脂肪营养不良一家系临床及基因变异分析[J].临床儿科杂志,2021,39(2):134-137.

[4] MAINIERI F,TAGI V M,CHIARELLI F.Treatment options for lipodystrophy in children[J].Front Endocrinol(Lausanne),2022,4(13):879979.

[5] PEDICELLI S,DE PALMA L,PELOSINI C,et al.Metreleptin for the treatment of progressive encephalopathy with/without lipodystrophy(PELD)in a child with progressive myoclonic epilepsy:a case report[J].Ital J Pediatr,2020,46(1):158.

以多汗为主诉

病例 33　希佩尔 - 林道综合征

一、病史摘要

患儿,男,8 岁。因"阵发性发汗伴心悸 3 个月"入院。

(一)现病史

3 个月前,患儿表现为安静状态下阵发性发汗,伴体重下降,但未监测下降重量。剑突下钝痛 2 次,1 次为放学步行途中发作,持续时间约 1~2min,发作时面色苍白、大汗淋漓、无头晕、呕吐、呼吸困难、气促、发绀等不适,下蹲休息后可自行缓解。病程中患儿偶有腹痛,无呕吐、腹泻,可自行缓解。今为进一步诊治于我院就诊。

(二)既往史

无特殊。

(三)个人史及家族史

患儿系 G_4P_2,足月剖宫产,产重 3.8kg,否认药物食物过敏史,患儿家中有一 5 岁妹妹,发育可,爷爷有结核病史,述结核病已治愈。家族中无类似疾病发生者。

(四)体格检查

体温 37.5℃,脉搏 120 次 /min,呼吸 22 次 /min,血压左上肢 127/86mmHg,右上肢 128/87mmHg,左下肢 153/90mmHg,右下肢 156/94mmHg。体重 19.5kg(中位数 26.56kg,Z 评分 –1.44,P7.4),身高 122cm(中位数 128.61cm,Z 评分 –1.23,P10.9)。神清,精神可,呼吸节律规则,无三凹征,双肺呼吸音增强,未闻及干湿啰音。心脏查体:心前区未见异常隆起,未见心尖搏动,心前区无异常搏动。心前区为触及震颤及心包摩擦音,叩诊心界稍大,心率 120 次 /min,心音有力,未闻及明显杂音。腹平软,无压痛、反跳痛及肌紧张,全腹未扪及肿块。肝脾未触及,四肢端暖。神经系统未查见阳性体征。

二、诊疗解析

(一)还需要完善哪些检查?

1. 血常规　白细胞 7.170×10^9/L,全血超敏 C 反应蛋白 48.84mg/L(↑)。

2. 血 B 型钠尿肽 2 351.9pg/ml(↑)(参考值:0.0~100pg/ml),醛固酮 1 953.62pg/ml(↑)(参考值:10~160pg/ml),肾素 198.194pg/ml(↑)(参考值:4~24pg/ml),肾上腺素:0.3nmol/L(↑)(参考值:0~0.77nmol/L),去甲肾上腺素 22.64nmol/L(↑)(参考值:0.41~10.06nmol/L),甲氧基去甲肾上腺素 17.55nmol/L(↑)(参考值:<0.90nmol/L)。

3. PPD 试验(–),涂片抗酸染色(–)。

4. 超声　左室增大,左室收缩功能降低,舒张功能降低,左房增大,二尖瓣轻度关闭不全,肺动脉高压,右房压增高。

5. 腹部彩超　双侧肾上腺实性占位,右侧大小约 4.5cm × 4.0cm,左侧大小约 1.8cm × 1.7cm,边界清楚,形态规则。

6. 胸片　心影增大,心胸比0.63。

7. 心电图　窦性心动过速,P波高尖,左室高电压,T波改变。

8. 腹部平扫及增强CT　右肾上腺混杂密度肿块影,最大截面4.6cm×3.8cm,边界欠清,增强后边缘明显强化,中间见无强化区,左肾上腺见一类似结节影,最大径约1.6cm(图33-1)。

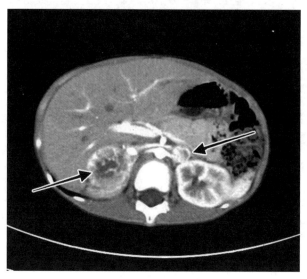

图33-1　腹部增强CT

9. 基因检测(表33-1)

表33-1　*VHL*(OMIM:608537)基因检测结果

基因	染色体位置	遗传方式	核苷酸改变	氨基酸改变	ACMG致病性分析	携带		
						先证者	母	父
VHL(OMIM:608537)	Chr3:10191484	AD	c.477A>C (exon8)	p.Lys159Asn	预测为有害变异	杂合	杂合	野生型

(二)诊断思路

回顾病史查体及实验室检查,患儿主要有以下问题:①阵发性发汗,伴学龄期高血压;②胸痛史及心脏增大;③血儿茶酚胺水平显著升高;④彩超及CT提示双侧肾上腺占位;⑤*VHL*基因变异。

(三)什么是希佩尔-林道综合征? 其发病率是多少?

希佩尔-林道(von Hippel-Lindau,VHL)综合征是一种常染色体显性遗传综合征,是临床上非常罕见的多器官、多发肿瘤症候群,常表现为嗜铬细胞瘤(常为双侧)、副神经节瘤(纵隔、腹部、盆腔、颈部和颅底)、血管母细胞瘤(累及小脑、脊髓或脑干)、视网膜血管瘤、肾透明细胞癌、胰腺神经内分泌肿瘤、中耳内淋巴囊肿瘤、胰腺浆液性囊腺瘤,以及附睾和阔韧带的乳头状囊腺瘤。VHL综合征的临床诊断标准:有家族史,同时患有中枢神经系统或视网膜的血管母细胞瘤、脏器肿瘤(中耳内淋巴囊肿瘤、肾细胞癌或囊肿、嗜铬细胞瘤、副神经节瘤、胰腺癌或囊肿、附睾和阔韧带乳头状囊腺瘤)其中一种疾病即可诊断。家族中无VHL综合征的患儿,出现至少2个血管母细胞瘤或1个血管母细胞瘤且至少1个脏器肿瘤便能确诊。VHL综合征的诊断金标准为基因检测,发病率为1/36 000。

（四）VHL 综合征的发病机制如何？VHL 基因有何功能？

VHL 综合征是一种常染色体遗传性疾病，由抑癌基因 *VHL* 缺失或者突变所造成。该综合征使患儿容易患上多种类型的肿瘤。*VHL* 基因的种系突变是该病的主要原因。*VHL* 基因在整个物种中高度保守，位于 3 号染色体 3p25~26 的短臂上。大多数 VHL 患儿的突变等位基因均来自父母，错义突变和无义突变最常见。*VHL* 等位基因纯合失活的体细胞突变具有致病性。*VHL* 是一个相对较小的基因，在 3 个外显子上包含 854 个核苷酸，编码 VHL 蛋白（pVHL）。pVHL 在人体细胞中广泛表达，影响多种调控途径，包括转录、凋亡和细胞外基质形成。pVHL 通过形成 VHL 复合物发挥作用。这种复合物引发泛素介导的缺氧诱导因子（hypoxia-inducible factor，HIF）降解，包括 HIF-1α、HIF-2α 和 HIF-3α。它们积累并迁移导致缺氧诱导基因的激活，包括血管内皮生长因子，血小板衍生生长因子 -B，促红细胞生成素，转化生长因子 -α，表皮生长因子受体，葡萄糖转运蛋白 -1 和 HIF 轴调控的数百种基因。*VHL* 突变会导致"假性低氧"状态，HIF 升高，随后激活 HIF 依赖性基因，进而上调血管生成，增加细胞增殖，并使代谢向糖酵解方向转移。

VHL 基因突变除可引起嗜铬细胞瘤外还可引起其他肿瘤。许多肿瘤为良性，而另一些具有恶变潜能，包括中枢神经系统肿瘤、肾细胞癌、胰腺肿瘤及副神经节瘤等。

（五）如何解释患儿的基因检测结果？

该患儿为 *VHL* 基因杂合变异，p.Lys159Asn 为错义突变；未见文献报道，生物信息学软件预测该变异有致病可能。该患儿变异遗传自母亲。

（六）临床表现是什么？如何分型？

嗜铬细胞瘤患儿的经典症状三联征包括阵发性头痛、发汗、心动过速。约一半的患儿有阵发性高血压；其余患儿大多有原发性高血压或血压正常。其他可能出现的症状和体征包括：直立性低血压（可能反映低血浆容量）、视物模糊、视盘水肿、体重减轻、多尿、烦渴、便秘、红细胞沉降率升高、胰岛素抵抗、高血糖、白细胞增多、精神障碍，偶尔还可能因促红细胞生成素产生过多而出现继发性红细胞增多症。

VHL 综合征患儿可分为Ⅰ型和Ⅱ型。Ⅰ型 VHL 综合征家族的患儿不出现嗜铬细胞瘤，而Ⅱ型家族患儿的嗜铬细胞瘤风险很高。此外，Ⅱ型 VHL 综合征家族细分为ⅡA 型（肾细胞癌风险低）、ⅡB 型（肾细胞癌风险高）和ⅡC 型（仅有嗜铬细胞瘤）。本例属于ⅡC 型。

（七）儿童嗜铬细胞瘤如何诊断？

根据提示性症状或体征或者家族性疾病患儿的家族史，可怀疑嗜铬细胞瘤。通过生化检查，即采集 24h 尿液测定分馏甲氧肾上腺素和儿茶酚胺，或采集血浆测定分馏甲氧肾上腺素，然后通过 CT 或 MRI 定位肿瘤，即可确诊。某些患儿可能适合采用 ^{123}I-MIBG 或者 PET/CT 或 MRI（使用镓 -68 DOTATATE 或镓 -68 DOTATOC）进一步评估。当然，最终诊断依赖病理学检查。

（八）需要与哪些疾病鉴别？

1. 原发性高血压　某些原发性高血压患儿呈现高交感神经兴奋性，表现为心悸、多汗、焦虑、心输出量增加，但患儿的尿儿茶酚胺是正常的，尤其是在焦虑发作时留尿测定儿茶酚胺更有助于除外嗜铬细胞瘤。

2. 颅内疾病　在颅内疾病合并有高颅压时，可以出现类似嗜铬细胞瘤的剧烈头痛等症状。患儿通常会有其他神经系统损害的体征来支持原发病，但也应警惕嗜铬细胞瘤并发脑出血等情况。

3. 神经精神障碍　在焦虑发作尤其是伴有过度通气时易与嗜铬细胞瘤发作相混淆。但是焦虑发作时通常血压是正常的。如果血压亦有上升，则有必要测定血、尿儿茶酚胺以助鉴别。

4. 癫痫　癫痫发作时也类似嗜铬细胞瘤，有时血儿茶酚胺也可升高，但尿儿茶酚胺是正常的。癫痫发作前有先兆，脑电图异常，抗癫痫治疗有效等以助除外嗜铬细胞瘤。

（九）儿童嗜铬细胞瘤如何治疗？

1. 治疗　患儿一旦诊断为嗜铬细胞瘤,应在适当的药物准备后进行手术。术前症状缓解和血压正常是结局良好、不发生并发症的预测因素。目前没有公认的儿童嗜铬细胞瘤术前准备方法,但一种常见的方法是首先进行 α 肾上腺素能阻滞,必要时再进行 β 肾上腺素能阻滞。一般在术前 7~14 天开始应用 α 肾上腺素能阻滞剂。儿童使用酚苄明的起始剂量为 0.25~1.0mg/(kg·d) 或一次 10mg、一天 1 次;每隔几天增加 1 次剂量,直到患儿的症状和血压得到控制。

容量扩张:由于儿茶酚胺可引起容量收缩以及 α 肾上腺素能阻滞可导致直立性低血压,所以在给予 α 肾上腺素能阻滞剂的第 2~3 天,应鼓励患儿开始高钠饮食。这会引起血管内容量扩张,在心力衰竭或肾功能不全的患儿中禁忌使用。

β 肾上腺素能阻滞:在达到充分的 α 肾上腺素能阻滞后(通常在术前 2~3 天),若需要通过 β 肾上腺素能阻滞来控制心动过速,则开始使用。禁忌首先启用 β 肾上腺素能阻滞剂,因为舒张外周血管的 β 肾上腺素能受体受到阻滞而 α 肾上腺素能受体兴奋不受拮抗,血压有可能进一步升高。

持续性高血压致患儿心力衰竭,入院时 B 型钠尿肽 2 351.9pg/ml,严重心力衰竭,因病情危重,为保全患儿肾上腺功能,先行右侧肾上腺肿物切除,后随访中发现左侧肾上腺肿物增大,行肿物切除术。第一次手术切除右侧肿瘤,患儿心力衰竭,所以术前并未予以扩容等加重心脏负荷的处理,而是偏重护心、降血压等纠正心力衰竭的治疗为主。为了应对嗜铬细胞瘤手术术中常见的血压大幅度波动,在完成气管插管、建立中心静脉通道、获得连续动脉血压监测等高级生命支持手段的前提下实施了术中快速扩容及血管活性药物使用的策略保证手术的安全进行。该患儿第二次手术时主要表现为血压升高,但心功能正常,采用了术前 14 天予以酚苄明 0.25mg/kg,每天 2 次,控制血压,同时嘱患儿高钠饮食及胶体扩容这种常规的,较为平缓的扩容策略。

2. 预后　肿瘤复发是儿童嗜铬细胞瘤的常见问题,尤其是家族性疾病患儿,其症状是嗜铬细胞瘤的症状,但不一定与初次发病时相同。部分儿童会多次复发,手术切除复发肿瘤只能暂时治愈疾病。

（十）如何进行遗传咨询及产前诊断？

任何诊断为嗜铬细胞瘤的患儿都应进行基因检测。患儿应接受恰当的遗传咨询以及针对 VHL 致病性变异的基因检测。VHL 病是一种常染色体显性遗传病,患儿有 50% 的可能性将疾病相关 VHL 变异遗传给每个后代。准父母也可选择在妊娠后通过羊水穿刺或绒毛膜绒毛取样获得的标本来进行产前诊断。

（十一）如何随访？

由于存在肿瘤转移或复发的风险,所有患儿都需长期监测,即使是看起来治愈的患儿。所有患儿都应每年采用生化检查进行评估,即检测血浆或 24h 尿分馏甲氧肾上腺素。复发风险较高的患儿(如家族性疾病、肿瘤较大、肾上腺外或双侧疾病)应每年重新评估。

（覃道锐）

三、居家护理要点

（一）生活护理

预防及控制感染,外出戴口罩、勤洗手,增强个人防护。出汗较多时,需及时擦干,防受凉,着绵柔衣服,避免穿紧身、化纤类衣物,洗澡时间勿过长,避免使用温度过高的热水,防止血管迅速扩张,避免晕倒;注意保暖,减少冷空气或冰冷物品接触后,引起血管收缩、痉挛等。

（二）休息与活动

可进行放松训练,如听轻音乐、瑜伽、冥想等,避免剧烈运动,严禁撞击,预防跌倒;血压高时,以卧床休息为主,下床或变换体位,应动作缓慢、轻柔,起床应按"三部曲",先坐起 3min—缓慢起身—

站立 3min 再行走,避免突然变换体位导致体位性低血压,产生晕厥。预防腹压增高,避免增加腹内压增高的行为,如便秘、憋尿、搬重物、剧烈咳嗽等行为。

(三)病情监测

1. 立即就医　若患儿出现头痛头晕、恶心呕吐、视物模糊、心悸、胸痛、大汗、面色苍白或发绀等表现,需立即就医。

2. 定期随访　监测血压、心功能、肿瘤等。

3. 居家血压监测　每日居家监测血压,定时间定部位定体位,并记录血压情况,为病情观察提供依据。正常收缩压新生儿 60~70mmHg,1 岁时 70~80mmHg,2 岁以上可以按公式计算收缩压(mmHg)= 年龄(岁)×2+80mmHg,收缩压的 2/3 为舒张压。当收缩压高于正常 20mmHg 为高血压,低于正常 20mmHg 为低血压,正常情况下,下肢血压比上肢约高 20mmHg。

(四)用药护理

1. 苯磺酸氨氯地平片　最常见的不良反应是头痛和水肿。

2. α- 肾上腺素能阻滞剂　如哌唑嗪、酚苄明、酚妥拉明等。严格遵医嘱用药,严禁随便停服或漏服。服药期间密切监测血压,若出现低血压或血压控制不佳时立即就医。

(五)心理支持

长期心理紧张、焦虑会刺激瘤体增长,增加肾上腺素、去甲肾上腺素、儿茶酚胺的分泌释放量,从而导致病情加重病情。因此,需放松对肿瘤的恐惧和抵触意识,可听轻松、舒缓类音乐、以调节心情。

（林　梦）

● 参考文献

[1] 周辉,仲智勇 . 儿童遗传性嗜铬细胞瘤伴 VHL 基因突变[J]. 中华小儿外科杂志,2022,43(1):78-80.

[2] 孙建军,李金娟,党莹,等 .Von Hippel-Lindau 综合征基因及临床诊治进展[J]. 西北国防医学杂志,2021,42(5):401-407.

[3] HUDLER P,URBANCIC M.The role of VHL in the development of von Hippel-Lindau disease and erythrocytosis[J].Genes(Basel),2022,13(2):362.

[4] MIKHAIL M I,ACHINT K S.Von Hippel-Lindau syndrome[M].Derrick StatPearls:StatPearls Publishing,2023.

病例 34　维生素 D 依赖性佝偻病

一、病史摘要

患儿,男,3 岁 6 月龄。因"胸廓畸形 1 年余"就诊。

（一）现病史

患儿于 1 年余前时逐渐出现胸廓畸形,伴肋缘外翻,伴生长缓慢（1 年身高增长 4.5cm）,不喜活动、无发热、抽搐、步态异常、骨痛等,无反复骨折病史。院外血钙降低、25 羟维生素 D [25(OH)-D] 降低及甲状旁腺素（parathyroid hormone,PTH）升高,予补充 2 000U 维生素 D 及钙剂无好转。

（二）既往史

无特殊。

（三）个人史及家族史

患儿系 G_1P_1,足月剖宫产,出生体重 3.65kg,身长 50cm。母乳喂养,出生后常规补充维生素 A、D。否认遗传病家族史。

（四）体格检查

体温 36.5℃,心率 89 次/min,呼吸 18 次/min,血压 90/55mmHg,体重 14kg（中位数 15.73kg,Z 评分 –0.95,P17.1）,身高 97cm（中位数 100.93cm,Z 评分 –1.01,P15.6）。神志清楚,可见胸廓畸形,呈漏斗胸,肋缘外翻,肋骨呈串珠样,未见明显手足镯征,未见"O"形腿或"X"形腿。心肺腹及神经系统查体未见异常。

二、诊疗解析

（一）还需要完善哪些检查?

1. Ca^{2+} 2.12mmol/L（↓）（参考值:2.15~2.7mmol/L）,P 1.6mmol/L,ALP 620mmol/L（↑）（参考值:35~129mmol/L）。

2. 维生素 D 测定　14.1ng/ml（↓）（参考值:缺乏:<10ng/ml,不足:10~30ng/ml,正常:30~100ng/ml,过量:>100ng/ml）。

3. 甲状旁腺素 382.2pg/ml（↑）（参考值:10~69pg/ml）。

4. 血常规、尿常规、肝肾功能正常。

5. 左腕 X 线片　可见骨质疏松,未见活动性佝偻病表现。

6. 基因检测（表 34-1）

（二）诊断思路

回顾患儿的病史查体及实验室检查:①患儿年龄小,起病早,以发现骨骼畸形为主要表现,胸廓畸形,呈漏斗胸,伴生长缓慢,考虑佝偻病;②患儿血钙及维生素 D 水平降低,需警惕维生素 D 缺乏性佝偻病,但患儿补充大剂量维生素 D 及钙剂无效,故维生素 D 却发现佝偻病可能性小,维生素

D 依赖性佝偻病可能性大;③患儿有佝偻病表现,但血磷正常,不考虑低血磷性佝偻病,结合基因检测,最终诊断为维生素 D 依赖性佝偻病。

表 34-1　*CYP27B1*(OMIM:264700)基因检测结果

基因	染色体位置	遗传方式	核苷酸改变	氨基酸改变	生物学危害性	携带		
						先证者	母	父
CYP27B1(OMIM:264700)	Chr12q13.3	AR	c.1165C>T(exon 7)	p.Arg389Cys(NM_000785.4)	致病性变异	杂合	杂合	杂合

(三)维生素 D 依赖性佝偻病(vitamin D-dependent rickets,VDDR)是什么?其发病率多少?

佝偻病是一种代谢性骨病,与钙磷和 / 或维生素 D 的代谢障碍进而导致骨骼矿化不足有关。其中 VDDR 是由于由维生素 D 的生物合成及作用障碍导致,是一种常染色体隐性遗传病,临床特征与典型维生素 D 缺乏症相似,也被称为假性维生素 D 缺乏性佝偻病。全球 VDDR ⅠA 型流行率估计约为(1~5)/100 000,VDDR-Ⅱ型男女发病率相似,较Ⅰ型更加罕见,呈散发。

(四)VDDR 的发病机制是什么?*CYP27B1* 基因有何功能?基因突变与表型之间有何关系?

根据发病机制的不同,将 VDDR 分为 2 种亚型:Ⅰ型病因为酶类缺陷或合成障碍;VDDR-Ⅰ型又包括ⅠA 和ⅠB 型。VDDR ⅠA 型是由于 *CYP27B1* 基因突变引起 1α- 羟化酶生成缺陷。VDDR ⅠB 型的病因在于 25 羟化酶失活导致的 1,25-(OH)$_2$D 合成减少。VDDR-Ⅱ型又称为低钙维生素 D 抵抗性佝偻病(hypocalcemic vitamin D resistant rickets,HVDDR),是一种罕见的常染色体隐性遗传病,是维生素 D 受体基因突变导致的受体失活,使得 1,25-(OH)$_2$D 无法发挥正常的生理作用。

CYP27B1 基因位于染色体 12q13.3 上,由 17 个螺旋、6 个 β 链和 9 个外显子组成,横跨 4 859 个碱基。到目前为止,已有 180 多名不同种族的患儿报告 *CYP27B1* 基因有 80 多个突变。这些突变跨越了基因的所有外显子,主要包括错义和无义变化(约 70% 的 *CYP27B1* 突变)。该基因突变引起 1α- 羟化酶生成缺陷,25(OH)-D 向 1,25-(OH)$_2$D 的转化障碍,导致 1,25-(OH)$_2$D 生成不足,引起的钙磷代谢紊乱及骨骼损害。该基因突变具有多态性,与多种疾病相关,包括 VDDR、1 型糖尿病、Graves 病、艾迪森病等。

目前国内外均无基因型与表型之间的确切相关性报道。

(五)如何解释患儿的基因检测结果?

本次检测在受检者全血基因组 DNA 中检测到 *CYP27B1* 双等位基因突变,c.1165C>T。该变异曾多次在文献中被报道,是 VDDR ⅠA 型的致病突变之一。该患儿临床表型也出现了相关的骨骼畸形、血钙降低、维生素 D 降低等异常,血磷正常,故认为此基因突变与临床相吻合,此基因突变是导致本例患儿发病的病因。

(六)VDDR 的临床表现是什么?

VDDR Ⅰ型患儿高发年龄为 6 个月至 3 岁,早期可与正常儿童无异,后期最主要表现为低血钙性佝偻病样骨骼改变,行走困难、肌张力减低、生长迟缓、骨折、骨痛较常见,惊厥、易激惹等神经系统症状及牙釉质发育不良则少见。该病患儿可表现出典型的低钙血症、血 ALP 水平升高、血磷浓度降低或正常、血 PTH 水平正常或升高、血 1,25-(OH)$_2$D 浓度降低或正常、血 25(OH)-D 浓度正常或升高,亦可伴有氨基酸尿和高氯性酸中毒。

Ⅱ型的临床症状与Ⅰ型相仿,出生时可完全正常,通常在 2 岁左右发病,脱发是Ⅱ型独有的临床特征,影响范围可从头部脱发到全身脱毛,即"普秃",实验室检查结果表现为低钙血症,低磷血症和继发性甲状旁腺功能亢进,同时,1,25-(OH)₂D 显著升高是 Ⅱ 型和 Ⅰ 型的最大鉴别。

（七）VDDR 的诊断标准是什么？如何早期诊断？

目前该病暂无统一的诊断标准,主要诊断依据为佝偻病的临床表现、血钙降低、大剂量维生素D 治疗无效、影像学特征、基因检测。

如患儿临床有佝偻病表现,同时大剂量维生素 D 治疗无效,应警惕此类疾病可能,尽早进行基因检测,可以协助明确诊断。

（八）VDDR 需与哪些疾病进行鉴别？

1. 维生素 D 缺乏性佝偻病　该两种疾病临床表现相似,该疾病发病时间更早,一般 3 月龄时出现神经精神症状,血钙正常或稍降低,血磷降低,ALP 升高,血清 25-(OH)D 降低,维生素 D 治疗有效。

2. 低磷性佝偻病　该两种疾病临床表现相似,均可出现佝偻病相关表现,一般治疗量维生素D 无效,但该疾病血磷明显降低,血钙正常,尿磷高。除此之外,XLH 的遗传方式为 XLD,而 VVDR系 AR。

（九）VDDR 该如何治疗？预后如何？

VDDR Ⅰ 型治疗目标使血钙、血磷及 PTH 等实验室指标恢复正常水平,同时使患儿的生长发育追赶正常同龄儿。VDDR Ⅰ 型患儿需终身药物治疗,骨化三醇为首选治疗药物,目的是纠正低钙血症、甲状旁腺功能亢进和佝偻病,修复骨结构,恢复骨矿物质含量。应用骨化三醇治疗的同时口服钙剂补充元素钙,但在使用时要注意高钙血症的发生。

VDDR Ⅱ 型极为罕见,目前国际暂无统一的治疗标准,临床上常使用骨化三醇和补充钙剂治疗,有研究表示 Ⅱ 型的治疗量较 Ⅰ 型更大,另外大剂量深静脉注射钙剂也被认为是本病的一种治疗方法。

由于该疾病发病率低,目前暂无关于预后方面的统计。

（十）本病该如何进行遗传咨询？

本病为常染色体隐性遗传性疾病,本患儿的双亲都是致病基因携带者,该夫妻再生育时,再发风险是 25%。

（李　雪）

三、居家护理要点

（一）生活护理

脱发较多患儿可剃光头发或戴帽子、假发,维护自身形象。骨痛患儿予以按摩、分散注意力,以减轻疼痛。

（二）休息与活动

适当散步,以活动后不感疲劳为宜,选择合适的裤子及防滑鞋,行动不便者,在家人陪同下使用助行器及轮椅。改变姿势时缓慢、动作轻柔,避免受伤,必要时进行康复训练。

（三）用药指导

1. 骨化三醇　坚持终身服药,不得擅自停药、改量。常见的不良反应有头痛、腹痛、恶心、皮疹、口渴。个别患儿可能出现红斑、瘙痒、荨麻疹等过敏反应。

2. 口服钙剂　遵医嘱按时、按量口服,服用期间多饮水,以增加尿量,较少泌尿系结石形成,适当运动,减少便秘;不可与绿叶蔬菜一起服用,以免形成钙螯合物而影响钙吸收。注意观察患儿有无头晕、头痛、食欲减退、恶心、呕吐、面色潮红、便秘等症状,监测血压和体温。

（四）病情监测

1. 立即就医　若患儿出现胸闷、气短、呼吸困难、惊厥发作、手足搐搦等症状,需立即就医。

2. 定期随访　监测血钙、血磷、血维生素 D、甲状旁腺功能及骨 X 线。

（五）心理支持

该病引起的骨畸形、体型改变（驼背、胸廓畸形），会随着患儿年龄的增长，可能会出现羞愧、悲观、失望、自卑等负向情绪，多与患儿沟通交流，鼓励表达内心感受，帮助接受自我形象，必要时寻求心理医师帮助。

（林　梦）

● 参考文献

［1］徐明进，朱岷．维生素 D 依赖性佝偻病的诊疗进展［J］．儿科药学杂志，2021，27（8）：62-65.

［2］KAYGUSUZ S B，KIRKGOZ T.Does genotype-phenotype correlation exist in vitamin D-dependent rickets type IA：Report of 13 New Cases and Review of the Literature［J］.Calcified Tissue International，2021，108：576-586.

［3］RRSENG M H，HUANG S M，LO F S，et al.Functional analysis of VDR gene mutation R343H in a child with vitamin D-resistant rickets with alopecia［J］.Scientific reports，2017，7（1）：15337.

［4］MILLERWL.Genetic disorders of vitamin D biosynthesis and degradation［J］.J Steroid Biochem Mol Biol，2017，165（Pt A）：101-108.

［5］CHO J H，KAN G E，KIM G H，et al.Long-term clinical outcome and the identification of homozygous CYP27B1 gene mutations in a patient with vitamin D hydroxylation-deficient rickets type 1A［J］.Ann Pediatr Endocrinol Metab，2016，21（3）：169-173.

病例 35　低血磷佝偻病

一、病史摘要

患儿，男，2 岁。因"骨骼畸形半年"就诊。

（一）现病史

半年前，患儿逐渐出现肋缘外翻、"O"形腿，伴生长缓慢（半年身高增长 2cm），睡眠差，食欲差，无骨痛、关节活动受限，无步态不稳、步态摇晃，无发热、抽搐、呼吸困难，无咳嗽、腹泻等，无反复骨折病史。

（二）既往史

无特殊。

（三）个人史及家族史

患儿系 G_2P_2，足月顺产，出生体重 2.89kg，身长 48cm。母乳喂养，出生后常规补充维生素 A、维生素 D。有一 7 岁姐姐，身体健康。否认遗传病家族史。

（四）体格检查

体温 36.6℃，心率 95 次 /min，呼吸 22 次 /min，血压 92/53mmHg，体重 11.2kg（中位数 12.76kg，Z 评分 –1.08，P14），身高 85cm（中位数 89.56cm，Z 评分 –1.27，P10.2）。神志清楚，牙齿拥挤、排列不整齐，未见牙周脓肿、龋齿。肋缘外翻，未见明显手足镯征，可见"O"形腿（图 35-1）。心肺腹及神经系统查体未见异常。

二、诊疗解析

（一）还需要完善哪些检查？

1. 血常规、尿常规、肝肾功能正常。

2. Ca²⁺ 2.31mmol/L, P 0.65mmol/L(↓)(参考值:0.78~1.65mmol/L), ALP 751mmol/L(↑)(参考值:35~129mmol/L)。

3. 维生素 D 测定 38.7ng/ml。

4. 甲状旁腺素 113.3pg/ml(↑)(参考值:10~69pg/ml)。

5. 随机尿磷 56.45mmol/L(↑)。

6. 泌尿系统彩超未见异常。

7. 左腕关节 X 线片 左桡尺骨远端骨质密度降低,见"杯口"及"毛刷"样改变,掌骨骨质密度减低(图 35-2)。

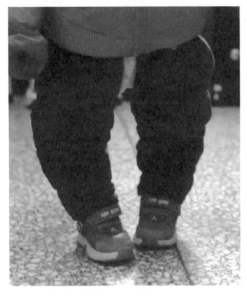

图 35-1 "O"形腿

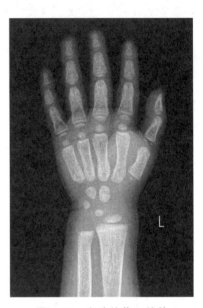

图 35-2 左腕关节 X 线片

8. 基因检测(表 35-1)

表 35-1 *PHEX*(OMIM:307800)基因检测结果

基因	染色体位置	遗传方式	核苷酸改变	氨基酸改变	生物学危害性	携带		
						先证者	母	父
PHEX(OMIM:307800)	X 染色体	XLD	c.931dupC(exon 8)	p.Gln311Profs*13(NM307800)	致病性变异	半合子变异	无变异	无变异

(二)诊断思路

回顾患儿的病史查体及实验室检查:①患儿以发现骨骼畸形为主要表现,包括胸廓畸形和双下肢畸形,伴生长缓慢,X 线片可见"杯口"及"毛刷"样改变,需考虑佝偻病;②患儿维生素 D 水平、血钙均正常,不支持维生素 D 缺乏性佝偻病;③患儿有血磷降低明显,尿磷升高,结合患儿查体可见牙齿拥挤、排列不整齐,以及基因检测结果,最终确诊为低血磷性佝偻病。

(三)低血磷性佝偻病是什么? 其发病率多少?

低血磷性佝偻病(hypophosphate-micrickets)是由于遗传性或获得性原因导致以低磷血症为主要特征的骨骼矿化障碍性疾病,具有较高的致残、致畸率,临床表现主要包括方颅、鸡胸、肋骨串珠、四肢畸形(下肢膝内翻或膝外翻)、生长迟缓、身高低于正常同龄儿童。部分患儿伴有囟门关闭延迟及牙齿发育异常,常见的牙齿发育异常包括出牙延迟甚至牙齿缺失,非龋牙脓肿、釉质缺损、牙髓腔扩大和长冠牙。极少数患儿会出现听力减退、小脑扁桃体下疝等。目前报道的发病率约为 1/2 000。

(四)低血磷性佝偻病的发病机制是什么? FGF23 基因有何功能? 基因突变与表型之间关系?

低血磷性佝偻病是由于 X 染色体 p.22.1 上的内肽酶同源的磷酸盐调节基因(*PHEX*)致病突变,该基因上有 22 个外显子,编码 749 个氨基酸组成的糖蛋白,主要在骨和牙齿中表达。*PHEX* 失活突变(骨组织中)可增加 *FGF23* 生成,高水平的 *FGF23* 与肾小管细胞基底外侧的 FGFR-klotho 复合物结合,激活丝裂原活化蛋白激酶(mitogen-activated protein kinase,MAPK),诱导 ERK1/2 磷酸化,使 NaPi-Ⅱa 和 NaPi-Ⅱc 蛋白在肾脏中表达下调,减少肾小管中磷的重吸收,增加尿液中磷酸盐排泄,导致高尿磷和低磷血症。同时,*FGF23* 通过抑制 1-α 羟化酶(CYP27B1)的表达来减少 $1,25\text{-}(OH)_2D$ 产生,并促进 24- 羟化酶(CYP24)产生而促进 $1,25\text{-}(OH)_2D$ 降解,在其作用下肠细胞磷酸钠协同转运蛋白 NaPi-Ⅱb 介导的磷酸盐肠吸收也减少。因此,*PHEX* 突变最终引起低磷血症、$1,25\text{-}(OH)_2D$ 缺乏和骨代谢障碍等一系列临床表现。

目前国内外均无基因型与表型之间的确切相关性报道。

(五)如何解释患儿的基因检测结果?

本病例全血基因组 DNA 中检测到 *PHEX* 基因突变,c.931dupC,该变异曾在文献中被报道,是该病的致病突变之一。该患儿临床表型也出现了相关的骨骼畸形、血磷降低等异常,血钙正常,故认为此基因突变与临床相吻合,此基因突变是导致本例患儿发病的病因。

(六)低血磷性佝偻病的临床表现是什么?

该疾病临床表现轻重不一,轻者仅有低磷血症而无任何骨骼异常,典型者可出现三联征:低磷血症、下肢畸形和生长缓慢。常于幼年起病,1 岁前出现枕秃、鸡胸、肋串珠;学步迟缓、步态不稳、四肢短小畸形、下肢畸形、膝内翻、膝外翻或髋内翻;长骨干骺端膨大,出现手足镯征;生长缓慢、身高低于正常同龄儿童。部分患儿伴有囟门关闭延迟及牙齿发育异常。

(七)XLH 的诊断标准是什么? 如何早期诊断?

目前该病暂无统一的诊断标准,主要诊断依据为佝偻病的临床表现、血磷明显下降为主要特点的骨代谢异常、影像学特征、基因检测及阳性家族史。

如患儿临床有佝偻病表现,同时血磷明显降低,应警惕此类疾病可能,尽早进行基因检测,可以协助明确诊断。

(八)低血磷性佝偻病需与哪些疾病进行鉴别?

1. 维生素 D 缺乏性佝偻病 该两种疾病临床表现相似,该疾病发病时间更早,一般 3 月龄时出现神经精神症状,血钙正常或稍降低,血磷降低,ALP 升高,血清 $25\text{-}(OH)D_3$ 降低,常规维生素 D 治疗有效。而低血磷性佝偻病血磷明显降低,血钙正常,维生素 D 水平正常,常规剂量维生素 D 治疗无效。

2. 维生素 D 依赖性佝偻病 该两种疾病临床表现相似,常规剂量维生素 D 治疗均无效。本疾病血钙降低,血磷正常。而低血磷性佝偻病血磷明显降低,血钙正常,且活动性佝偻病表现持续时间比维生素 D 依赖性佝偻病长。除此之外,该疾病的遗传方式为 AR,XLH 为 XLD。

(九)低血磷性佝偻病该如何治疗? 预后如何?

1. 治疗原则 婴儿期治疗目标是预防佝偻病,预防出现骨骼畸形,而对于已经出现骨骼变化的患儿,需监测佝偻病活动程度,目标是使 ALP 水平降至正常和佝偻病影像学评分恢复至正常。

(1)磷酸盐(中性磷合剂):磷酸盐补充是低血磷性佝偻病的基本治疗,剂量因年龄和表型严重程度不同而不同,早期治疗者预后更佳。

(2)活性维生素 D 或其类似物(骨化三醇或阿法骨化醇)。

（3）若无活性维生素 D,可选用大剂量普通维生素 D,每天用量甚至达到 10 万 ~20 万 U。

（4）钙剂:不推荐额外补钙,通常饮食中的钙摄入即可满足钙需求。对于佝偻病严重、钙摄入不足的患儿可以考虑短期补充钙剂(3 个月左右)。

（5）生长激素:XLH 患儿的终身高显著低于正常人。但是否将生长激素用于低血磷性佝偻病的常规治疗尚存在争议。

（6）骨科治疗:当出现严重的骨骼畸形或下肢弯曲畸形、严重影响日常生活、药物无法改善时,可进行外科手术对症治疗。

（7）口腔健康:正规的药物治疗可能减少低血磷性佝偻病患儿的口腔并发症。注意口腔卫生,建议每次餐后刷牙,每天刷牙 2~3 次。定期口腔检查,保持口腔卫生。

（8）治疗进展:全人源性 FGF23 单克隆抗体布罗索尤单抗(burosumalb)于 2021 年 1 月已经我国国家药品监督管理局批准用于治疗 1 岁及以上儿童 XLH。它是针对 FGF23 的重组全人源性 IgG1 单克隆抗体,能靶向结合并抑制 FGF23 的活性,抑制其下游信号通路,增加肾脏重吸收磷及血清活性维生素 D 水平,促进肠道对磷酸盐和钙的吸收,提高血清磷水平,改善骨骼矿化和减少骨骼疾病。该药物治疗过程中须监测空腹血磷水平,以调整用药剂量。

2. 预后　该病患儿多在开始走路、骨骼逐渐负重后才被发现,如果不能及早、正确治疗,将导致骨骼残疾及生长障碍,严重损害患儿及其家庭的生存质量,如果及早诊治,预后良好。

（十）如何进行遗传咨询?

本例患儿的遗传模式为 X 连锁显性遗传,其父母均未发现变异,可继续生育。患儿系男性,会把 PHEX 基因突变传给所有女儿,不会传给儿子。

（十一）低血磷性佝偻病该如何管理与随访?

1. 临床评估　身高、生长速度、体重、步态、活动能力、疼痛程度、骨骼畸形状况、口腔和牙齿、听力和相关神经系统的症状和体征等。

2. 生化指标　血钙、磷、ALP 水平,25- 羟维生素 D 水平、肌酐、PTH 水平和尿钙与尿磷水平或排泄量。

3. 影像学评估　泌尿系统彩超,双手腕关节正位和双膝关节 X 线检查(建议治疗开始阶段每 3~6 个月,之后每 1~2 年检查 1 次)。

（李　雪）

三、居家护理要点

（一）生活护理

保持口腔卫生,注意保暖,增强个人防护,预防感染。多进行户外活动,避免剧烈活动导致骨折。

（二）饮食指导

适当增加含磷较多的食物,如瘦肉、动物内脏(猪肝、牛肝、羊肝)、蛋类(鸡蛋、鸭蛋、鹅蛋、鹌鹑蛋)、海带、紫菜、谷类等食物,需保证饮食均衡,不挑食不偏食。

（三）用药指导

遵医嘱规律服药,不随意停药或调药,门诊定期随访调整药物剂量。

1. 布罗索尤单抗　未开封的药物应 2~8℃冰箱冷藏保存,禁止冷冻,并将药瓶(含药品)放在纸箱中以防光线照射。注射后观察注射部位有无红肿、瘙痒、皮疹等情况,切勿抓挠,可轻轻按摩以缓解瘙痒,可用温水清洗,切忌用酒精或肥皂水等刺激物清洗,症状一般在停药后消失。

2. 口服磷酸盐　①根据说明按比例进行配制,保证药物用量;②坚持长期服药,切勿擅自停药、减量;③磷酸盐和钙可以在肠道内结合沉淀,进而减少磷酸盐的吸收,所以不与钙剂或者含钙量高的食物(如牛奶)同服;④常见不良反应有腹痛和腹泻。

（四）病情监测

1. 立即就医　若发生骨折、听力减退、发作性耳鸣，耳聋，呕吐、腹痛、腹泻等表现，需立即就医。

2. 定期随访　监测血磷、血钙、维生素 D、生长发育等。

（五）心理支持

该病患儿常伴有矮小、骨骼异常，容易引起容貌焦虑、产生自卑心理。家长需多关心关爱患儿，注意正向引导，尊重患儿，不公开谈论患儿外形，帮助患儿接受自我形象，也可寻求同伴支持，如加入疾病互助交流群，及时评估患儿心理状况，若发现患儿自伤、自残、自闭等情况，及时寻求心理医师帮助及治疗。

（林　梦）

● **参考文献**

［1］徐潮，赵家军，夏维波．中国低血磷性佝偻病 / 骨软化症诊疗指南［J］．中华骨质疏松和骨矿盐疾病杂志，2022，15（2）：107-125.

［2］ENDO I，FUKUMOTO S，OZONO K，et al.Nationwide survey of fibroblast growth factor 23（FGF23）-related hypophosphatemic diseases in Japan：Prevalence，biochemical data and treatment［J］.Endoer J，2015，62（9）：811-816.

［3］SARAFRAZI S，DAUGHERTY S C，MILLER N，et al.Novel PHEX gene locus-specific database：comprehensive characterization of vast number of variants associated with X-linked hypophosphatemia（XLH）［J］.Hum Mutat，2022，43（2）：143-157.

［4］FUKUMOTO S.FGF23-related hypophosphatemic rickets/osteomalacia：diagnosis and new treatment［J］.J Mol Endocrinol，2021，66（2）：R57-R65.

［5］ACKAH S A，IMEL E A.Approach to hypophosphatemic rickets［J］.J Clin Endocrinol Metab，2022，108（1）：209-220.

［6］中华医学会儿科学分会内分泌遗传代谢学组，中国罕见病联盟，中华儿科杂志编辑委员会．儿童 X 连锁低磷性佝偻病诊治与管理专家共识［J］．中华儿科杂志，2022，60（6）：6.

病例 36　戈谢病

一、病史摘要

患儿，女，4 岁 8 月龄。因"生长迟缓伴走路姿势异常 3 年余"入院。

（一）现病史

3 年多以前，家属发现患儿生长迟缓，体重及身高增长欠佳。出生身长 50cm，第 1 年长高 20cm，第 2 年长高 8cm，第 3 年长高 7cm，第 4 年长高 6cm，近 8 个月长高 4cm；出生体重 3.4kg，1 岁 9kg，2 岁 10kg，现体重 12.1kg。伴走路姿势异常，表现为快走时仰头、双手后伸、易摔倒，双足外翻，不能独自上楼梯，不能跑，伴脊柱异常，胸椎及腰椎弯曲度明显增大，胸骨前凸。伴双眼内斜视，无抽搐、骨痛等，曾在外院诊断展神经麻痹。

（二）既往史

否认反复骨折史。

（三）个人史及家族史

患儿系 G_1P_1，足月，顺产，出生体重 3 400g，出生身长 50cm，无窒息抢救史。母亲妊娠史：否认特殊药物、食物接触史。否认家族遗传疾病史或先天疾病史。

（四）体格检查

体温 36.5℃，脉搏 102 次/min，呼吸 21 次/min，血压 99/62mmHg，身高 95cm（中位数 108cm，Z 评分 −3.09，$P0.1$），体重 12kg（中位数 17.5kg，Z 评分 −2.54，$P0.5$），BMI=13.3kg/m²。神清、反应可、心肺腹查体无异常。意识清楚，眼球内聚，外展受限，双侧瞳孔 3mm，对光反射灵敏，角膜反射正常，额纹对称，鼻唇沟对称，口角无歪斜，听力正常，吞咽功能正常，咽反射正常，无声嘶，伸舌居中。鸡胸，胸椎及腰椎弯曲度大，四肢肌力、肌张力正常，克氏征、巴宾斯基征阴性。

二、诊疗解析

（一）还需要完善哪些检查？

1. 血常规　白细胞计数 6.2×10^9/L，中性粒细胞计数 2.5×10^9/L，血红蛋白 122g/L，血小板计数 210×10^9/L。

2. 肝功能、肾功能、电解质　谷丙转氨酶 21U/L，谷草转氨酶 20U/L，直接胆红素 3.1pmol/L，总胆红素 6.2pmol/L，尿素氮 3.2mmol/L，肌酐 24μmol/L，尿酸 260μmol/L，总蛋白 70g/L，白蛋白 45g/L，球蛋白 25g/L，钠 135.0mmol/L，钾 4.2mmol/L，氯 108.0mmol/L，钙 2.31mmol/L，磷 1.62mmol/L，镁 0.80mmol/L。

3. 钙 2.45mmol/L，磷 1.70mmol/L，碱性磷酸酶 240U/L。

4. 甲状旁腺素 33.10pg/ml（参考值：15~68.3pg/ml）。

5. 降钙素 6.0pg/ml（参考值：<8.4pg/ml）。

6. 维生素 D 测定 28.0ng/ml（参考值：30~100ng/ml）。

7. 肿瘤标志物　甲胎蛋白 <1.3ng/ml，癌胚抗原 1.2ng/ml，糖类抗原 125 10U/ml，糖类抗原 15-3 3.2U/ml，糖类抗原 19-9 15.6U/ml。

8. 全脊柱正侧位片　腰椎稍侧弯，胸腰椎密度稍降低。

9. 头颅 MRI　右侧额叶白质内小片状异常信号灶，脱髓鞘改变或其他。

10. 基因检测（表 36-1）

表 36-1　*GBA*（OMIM 606463）基因检测结果

基因	染色体位置	遗传方式	核苷酸改变	氨基酸改变	ACMG致病性分析	携带 先证者	携带 母	携带 父
GBA（OMIM 606463）	Chr1：155205043	AR	c.1227C>A（exon10）	p.N104K（NM_001005741）	疑似致病变异	杂合	杂合	野生型
GBA（OMIM 606463）	Chr1：155205043	AR	c.1388+3G>C（exon10）	splicing（NM-001005741）	临床意义未明	杂合	野生型	杂合

11. 戈谢病及对比酶检测　葡萄糖脑苷脂酶活性约为正常对照酶 27%，β-半乳糖苷酶活性未见异常。

（二）诊断思路

回顾病史查体及实验室检查，患儿主要有以下问题：①体格发育及大运动发育落后；②骨骼异常，足外翻、脊柱侧弯、鸡胸等；③神经系统表现，双眼内斜视，考虑展神经麻痹。

分析骨骼异常原因，患儿钙/磷/碱性磷酸酶、维生素 D、甲状旁腺激素未见异常，排除维生素

D 代谢、钙或磷代谢异常所致佝偻病;结合骨骼系统及神经系统累及,并经过遗传学基因检测及酶活性检测,确诊戈谢病。

(三)戈谢病是什么? 其发病率是多少?

戈谢病(Gaucher disease)是由于葡萄糖脑苷脂酶活性缺乏,葡萄糖脑苷脂酶在肝、脾、骨骼、肺、脑等脏器中的巨噬细胞溶酶体中贮积所致疾病,临床表现为明显的生长发育落后、骨骼受累、脾大、脾功能亢进和神经系统受累,进行性加重并可危及生命。全球戈谢病的新生儿标化发病率为(0.39~5.8)/10 万,患病率为(0.70~1.75)/10 万;中国尚无大样本流行病学统计数据,华东地区(上海)和台湾地区新生儿筛查显示发病率为 1/80 855 和 1/10 313。

(四)戈谢病发病机制是什么? *GBA* 基因有何功能? 基因突变与表型之间关系?

分子生物学研究结果证实,戈谢病是由于 *GBA* 基因突变所致。*GBA* 基因定位于 1q21,cDNA 全长 2 564 个碱基,含有 12 个外显子,其中外显子 1 为非编码外显子,*GBA* 基因下游 16kb 处有一个与其高度同源的假基因序列,遗传模式为常染色体隐性遗传。目前人类基因变异数据库已经记录的 *GBA* 基因突变 500 余种,突变类型包括错义突变、无义突变、缺失或插入突变、剪切位点突变或真假基因重组等,其中绝大多数为错义突变,导致葡萄糖脑苷脂酶水解功能减弱或稳定性下降。儿童戈谢病Ⅰ型最常见的 3 个变异是 N370S、L444P、84GG。N370S(c.1226A>G)是错义突变,残留一部分酶活性,该突变存在基因型 - 表型关联,导致Ⅰ型戈谢病;L444P(c.1448T>C)基因纯合突变往往表现为Ⅲ型戈谢病,但表型高度可变,是中国人群最常见突变;84GG(c.84dupG)是点插入的移码突变,导致无蛋白质合成,此类通常为复合杂合子,临床表型可为戈谢病任意 3 种类型。大多数戈谢病患儿为具有两个不同的等位基因突变类型,基因型和表型关系不明确,但少数突变与表型相关,至少 1 个 N370S 突变患儿不出现神经系统症状,而纯合子症状较轻;V394L、G377S 和 N188S 的纯合子患儿均为Ⅰ型,临床表型较轻;L444P 纯合子患儿表型为Ⅲ型;D409H 纯合子表型为心血管型。

(五)如何解释患儿的基因检测结果?

本次检测在受检者全血基因组 DNA 中检测到 *GBA* 基因的 2 个复合杂合病突变,结合该患儿骨骼病变、神经系统受累临床表型,及酶活性下降低于正常值 30%,故认为此基因突变与临床相吻合,此基因突变是导致本例患儿发病的病因。

(六)戈谢病临床表现是什么?

戈谢病根据神经系统是否受累及病程进展速度,分为非神经病变型(Ⅰ型)、急性神经病变型(Ⅱ型)、慢性或亚急性神经病变型(Ⅲ型),以及少见亚型(围生期致死型、心血管型)。

Ⅰ型最常见,发病越早,症状越重,无神经系统受累,肝脾大明显、脾亢、血细胞减少、骨痛、反复肺部感染、肺动脉高压、胆石症、胆囊炎及生长迟缓等表型。Ⅱ型较少见,新生儿或婴儿期发病,早发并快速进展的神经系统症状,如双侧固定性斜视、动眼神经麻痹、吸吮及吞咽困难、癫痫发作、角弓反张及认知障碍,也伴发Ⅰ型相同的症状、体征。Ⅲ型国内较常见,早期表型与Ⅰ型相似,病程进展缓慢,寿命可较长,患儿可出现动眼神经受累、眼球水平运动障碍、共济失调、癫痫、肌阵挛发作,伴发育迟缓、智力落后等。围生期致死型是最严重亚型,胎儿期起病,大部分胎儿在母亲妊娠后期出现胎儿水肿,常伴肝脾大、关节挛缩,导致死胎或早产,早产儿出生后迅速死亡;未出现水肿则生后一周出现神经系统症状,3 个月内死亡。心血管型常见于 *D409H* 纯合突变患儿,表现为二尖瓣及主动脉瓣钙化,可出现呼吸困难、胸痛等,同时伴有肝脾大、角膜混浊、核上型眼肌麻痹等,心脏瓣膜钙化可致死。本例患儿起病年龄小,进展缓慢,有神经系统受累,表现为双眼斜视,临床分型为Ⅲ型。

(七)如何早期诊断戈谢病?

当患儿出现为不明原因的脾大、肝大、贫血、血小板减少、骨痛和神经系统症状等症状,临床疑似戈谢病,应尽早行 *GBA* 活性检测和 *GBA* 基因分析。

(八)戈谢病需要与哪些疾病相鉴别

1. 白血病 临床表现为反复发热、贫血、血小板减少,可有淋巴结、肝脾大,血细胞分类可见幼稚细胞,骨髓涂片可见幼稚细胞,可与本病鉴别。

2. 尼曼 - 皮克病 溶酶体贮积症中的一种,临床表现为肝脾大、贫血以及神经系统症状,鞘磷脂酶活性检测或致病基因突变检测可与本病鉴别。

3. Paget 骨病 是一种代谢障碍性骨病,主要特征为骨的吸收和增生,骨重建增加,伴骨骼畸形、骨痛、骨量减少,无肝脾大、血细胞减少等,可与本病鉴别。

(九)戈谢病如何治疗?

戈谢病的治疗包括特异性治疗和非特异性治疗,特异性治疗包括酶替代治疗、造血干细胞移植、分子伴侣疗法,非特异性治疗为对症支持治疗,包括脾切除、骨病治疗、抗癫痫治疗等。

1. 酶替代治疗 酶替代治疗适用于 I 型及 III 型,包括伊米苷酶及维拉苷酶 α,酶替代治疗能改善患儿内脏及血液学指标,延缓骨痛,维持正常生长发育,提高生活质量,越早治疗,效果越好。根据疾病风险程度剂量不同,高风险为出现下列任意一条,而无下列症状则为低风险:骨痛、疲劳、活动受限、虚弱、恶病质等症状;生长落后;骨骼受累;血小板计数 $\leq 60 \times 10^9/L$;血红蛋白低于相应年龄正常下限 20g/L 以上;出现神经系统症状或检测到与神经系统病变相关基因型;生活质量明显下降。高风险患儿伊米苷酶推荐起始剂量为 60U/kg,低风险患儿伊米苷酶推荐起始剂量为 30~45U/kg,维拉苷酶 α 推荐起始剂量为 60U/kg,均为 2 周输注 1 次。治疗过程中根据患儿情况调整剂量,病情严重时可使用较高剂量或多次给药,治疗 6 个月后内脏、血液学和生化指标无改善,需提高治疗剂量。

2. 造血干细胞移植 造血干细胞移植能纠正酶缺陷,改善血细胞减少,肝脾缩小,部分神经系统症状与骨病也趋于稳定,但风险大,死亡率高,经验有待积累。

3. 分子伴侣疗法 盐酸氨溴索可作为分子伴侣,帮助错误折叠蛋白质复性,对某些错义突变类型有效。

(十)戈谢病如何随访?

1. 有症状儿童 根据是否接受 ERT 及是否达到治疗目标,对患儿进行定期检查与评估。III 型戈谢病患儿除了与 I 型相同的常规监测外,还需进行神经系统、眼科、肺部检查和心血管随访。葡萄糖鞘氨醇(glucosylsphingosine,Lyso-GL-1)可作为患儿持续临床随访的常规监测指标。

2. 无症状儿童 对于无症状个体建议至少每年进行 1 次监测评估。由于兄弟姐妹患病而被诊断为戈谢病的无症状个体,至少每 6 个月进行 1 次监测。无症状患儿如血浆 Lyso-GL-1 水平逐渐升高提示需开始 ERT。

(十一)怎样进行遗传咨询?

戈谢病为常染色体隐性遗传疾病,患儿通常为杂合突变,父母均为携带者,母亲再次妊娠后胎儿患病概率为 25%,无性别差异,需做产前诊断;家系其他成员在生育前需做遗传咨询。

(袁传杰　唐凤莲)

三、居家护理要点

(一)生活护理

预防及控制感染,注意保暖,尽量避免去人多的地方,增强个人防护,预防呼吸道感染。保持皮肤清洁干燥,避免抓挠,观察全身皮肤有无出血点。刷牙用软毛牙刷,避免牙龈出血。

(二)休息与活动

脾大、血小板减少的患儿应注意安全,活动时缓慢,避免意外伤害、撞击腹部导致出血。保持心情愉悦,避免剧烈活动、情绪激动,保持大便通畅,以避免增加心脏负担。

（三）病情监测

1. 立即就医　若患儿出现头晕头痛、面色苍白、疲乏无力、皮肤及牙龈出血、骨痛、吞咽困难、抽搐等症状时，及时就医。

2. 定期随访　监测生长发育、血常规、血葡萄糖鞘氨醇、心功能等。

（四）抽搐的紧急处理

若患儿出现双眼凝视、呼之不应、口吐白沫、发绀、四肢抖动等抽搐表现，立即予去枕平卧，头偏向一侧，解开衣领，擦拭清除口鼻分泌物，保持周围环境安全，勿强行按压患儿肢体，立即拨打120，可录像记录患儿抽搐时表现及抽搐时间，抽搐期间注意保护患儿安全。

（五）心理支持

患儿伴有骨骼异常及斜视，容易引起容貌焦虑和自卑心理。家长需多关心关爱患儿，注意正向引导，尊重患儿，不公开谈论患儿外形，帮助患儿接受自我形象，也可寻求同伴支持，如加入疾病互助交流群，及时评估患儿心理状况，若发现患儿自伤、自残、自闭等情况，及时寻求心理医师帮助及治疗。

（陈小莉）

● **参考文献**

［1］LIU Q，SHEN Z，PAN H，et al.The molecular mechanism of Gaucher disease caused by compound heterozygous mutations in GBA1 gene［J］.Front Pediatr，2023，11：1092645.

［2］GRANEK Z，BARCZUK J，SIWECKA N，et al.GBA1 gene mutations in α-synucleinopathies-molecular mechanisms underlying pathology and their clinical significance［J］.Int J Mol Sci，2023，24（3）：2044.

［3］中华医学会儿科学分会内分泌遗传代谢学组，中华医学会儿科学分会血液学组，中华医学会医学遗传学分会，等．中国儿童戈谢病诊治专家共识（2021）［J］.中华儿科杂志，2021，59（12）：1025-1031.

［4］孙晓燕，薛瑶，王娅萍，等．儿童戈谢病14例临床表型与基因型特征分析［J］.中华儿科杂志，2022，60（6）：527-532.

［5］顾学范．临床遗传代谢病［M］.北京：人民卫生出版社，2015.

病例37　脊柱骨骺发育不良

一、病史摘要

患儿，男，7岁10月龄。因"长高欠佳伴骨骼异常7年余"入院。

（一）现病史

7余年前（即出生后），家属发现患儿生长缓慢，身高、体重明显落后于同龄儿，11月龄开始行走后，步态逐渐不稳，活动量差，骨骼异常，四肢关节膨大，上肢不能伸展。

（二）既往史

否认反复骨折史。

（三）个人史及家族史

患儿系 G_4P_4，具体孕周不详，家中顺产，无窒息抢救史。母亲妊娠史：否认特殊药物、食物接触史。父亲身高170cm，母亲身高150cm。父亲及兄妹体健，母亲去世（具体死因不详）。否认家族遗传疾病史或类似疾病史。

（四）体格检查

体温36.9℃，心率102次/min，呼吸21次/min，血压98/62mmHg，体重15kg（中位数25.72kg，

Z 评分 –2.36，≤*P*0.1），身高 88.2cm（中位数 127.1cm，*Z* 评分 –7.54，≤*P*0.1），上下部量为 1.63∶1。头围 50cm，漏斗胸、肋缘外翻、双侧肘关节、膝关节关节膨大，双上肢背伸受限，下肢短，"X"形腿（图 37-1），四肢肌力、肌张力正常。心、肺、腹部查体未见异常。

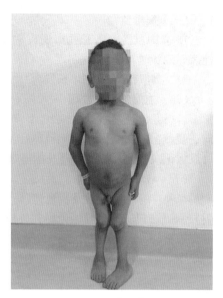

图 37-1　患儿体貌

二、诊疗解析

（一）还需要完善哪些检查？

1. 血常规　白细胞计数 7.6×10^9/L，中性粒细胞计数 2.49×10^9/L，血红蛋白 126g/L，血小板计数 319×10^9/L。

2. 肝功能、肾功能、电解质　钠 140.0mmol/L，钾 4.1mmol/L，氯 107.0mmol/L，钙 2.31mmol/L，磷 1.62mmol/L，镁 0.77mmol/L，余未见异常。

3. 甲状旁腺素 41.10pg/ml（参考值：15~68.3pg/ml）。

4. 降钙素 10.3pg/ml（参考值：<8.4pg/ml）。

5. 维生素 D 测定　32.1ng/ml（参考值：30~100ng/ml）。

6. 肿瘤标志物　甲胎蛋白 <1.3ng/ml，癌胚抗原 1.5ng/ml，糖类抗原 125 12U/ml，糖类抗原 15-3 3.9U/ml，糖类抗原 19-9 21.1U/ml。

7. 全脊柱正侧位片　脊柱轻度侧弯，胸腰椎椎体形态欠规则，椎体后缘弧形内凹，腰椎段明显，骶骨椎板未见愈合；右侧股骨颈稍缩短，干骺端形态不规则，左侧股骨颈干骺端与骺核融合；双侧髋臼形态欠规则，右侧髋臼浅平，髋臼角增大（图 37-2）。

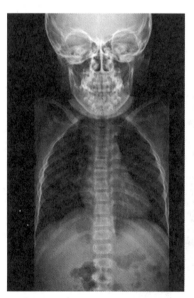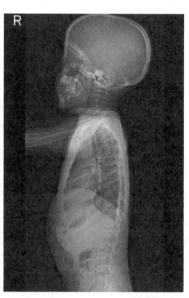

图 37-2　脊柱正侧位片

8. 四肢长骨 X 线片　双侧肱骨近端、尺桡骨远端、股骨远端、胫腓骨近端及远端干骺端增宽，形态欠规则骨质密度不均匀降低，以双侧股骨远端及胫骨近端为著，邻近骨骺核形态欠规则（图 37-3）。

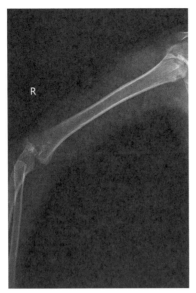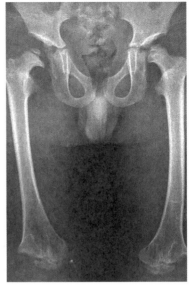

图 37-3　四肢长骨 X 线片

9. 基因检测（表 37-1）

表 37-1　*KIF22*（OMIM：603213）基因检测结果

基因	染色体位置	遗传方式	核苷酸改变	氨基酸改变	ACMG 致病性分析	携带		
						先证者	母	父
KIF22（OMIM：603213）	Chr16：29798644	AD	c.446G>A（exon4）	p.Arg149Gln（NM-007317.3）	致病性变异	杂合	未测	野生型

（二）诊断思路

回顾病史查体及实验室检查,患儿主要有以下问题:①生长缓慢,身材矮小,上下部量异常;②骨骼异常,包括漏斗胸、肋缘外翻,双侧肘关节、膝关节膨大,双上肢背伸受限,下肢短,"X"形腿等;③钙/磷/碱性磷酸酶、维生素 D、甲状旁腺素等骨代谢指标未见异常;④骨骼平片提示多处骨骺及干骺端异常。

分析骨骼异常原因,患儿上下部量异常,血钙/磷/碱性磷酸酶、维生素 D、甲状旁腺素等骨代谢指标未见异常,可排除维生素 D 代谢及磷代谢异常所致佝偻病。结合骨骼畸形、上下部量异常、骨骺及干骺段发育异常,经过遗传学基因检测,考虑脊柱骨骺发育不良伴关节松弛 2 型。

（三）脊柱骨骺发育不良是什么？其发病率是多少？

脊柱骨骺发育不良（spondyloepiphyseal dysplasia,SED）是指主要累及脊柱骨骺和长骨末端骨骺的进行性骨软骨发育不良,临床特征为短躯干型矮身材、骨骺畸形、扁平椎体和继发性骨关节炎。脊柱骨骺发育不良比较罕见,在活产儿中发病率约 1/10 万,其中脊柱骨骺发育不良伴关节松弛 2 型极为罕见,世界范围内仅有 40 余例报道,国内仅报道 1 例。

（四）脊柱骨骺发育不良如何分类？

脊柱骨骺发育不良根据发病时间分为先天性脊柱骨骺发育不良（spondyloepiphyseal dysplasia congenita,SEDC）和迟发性脊柱骨骺发育不良（spondyloepiphyseal dysplasia tarda,SEDT）。此外,还包括假性软骨发育不良、晚发性脊柱骨骺发育不良伴进行性骨关节病,以及脊柱骨骺发育不良伴关节松弛 1 型、脊柱骨骺发育不良伴关节松弛 2 型。

（五）脊柱骨骺发育不良伴关节松弛 2 型的发病机制是什么？ *KIF22* 基因有何功能？基因型及表型之间有何关系？

脊柱骨骺发育不良伴关节松弛 2 型是常染色体显性遗传，致病基因为 *KIF22*，定位于 16p11.2，由 14 个外显子和 13 个内含子组成。*KIF22* 基因编码一个单体驱动蛋白，是类运动蛋白家族一员，家族成员是微管依赖的分子马达，在细胞分裂过程中运输细胞器和移动。*KIF22* 在骨骼发育中的作用机制并未完阐明，在人的骨骼、软骨、关节、韧带、皮肤和原代培养的骨细胞中检测到 *KIF22*mRNA，推测 *KIF22* 可能参与骨骼发育至关重要的纤毛发生过程。目前尚无基因型与表型之间的确切相关性报道。

（六）如何解释患儿基因检测结果？

本次检测在受检者全血基因组 DNA 中检测到 *KIF22* 基因的 1 个变异，c.446G>A。该变异曾在文献中被报道，是明确的致病突变。该患儿临床表型也出现了相关的矮小、骨骼发育畸形等异常，故认为此基因突变与临床相吻合，此基因突变是导致本例患儿发病的病因。

（七）脊柱骨骺发育不良伴关节松弛 2 型的临床表现是什么？

脊柱骨骺发育不良伴关节松弛 2 型患儿临床症状包括身材矮小、面中部发育不良、掌骨和指骨细长、腕骨进行性退化、躯干和四肢短小、全身韧带松弛伴多处关节脱位、进行性膝关节畸形、轻度脊柱侧弯和脊柱畸形，可伴有先天性喉喘鸣。

（八）如何诊断脊柱骨骺发育不良伴关节松弛 2 型？

脊柱骨骺发育不良伴关节松弛 2 型的主要特征是不成比例的矮小，躯干和四肢短小，伴骨骼异常，骨骼表现的特异性或疾病过程中出现的骨外症状可作为不同类型的诊断依据。致病基因检测是分子诊断的确诊手段。

（九）脊柱骨骺发育不良伴关节松弛 2 型需要与哪些疾病相鉴别？

1. 黏多糖贮积症Ⅳ型　为短躯干型矮小，脊柱、四肢多处骨骼畸形，常伴有特殊面容，尿检硫酸软骨素增多，可与本病鉴别。

2. 软骨发育不全　非匀称性矮小、大头畸形、三叉手、短肢畸形等典型表现，典型影像学为头颅顶部增大，全身管状骨变短、增粗，骨干骺端改变，*FGFR3* 基因突变，均可与本病鉴别。

3. 成骨不全　反复脆性骨折史、蓝巩膜、进行性骨骼畸形，身材矮小，无短肢畸形，阳性骨折家族史，可伴听力障碍，影像学提示骨量低下，可与本病鉴别。

（十）脊柱骨骺发育不良伴关节松弛 2 型如何治疗和随访？

脊柱骨骺发育不良伴关节松弛 2 型是一组进行性不可逆疾病，目前尚无有效治疗方法，治疗原则是对症治疗，如关节松弛不稳定，可行关节融合术；长骨弯曲畸形者，可行截骨矫正纠正力线等。

（十一）脊柱骨骺发育不良伴关节松弛 2 型如何进行遗传咨询？

脊柱骨骺发育不良伴关节松弛 2 型为常染色体显性遗传，父亲或母亲患病，子代患病风险为 50%，无性别差异。

（袁传杰）

三、居家护理要点

（一）生活护理

保持居家环境清洁、舒适，勤洗手，注意个人卫生，出门戴口罩，预防感染。有腭裂者进食时注意预防误吸。若有视力受损者，清除居家环境中的障碍物，避免意外伤害。听力受损者，应耐心与患儿沟通，必要时可佩戴助听设备。

（二）休息与活动

患儿关节畸形，步态不稳，应缓慢活动，预防跌倒、骨折、关节脱位等发生。

（三）病情监测

1. 立即就医　出现骨折、视力及听力进行性下降等情况，及时就医。

2. 定期随访　监测生长发育、视力、听力、关节活动、骨骼发育。

（四）心理支持

患儿伴有身材矮小、面部畸形、关节畸形、活动异常，容易引起容貌焦虑，导致患儿自卑情绪产生，家属需多关心爱护患儿，鼓励患儿表达自己情感，提供与他人社交机会，帮助其正确看待自我形象，必要时寻求心理咨询。

（柴　敏）

● **参考文献**

［1］NENNA R，TURCHETTI A，MASTROGIORGIO G，et al.COL2A1 gene mutations：mechanisms of spondyloepiphyseal dysplasia congenita［J］.Appl Clin Genet，2019，12：235-238.

［2］MIN B J，KIM N，CHUNG T，et al.Whole-exome sequencing identifies mutations of KIF22 in spondyloepimetaphyseal dysplasia with joint laxity，leptodactylic type［J］.Am J Hum Genet，2011，89（6）：760-766.

［3］沈文霞，曾艳，张锡纲，等.COL2A1 基因新发现的变异致先天性脊柱骨骺发育不良1例［J］.中国优生与遗传杂志，2021，29（12）：1767-1769.

［4］李珍，卢亚超，齐瑞芳，等.KIF22 基因突变致脊椎干骺端发育不良伴关节松弛 2 型一例报告并文献复习［J］.中华骨科杂志，2022，42（21）：1460-1464.

［5］章建伟，黄轲，董关萍.一例伴关节松弛的脊柱骨骺发育不良1型患儿的临床及基因变异分析［J］.中华医学遗传学杂志，2020，37（8）：887-890.

病例 38　多发性骨软骨瘤

一、病史摘要

患儿，女，2岁2月龄，因"发现关节包块1年，包块增大1个月"就诊。

（一）现病史

1 年前，家属发现患儿双侧桡骨可见包块，质硬，无红肿、疼痛、关节活动障碍等。近1个月包块较前增大，无红肿、疼痛、皮疹等。患儿无乏力、特殊面容及智力发育异常等。

（二）既往史

既往无外伤史。

（三）个人史及家族史

患儿系 G_1P_1，足月，顺产，生后混合喂养，正常添加辅食。运动发育无特殊，现会双脚跳，智力发育无特殊。否认近亲结婚。母亲身高 156cm，父亲身高 170cm。患儿父亲、奶奶及奶奶母亲存在类似疾病史。

（四）体格检查

体温 36.8℃，心率 102 次 /min，呼吸 23 次 /min，血压 88/51mmHg，身高 87cm（Z 评分 –0.97，$P16.6$），体重 12.8kg（Z 评分 –0.12，$P45.2$）。胸廓外观未见异常。双侧桡骨可扪及大小约 0.6cm×0.6cm 包块，质硬，包块周围皮肤无红肿、疼痛、皮温升高、皮疹等。腕关节活动无障碍。肺部、心脏、腹部及神经系统查体无阳性体征。

二、诊疗解析

(一)还需要完善哪些检查?

1. 血常规、肝肾功能、血电解质、凝血功能、肿瘤全套(CA12-5、CA19-9、CA15-3、AFP、CEA、THCG)未见明显异常。

2. 维生素 D 测定 18.10ng/ml(10~30ng/ml)。

3. X 线检查 双侧桡骨远端见宽基底骨性突起,左侧向背侧实起,大小约 2.3cm×0.9cm,右侧向掌侧突起,大小约 1.4cm×0.5cm,其皮质与桡骨干骺端相续,边缘光整(图 38-1、图 38-2)。双腕关节未见骨质异常。

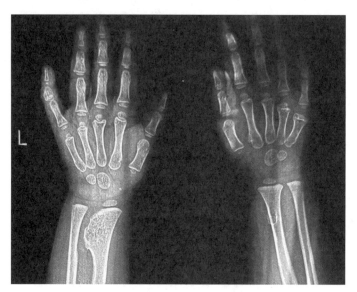

图 38-1 双手正位片

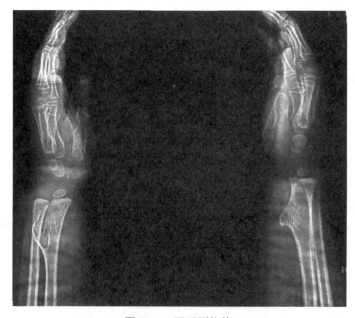

图 38-2 双手侧位片

4. 基因检测（表 38-1）

表 38-1　*EXT1*（OMIM：608177）基因检测结果

基因	染色体位置	遗传方式	核苷酸改变	氨基酸改变	ACMG 致病性分析	携带		
						先证者	母	父
EXT1（OMIM：608177）	chr8：117819743	AD	c.1469delT	frameshift	致病	杂合	野生型	杂合

（二）诊断思路

回顾病史查体及实验室检查，患儿主要有以下问题：①患儿系 2 岁余幼儿，以关节包块为主要表现，发病年龄小，病程长，包块位于长骨端，需警惕骨肿瘤及钙磷代谢异常等；②患儿维生素 D 水平下降，血生化未见异常，X 线检查未见骨骺端增宽，骺端呈杯状或毛刷状改变，不支持维生素 D 缺乏性佝偻病；③患儿无发热、乏力、体重减轻等临床表现，关节包块无持续性疼痛、肿胀及关节活动障碍等，X 线结果未见"侵蚀样"或"虫蚀样"等骨质破坏表现，不支持骨肉瘤，X 线未见干骺端或骨干皮质外表面的扇贝样小透亮灶，不支持骨膜软骨瘤；④患儿无发热、疼痛、关节活动受限等表现，双侧腕关节处可见多处包块，X 线提示皮质表面产生的宽基地凸起，皮质及髓腔内未见破坏，需考虑骨软骨瘤；⑤结合其有家族史及基因检测结果，明确诊断。

（三）多发性骨软骨瘤是什么？其发病率是多少？

骨软骨瘤可分为孤立性骨软骨瘤及多发性骨软骨瘤。多发性骨软骨瘤（multiple osteochondromas，MO）是一种单基因的常染色体显性遗传病，其也被称为骨干续连症、遗传性畸形软骨、多发性外生骨疣等。多发性骨软骨瘤是多发的、位于四肢长骨干骺端或者扁骨表面的、由软骨帽覆盖的良性肿瘤，肿瘤主要累及长骨，多见于膝关节附近的股骨和胫腓骨，其次为肱骨近端和桡骨远端，扁骨、中轴骨、颌面部及颅底较少发生。大约 50% 的多发性骨软骨瘤患儿在 3 岁前被诊断，发病率男性大于女性，有研究表明男性发病年龄早，均为 1~2 岁间发病，女性发病年龄较晚且病情较轻。多发性骨软骨瘤的发病率约为 1/50 000，10% 的患儿有家族史。

EXT 基因突变与多发性骨软骨瘤的发生有关，大约 90% 患儿可以检测 *EXT1* 或 *EXT2* 突变。具有家族聚集性，但也有突变基因携带者外显不全而无相关临床症状的报道。本病患儿母亲为杂合突变但无相关临床症状，可能与外显不全有关。

（四）*EXT* 基因的发病机制是什么？有何功能？基因突变与临床表现之间有何关系？

研究表明，*EXT* 基因在生长板软骨细胞中控制高尔基体酶的骨架组成，影响软骨抑制分子的合成，进而影响骨生长和发育。最近的研究发现，*EXT1* 和 *EXT2* 所编码的酶在骨软骨组织发育过程中起关键作用。*EXT1* 和 *EXT2* 形成一复合物催化硫酸乙酰肝素链的延长，EXT1 蛋白在体外可单独催化硫酸乙酰肝素的合成，但是量有所减少，而 EXT2 蛋白单独作为转移酶，其活性非常低，一旦 *EXT1* 突变，*EXT2* 无法单独合成硫酸乙酰肝素。有研究表明，通过发病年龄、身高、肿瘤累及部位数量、前臂畸形严重程度及膝内翻或外翻进行综合量化后评分，发现 *EXT1* 突变分值高于 *EXT2* 突变患儿，表明 *EXT1* 在硫酸乙酰肝素合成过程中起主要作用，*EXT1* 突变导致硫酸乙酰肝素合成明显减少，临床表型将更严重。这是由于 *EXT1* 患儿肿瘤在肱骨近端、股骨近端分布较多，导致身材明显矮小。

（五）多发性骨软骨瘤临床表现有哪些？

多发性骨软骨瘤患儿常合并非匀称型身材矮小及骨骼发育畸形等。其临床表现根据骨软骨瘤的数量、大小、累及的骨骼可出现身材矮小、前臂畸形、髋内翻、膝外翻、扁骨累及等关节畸形、功能障碍,甚至压迫周围神经、血管及软组织而出现相应症状。其中最严重的并发症为肿瘤恶性转化,约有 0.5%~5% 患儿可能出现。有研究表明恶变可能与 *HOGA1* 基因突变有关。长骨 X 线片可见病变局限于干骺端区域的骨表面,具有髓质和皮质连续性。患儿中 90% 的病变是宽基底的,只有 10% 的骨疣有蒂。

(六)多发性骨软骨瘤的诊断标准是什么? 如何早期诊断?

多发性骨软骨瘤的诊断主要依据病史、症状及体征、影像学检查。①主要表现为好发于股骨、胫骨、腓骨的远近侧端及肱骨近侧端的可触及的骨性包块,呈对称性、多发性分布。②患儿可有身材矮小、骨骼畸形、关节活动受限等表现。大多数患儿常因查体或其他原因偶然发现,疼痛和隆起的肿物是最常见的症状。③ X 线片可见骨皮质表面产生的骨刺,通常指向远离关节的方向,骨刺的皮质与下面骨的皮质是连续的。④具有遗传性。因此对于存在身材矮小的患儿仔细查体,询问其家族史。

(七)多发性骨软骨瘤需要与哪些疾病相鉴别?

1. 骨膜软骨肉瘤 主要表现为病变部位疼痛和可触及的固定在骨头上的无压痛硬块,最常见的部位是肱骨近端;手脚的其他长骨和小骨也可能受累,X 线表现为干骺端或骨干皮质外表面的小、扇形、射线可透的病变。

2. 骨肉瘤 发病部位以四肢长骨多见,但进展迅速,影像学可见针状、象牙样的肿瘤骨,具有典型的 Codman 三角。骨肉瘤的发病率呈现双峰年龄分布。在儿童中,骨肉瘤的发病高峰为 13~16 岁,与青春期生长突增一致。而 HME 生长速度较慢,大部分在 3 岁之前就被发现有肿瘤的生长,约 80% 的患儿在 10 岁前被确诊。

3. 维生素 D 缺乏性佝偻病 患儿有维生素 D 缺乏高危因素,血清维生素 D 水平明显下降,婴儿可有颅骨软化、方颅,1 岁后逐渐出现佝偻病肋珠、鸡胸、肋间沟、手足镯、膝内翻及膝外翻表现,骨骼 X 线示长骨干骺端临时钙化带模糊或消失,呈毛刷样、杯口状改变。

(八)多发性骨软骨瘤如何治疗? 预后怎样?

多发性骨软骨瘤大多无需治疗,仅需定期查体和 X 线片检查随访。有研究表明多发性骨软骨瘤患儿在成年后骨病变的发展速度可能减慢,但仍需关注长期预后和并发症,如神经压迫症状、血管病变,以及罕见的恶性骨软骨瘤转化。有症状或侵袭性非恶性肿瘤可通过刮除植骨术或切除术治疗。当软骨瘤厚度超过 1cm,需警惕恶变可能。当出现这些情况需尽早手术:①影响干骺端塑形的瘤体;②瘤体位于关节附近,影响关节功能或瘤体生长造成关节畸形;③肿瘤本身发生骨折;④有恶变征兆;⑤瘤体对附近血管、神经、肌腱、皮肤产生压迫症状。其中恶变征兆包括:肿瘤近期突然增大;肿瘤表面钙化带中断、不连续或软骨帽明显增厚;钙化带密度减低,软组织肿块内出现不规则钙化;局部骨皮质发生破坏或出现骨膜反应;瘤体内发生象牙质样瘤骨。预后主要与其所造成的骨缩短或畸形严重程度有关。

(九)如何进行遗传咨询?

由于多发性骨软骨瘤为常染色体显性遗传病,约 62% 患儿具有阳性家族病史,也有突变基因携带者外显不全而无相关临床症状的报道,本病例中患儿母亲为杂合子,而无明显临床表现,可能与其外显不全有关。因此,对于存在多发性骨软骨瘤患儿的家庭来说,应详细了解其家族史,目前第三代试管婴儿技术可实现在妊娠前预防患儿的出生。

(薛坤娇)

三、居家护理要点

(一)生活护理

保持皮肤清洁,特别是关节凸出处,手肘、膝盖等使用保护器具,避免摩擦导致皮肤破损。勤洗手,注意保暖,尽量避免去人多的场所,增强个人防护,预防感染。

（二）休息与活动

注意患儿安全,活动时缓慢,避免碰撞,预防跌倒、骨折、关节脱位等情况发生。关节畸形或功能障碍时,定期进行康复训练。

（三）病情监测

1. 立即就医　如有包块长大、疼痛等表现,需及时就诊。

2. 定期随访　监测生长发育、X线。

（四）心理支持

多发性骨软骨瘤患儿常合并身材矮小及骨骼发育畸形,容易引起容貌焦虑、产生自卑心理。家长需多关心关爱患儿,注意正向引导,尊重患儿,帮助患儿接受自我形象,及时评估患儿心理状况,必要时进行心理咨询。

（柴　敏）

● **参考文献**

[1] SCHMALE G A,CONRAD E U,RASKIND W H.The natural history of hereditary multiple exostoses[J]. J Bone Joint Surg Am,1994,76(7):986-992.

[2] LEGEAI-MALLET L,MUNNICH A,MAROTEAUX P.Incomplete penetrance and expressivity skewing in hereditary multiple exostoses[J].Clin Genet,1997,52(1):12-16.

[3] BUSSE M,FETA A,PRESTO J,et al.Contribution of EXT1,EXT2,and EXTL3 to heparan sulfate chain elongation[J].J Biol Chem,2007,282(45):32802-32810.

[4] INUBUSHI T,LEMIRE I,IRIE F,et al.Palovarotene inhibits osteochondroma formation in a mouse model of multiple hereditary exostoses[J].J Bone Miner Res,2018,33(4):658-666.

[5] HUEGEL J,ENOMOTO-IWAMOTO M,SGARIGLIA F,et al.Heparanase stimulates chondrogenesis and is up-regulated in human ectopic cartilage:a mechanism possibly involved in hereditary multiple exostoses[J].Am J Pathol,2015,185(6):1676-1685.

病例 39　低磷酸酯酶症

一、病史摘要

患儿,女,6月龄24天,因"生长发育迟缓、间断抽搐6个月余,肋骨骨折1次"就诊。

（一）现病史

6个月前（即患儿生后）监测体重、身长均明显落后于同龄儿童,身材不匀称,肌张力低。生后24h内惊厥3次,先后予苯巴比妥、左乙拉西坦治疗,后未再抽搐并自行停药。1个月前无明显诱因出现双侧多发肋骨病理性骨折。

（二）既往史

分别于1⁺月龄、5⁺月龄诊断为"重症肺炎、呼吸衰竭",均经无创呼吸机辅助通气、抗感染等治疗后出院,出院后居家氧疗。

（三）个人史及家族史

患儿系 G_2P_3,孕 37^{+1} 周,剖宫产,出生体重 2 040g,存在宫内生长受限,诊断"足月小样儿、低出生体重儿"。生长发育、语言发育、智力发育、运动发育均落后于同龄儿童。父母体健,有一8岁哥哥幼儿期出现"高热惊厥"1次,余病史无特殊。有一双胎姐姐,表现均同患儿,基因检测:*ALPL*基因复合杂合变异（与低磷酸酯酶症相关）。

（四）体格检查

体温 36.8℃，心率 170 次 /min，呼吸 70 次 /min，血压 108/72mmHg，氧饱和度 80%（头罩吸氧）。体重 5kg（中位数 8.01kg，Z 评分 –3.33，≤P0.1），身高 57cm（中位数 67.8cm，Z 评分 –4.57，≤P0.1），头围 38cm（中位数 38cm，Z 评分 –3.86，≤P0.1）。精神差，烦躁不安，反应差，营养不良貌。头颅扪及乒乓球感，前囟稍膨隆，张力不高，大小 5cm×6cm，牙齿未萌出，口唇发绀，鼻翼扇动，三凹征阳性；胸骨稍塌陷，双肺呼吸音粗，可闻及中量中细湿啰音，未闻及喘鸣。心腹查体阴性。竖颈差，不能翻身，四肢肌力、肌张力减弱。颈软，病理征阴性。

二、诊疗解析

（一）还需要完善哪些检查？

1. 血气分析　pH 7.45，PCO$_2$ 7.6kPa（↑），PO$_2$ 6.0kPa（↓），SPO$_2$ 82.4%（↓），BE 13.1mmol/L（↑），SB 34.8mmol/L（↑），HCO$_3^-$ 39.6mmol/L，Lac 1.7mmol/L，K$^+$ 4.5mmol/L，Na$^+$ 140mmol/L，Cl$^-$ 101mmol/L，Ca^{2+} 1.45mmol/L（↑）。

2. 肝功能、血氨　丙氨酸氨基转移酶 11U/L，门冬氨酸氨基转移酶 27U/L，γ- 谷氨酰转移酶 14U/L，碱性磷酸酶 <10U/L（↓）（参考值：125~250U/L），直接胆红素 1.4pmol/L，总胆红素 4.0pmol/L（↓）；血氨 31.0μmol/L。

3. 血电解质　钙 3.3mmol/L（↑），磷 1.13mmol/L（↑），余值正常。

4. 维生素 D33.6ng/ml。

5. 血常规、尿常规、便常规、甲状腺功能、PTH、肾功能、遗传代谢病氨基酸和酰基串联谱系分析报告无异常。

6. X 线检查（2013 年 6 月 1 日）　胸片：双肺炎症，伴肺间质性改变，左下肺局部实变可能（图 39-1）；锁骨、肋骨纤细，胸椎较扁小、椎间隙增宽，部分肋骨及胸椎形态不规则，双侧肱骨近端增宽、凹陷，呈毛刷状改变。双侧部分肋骨骨折可能，考虑代谢性骨病可能性大。骨骼平片：双侧肱骨、桡骨近端及双侧桡尺骨远端、双侧股骨、胫腓骨干骺端增宽、毛糙，骨质密度不均匀减低；颅板变薄，骨质密度减低，颅缝明显增宽（图 39-2）。

7. CT 检查　双肺炎症，伴双肺多发实变；心脏体积增大；双侧胸膜增厚；骨性胸廓形态异常，肋骨走行异常并前端膨大，密度减低，扫及双侧肱骨近侧干骺端增宽，密度减低，呈"杯口"样凹陷。头颅 CT 平扫未见异常。

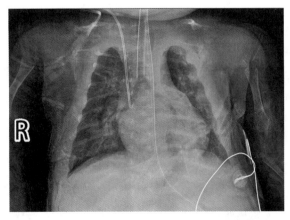
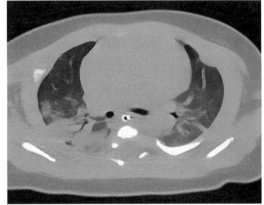

图 39-1　低碱性磷酸酯酶血症患儿肺部影像学

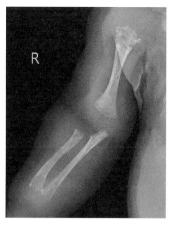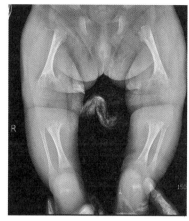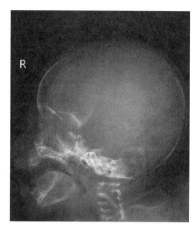

图 39-2　低碱性磷酸酯酶血症患儿骨骼影像学改变

8. 头部 MRI 检查　双侧大脑半球含水量增高；双侧苍白球 T_1WI 信号稍高；双侧颞部脑外间隙略宽；左侧颞部硬膜强化；颅脑 MRA：前交通动脉及左侧后交通动脉未见确切显示，三倍体大脑前动脉；头部 MRV：右侧横窦未见确切显示，右侧乙状窦及右侧颈静脉较细、浅淡。

9. 心脏超声、肾脏超声未见异常。

10. 脑电图　异常小儿脑电图，清醒期后头部快慢波混合节律。

11. 心电图　窦性心动过速、电轴不偏，双室肥厚？

12. 外周血基因检测（表 39-1）

表 39-1　*ALPL*（OMIM：241500）基因检测结果

基因	染色体位置	遗传方式	核苷酸改变	氨基酸改变	生物学危害性	携带		
						先证者	母	父
ALPL（OMIM：241500）	Chr1：21894618	AD/AR	c.670A>G（exon7）	p.Lys224Glu（NM_00478.6）	致病	杂合	杂合	野生型
ALPL（OMIM：241500）	Chr1：21900293	AD/AR	c.997+1G>T（Intron9）	—	致病	杂合	野生型	杂合

（二）诊断思路

回顾病史查体及实验室检查，该患儿主要有以下问题：①患儿生后不久起病，病情反复，进行性加重，存在全面发育落后、骨软化（颅骨、胸骨、肋骨）、多发病理性骨折、抽搐，无肾脏、甲状腺、甲状旁腺功能异常表现，影像学提示干骺端"杯口"样、毛刷状改变，高度怀疑电解质紊乱、钙磷代谢、遗传性骨病可能；②患儿查血钙、血磷、PTH、维生素 D 水平正常，排除佝偻病、成骨不全等常见代谢性骨病；③患儿多次查碱性磷酸酶显著降低，需考虑低磷酸酯酶症的可能，结合家族史，最终完善基因检测确诊。

（三）低磷酸酯酶症（HPP）是什么？其发病率是多少？

低磷酸酯酶症（hypophosphatasia，HPP）是一种罕见的以骨骼和 / 或牙齿矿化障碍为主要特征的遗传代谢性疾病，发病率约 1/10 万。是由于人类组织非特异性碱性磷酸酶（tissue nonspecific alkaline phosphatase，TNSALP）活性降低或缺失所致。HPP 是单基因遗传性疾病，遗传方式为常染色体显性或隐性遗传。

（四）HPP 的病因及发病机制？ALPL 基因突变类型与疾病严重程度的关系如何？

ALPL 是 HPP 的唯一致病基因，但 ALPL 变异并不一定引起 HPP。ALPL 基因位于 1p36.1~p34，跨度约为 50kb，包含 12 个外显子，其编码的 TNSALP 由 524 个氨基酸组成。ALPL 基因失活性突变导致 TNSALP 减少，其作用底物细胞外焦磷酸盐堆积，抑制羟基磷灰石形成，同时细胞外焦磷酸盐诱导骨桥蛋白产生，也对羟基磷灰石的形成起抑制作用，引起牙齿早脱和骨骼矿化异常。

迄今为止，已报道 ALPL 基因突变 400 多种，大约有 80% 为错义点突变。变异类型和变异位点的多样性以及变异后 TNSALP 酶活性的高低是 HPP 临床症状复杂多样、严重程度不一的主要原因，环境因素、表观遗传学或调节基因等也可影响疾病严重程度。

（五）如何解释该患儿基因结果？

本例患儿所携 c.670A>G（p.Lys224Glu）变异为 ALPL 基因编码区错义变异。在多例患儿中检测到该变异纯合子或与其他致病变异形成复合杂合子。该患儿同时携 c.997+1G>T 变异为 ALPL 基因剪接供体区发生的碱基替换变异，该变异理论上导致 mRNA 剪接异常，进而影响翻译蛋白质产物的正常功能，在 1 例 HPP 患儿中也检测到该变异与另一变异形成复合杂合子。结合患儿存在生长迟缓、肋骨病理性骨折、颅骨软化、惊厥及严重呼吸系统并发症等临床表现。因此，该患儿的基因变异被认为是与 HPP 相关的致病性突变。

（六）HPP 分型有哪些？临床表现有哪些？本例患儿属于哪一种分型？

HPP 是一种极易变异的疾病，基于临床症状和发病年龄确定了六种主要的临床形式。

1. 围产期致死型　在宫内即发病，是 HPP 最严重的类型。部分胎儿期因严重的骨矿化障碍常出现死胎。部分胎儿可出生并存活数日，但由于胸部畸形和肺发育不全而最终死于呼吸衰竭。最常出现的骨骼畸形是短而弓形的手臂和腿以及发育不全的肋骨。

2. 围产期良性型　患儿在宫内即出现骨骼畸形，表现为四肢短小、弯曲、骨矿化障碍，但出生后症状会改善，预后良好。

3. 婴儿型　出生 6 个月内发病，是低磷酸酶血症严重类型之一。主要特征包括胸廓畸形，逐渐出现的广泛骨矿化不全、佝偻病、骨折、骨痛。除了前囟增宽，颅缝早闭也较常见，可导致颅内压增高。另外，还可以出现食欲缺乏、衰弱、肌张力降低、癫痫、肾脏损伤、呼吸系统并发症等各器官功能异常。约 50% 的婴儿型 HPP 会死于各种并发症。

4. 儿童型　出生 6 个月后发病，患儿可有不同程度的牙齿脱落、佝偻病的表现。但总的来说不如婴儿型严重。随着年龄增长骨骼症状会自发缓解，但这种症状可能在中年或成年后期再次出现。

5. 成人型　中年起病，表现为负重部位的骨痛、应力性骨折及恒牙早发脱落等。由于反复骨折、骨骼和关节疼痛或肌肉无力，可引起活动障碍。

6. 牙型　是最轻也是最常见的类型，仅有牙齿受累表现，如儿童时期乳牙早失或青年期恒牙异常脱落，无佝偻病或骨软化症的表现。

本例患儿 6 月龄前发病，有生长迟缓、肋骨病理性骨折、惊厥及严重呼吸系统并发症，倾向于婴儿型。

（七）HPP 的诊断标准是什么？如何进行早期诊断？

目前缺乏统一诊断标准。主要依赖临床表现、实验室检查、影像学特征、基因检测等进行综合判断。

1. 对于具有明显牙齿脱落、骨骼畸形、佝偻病或骨软化症表现的患儿，应怀疑 HPP 的可能性。

2. 生化检查　血清碱性磷酸酶活性显著减低是最重要的诊断依据，血钙、磷、25-（OH）D 水平常是正常的，病情严重者可有高钙血症或高尿钙。

3. 影像学检查　X 线可见颅骨畸形、牙齿脱落、长骨远端干骺端毛糙、长骨假骨折、四肢弯曲、脊柱侧弯等佝偻病或骨软化症的征象。

4. 基因检测是诊断的金标准。

对于具有明显牙齿脱落、佝偻病或骨软化症表现或 X 线征象,而血清碱性磷酸酶水平呈现反常性、特异性降低的婴幼儿或成年患儿,应怀疑此病的可能性。可建议完善基因检测确诊。

(八)低磷酸酶血症(HPP)需要与哪些疾病相鉴别?

1. 成骨不全症　与 HPP 有着类似的骨骼畸形、骨软化表现,但该病以反复数次轻微外力下骨折为特点,常伴有蓝巩膜、听力异常、关节韧带松弛,且患儿碱性磷酸酶水平通常在正常范围。可依赖基因检测确诊。

2. 维生素 D 依赖性佝偻病　婴儿期或童年时期起病,与 HPP 均有骨质软化、生长缓慢和虚弱等表现,且两者影像学特征类似。但该病常具有低钙、低磷、高碱性磷酸酶、高甲状旁腺素水平等生化异常。

(九)HPP 如何治疗?预后如何?

1. 治疗　目前尚无低磷酸酶血症的根治方法,多采用对症治疗。

(1)一般治疗:饮食上限制钙和磷酸盐摄入。胸廓畸形、肋骨骨折、气管软化、肺不张等 HPP 患儿,可予呼吸机辅助通气。出现癫痫等神经系统症状者,可予高剂量的维生素 B_6。骨骼和关节疼痛可使用非甾体抗炎药来缓解疼痛,重组人甲状旁腺激素也可减轻骨痛,促进骨折恢复。牙齿松动建议定期清洁口腔表面,牙科专科随访。骨骼畸形、颅缝早闭、骨折等可行外科手术治疗。

(2)酶替代疗法:Asfotase alfa 是一种针对 HPP 患儿缺陷的 ANSALP 的骨靶向酶替代疗法,目前主要治疗对象为围产期、婴儿期和儿童期患儿,特别是有明显骨骼表现者。可提高患儿的生存率,改善骨骼症状。

(3)骨髓干细胞移植:可改善儿童型 HPP 患儿的临床症状及影像学表现,但长期的有效性和安全性尚需进一步评估。其对于围产期 HPP 疗效不明显。

2. 预后　与发病年龄和疾病的严重程度有关。发病年龄越早,预后越差。新生儿发病的 HPP 因骨骼严重矿化不足常在数天或数周内死亡,一般的婴儿型 HPP 常死于呼吸道并发症,成年型及牙型低磷酸酶血症患儿寿命正常,预后良好。

(十)怎样进行遗传咨询?

严重型低磷酸酶血症(围生期致死型和婴儿型)多为常染色体隐性遗传,而症状相对较轻的围生期良性型、儿童型、成人型和牙型通常为常染色体显性或隐性遗传。本例患儿父母均为不同突变位点的杂合变异,结合家系分析,符合常染色体隐性遗传模式,再次生育时,任一胎均有 25% 的概率同时遗传获得上述两个致病变异。可采用辅助生殖,对胚胎进行致病基因变异的诊断,选择不携带致病基因变异的胚胎移植入子宫,阻断疾病向子代的传递。同时,建议对该患儿及其所有家庭成员进行遗传咨询。

(阮玲瑛　唐凤莲)

三、居家护理要点

(一)生活护理

保持口腔清洁卫生,定期检查牙齿有无松动,避免异常掉落的牙齿导致误吸。有骨痛的患儿,分散注意力、热敷,缓解疼痛。选择含钙量低的奶粉,食用富含维生素 B_6、低钙的食物。

(二)休息与活动

到专业机构进行康复训练,功能训练从简单到复杂,从被动到主动,以促进肌肉、关节活动及改善肌张力。保证环境安全,活动时家属需陪同,避免跌倒及外伤,必要时戴上护具。

(三)病情监测

1. 立即就医　若患儿出现意识改变、头痛、恶心呕吐、视物模糊(视盘水肿)等颅内高压表现;

或外伤、骨折时,需立即就医。

2. 定期随访　监测生长发育、血清碱性磷酸酶、X 线、口腔检查等。

（四）抽搐预防与护理

1. 遵医嘱口服居家药物,不随意调药及停药。

2. 抽搐时紧急处理　若患儿出现双眼凝视、呼之不应、口吐白沫、发绀、四肢抖动等抽搐表现,立即予去枕平卧,头偏向一侧,解开衣领,擦拭清除口鼻分泌物,保持周围环境安全,勿强行按压患儿肢体,立即拨打 120,记录患儿抽搐时表现及抽搐时间。

（五）心理支持

患儿骨骼常留下畸形,对于自我形象紊乱而出现心理问题,应多与患儿沟通,提供家庭支持,让患儿及家属建立良好的信任关系,给予更多的关怀与爱护,必要时寻求心理咨询。

（余　爽）

● **参考文献**

［1］TOURNIS S,YAVROPOULOU M P,POLYZOS S A,et al.Hypophosphatasia［J］.Journal of Clinical Medicine,2021,10（23）:5676.

［2］FENN J S,LORDE N,WARD J M,et al.Hypophosphatasia［J］.J Clin pathol,2021,74（10）:635-640.

［3］MAO X,LIU S,LIN Y,et al.Two novel mutations in the ALPL gene of unrelated Chinese children with Hypophosphatasia:case reports and literature review［J］.BMC Pediatr,2019,19（1）:1-8.

［4］SIMON S,RESCH H,KLAUSHOFER K,et al.Hypophosphatasia:from diagnosis to treatment［J］.Current Rheumatol Rep,2018,20（11）:1-7.

［5］RUSH E T.Childhood hypophosphatasia:to treat or not to treat［J］.Orph J Rare Dis,2018,13（1）:1-5.

病例 40　黏多糖贮积症

一、病史摘要

患儿,男,1 岁 10 月龄,因"发现肋骨外翻脊柱侧弯 9 个月"就诊。

（一）现病史

9 个月前,家长发现患儿出现双肋缘外翻,脊柱后凸、侧弯,并逐渐加重,伴双肘、双肩、双手关节活动受限。伴腹胀,无发热、关节疼痛、皮疹。平素食纳可,奶量约 500ml/d,生后即补充维生素 A 及维生素 D。

（二）既往史

平素身体素质良好,无特殊。

（三）个人史及家族史

患儿系 G_1P_1,足月,因"羊水少"剖宫娩出,出生体重 2 800g,出生身长 50cm,语言发育明显落后（目前仅能叫"爸爸、妈妈"）,余生长发育、运动发育、智力发育均正常。父母体健,非近亲结婚,外婆生育有 10 个孩子,仅存活 4 个（具体死亡原因不详）。

（四）体格检查

体温 36.8℃,心率 112 次 /min,呼吸 28 次 /min,血压 88/54mmHg。体重 13kg（中位数 12.15kg,Z 评分 –0.62,P73.2）,身高 86cm（中位数 86.69cm,Z 评分 –0.2,P42）。面容异常,发际线低、前额突出、眼距宽、鼻梁塌陷、口唇厚、舌体肥厚、颈短。头发稀疏,色黄,角膜无混浊。双肋缘外翻,腰椎后凸、右侧弯,手指粗短;腹部膨隆,肝脏肋下 4cm,脾脏肋下 4cm。背部多个青记,骶尾部 4 个窦口,无毛发、渗血、渗液。双侧腹股沟斜疝。双肺、心脏及神经系统查体阴性,四肢肌力、肌张力正常。

二、诊疗解析

(一)还需要完善哪些检查?

1. 血常规、尿常规、便常规、肝肾功能、血脂、血糖、血电解质、肌酶、甲状腺功能、甲状旁腺激素、维生素 D 水平均未见异常。

2. Griffiths 评估量表 该患儿本阶段粗大运动、手眼协调、视觉表现领域属于正常范围,个人社会、听力语言领域落后于正常范围,语言理解和表达有待提高。

3. 头颅 MRI 双侧额顶叶多发小结节状或条状信号(扩大的周围血管间隙?);胼胝体压部异常信号;松果体区小囊性影;双侧额部脑外间隙稍宽。

4. X 线片 腰椎稍右侧弯,椎体前下缘略呈弹头样或呈鸟嘴样形态改变,部分肋骨形态略呈"飘带征"。左手腕骨 2 颗,尺骨和桡骨远侧干骺端未见增宽,掌指骨偏略粗短,第 1~4 掌骨近端骨端略似"弹头征",掌指骨密度稍偏低(图 40-1)。

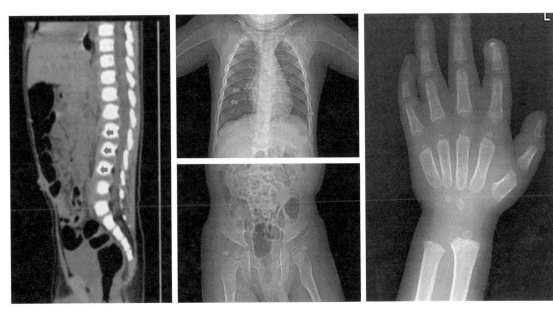

图 40-1 黏多糖贮积症Ⅱ型患儿骨骼影像学改变

5. 肺功能 存在轻度阻塞性通气功能障碍(吸呼比 0.66,呼气时间延长;达峰时间比 26.6%,轻度下降,达峰容积比 27%,轻度下降)。

6. 胸部 CT 无异常。

7. 心脏超声 二叶式主动脉瓣伴轻度狭窄(V_{max}=2m/s,PG=15mmHg),左室稍大(LV=32mm),左室收缩功能测值正常(EF=61%,FS=32%)。

8. 心电图无异常。

9. 腹部超声 肝脾大(肝右叶最大斜径 8.9cm,肋下 3.6cm,脾肋间厚 2.5cm,下缘达脐水平)。

10. 耳鼻喉检查 听力检测(耳声发射):双耳均未通过。听力诱发电位报告:异常 ABR 反应阈值(双耳 ABR 反应阈值增高),异常 ABR(双耳 85dB 刺激均未能记录到 1、IHI、V 波,双耳 105dB 刺激时均记录到 1、IH 波分化不良,V 波绝对潜伏期延长:正常 VEP)。腺样体肥大。

11. 酶学分析 黏多糖贮积症Ⅱ型(艾杜糖醛酸硫酸酯酶)0.05nmol/(4h·mg);黏多糖贮积症

ⅣB 型 /GM1 神经节苷脂贮积症（β- 半乳糖苷酶）172.51nmol/（h·mg）。艾杜糖醛酸硫酸酯酶活性较正常对照酶活性显著降低（小于正常对照酶活性 10% 以下）。

12. 外周血基因检测（表 40-1）

表 40-1　*IDS*（OMIM：309900）基因检测结果

基因	染色体位置	遗传方式	核苷酸改变	氨基酸改变	生物学危害性	携带		
						先证者	母	父
IDS（OMIM：309900）	chrX：1485855737	XR	c.190delA（exon2）	–	可能致病	杂合	杂合	野生型

（二）诊断思路

回顾病史查体及实验室检查，该患儿主要有以下问题：①患儿发病年龄小，以骨骼异常为主要临床表现，累及全身性骨骼，合并身材矮小、特殊面容，需考虑遗传代谢性骨病；②血生化示碱性磷酸酶、血磷、血钙、甲状腺功能、甲状旁腺激素、维生素 D 水平均未见异常，排除维生素 D 依赖性佝偻病、低磷酸酯酶症、X 连锁低磷酸盐血症等影响钙磷代谢疾病；③患儿病程呈进展性，存在心脏畸形、肺功能下降、听力异常、肝脾大等多器官系统受累表现，X 线片示多发性骨骼畸形，有椎体前缘喙状、似飘带状肋骨畸形等特异性骨骼改变，需考虑溶酶体贮积症可能；④患儿系男性，家族史提示母亲携带患病基因可能性大，有神经系统受累，无角膜混浊表现，临床高度考虑黏多糖贮积症 Ⅱ 型可能。最终，依赖酶学检查及基因检测确诊。

（三）黏多糖贮积症是什么？其发病率是多少？有哪些类型？

黏多糖贮积病（mucopolysaccharidosis，MPS）是一组由于酶缺陷造成糖胺聚糖（glycosaminoglycans，GAG）不能完全降解而致的溶酶体贮积病，是一种罕见病。本病患病率存在种族和地区差异，亚洲人群患病率高于西方人群，韩国、日本活产新生儿患病率分别为 $0.74/10^5$、$0.84/10^5$，我国台湾地区为 $1.07/10^5$。

根据患儿体内缺陷酶的不同，本病可分为 7 种类型（表 40-2），除 Ⅱ 型为 X 连锁隐性遗传外，其余均为常染色体隐性遗传病。

表 40-2　黏多糖贮积症的分类、分子机制及发病率

类型	亚型	缺陷酶	基因	贮积多糖	发病率
MPS Ⅰ	IH	α-L- 艾杜糖苷酶	*IDUA*（4p16.3）	硫酸皮肤素硫酸乙酰肝素	1∶100 000
	IS				
	IH/IS				
MPS Ⅱ	–	艾杜糖醛酸 -2- 硫酸酯酶	*IDS*（Xq28）	硫酸皮肤素硫酸乙酰肝素	1∶100 000
MPS Ⅲ	IIIA	肝素 -N- 硫酸酯酶	*SGSH*（17q25.3）	硫酸乙酰肝素	1∶100 000
	IIIB	α-N- 乙酰氨基葡糖苷酶	*NAGLU*（17q21）		1∶200 000
	IIIC	乙酰 CoA：α- 氨基葡糖苷乙酰转移酶	*HGSNAT*（8p11.1）		1∶1 500 000
	IIID	N- 乙酰氨基葡糖 -6- 硫酸酯酶	*GNS*（12q14）		1∶1 000 000

类型	亚型	缺陷酶	基因	贮积多糖	发病率
MPS Ⅳ	ⅣA	半乳糖 -6- 硫酸酯酶	*GALNS*（16q24.3）	硫酸角质素	1：201 000
	ⅣB	β- 半乳糖苷酶	*GLB1*（3P21.33）	软骨素 -6- 硫酸	1：640 000~1：76 000
MPS Ⅵ	–	芳基硫酸酯酶 B	*ARSB*（5q11~q13）	硫酸皮肤素	1：400 000~1：240 000
MPS Ⅶ	–	β- 葡糖醛酸糖苷酶	*GUSB*（7q21.11）	硫酸皮肤素、硫酸乙酰肝素、硫酸软骨素	1：400 000
MPS Ⅸ	–	透明质酸酶	*HYAL1*（3p21.3~p21.2）	透明质酸	极少

黏多糖贮积症 Ⅱ 型（mucopolysaccharidosis type Ⅱ, MPS Ⅱ）是由于编码艾杜糖醛酸 -2- 硫酸酯酶（iduronate-2-sulfatase, IDS）的基因变异，引起 IDS 酶活性缺乏或明显降低所致。为 X 连锁隐性遗传病，通常男性患病，女性多为携带者。在我国和其他东亚地区，约占所有 MPS 的 50%。

（四）MPS Ⅱ 发病机制是什么？IDS 基因有何功能？突变仅导致 MPS Ⅱ 吗？

MPS Ⅱ 发病机制为 IDS 基因缺陷导致艾杜糖硫酸酯酶的缺乏，糖胺聚糖（GAG）分解障碍，过多的硫酸乙酰肝素和硫酸皮肤素积聚在机体的多个组织和器官，引起相应的临床症状。

IDS 基因是 MPS Ⅱ 唯一的致病基因，分布在染色体 Xq28，包括 9 个外显子，跨越 24kb 染色体区域。目前已报道了该基因致病性变异约 660 种，其中点突变占 49.6%，剪接变异或缺失占 38.4%，大片段缺失、重复或基因结构重排约 11.8%。不同 IDS 变异位点可存在不同临床表现，重症患儿中外显子 3 和 9 的变异更多，我国以外显子 2、3 及 9 变异最多见。

（五）如何解释该患儿的基因检测结果？

本例患儿基因检测结果示 IDS 基因碱基缺失突变，该变异在正常人群中发生的频率极低，可能导致蛋白质合成及功能受到影响；其母为杂合子，符合 X 连锁隐性遗传方式，结合患儿存在骨骼畸形、特殊面容、腹股沟疝、肝脾大、身材矮小等与 IDS 基因突变相吻合的临床表现，故认为此基因突变是导致本例患儿发病的病因。

（六）MPS Ⅱ 有哪些临床表现？

1. **典型面容和骨骼发育障碍**　患儿表现为头大、面部粗陋、前额突出、眉毛浓密、头发多且质地粗糙、鼻梁低平、鼻翼肥大、唇厚、舌大、牙龈厚、颈短等。骨骼发育障碍常有手指关节僵硬、关节进行性畸变，具体表现为肩关节上举受限、肘关节外展受限、膝关节屈曲、爪形手、脊柱侧凸、脊柱后凸等。除此之外，该类患儿大多身材矮小。

2. **神经系统**　随年龄增长逐渐进展。早期仅表现为语言发育落后。后期可出现智力、语言、运动发育倒退，亦可出现好动、癫痫、交通性脑积水、脊髓压迫症、腕管综合征等。

3. **消化系统**　多表现为腹部膨隆、肝脾大。部分患儿存在脐疝、腹股沟疝等，手术后易复发。

4. **呼吸系统**　多引起上呼吸道阻塞，如鼻、咽软组织增厚和扁桃体、腺样体肥厚等。随疾病进展可出现进行性气道梗阻，是导致患儿过早死亡的主要原因。

5. **心血管系统**　多出现心脏瓣膜病、心肌病、心动过速、心律不齐、高血压、淤血性心力衰竭以及周围血管病变。

6. **耳鼻喉**　常见听力损伤（包括感觉神经性听力损失、传导性听力损失），其他表现有耳鸣、眩晕、中耳炎、张口受限、声音粗糙等。

（七）MPS Ⅱ 的诊断标准是什么？如何早期诊断？

本病诊断需结合临床、影像学检查及多种检测结果（尿糖胺聚糖、酶活性、基因分析）等对患儿进行综合诊断。

1. 影像学检查

（1）骨骼 X 线：头颅前后径增长形成舟状头；脊柱侧凸、脊柱后凸畸形，椎体前缘呈子弹头样或鸟嘴样改变；肋骨在胸骨端的广泛增宽，脊柱端相对偏细，形如"飘带"状。掌指骨短粗，远端宽，近端尖呈三角形，远节指骨呈爪形。

（2）其他影像学检查：CT、肺功能检查发现肺部病变；磁共振成像发现脊髓受压、血管间隙增宽等神经系统病变；腹部超声检查可见肝脾大；超声、心电图检查可发现心脏受累情况。

2. 尿糖胺聚糖检测　尿糖胺聚糖定性和定量检测常作为初步筛查、诊断及评估疗效的方法，但此项检测缺乏特异性。

3. IDS 酶活性检测　对 MPS Ⅱ 的确诊具有重要意义，白细胞、成纤维细胞或血浆中 IDS 酶活性降低或缺乏具有确诊意义。

4. 基因检测　检测到 *IDS* 基因的致病变异有助于诊断。

对于有相关临床表现、影像学改变的男性患儿，可考虑为 MPS Ⅱ，需进一步进行尿糖胺聚糖、IDS 酶活性及基因检测确诊。当患儿的临床症状不典型，或临床表现与尿液黏多糖分析结果不符时，基因检测为确诊的唯一手段。

（八）MPS Ⅱ 需要与哪些疾病相鉴别？

1. 与其他类型 MPS 鉴别　具体的临床表现鉴别点见表 40-3。尿 GAG 定性分析可初步鉴别出不同类型的 MPS，确诊则要通过酶活性检测及基因分析。

2. 黏脂贮积症　是一类溶酶体储存障碍的遗传代谢性疾病，MPS Ⅱ 需要与黏脂贮积症 Ⅱ 和 Ⅲα/β 型等鉴别，其主要的鉴别点仍是酶活性检测或基因检测。①黏脂贮积症 Ⅱ 型患儿一般在出生时即有临床表现，常于 2 岁内死亡。表现为肌力弱、哭声弱、生长发育迟缓（语言和运动发育迟缓为主），出生时有多种骨骼畸形，如内翻足、脊柱后凸、髋关节脱位、长骨畸形手脚短小等，关节挛缩导致活动受限。大多数患儿有心瓣膜异常。②黏脂贮积症 Ⅲα/β 型的临床症状和体征一般在 3 岁左右出现，表现为生长发育迟缓、身材矮小、关节僵硬和多发性骨骼畸形。多出现骨质疏松、易骨折和骨骼疼痛，且呈进行性发展。患儿常有心脏瓣膜病变和角膜病变，逐渐出现面容粗糙、轻度智力障碍和学习困难等症状。常有反复呼吸道和耳部感染症状。

3. 多种硫酸酯酶缺乏症　均有骨骼异常表现。但该病主要表现为神经系统症状，如癫痫、智力障碍、精神运动退行性症状等。伴皮肤干燥、多毛或呈鱼鳞状改变。通过相应的酶活性或基因检测可鉴别。

（九）MPS Ⅱ 的治疗和预后如何？

1. 治疗　至今无法根治，目前主要治疗方法包括：

（1）造血干细胞移植（hematopoietic stem cell transplantation，HSCT）：可使患儿获得终身产酶能力，一定程度改善患儿多器官系统的异常症状及日常生活能力，部分改善神经系统症状。适用于脏器受累较轻的患儿（推荐小于 2 岁），不建议用于神经系统损伤严重的患儿。但是移植本身具有巨大风险，术后存在多种并发症，需谨慎选择。

（2）酶替代治疗（enzyme replacement therapy，ERT）：国际上有 2 种重组 IDS 药物，分别为艾度硫酸酯酶 β、艾度硫酸酯酶。一旦确诊可立即行 ERT 治疗，能延缓疾病进展，避免严重的并发症。但其费用昂贵，需终身替代治疗，且不能逆转已经形成的心脏瓣膜病变和骨骼畸形，对改善认知功能和神经系统功能的疗效不佳。

表 40-3 黏多糖贮积症各亚型临床表现

症状＼分型	MPS I IH	MPS I IS	MPS II A	MPS II B	MPS III（A/B/C/D）	MPS IV A	MPS IV B	MPS VI A	MPS VI B	MPS VII A	MPS VII B	MPS IX
新生儿期表现	严重	无	很少	无	无	无	无	严重	无	无	无	极少数报道
最终身高	很矮	正常	矮	稍矮	正常	很矮	稍矮	很矮	稍矮	矮	稍矮	矮
面容粗陋	重	轻	中－重	轻	轻	轻/无	无	中－重	轻	重	轻	
角膜混浊	有	有	无	无	无	常有	有	有	有	有	有	
脊柱后凸	腰/背	无	少/轻	无	无	常有	少有	腰/背	少有	腰/背	轻	
智力低下	重	无	重	无－轻	重	无	无	无－轻	无	中/轻	正常	
行为	正常	正常	破坏性大	正常	多攻击行为	正常	正常	正常	正常	正常	正常	关节周围软组织中有透明质酸沉积
X线骨骼改变	重	轻	重	中	轻	重	中	重	轻－中	中－重	轻	
爪形手	有	有	有	无	轻/无	无	无	有	有	无	无	
腕关节松弛	无	无	无	无	无	有	有	无	无	无	无	

（3）对症治疗：针对呼吸及心血管系统合并症、耳聋、脑积水、外科矫正和康复等，治疗目的以减轻症状、改善生活质量为主，并不能控制疾病进展。

2. 预后　该病病情呈进展性，大多预后不良，严重可致残、致死。早发现、早诊断、早治疗是改善预后的关键。

（十）怎样进行遗传咨询？

MPS Ⅱ 是 X 连锁隐性遗传病，女性携带者生育患病男性风险高达 50%，建议对所有先证者及其家庭成员进行基因检测，明确致病基因及携带情况，并通过产前诊断或者通过第三代辅助生殖技术预防患儿出生。产前诊断 MPS Ⅱ 主要采取 IDS 酶活性检测和 IDS 基因变异分析，同时进行胎儿性别鉴定。测定胎儿羊水或绒毛细胞中 IDS 酶活性可以验证变异类型是否为致病性，但受诸多因素影响，尤其无法对女性携带者的胎儿进行准确判断。以 DNA 测序为基础的产前基因诊断可在基因水平明确 IDS 基因变异类型，以弥补酶学诊断方法的不足。

（阮玲瑛）

三、居家护理要点

（一）生活护理

注意保暖、戴口罩、勤洗手，尽量避免去人多的场所，增强个人防护，预防感染。积极治疗各部位的感染。提供营养丰富、易消化食物，若患儿进食过程中有呛咳及吞咽困难，可改变饮食类型，加强吞咽功能训练。有上呼吸道阻塞症状的患儿，卧床时可在肩颈部下垫以软枕，以保证呼吸道通畅。

（二）休息与活动

以散步、关节功能训练为主，运动量以患儿不感觉疲劳为宜，注意控制运动时间及强度，运动时需要关注患儿心率、呼吸情况。卧床的患儿要注意定时翻身拍背，预防坠积型肺炎。有关节病变的患儿，运动时需动作轻柔，幅度不宜过大，预防意外伤害。定期康复言语训练。

（三）用药指导

酶替代治疗药物储存在 2~8℃ 冰箱冷藏保存，禁止冷冻。药物需定期到医院进行输注。用药后观察有无荨麻疹、皮疹、瘙痒、发热、头痛、高血压和面色潮红等表现。

（四）病情监测

1. 立即就医　若患儿出现意识改变（嗜睡、精神萎靡）、抽搐、口唇发绀、气促、呼吸困难、吞咽困难等症状，需立即就医。

2. 定期随访　监测生长发育、骨骼 X 线、心肺功能、言语功能等。

（五）心理支持

黏多糖贮积症常伴有面容粗糙、骨骼畸形、关节僵硬和挛缩、身材矮小及精神运动发育迟缓，容易引起产生自卑心理，家长在生活中对患儿应多一些耐心与帮助，建立良好的家庭氛围，正向引导，鼓励患儿，不公开谈论患儿外形，帮助患儿接受自我形象。

（余　爽）

● 参考文献

［1］NAGPAL R，GOYAL R B，PRIYADARSHINI K，et al.Mucopolysaccharidosis：A broad review［J］.Indian Journal of Ophthalmology，2022，70（7）：2249-2261.

［2］ZHOU J，LIN J，LEUNG W T，et al.A basic understanding of mucopolysaccharidosis：incidence，clinical features，diagnosis，and management［J］.Intractable & Rare Diseases Research，2020，9（1）：1-9.

［3］D'AVANZO F，RIGON L，ZANETTI A，et al.Mucopolysaccharidosis type Ⅱ：one hundred years of research，diagnosis，and treatment［J］.International Journal of Molecular Sciences，2020，21（4）：1258.

［4］MOHAMED S，HE Q Q，SINGH A A，et al.Mucopolysaccharidosis type Ⅱ（Hunter syndrome）：Clinical and biochemical aspects of the disease and approaches to its diagnosis and treatment［J］.Advances in carbohydrate chemistry and biochemistry，2020，77：71-117.

［5］中华医学会儿科学分会内分泌遗传代谢学组，罗小平，梁雁，等．黏多糖贮积症Ⅱ型临床诊断与治疗专家共识［J］.中华儿科杂志，2021（6）：446-451.

病例 41　黏脂贮积症

一、病史摘要

患儿，男，6 月龄 22 天，因"发现特殊面容 6 个月余，发育落后 2 个月"就诊。

（一）现病史

6 个月余前（即患儿生后）即发现特殊面容，表现为头围大、眼距宽、鼻梁低平、颈短，伴双手指不能伸直，双侧腹股沟疝，未予特殊处理。5 个月前，患儿原始反射可顺利引出，自动踏步好，主动、被动肌张力欠佳。2 个月前，患儿可抬头，不稳，不能翻身。现患儿不能翻身，不能独坐。

（二）既往史

无其他病史。

（三）个人史及家族史

患儿系 G_1P_1，36 周，剖宫产，出生体重 2.8kg，身长 48cm，头围 32cm。父亲身高 171cm，母亲身高 159cm。否认家族史。

（四）体格检查

体温 36.7℃，心率 110 次 /min，呼吸 25 次 /min，血压 102/71mmHg，身高 55cm（Z 评分 –5.88，≤P0.1），体重 6kg（Z 评分 –2.69，P0.3）。皮肤稍粗糙。眼睑水肿、内眦赘皮、鼻梁扁平、鼻孔前倾、牙龈增生、舌大、唇厚（图 41-1），双耳耳郭畸形、胸廓畸形、肋骨宽、肋骨外翻、漏斗胸。心脏查体未见明显异常。腹软，肝脾无肿大，双侧腹股沟疝。手指不能伸直，四肢肌张力增高，尿道下裂。

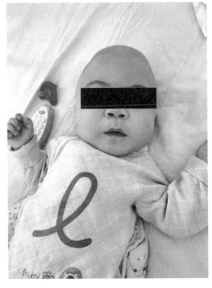

图 41-1　患儿面部特征

二、诊疗解析

（一）还需要完善哪些检查?

1. 血常规、肝肾功能、血脂、血糖、血电解质、心肌标志物、甲状腺及甲状旁腺功能、尿常规、便常规未见异常。

2. 维生素 D 测定 34.90ng/ml。

3. 胸部及椎体 X 线片　胸廓前后径增大，双侧肋骨增宽，呈"飘带"或"船桨"状；胸腰椎椎体前部分变扁，椎体前缘有鸟嘴征或弹头征，椎间隙未见变窄，椎小关节无异常（图 41-2）。

4. 骨龄　骨龄落后，低于 3 百分位。双手掌指骨粗短，掌骨近端、指骨远端变尖（图 41-3）。

5. 头颅 CT　脑室扩大和颅骨发育异常。

6. 心脏超声　卵圆孔未闭，左室收缩功能正常。

7. 发育筛查测试（DST）　精神和运动发育明显延迟。

8. 外周血酶学活性筛查　芳基硫酸酯酶 A 及 β- 葡糖醛酸酶较正常对照酶活性升高。

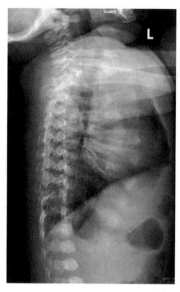

图 41-2　胸部及椎体 X 线表现

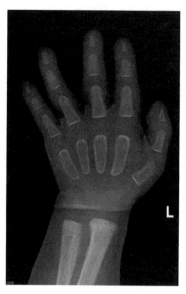

图 41-3　左手正位片

9. 线粒体 DNA 致病性变异位点未见异常。

10. 基因检测（表 41-1）

表 41-1　*GNPTAB*（OMIM：607840）基因检测结果

基因	染色体位置	遗传方式	核苷酸改变	氨基酸改变	ACMG致病性分析	携带		
						先证者	母	父
GNPTAB（OMIM：607840）	chr12：101770510	AR	c.1090C>T	p.R364*，893	致病	杂合	杂合	野生型
	chr12：101780251	AR	c.673C>T	p.Q225*，1,032	致病	杂合	野生型	杂合

（二）诊断思路

回顾患儿病史查体及实验室检查：①患儿生后即存在特殊面容，发病年龄小，以骨骼异常为主要临床表现，累及全身骨骼，需考虑遗传代谢性骨病；②患儿血生化提示血磷、血钙、甲状腺、甲状旁腺功能、维生素 D 水平未见异常，暂不考虑低碱性磷酸酶血症、维生素 D 依赖性佝偻病等钙磷代谢异常导致的疾病；③患儿逐渐出现精神运动发育落后表现，X 线片提示多发性骨骼畸形，有喙状椎体及飘带样肋骨，骨龄明显落后等表现，需警惕溶酶体贮积症；④进一步行酶学检查及基因检测结果最终确诊。

（三）黏脂贮积症是什么？其发病率是多少？

黏脂贮积症（mucolipidosis，ML）是一种常染色体隐性遗传性疾病，由于 N- 乙酰葡萄糖胺 -1- 磷酸转移酶（N-acetylglucosamine-1-phosphotransferase，GlcNAc-1-PT）活性缺失从而使多种溶酶体酶不能正常运输到溶酶体，大量分泌到细胞外及细胞间质中，使其不能发挥正常功能。常由 GNPTAB 和 GNPTG 基因突变引起。黏脂质贮积症共分为 4 型包括 Ⅰ 型、Ⅱ 型、Ⅲ α/β 型和 γ 型以及 Ⅳ 型。目前尚无黏脂贮积症发病率的具体报道，有研究报道黏脂贮积症 Ⅱ 型的发病率约为 1/640 000~1/123 000。

（四）GNPTAB 基因的发病机制是什么？GNPTAB 基因有何功能？基因突变与表型之间的关系如何？

GNPTAB 基因编码 GlcNAc-1-PT 的 α 及 β 亚基，位于染色体 12q23.3 上，α、β 亚基前体经过位点 -1 蛋白酶切割后具有活性，从而特异性识别溶酶体酸性水解酶和催化转移酶。GNPTAB 基因突变会导致酶的 α/β 亚基的合成和组装异常，从而影响酶的活性和稳定性。这会导致脂质的降解和代谢受到影响，从而引起脂质在细胞内的积聚，导致黏脂质贮积症的发生。研究表明，患儿存在纯合子、无义突变或移码突变较错义突变和剪切突变患儿的临床表型更重。该患儿基因结果提示 GNPTAB 基因 c.2715+1G>A，杂合变异，来源于父亲，该位点已有在黏脂贮积症 Ⅲ α/β 型的致病性报道，且该位点在正常人数据库的频率为 0.000 1，属于低频变异。故该基因位点为致病性变异。由于该患儿为错义突变，因此其临床表现较轻。

（五）如何解释患儿的基因检测结果？

黏脂贮积症 Ⅱ 型最常见的突变形式为无义和移码突变，本次在患儿中检测到杂合 GNPTABc.637C>T 和 c.1090C>T 变异。c.637C>T 来自父亲杂合突变，是一种新的无义变体。另一种基因突变为 c.1090C>T，来自母亲，此前曾被报道可以导致密码子过早终止，根据致病性分析，两个突变位点均具有致病性。

（六）黏脂贮积症临床表现有哪些？

黏脂贮积症分为黏脂贮积症 Ⅰ 型、黏脂贮积症 Ⅱ 型、黏脂贮积症 Ⅲ α/β 型和 γ 型以及黏脂贮积症 Ⅳ 型。

1. 黏脂贮积症 Ⅰ 型又可以称为涎酸贮积症，由于神经氨酸酶基因突变导致 α- 神经氨酸苷酶缺乏，使尿中含大量唾液酸寡糖。是常染色体隐性遗传病，其基因定位于 10 号染色体。

2. 黏脂贮积症 Ⅱ 型是由于 N- 乙酰葡萄糖胺 -1- 磷酸转移酶活性完全缺乏导致的，与 GNPTAB 基因突变有关，其表现为面容丑陋、先天性骨骼畸形，脊柱后凸或者侧凸，生长发育迟缓、关节挛缩、多发性骨发育障碍，生长发育迟缓等。大多从出生即开始出现症状，通常于 10 岁前因呼吸衰竭或心力衰竭而死亡。

3. 黏脂贮积症 Ⅲ 型可分为 α/β 型和 γ 型，黏脂贮积症 Ⅲ α/β 型是由于 GNPTAB 基因突变导致 N- 乙酰葡萄糖胺 -1- 磷酸转移酶活性部分丧失有关，因此较黏脂贮积症 Ⅱ 型而言，其临床症状相对较轻。黏脂贮积症 Ⅲ γ 型是由于 N- 乙酰葡萄糖胺 -1- 磷酸转移酶 γ 亚基的 GNPTG 基因突变导致。临床表现主要为面容粗化、关节僵硬、生长发育落后、反复呼吸道感染、心脏瓣膜病变等。黏脂贮积症 Ⅲ 型患儿大多在 3 岁起病，临床症状进展缓慢，一般可存活至成年。

4. 黏脂贮积症 Ⅳ 型是由于 MCONLN1 基因突变所致，是一种常染色体隐性疾病，患儿具有严重的精神运动发育迟缓、进行性视力障碍、角膜混浊、畏光、斜视等表现。患儿的许多细胞中可存在溶酶体内含物如皮肤 / 结膜活检中可见多形态的包涵体。

（七）黏脂贮积症 Ⅱ 型如何诊断？

本病诊断需结合临床、影像学检查及多种检测结果（酶活性、基因分析）等进行综合诊断。①患儿生后即出现内眦赘皮、鼻梁扁平、鼻孔前倾、牙龈增生等特殊面容，皮肤逐渐僵硬增厚；②存在骨骼异常（颅缝早闭、骨质减少、胸廓畸形、髋关节发育不良、畸形足和挛缩），逐渐出现生长迟缓、身材矮小、精神运动发育迟滞等，可有心肺功能不全表现；③ X 线片可见多发性骨骼畸形，有椎体前缘喙状、飘带状肋骨等特异性骨骼改变；④酶学结果示芳基硫酸酯酶 A 及 β- 葡糖醛酸酶活性升高；⑤基因检测提示 GNPTAB/G 基因突变。

（八）黏脂贮积症 Ⅱ 型需要与哪些疾病相鉴别？

1. 维生素 D 依赖性佝偻病　患儿发病年龄早，常在数周后逐渐出现症状，1 周岁左右出现骨骼病变，"O"形腿最常见，病情较轻者症状较轻微，身高大多正常，病情较重者可出现典型佝偻病表现，身材矮小。患儿血钙降低,碱性磷酸酶升高,血甲状旁腺激素增高,可有高血氯性酸中毒。骨 X 线表现为典型佝偻病及骨软化征。

2. 低碱性磷酸酶血症　患儿生后逐渐出现乳牙早失或牙列早失、骨痛、关节畸形、骨骼畸形等症状。可有不明原因发热、易激惹、高调哭喊、癫痫发作、周期性呼吸暂停、发绀、囟门宽大。血清碱性磷酸酶水平降低。X 线检查可发现脱钙样表现和佝偻病样表现,基因检测示碱性磷酸酶基因突变。

3. 黏多糖贮积症Ⅳ型　其典型临床表现骨骼和关节异常,同时伴有其他器官组织功能障碍,如呼吸、心血管、代谢、肌肉、视听觉系统等。可表现为身材矮小、关节松动、明显的骨骼畸形、面部发育不良、角膜混浊、耳聋、肝脾轻度肿大等,但智力大多不受影响。骨骼 X 线可表现为扁平椎、椎体前端鸟嘴样突出以及胸腰椎后凸畸形。通过尿液黏多糖检测、酶学水平及 *GALNS* 基因检测进行鉴别。

4. 黏脂贮积症Ⅲα/β 型　与黏脂贮积症Ⅱ型临床表现基本相同,但由于其 N- 乙酰葡萄糖胺 -1- 磷酸转移酶活性部分缺乏,患儿一般出生时正常,而随着年龄增长开始出现症状,病情进展缓慢,症状较轻。

（九）黏脂贮积症Ⅱ型如何治疗？预后如何？

该疾病目前尚无特殊疗法,以对症治疗为主。对于存在骨骼严重畸形者,应予手术矫正治疗;对于有心脏、肺部等并发症者,应积极处理并发症。目前有关于造血干细胞移植在黏脂贮积症Ⅱ型中的研究报道,也有研究表明,注射了重组腺相关病毒载体的 GNPTAB 敲除的黏脂贮积症Ⅱ型小鼠,其骨矿物质密度和含量较对照组相比显著增加,为治疗提供了新的方向。黏脂贮积症Ⅱ型患儿症状较为严重,生长发育通常在 2 岁前停止,多在儿童期死亡。

（十）如何进行遗传咨询？

由于黏脂贮积症Ⅱ型为常染色体隐性遗传病,因此该患儿父母有 1/4 的概率生出患儿,1/4 的概率生出正常患儿,1/2 的概率生出 GNPTAB 突变携带者而表型正常的患儿。应当对所有患儿及其家庭成员提供必要的遗传咨询,对高风险胎儿进行产前诊断。

（薛坤娇）

三、居家护理要点

（一）生活护理

保持居家环境舒适、安静,温湿度适宜。勤洗手、注意保暖,避免到人多的地方,外出时戴口罩,注意个人防护,预防感染。

（二）休息与活动

避免剧烈哭闹、剧烈活动,以免增加心脏负荷。骨骼畸形影响功能者,定期进行康复训练。关节挛缩或僵硬,适当按摩和热敷。视力损伤者,清除家中障碍物,加强照护,预防跌倒,避免意外伤害。

（三）病情监测

1. 立即就医　若发生发热、咳嗽、咳痰、意识改变、口唇发绀、气促、呼吸困难、吞咽困难、抽搐等症状,需立即就医。

2. 定期随访　监测生长发育、心肺功能、X 线等。

（四）心理支持

该病患儿预后较差,帮助家属接受了解疾病,患儿因面部丑陋、骨骼畸形,易产生心理问题,必要时进行心理咨询,建立病友群,提供相应的社会心理支持。

（陈小莉）

● 参考文献

［1］PETERSEN C,ALVES S,SAAVEDRA G D.The lysosomal storage disorders mucolipidosis type Ⅱ,type Ⅲ alpha/beta,and type Ⅲ gamma:Update on GNPTAB and GNPTG mutations［J］.Hum Mutat,2019,40(7):842-864.

［2］MARENINOVA O A,VEGH E T,SHALBUEVA N.Dysregulation of mannose-6-phosphate-dependent cholesterol homeostasis in acinar cells mediates pancreatitis［J］.J Clin Invest,2021,131(15):e146870.

［3］HAN T U,ROOT J,REYES L D,et al.Human GNPTAB stuttering mutations engineered into mice cause vocalization deficits and astrocyte pathology in the corpus callosum［J］.Proc Natl Acad Sci USA,2019,116(35):17515-17524.

［4］TIEDE S,HUNDT J E,PAUS R.UDP-GlcNAc-1-Phosphotransferase is a clinically important regulator of human and mouse hair pigmentation［J］.J Invest Dermatol,2021,141(12):2957-2965,e5.

［5］HE S J,LI D J,LV W Q,et al.Outcomes after HSCT for mucolipidosis Ⅱ(I-cell disease)caused by novel compound heterozygous GNPTAB mutations［J］.Front Pediatr,2023,11:1199489.

［6］CATHEY S S,LEROY J G,WOOD T,et al.Phenotype and genotype in mucolipidoses Ⅱ and Ⅲ alpha/beta:a study of 61 probands［J］.J Med Genet,2010,47(1):38-48.

病例 42　先天性无痛无汗综合征

一、病史摘要

患儿,女,2 岁 5 月龄。因"无痛觉、反复骨折、自残行为"入院。

(一)现病史

患儿出生后皮肤干燥,从不出汗,反复高热,有时高达 40℃,物理降温可退热。萌牙后经常有咬自己手指、足趾的自残行为,抽血不哭闹、针刺无痛感表现等。

(二)既往史

患儿 1 年前左股骨骨折经保守治疗骨愈合,半年前右股骨骨折经过保守治疗骨愈合,余无特殊疾病史。

(三)个人史及家族史

患儿系 G_2P_1,足月,顺产,父母为表兄妹关系,出生体重 2 700g,无窒息抢救史。来诊时左右股骨均已经先后出现平地摔倒后骨折。母亲妊娠史:否认特殊药物、食物接触史。父亲体健。否认家族遗传疾病史或先天疾病史。

(四)体格检查

体温 38.2℃,脉搏 105 次 /min,血压 90/65mmHg,体重 12.5kg(中位数 12.87kg,Z 评分 -0.25,P40.1),身高 84cm(中位数 91.34cm,Z 评分 -1.98,P2.3)。神清,反应迟钝,全身皮肤干燥,双手指指头破溃,多个手指末节缺失。门齿缺乏(图 42-1)。

二、诊疗解析

(一)还需要完善哪些检查?

1. 尿液分析　比重 1.007,pH 7.0,尿蛋白(-),葡萄糖(-),酮体(-),尿胆原正常,胆红素(-),潜血(-);尿液清亮,呈浅黄色;镜下红细胞 0~5 个 /HP,白细胞 0~5 个 /HP。

2. 血生化　碱性磷酸酶 430U/L,胆红素 31μmol/L,尿素氮 11.2mmol/L,血清胆固醇 9.2mmol/L,磷 0.33mmol/L,尿酸 23μmol/L,钙 0.6mmol/L;余无特殊异常发现。

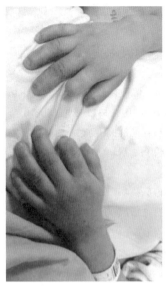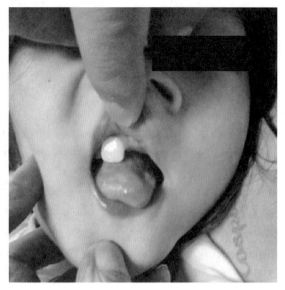

图 42-1 患儿体貌特征

3. 血常规未见明显异常。

4. 碘淀粉法发汗定性试验 是本病的诊断依据之一。在患儿皮肤上涂抹碘淀粉,然后用热毛巾将其包裹,等待一段时间后,观察患儿皮肤是否出现汗液,以判断患儿的汗腺功能是否正常。该患儿无出汗,无法使淀粉变蓝色。

5. 腹部及泌尿系统超声检查未见明显异常。

6. X 线片检查 双侧股骨弯曲畸形,双下肢长度差距约 1.5cm。

7. CT 检查 两侧肾脏形态饱满,建议 MRI+MRU 随访检查,示腹股沟淋巴结轻度肿大,两侧腹股沟多发淋巴结肿大,盆腔 CT 平扫及增强未见明显异常。

8. NTRK1 基因 杂合型;致病性,致病;先证者父亲和母亲无临床表现,样本中均未检测到相应的 *NTRK1* 基因突变。

9. 皮肤活检辅助诊断 皮肤组织结构及汗腺形态正常或萎缩,周围神经无髓鞘及细小有髓鞘纤维丢失等。有基因精准诊断手段后,目前已经较少使用该有创检查。

(二)诊断思路

回顾病史查体及实验室检查,患儿主要有以下问题:①无痛觉,有自残行为;②无汗腺分泌;③反复轻微外伤后骨折。

(三)先天性无痛无汗综合征是什么?

先天性无痛无汗综合征(congenital insensitivity to pain with anhidrosis,CIPA)是一种较为罕见的先天性疾病,为常染色体隐性遗传病,国外于 1932 年由 Dcarbom 首先报告,国内为 1984 年由顾立达首先报告,其典型临床表现为:①无痛觉,因此缺乏防卫能力容易发生骨折;②无汗,因此缺乏体温调节能力,容易发热;③因关节囊松弛,易发生脱位;④自残行为,如手指被自己咬伤及伤后局部继发感染;⑤此外,部分病例发生智力、运动能力障碍及视力障碍。本例具备上述最主要三大特点,因而本病例可临床确诊为先天性无痛无汗症。

(四)*NTRK1* 基因突变是 CIPA 的原因吗? *NTRK1* 基因有何功能? 如何解释患儿的基因检测结果?

根据目前分子生物学研究结果,*NTRK1* 基因突变是 CIPA 的致病因素之一。除了 *NTRK1* 基因突变,先天性无痛无汗症(CIPA)还可能由其他基因突变引起,如 *SCN9A*、*SCN10A*、*TRPA1* 和 *TRPM8*

基因突变。

NTRK1(neurotrophin receptor tyrosine kinase gene,神经营养因子受体酪氨酸激酶)基因是一种受体型神经元转导受体,它可以调节神经系统的发育和功能,从而调节身体的感觉、运动和记忆能力。此外,*NTRK1*基因还可以调节免疫系统的发育和功能,从而调节身体对病毒、细菌和其他外界刺激的反应。*NTRK1*基因还可以调节细胞的生长和分化,从而调节身体的发育和发育过程。*NTRK1*基因突变可能通过导致神经元转导受体的功能受损,从而导致先天性无痛无汗综合征。*NTRK1*基因突变也可能会导致自主神经系统的发育受损,从而导致汗腺功能受损,最终导致无痛无汗综合征。

本次检测在受检者全血基因组 DNA 中检测到 *NTRK1* 基因的变异,该变异曾多次在文献中被报道,是常见的致病突变。

(五) *NTRK1* 基因突变只引起 CIPA 吗?

如前所述,*NTRK1* 基因突变不仅能导致 CIPA,还可以调节细胞的生长和分化,从而调节身体的发育和发育过程。*NTRK1* 基因还可以调节肿瘤的发生和发展,从而影响肿瘤的治疗和预后。因此,*NTRK1* 基因突变除了可能导致 CIPA,还可能导致其他疾病,例如肿瘤、神经发育障碍、肌肉发育障碍等。

(六) *NTRK1* 基因突变分析意义及如何判断预后?

据目前研究来看,*NTRK1* 基因突变是 CIPA 的主要原因之一。因此,*NTRK1* 基因突变分析对 CIPA 患儿的精准诊断有重要的价值,有助于确定患儿是否携带该突变,从而确定诊断和治疗计划。针对该突变展开的遗传咨询及干预,有助于提高人口出生质量。

NTRK1 基因突变分析可以帮助医师诊断先天性无痛无汗综合征,还可以帮助医师预测患儿的预后。一般来说,*NTRK1* 基因突变的类型和数量越多,患儿的预后越差。

(七) CIPA 的分型有哪些? 临床表现有哪些? 本例患儿属于哪一种分型?

CIPA 可以分为三种类型:完全型、不完全型和混合型。完全型患儿没有汗腺功能,不完全型患儿有部分汗腺功能,而混合型患儿则有部分汗腺功能和部分无汗症状。本例患儿属于完全型。

CIPA 的核心表现为:①无痛觉,因此缺乏防卫能力容易发生骨折;②无汗,因此缺乏体温调节能力,容易发热;③因关节囊松弛易发生脱位;④自残行为,如手指被自己咬伤及伤后局部继发感染;⑤此外,部分病例发生智力、运动能力及视力障碍。诊断标准如下:

1. 病史　患儿从婴儿期开始就无法感受到疼痛,并且容易出现体温升高、中暑、过度疲劳等情况。

2. 体征　患儿常常有口干、皮肤干燥、面色发红等表现。体检时可能会发现患儿有缺陷牙齿、感觉神经异常、减少或缺乏汗液分泌等异常。

3. 基因检测　通过进行相关基因的检测,可以确定是否存在相关基因突变,从而确认先天性无痛无汗综合征的诊断。

4. 生化检查　通过检查患儿的汗液鉴定是否存在异常,如汗液中钠离子、氯离子、钾离子等成分的浓度异常,可以协助确诊先天性无痛无汗综合征。

综合以上几个方面的检查结果,可以对先天性无痛无汗综合征进行准确地诊断。

(八) CIPA 需要与哪些疾病相鉴别?

首先应与无汗症鉴别,该病无痛觉障碍,主要表现是无汗、缺牙、脱发。本例患儿痛觉障碍明显,无缺牙、脱发表现,可以排除无汗症。此外还应与先天性无痛症鉴别,该病可正常出汗,显然与本病容易鉴别。

CIPA 还需与智力障碍,单纯心理障碍的自残行为等鉴别。

（九）CIPA 如何治疗和随访？

CIPA 治疗主要围绕其症状进行对症处理以及处理其并发症；如出现高热时的对症物理降温或药物干预，继发骨折之后得到骨科专科处理（因为患儿无疼痛，因此内外固定同时兼顾，以及术后护理尤其重要），关节脱位后的手术治疗等。

随访中需要关注患儿的痛觉和汗腺功能恢复情况，患儿的身体状况是否有所改善，以及患儿是否有出现其他不良反应。大部分患儿在成年之前死亡，但临床观察中，也有极少部分患儿随年龄增长，可能痛觉能部分或全部恢复，预后及生存质量有较大改善。

（十）怎样进行遗传咨询？

CIPA 为常染色体隐性遗传病，对 CIPA 患儿进行遗传咨询时，需要了解患儿的家族史及患儿的病史，对病情进行详细地评估，并对患儿的家族成员进行基因检测，以确定患儿是否有遗传性疾病的风险。

首先，医师应该提供有关 CIPA 的详细信息，包括目前已知的发病机制、发病比例、可能发生的并发症和治疗方案，以及患儿及其家庭可能会面临的社会、心理及经济问题。其次，提供有关可用的遗传检测方法的信息，包括它们的优点、缺点、检测结果的准确性、费用等，以及可能的遗传咨询方案，可能出现的影响检测结果的因素。最后，应该就患儿和家人可能担心的社会和心理问题提供指导，为他们提供必要的支持和援助。医师应该关注患儿的情感和需求，尊重患儿的决定，并帮助他们获得有关政策和资源的信息。

（杨晓东）

三、居家护理要点

（一）生活护理

居家勤观察口腔、手指、足部皮肤有无破损，监测体温，保持居家温湿度适宜，室温以 22~24℃ 为宜。勤剪指甲，在已咬伤的指甲残缺或缺如的甲床处，每日用温水清洗后，在手指皮肤薄处及干燥处涂抹凡士林；对未痊愈的伤口进行彻底清创后敷盖无菌纱布，并定期更换。患儿认知能力差、口舌咬伤较严重，采用压舌垫预防咬伤，使用期间严密观察患儿面部及口腔黏膜情况，防止发生压迫、磨损。穿舒适柔软、大小合适的鞋，避免足部皮肤损伤。

（二）休息与活动

加强看护，由于无痛觉，患儿易受伤和发生自我伤害行为，特别是口腔和手指的咬伤，此类患儿常有多动症状，故需特别注意避免受伤。减少患儿意外伤害，加强家属陪护，避免跌倒，将开水瓶、玻璃制品及尖锐物品放置于患儿无法触及的位置。

（三）体温过高的护理

部分患儿在环境温度过高的情况下易诱发热性惊厥，由于患儿排汗功能障碍，使用退热药不能通过排汗来降温，只能通过对流、传导、排尿等物理降温。体温超过 37.5℃，鼓励多饮水，通过排尿来退热，同时降低室温，若体温超过 38℃，可使用退热贴、滚珠、温水擦浴、洗澡，进行物理降温。

（四）预防冻伤或烫伤

居家勿使用冰袋、热水袋、泡脚、烤炉等，勿长时间泡热水澡，禁汗蒸，避免冻伤或烫伤，饮食摄入前，宜监测食物温度。

（五）病情监测

1. 立即就医　若体温过高（超过 38.5℃），或高热惊厥发作时，立即将其头偏向一侧，保持呼吸道通畅，勿用力按压抽搐侧肢体，防止骨折，立即就医。

2. 定期复查。

（林　梦）

● 参考文献

［1］ANDONI E L,CECILIA A,ALAIN V,et al.NTRK1 gene-related congenital insensitivity to pain with anhidrosis:a nationwide multicenter retrospective study［J］.Neurogenetics,2021,22(4):333-341.

［2］WANG R,LIU Y,ZHOU Y Y,et al.Postoperative redislocation of the hip in a patient with congenital insensitivity to pain with anhidrosis:a case report and review of literature［J］.World J Clin Cases,2018,6(14):836-841.

［3］FRANKY H,CONNY T,KARINA E B,et al.Catastrophic results due to unrecognizing of congenital insensitivity to pain with anhidrosis in children with multiple long bones fractures:a case report of 27 years follow-up of two siblings［J］.Int J Surg Case Rep,2020,73:213-217.

［4］ALMUTAIRI M M,TABASSUM S.Congenital Insensitivity to pain with anhidrosis:a case report and review of the pertinent literature［J］.Cureus,2022,14(11):e31019.

［5］ZHAO F,MAO B,GENG X,et al.Molecular genetic analysis in 21 Chinese families with congenital insensitivity to pain with or without anhidrosis［J］.Eur J Neurol,2020,27(8):1697-1705.

［6］MUGHAL S M,FARHAT A.Case study of a rare genetic disorder:congenital insensitivity to pain with anhidrosis［J］.Cureus,2021,13(1):e12984.

［7］NATSUMI T,NAOKO Y,ZENZO M,et al.Perception of pungent,gustatory and olfactory stimuli in patients with congenital insensitivity to pain with anhidrosis［J］.J Oral Sci,2020,63(1):104-106.

［8］李冰肖,张占会,吴瑕,等.一个先天性无痛无汗症家系的 NTRK1 基因致病突变分析［J］.中华医学遗传学杂志,2017,34(5):646-649.

［9］臧建成,秦泗河,杨淑野.先天性无痛无汗症一例报告［J］.中华骨科杂志,2016,36(14):929-931.

［10］孙祥水,江波,郑朋飞,等.儿童先天性无痛无汗症合并四肢长骨骨折的临床分析［J］.中华小儿外科杂志,2019,40(1):48-52.

以矮小为主诉

病例 43　努南综合征

一、病史摘要

患儿,女,6岁,因"发现长高欠佳2年余"就诊。

(一)现病史

2年前,家长发现患儿身高较同龄儿低,每年身高增长速度不详,无反复呼吸道感染,无长期腹痛腹泻等,食欲好,目前身高100cm,体重14kg。患儿精神好,大小便正常。近期无明显体重改变。

(二)既往史

既往曾诊断先天性心脏病:肺动脉瓣狭窄,并于2岁时行球囊扩张术。

(三)个人史及家族史

患儿系 G_1P_1,足月产,否认出生围产窒息史。出生体重身长正常。父亲身高170cm、母亲身高146cm,否认遗传病家族史。

(四)体格检查

体温36.5℃,心率90次/min,呼吸25次/min,血压95/60mmHg。体重14kg(中位数20.65kg,Z评分 –2.31,P1),身高100cm(中位数117.33cm,Z评分 –3.73,≤P0.1)。上下部量比例为1.1:1。神志清楚,对答切题,耳位低,可见颈蹼(图43-1),前额稍膨隆,腭弓高窄,牙齿排列欠整齐,可见龋齿。胸前区可见陈旧性手术瘢痕,无明显胸廓畸形,心肺查体无特殊。腹软,肝脾未扪及肿大。神经系统查体未见异常。

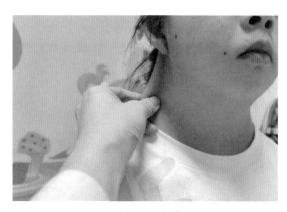

图43-1　颈蹼

二、诊疗解析

(一)还需要完善哪些检查?

1. 血常规、尿常规未见异常。

2. 肝功能、肾功能、血脂、电解质未见异常。

3. 肿瘤标志物:甲胎蛋白、癌胚抗原、糖类抗原12-5、糖类抗原19-9、HCG均未见异常。

4. 甲状腺功能检测　促甲状腺素2.02mU/L(参考值:0.64~6.27mU/L),游离甲状腺素13.51pmol/L(参考值:12.26~21.67pmol/L),游离三碘甲状腺原氨酸5.16pmol/L(参考值:5.1~8.0pmol/L)。

5. 生长激素激发试验　GH峰值11.2ng/ml(参考值:峰值>10ng/ml)。

6. 胰岛素样生长因子1(IGF-1)　100ng/ml(参考值:64~352ng/ml);胰岛素样生长因子-1结合蛋白3(IGF-Bp3):3.35μg/ml(参考值:2.39~13.8μg/ml)。

7. 染色体 G 显带核型分析　46,XX。

8. 骨龄(TW2 法)　3.1 岁。

9. 全脊柱 X 线平片　生理弯曲存在,未发现明显脊柱侧弯、形态异常或骨质异常。

10. 心脏彩超　肺动脉狭窄球囊扩张术后,肺动脉前向血流稍加速,左室收缩功能正常。

11. 妇科超声　子宫前后径 0.4cm,右卵巢 0.56ml,内见数个卵泡,最大直径 0.3cm,左卵巢 0.3ml,内见数个卵泡,最大直径 0.3cm。

12. 泌尿系统超声检查　双肾、肾上腺、输尿管及膀胱未见明显异常。

13. 蝶鞍 MRI 检查　未见明显异常。

14. 基因检测(表 43-1)

表 43-1　*PTPN11*(OMIM:163950)基因检测结果

基因	染色体位置	遗传方式	核苷酸改变	氨基酸改变	ACMG变异评级	携带		
						先证者	母	父
PTPN11（OMIM:163950）	Chr12:112477720	AD	c.923A>G（exon8）	p.Asn308Ser（NM-002834.5）	致病性变异	杂合	杂合	野生型

(二)诊断思路

回顾病史查体及实验室检查,患儿主要有以下问题:①身材明显矮小,伴有矮小家族史(患儿母亲 146cm,明显矮小),需警惕遗传性疾病所致矮小;②矮小为匀称性矮小,可排除如先天性软骨发育不良等非匀称性矮小疾病;③患儿矮小伴骨龄明显落后,需警惕下丘脑 -GH-IGF-1 轴异常所致矮小,生长激素激发试验正常,可排除;④患儿为女性,有特殊面容,包括低耳位、高腭弓、颈蹼、心脏结构异常,需警惕 Turner 综合征,但患儿染色体核型分析正常,妇科超声检查子宫卵巢正常,可排除。由此,需考虑特殊类型或综合征所致身材矮小,进一步行基因检测提示 *PTPN11* 基因突变,符合努南(Noonan)综合征诊断。

(三)Noonan 综合征是什么? 其发病率是多少?

Noonan 综合征(Noonan syndrome,NS)是一种常染色体显性遗传病,主要特征为特殊面容、先天性心脏病、矮身材,可伴有肾脏畸形、凝血功能异常等。1963 年由 Jacqueline Noonan 首次报道,随着分子生物学技术发展,已发现 *PTPN11* 等多种基因突变类型,包括 *KRAS*、*SOS 1*、*RAF 1*、*SHOC 2*、*NRAS*、*BRAF*、*CBL* 等 RAS-MAPK 信号通路上的信号分子突变,其中 *PTPN11* 为最常见突变基因。目前报道的发病率为 1/2 500~1/1 000,男女皆可发病,可散发,也可有家族史。

(四)NS 的发病机制是什么? *PTPN11* 基因有何功能? 基因突变与表型之间关系?

目前认为 Noonan 综合征发病和 RAS-MAPK 信号上调有关。而 *PTPN11* 是 Noonan 综合征最常见的致病基因,位于 12q24,编码产物 SHP-2 参与 RAS 蛋白的激活。*PTPN11* 包含 15 个外显子、14 个内含子,是细胞重要信号分子。50% 的 Noonan 综合征伴有 PTPN11 错义突变,导致 N-SH 2 及 PTP 两个功能域异常。突变多集中在 exon 3(N-SH 2 功能域)、exon 7、exon 8 以及 exon 13(PTP 功能域)。*PTPN11* 编码的蛋白产物 SHP-2 在心脏瓣膜的胚胎发育过程中起关键作用,基因突变导致 SHP2 产物异常,导致心脏发育畸形;同时 SHP-2 参与诸如生长激素、类胰岛素生长因子、成纤维细胞因子等的信号转导过程,导致患儿身材矮小及骨骼发育异常。

目前尚无基因型与表型之间的确切相关性报道。已有报道显示,不同基因突变可能出现表型差异,如 *SOS1* 基因突变者,其矮小发生率较低。

（五）如何解释患儿的基因检测结果？

本次检测在受检者全血基因组 DNA 中检测到 *PTPN11* 基因的变异 c.923A>G。该变异曾多次在文献中被报道，是常见的致病突变，该患儿临床表型也出现了相关的矮小、心脏发育畸形等异常，故认为此基因突变与临床相吻合，此基因突变是导致本例患儿发病的病因。

（六）NS 的临床表现是什么？

典型临床特征为特殊面容（耳位低，眼距宽，内眦赘皮，腭弓高窄，颈蹼，后发际低，可有牙齿排列不齐伴有龋齿）；多数患儿伴有身材矮小，骨龄平均落后 2 年，可有鸡胸等胸廓畸形；可存在不同程度语言、运动发育落后，但大多数患儿智力在正常范围内，较正常儿童 IQ 稍低；可合并肾脏畸形、凝血功能障碍等。

80% 以上的 NS 患儿合并有心脏病变，其中以肺动脉瓣狭窄最常见（62.5%），其次为肥厚型心肌病，此外还可以出现房间隔缺损、动脉导管未闭等。多数为单一心脏畸形。可表现出异常心电图，如电轴左偏，左心前区导联 R/S 比值异常，伴病理性 Q 波。

（七）NS 诊断标准是什么？如何早期诊断？

如患儿具有典型面容特征，则只需达到主要标准 2~6 条中的任意 1 条或次要标准 2~6 条中任意 2 条，即可诊断。

如患儿仅有面容特征提示（次要标准 1），则需达到主要标准 2~6 条中任意 2 条或次要标准 2~6 条中任意 3 条才能诊断。

1. 主要标准 ①典型的特殊面容；② PVS、HCM、主动脉缩窄，典型心电图改变；③身高小于同年龄同性别儿童第 3 百分位；④胸廓呈鸡胸或漏斗胸；⑤一级亲属诊断 NS；⑥同时存在智力落后、隐睾、淋巴管发育异常。

2. 次要标准 ①特殊面容；②其他心脏缺陷，如 PDA、ASD 等；③身高小于同年龄同性别儿童第 10 百分位；④胸廓宽；⑤一级亲属疑似 NS；⑥存在以下之一：智力落后、隐睾、淋巴管发育异常。

如患儿临床有身材矮小，并且合并心脏等多系统发育畸形，应警惕此类疾病可能，尽早进行基因检测，可以协助明确诊断。

（八）NS 需要与哪些疾病相鉴别？

1. 特纳综合征 NS 在临床症状上与特纳综合征有交叉，应加以鉴别。特纳综合征也可以表现出矮身材、高腭弓、颈蹼、肘外翻等临床表现，但特纳综合征会出现子宫卵巢发育障碍，其染色体核型检查提示异常，多为 45,XO 或 45,XO/46,XX 等形式。

2. 原发性甲状腺功能减退症 可以出现特殊面容，水肿，面色苍黄，皮肤粗糙，伴矮身材及智力障碍，甲状腺功能检测提示 TSH 明显升高，FT4 降低。

3. 软骨发育不全 可出现特殊面容，如颅骨较大，前额突出，鼻梁扁平，四肢短小，上下部量比例异常，胸腰椎后凸，基因检测提示 *FGFR3* 基因突变。

（九）NS 如何治疗？预后如何？

NS 的治疗以对症治疗为主，由于存在多系统发育畸形，故需多学科联合治疗。主要治疗为针对矮身材的生长激素治疗及心脏相关治疗。2007 年美国 FDA 已批准重组人生长激素用于 NS 的治疗，通过生长激素治疗，可以显著改善 NS 儿童成年后身高，而且治疗时间越早，效果越好；通过外科或介入手术治疗先天性心脏缺陷，根据不同畸形类型选择不同干预措施。此外，NS 如出现脊柱侧弯，可根据侧弯严重情况进行康复矫形或者外科干预。牙齿列不齐或龋齿者，需行口腔相关治疗；出现智力或精神发育迟滞，需尽早进行康复训练。对于出现性腺发育异常，如隐睾，可于小儿外科行睾丸固定术。

NS 患儿预后主要与心脏病变的严重程度有关。如表现为肥厚型心肌病，则可能预后较差。

（十）怎样进行遗传咨询？

Noonan 综合征为常染色体显性遗传，极少数为隐性遗传，此患儿遗传模式为常染色体显性遗传，因此理论上此病的遗传风险为 50%，但其临床与遗传异质性高，产前诊断相对困难，应尽早进行产前诊断。目前认为 NS 是 NT 增厚最为相关的单基因遗传病，因此对超声异常者需进行羊水标本和外周血标本的全外显子测序，若提示 NS 相关位点基因突变，合并颈后皮肤皱褶增厚、水囊瘤、肾盂分离、胸腔积液及羊水过多等产前超声异常，则可考虑胎儿 NS 可能。

（刘　颖）

三、居家护理要点

1. 生活护理　预防及控制感染，注意保暖，尽量避免去公共场所，增强个人防护，预防感染。注意口腔卫生，防止口腔感染。积极治疗身体任何部位发生的感染。

2. 休息与活动　对于有明显心脏畸形的患儿严格限制其活动量，尽量卧床休息，减少刺激避免情绪激动，以免加重心脏负担，减小急性缺氧性昏厥的发作的风险。

3. 用药指导　告知长期用药的重要性，生长激素注射的护理如下：

（1）药物的储存：需在 2~8℃冰箱避光冷藏保存，禁止冷冻，放在冰箱保鲜层的中间位置（冰箱后壁温度较低，容易结霜，冰箱门位置温度不恒定且开关时容易掉落）。注射前 30min 取出复温，避免温度过高或过冷，避免剧烈震荡药物。

（2）注射部位选择：上臂三角肌下缘、大腿中段外侧、脐周 2cm 以外，避免在皮下组织变薄的腰部两侧注射，每天轮换注射位置，两次位置间隔 2cm 以上，避免短期内重复注射同一部位引起皮下组织变性。

（3）推荐姿势：坐位或者屈膝卧位。

（4）注射时间：睡前 30~60min，洗澡后注射，避免注射部位感染。

（5）注射方式：注射前检查注射器是否正常，酒精棉片消毒注射部位，完全待干后，以 45°~60°角度进针，进针角度太小，注射后可能会出现皮下鼓包，不需特殊处理，让其自行吸收即可。注射结束，不要立即拔针，停留 15s，让药液完全吸收后再拔针。如果有少量出血，可用干棉签轻轻擦拭，切勿用酒精棉擦拭，避免针眼位置因酒精刺激出现红肿。

（6）不良反应的护理：①注射部位红肿、瘙痒、皮疹等情况，切勿抓挠，可轻轻按摩以缓解瘙痒，可用温水清洗，切忌用酒精或肥皂水等刺激物清洗，症状一般在停药后消失；②外周水肿、关节痛或肌痛；③一过性高血糖，随用药时间延长或停药后恢复正常。

（7）使用注意事项：治疗期间体温≥38.5℃时需停药，烧退后恢复使用。

4. 病情监测

（1）立即就医：若患儿出现心慌气紧、面色、口唇发绀、呼吸困难等缺氧表现，需立即就医。

（2）定期随访：监测生长发育、甲状腺功能、肿瘤筛查、心脏彩超等。

5. 心理支持　Noonan 综合征常伴有特殊面容（耳位低、腭弓高窄、颈蹼）、胸廓呈鸡胸或漏斗胸，身材矮小，容易引起容貌焦虑、产生自卑心理。家长需多关心关爱患儿，注意正向引导，尊重患儿，不公开谈论患儿外形，帮助患儿接受自我形象，也可寻求同伴支持，如加入疾病互助交流群，及时评估患儿心理状况，若发现患儿自伤、自残、自闭等情况，及时寻求心理医师帮助及治疗。

（林　梦）

● **参考文献**

［1］MENDEZ H M，OPITZ J M.Noonan syndrome：a review［J/OL］.Am J Med Gene，1985，21（3）：493-506.

［2］GRANT A R，CUSHMAN B J，CAVÉ H，et al.Assessing the gene-disease association of 19 genes with the

RASopathies using the ClinGen gene curation framework[J/OL].Human Mutation,2018,39(11):1485-1493.

［3］YART A,EDOUARD T.Noonan syndrome:an update on growth and development[J/OL].Curr Opin Endocrinol Diabetes Obes,2018,25(1):67-73.

［4］姚光辉,陈心,杨赛赛,等.Noonan 综合征家系的产前诊断分析[J].中华妇产科杂志,2022,57(12):932-937.

［5］崔焱.儿科护理学[M].6 版.北京:人民卫生出版社,2017.

病例 44　先天性类脂性肾上腺皮质增生症

一、病史摘要

患儿,女,29 日 10 小时龄。因"皮肤色素沉着 29 天,咳嗽 3 天"入院。

(一)现病史

29 天前(即患儿出生后),发现患儿全身皮肤色素沉着,口唇明显。生后第 3 天,患儿出现皮肤黄染,查肝功能:TBA 247.6μmol/L,TBIL 315.9μmol/L,DBIL 38.5μmol/L;电解质:钠 124mmol/L,钾 4.8mmol/L,氯 98mmol/L;皮质醇 2.0μg/dl;超声提示双侧肾上腺区查见稍强回声团,增大的肾上腺(?)或其他。诊断为"新生儿高胆红素血症、先天性肾上腺皮质增生症?",予蓝光光疗等治疗,患儿黄疸消退,全身皮肤色素沉着明显。入院前 3 天,患儿呛奶后出现单声咳嗽,伴嗜睡、神萎、少食,无发热、气促,遂至我院急诊。查生化:钠 114mmol/L,钾 6.8mmol/L,氯 87mmol/L;胸片:双肺炎症。予抗感染、氢化可的松静脉滴注、纠正电解质紊乱等治疗。

(二)既往史

无特殊。

(三)个人史及家族史

患儿系 G_2P_1,孕 41 周,出生体重 3 300g,无窒息抢救史。父母体健,否认不孕不育或两性畸形或青春期发育延迟等家族史。

(四)体格检查

体温 37.3℃,呼吸 55 次 /min,心率 150 次 /min,血压 65/40mmHg,体重 3.75kg(中位数 4.16kg,Z 评分 –0.8,P21.1),身长 53cm(中位数 53.51cm,Z 评分 –0.26,P39.7)。患儿神清,精神反应可;心音有力,律齐,未闻及杂音,双肺呼吸音粗,未闻及啰音,腹部及神经系统查体未见异常;全身皮肤色素沉着,口唇色素沉着明显,双侧腹股沟可扪及一卵圆形包块,约 1.0cm×0.5cm×0.5cm,质稍韧,活动度可,不能还纳,女性外阴,未查见阴道口,阴蒂无肥大(宽约 2.5mm)。外生殖器雄性化评分(external masculinization score,EMS)评分:2 分(两侧性腺位于腹股沟,满分 12 分)。

二、诊疗解析

(一)还需要完善哪些检查?

1. 肝功能、肾功能及电解质(2018 年 2 月 5 日)　直接胆红素 36.7mol/L(↑)(参考值:<6.8mol/L),总胆红素 186.5μmol/L(↑)(参考值:5~21μmol/L),钠 114mmol/L(↓)(参考值:130~150mmol/L),钾 6.8mmol/L(↑)(参考值:3.5~5.5mmol/L),氯 87mmol/L(↓)(参考值:99~109mol/L),钙 2.79mmol/L(↑)(参考值:2.25~2.67mmol/L)。

2. 复查肝功能及电解质(2018 年 2 月 11 日)　直接胆红素 21.5mol/L(↑),总胆红素 61.1μmol/L(↑),钠 141mmol/L,钾 4.2mmol/L,氯 109mmol/L,钙 2.26mmol/L。

3. 肾上腺激素　促肾上腺皮质激素(ACTH)>1 250pg/ml(↑)(参考值:<46pg/ml),皮质醇(8 点)

162.7nmol/L,皮质醇(16点)118.9nmol/L。

4. 甲状腺功能　未见异常。

5. ACTH 激发试验　见表 44-1。

表 44-1　ACTH 激发试验

指标	0min	30min	60min
睾酮/(ng/ml)	0.35	0.44	0.46
雄烯二酮/(ng/ml)	2.35	1.92	2.56
硫酸去氢表雄酮/(μg/dl)	<15	<15	<15
皮质醇/(nmol/L)	162.7	146.7	142.4
孕酮/(ng/ml)	0.27	0.3	0.32
17α-羟孕酮/(nmol/L)	0.4	0.9	0.7

6. 腹股沟超声　双侧腹股沟区查见睾丸样回声,右侧大小约 0.6cm×0.4cm×0.7cm,左侧大小约 0.7cm×0.4cm×0.6cm,未探及血流信号。

7. 肾上腺超声　右侧肾上腺区占位(查见 3.1cm×1.3cm×2.4cm 等回声团,肾上腺皮质增生?其他?)。

8. 盆腔及胆胰管 MRI 检查　双侧肾上腺体积增大,与双肾上极分界不清;肝内外胆管、胰管均未见明显异常;肝胆胰脾及双肾未见明显异常;双侧腹股沟稍增厚,左侧腹股沟区可见囊状异常信号影,盆腔膀胱信号可见,其他盆腔结构显示欠清。

9. 全腹增强 CT 检查　双侧肾上腺弥漫增大,密度偏低,强化欠均匀;肝、脾、胰腺和双肾未见确切异常。

10. 染色体核型　46,XY。

11. 基因检测(表 44-2)

表 44-2　STAR(OMIM:600617)基因检测结果

基因	染色体位置	遗传方式	核苷酸改变	氨基酸改变	ACMG变异评级	携带 先证者	携带 母	携带 父
STAR(OMIM:600617)	chr8-38002764-38002765	AR	c.719delC	p.T240Sfs*81(NM_000349)	致病性变异	杂合	杂合	野生型
STAR(OMIM:600617)	chr8-38006207-38006207		c.129dupC	p.T44Hfs*3(NM_000349)	致病性变异	杂合	野生型	杂合

(二)诊断思路

回顾病史查体及实验室检查,患儿主要有以下问题:①患儿系新生儿,社会性别女,表现为皮肤色素沉着,伴女性外阴但未见阴道口,超声提示双侧腹股沟区查见睾丸样回声,故存在性发育异常(disorders of sex development,DSD),因患儿染色体提示 46,XY,考虑为 46,XY DSD;②患儿存在男性化不足,全身皮肤色素沉着,伴 ACTH 明显增高,有明显的高钾血症、低钠血症等失盐表现,影像学检查提示双侧肾上腺体积增大,故考虑为先天性肾上腺皮质增生症;③患儿有失盐及男性化不足表现,需警惕 3β- 羟基脱氢酶缺陷,但患儿硫酸去氢表雄酮不增高,可排除;④患儿有全身皮肤色素沉着及失盐表现,伴 ACTH 明显增高,需警惕 21- 羟化酶缺陷症,但患儿 ACTH 激发试验提示 17α- 羟孕酮无增高,可排除;⑤因患儿有明显的高钾血症、低钠血症等盐皮质激素不足表现,皮质醇降低等糖皮质激素不足表现,男性化不足等性激素均合成不足表现,基因提示 *StAR* 基因复合杂合突变,故诊断先天性类脂性肾上腺皮质增生症。

(三)先天性类脂性肾上腺皮质增生症是什么?其发病率是多少?

先天性类脂性肾上腺皮质增生症(congenital lipoid adrenal hyperplasia,CLAH)是先天性肾上腺皮质增生症中最罕见和最严重的类型,属于先天性常染色体隐性遗传疾病。若未及时救治,出现严重失盐及肾上腺危象,可危及其生命,早期诊治是降低该病患儿病死率的有效方法。此疾病极罕见,日本报道其发病率约 2.1/100 万,国内其发病率尚不清。

(四)CLAH 的发病机制是什么? *StAR* 基因有何功能?基因突变与表型之间的关系如何?

CLAH 的主要发生机制为缺乏类固醇生成急性调节蛋白(StAR, *StAR* 基因编码),使胆固醇合成类固醇激素的第一步受损,导致所有类固醇激素合成均受阻,从而导致患儿肾上腺功能不全及性发育障碍。*StAR* 基因定位于 8p11.2,全长 838kb,包含 7 个外显子,编码 285 个氨基酸。类固醇生成急性调节蛋白(StAR, *StAR* 基因编码)可将细胞内胆固醇递送到线粒体内膜,随后由线粒体中胆固醇侧链裂解酶(P450scc, *CYP11A1* 基因编码)将胆固醇转化为孕烯醇酮。

据报道 *StAR*-Gln258* 是东亚最常见的致病变异,StAR 完全功能丧失,归类为经典型 CLAH,所有的 *StAR*-Gln258* 的纯合突变或 *StAR*-Gln258* 的复合杂合突变和 *StAR* 的无义或移码变异均归类为经典型 CLAH。而 *StAR*-Arg272Cys、*StAR*-Val187Met 和 *StAR*-Arg188Cys 是部分功能缺失变异,仅在非经典型 CLAH 中报道。StAR 酶活性试验结合临床特征显示其具有良好的基因型 - 表型相关性,残留的 StAR 酶活性超过 20% 可能与非经典 CLAH 表型相关。而非典型 CLAH 的临床表型是高度可变的,非经典 CLAH 的基因型和表型之间没有显著相关性。

(五)如何解释患儿的基因检测结果?

患儿检测到 *StAR* 基因的复合杂合变异,均系致病性变异,结合患儿存在男性女性化表现,盐皮质激素、糖皮质激素、性激素均合成缺陷,故认为此基因突变与临床相吻合。

(六)CLAH 的临床表现是什么?

CLAH 分为经典型和非经典型。

1. 经典型　表现为婴儿早期出现肾上腺皮质功能低下以及外生殖器女性化表现,经典型表现为 1 岁内起病,具有皮肤色素沉着、呕吐、ACTH 升高和皮质醇降低等肾上腺皮质功能低下表现且外生殖器均为女性外观。其他表现还包括免疫力低下,易感染,胆汁淤积等。染色体核型 46,XY 的患儿表现为正常表型的女性外生殖器,睾丸可在腹腔或腹股沟区发现,无米勒管结构。46,XX 患儿可有反复发作的卵巢囊肿,类似多囊卵巢但无雄激素增加,月经不规则,生育能力严重受损以及卵巢功能早衰等临床表现。

2. 非经典型　由于酶部分缺陷以及 *StAR* 在肾上腺外组织也有表达,部分可代偿对胆固醇合成甾体代谢的缺陷。非经典型 CLAH 常于 2~4 岁发病,可仅表现为迟发的糖皮质激素不足。男性患儿出生时外生殖器正常或出现隐睾、尿道下裂等,青春期可伴有睾丸功能低下、生精异常等。

(七)CLAH 的诊断标准是什么?如何早期诊断?

经典型 CLAH 在婴儿早期即出现严重的肾上腺皮质功能减退以及全身广泛色素沉着等表现,两性患儿均表现为女性外生殖器;盐皮质激素、糖皮质激素、性激素均合成缺陷,影像学检查提示检查可发现肾上腺显著增大,可通过基因测序确诊。非经典型 CLAH 临床表现多样,发病年龄较迟,男性患儿有不同程度外生殖器发育异常;临床症状不典型的患儿诊断较难,应先排除其他类型的先天性肾上腺皮质增生症以及先天性肾上腺发育不良等疾病,最后通过基因检测确诊。

对于存在肾上腺皮质功能减退的任何症状或体征且外生殖器性别不清或呈女性的新生儿,应考虑该诊断,尽早行相关激素、影像学及基因等检查,可以早期诊断。

（八）CLAH 需要与哪些疾病相鉴别？

1. 17α- 羟化酶缺乏症　均可表现为男性女性化,但此类患儿合并高血压、高血钠及低血钾等醛固酮过量表现,而 CLAH 存在高钾血症、低钠血症等醛固酮不足表现,也可通过基因以鉴别。

2. 3β- 羟类固醇脱氢酶缺乏症　与 CLAH 均可表现为有失盐及雄激素合成缺陷,但前者孕烯醇酮、17- 羟孕烯醇酮及脱氢表雄酮增高,而后者是盐皮质激素、糖皮质激素、性激素均合成缺陷,也可通过基因以鉴别。

3. X 连锁先天性肾上腺发育不良　与 CLAH 均可表现为原发性肾上腺功能不全,但前者均为男孩发病,无明显女性化,且双侧肾上腺萎缩可与之鉴别。

（九）CLAH 如何治疗？预后如何？

临床对 CLAH 患儿的主要治疗方式为生理剂量糖皮质激素及盐皮质激素替代疗法。由于 CLAH 患儿无代谢中间产物堆积,不需抑制高雄激素,故氢化可的松治疗剂量可偏低,以避免对 CLAH 患儿的生长产生抑制作用。经典型 46XY CLAH 患儿因完全女性化表型,除皮质激素替代治疗外,建议切除睾丸,以防恶变,并按女性抚养。46XX CLAH 患儿经激素替代治疗可有正常第二性征发育及月经,但因无规律排卵,育龄期需诱导排卵等治疗以助孕。

该病所有肾上腺皮质激素合成存在严重缺陷,如果不能及时得到正确诊治,常在婴儿期早期发生肾上腺皮质危象,甚至死亡。及时开始激素替代治疗的患儿,多数预后较好。

（十）怎样进行遗传咨询？

CLAH 系常染色体隐性遗传疾病。该患儿父母有 1/4 的概率生出 CLAH 患儿,1/4 的概率生出正常者,1/2 的概率生出 *StAR* 突变携带者。

（周　鹏）

三、居家护理要点

（一）生活护理

该病患儿免疫力抑制,需保持口腔、肛周卫生,注意保暖,勤洗手、戴口罩,预防感染,避免诱发肾上腺危象。

（二）休息与活动

日常需避免剧烈活动、劳累、精神刺激等情况,活动时注意安全,避免外伤。

（三）病情监测

1. 立即就医　若患儿出现疲乏、烦躁、眩晕、食欲缺乏、恶心、呕吐等,小婴儿出现奶量下降、烦躁、哭闹不止提示可能出现肾上腺危象表现,应立即就医。

2. 定期随访　监测生长发育、性激素、ACTH、电解质,调整药物剂量。

（四）用药指导

1. 激素使用注意事项　遵医嘱长期规律服药,不随意停药或减量,避免反跳现象。

2. 激素的不良反应　患儿长期应用激素,可出现库欣综合征、高血糖、高血压、高血脂、骨质疏松等不良反应,需监测患儿血糖血压,采用低盐、低脂、低糖、高蛋白饮食,观察有无消化道出血症状。

（五）心理支持

尊重及关心患儿,多与患儿沟通,帮助心理性别认同,接受自身外在形象,必要时咨询心理门诊。

（李芸茜）

● 参考文献

［1］LU W，ZHANG T，ZHANG L，et al.Clinical characteristics of a male child with non-classic lipoid congenital adrenal hyperplasia and literature review［J］.Front Endocrinol，2022，13：947762.

［2］李国红，陈晓波，宋福英，等 . 先天性类脂性肾上腺皮质增生症的临床及基因突变特点并文献复习［J］. 中华妇幼临床医学杂志（电子版），2020，16（2）：18.

［3］陈虹，陈瑞敏 . 先天性类脂性肾上腺皮质增生症研究进展［J］. 中华儿科杂志，2018，56（6）：470-472.

［4］ZHANG T，MA X，WANG J，et al.Clinical and molecular characterization of thirty Chinese patients with congenital lipoid adrenal hyperplasia［J］.J Steroid Biochem Mol Biol，2021，206：105788.

［5］ISHII T，TAJIMA T，KASHIMADA K，et al.Clinical features of 57 patients with lipoid congenital adrenal hyperplasia：criteria for nonclassic form revisited［J］.J Clin Endocrinol Metab，2020，105（11）：e3929-e3937.

病例 45　11β- 羟化酶缺乏症

一、病史摘要

患儿，男，3 岁 8 月龄。因"发现阴茎进行性增粗增长 1 年余，阴毛生长 2 天"就诊。

（一）现病史

1 年余前，患儿家长发现患儿阴茎长大，阴茎长度和直径均有明显增大，伴阴囊及阴茎色素沉着。随后色素沉着逐渐加深，阴茎逐渐增粗增长。2 天前，发现患儿阴茎根部出现黑色阴毛。否认服用含有激素的药物及食物。

（二）既往史

无特殊。

（三）个人史及家族史

患儿系 G_1P_1，足月，顺产，出生体重 3 500g，无窒息抢救史。父母体健，母亲身高 161cm，父亲身高 167cm，否认性早熟、不孕不育、两性畸形或青春期发育延迟等家族史。

（四）体格检查

体温 36.4℃，呼吸 25 次 /min，心率 100 次 /min，血压 100/61mmHg，体重 25kg（中位数 15.96kg，Z 评分 4.89，≥P99.9），身高 120cm（中位数 101.77cm，Z 评分 4.64，≥P99.9），BMI 17.36（中位数 15.4kg/m²，Z 评分 1.58，P94.2）。神清，精神反应可，无特殊容貌；无痤疮。心肺腹及神经系统未见异常；上唇周可见褐色毛发生长，外生殖器色素沉着明显，耻骨联合上方可见较多黑色毛发生长，阴茎长 7cm，双侧睾丸 2ml。

二、诊疗解析

（一）还需要完善哪些检查？

1. 血常规、尿常规、便常规均未见异常。

2. 肝功能、肾功能、血脂、人绒毛膜促性腺激素、甲胎蛋白均未见异常。

3. 血电解质　钠 141mmol/L，钾 3.6mmol/L。

4. 肾上腺激素　睾酮 2.02ng/ml（↑）（参考值：<1.74ng/ml），雄烯二酮 >10ng/ml（↑）（参考值：0.6~3.1ng/ml），硫酸去氢表雄酮（DHEAS）28.5μg/dl，雌二醇 <11.8pg/ml，孕酮 1.27ng/ml（↑）（参考值：0.28~1.22ng/ml），黄体生成素（LH）<0.1U/L，卵泡刺激素（FSH）0.3U/L，泌乳素 9.2ng/ml；17 羟基

孕酮 19.6nmol/L,皮质醇(8 点)147.1nmol/L,皮质醇(16 点)112.4nmol/L,促肾上腺皮质激素(ACTH) 463pg/ml(↑)(参考值:<46pg/ml)。

5. 甲状腺功能　促甲状腺素 7.54mU/L(↑)(参考值:0.64~6.27mU/L),余未见异常。

6. GnRH 激发试验　见表 45-1。

表 45-1　GnRH 激发试验

时间	LH/(U/L)	FSH/(U/L)
0min	<0.1	0.3
30min	0.4	2.0
60min	0.4	1.8
90min	0.3	1.6
120min	0.2	1.5

7. 阴囊超声　右侧阴囊内查见睾丸,大小约 1.5cm×0.9cm×1.7cm,实质回声均匀,内探及少许血流信号;左侧阴囊内查见睾丸,大小约 1.4cm×0.9cm×1.9cm,实质回声均匀,内探及少许血流信号。

8. 骨龄　骨龄相当于 12.9 岁。

9. 蝶鞍增强 MRI 检查　垂体大小约 0.8cm×0.4cm×1.1cm(前后径 × 上下径 × 左右径),形状及信号未见异常。

10. 中腹部增强 CT 检查　双侧肾上腺均匀增厚(右侧明显,厚约 5.5mm),脾脏稍大,肝、胰腺和双肾未见异常。

11. 染色体核型　46,XY。

12. 基因检测(表 45-2)

表 45-2　*CYP11B1*(OMIM:610613)基因检测结果

基因	染色体位置	遗传方式	核苷酸改变	氨基酸改变	ACMG 变异评级	携带		
						先证者	母	父
CYP11B1(OMIM:610613)	chr8:143956394-143956399	AR	c.1372(exon8)_c.1377(exon8)delGCAGAG	p.A458_E459 del(NM_000497)	不确定	杂合	野生型	杂合
CYP11B1(OMIM:610613)	chr8:143956428	AR	c.1343G>A(exon8)	p.R448H(NM_000497)	致病性变异	杂合	杂合	野生型

（二）诊断思路

回顾病史查体及实验室检查,患儿主要有以下问题:①患儿系 3 岁 8 月龄,以阴茎进行性增粗增长为主要表现,伴外阴色素沉着及阴毛出现,骨龄明显提前,故存在性早熟;②患儿睾丸容积小于 4ml,且 GnRH 激发试验阴性,故存在外周性性早熟;③患儿睾酮、雄烯二酮、促肾上腺皮质激素增高,双侧肾上腺均匀增厚,考虑存在先天性肾上腺皮质增生症;④患儿雄激素增高,可排除 3β- 羟基脱氢酶缺陷、17- 羟基脱氢酶和 17,20 裂解酶缺陷;⑤患儿 17- 羟孕酮轻度增高,需警惕 21- 羟化酶缺陷症,但患儿合并高血压,不支持。由此,需考虑其他类型的 CAH,进一步行基因检测提示 *CYP11B1* 基因复合杂合突变,符合 11β- 羟化酶缺乏症。

（三）11β- 羟化酶缺乏症是什么？其发病率是多少？

11β- 羟化酶缺乏症（11β-hydroxylase deficiency,11β-OHD）是先天性肾上腺皮质增生症（congenital adrenal hyperplasia,CAH）的一种,由 *CYP11B1* 基因突变所致。约占 CAH 的 5%~8%,普通人群中其发病率为 1/200 000~1/100 000。

（四）11β-OHD 的发病机制是什么？*CYP11B1* 基因有何功能？基因突变与表型之间关系？

CYP11B1 基因属于细胞色素 P450 酶系统（P450c11B1）,位于人 8 号常染色体的长臂 21 区（8q21）,含有 9 个外显子,编码 503 个氨基酸残基,*CYP11B1* 基因编码 CYP11B1 酶。CYP11B1 酶可将 11- 去氧皮质酮（11-deoxycorticosterone,DOC）和 11- 脱氧皮质醇分别转化为皮质酮和皮质醇。该基因突变使 CYP11B1 酶功能被破坏,皮质醇、醛固酮合成减少,其前体物质孕烯醇酮、孕酮、17- 羟孕酮、11- 脱氧皮质醇、DOC 大量产生和堆积,导致向无需 CYP11B1 酶催化的性激素合成路径增多,产生较多的雄烯二酮、硫酸脱氢表雄酮、双氢睾酮和睾酮。大量 DOC 可导致水钠潴留,血容量增加,抑制肾素的合成,造成低肾素性高血压。雄激素过多则导致女性男性化、男性性早熟、生长过快、骨龄提前等。

研究表明,基因型与表型之间缺乏明确的联系。

（五）如何解释患儿的基因检测结果？

患儿基因检测到 *CYP11B1* 基因的复合杂合变异,其中一个变异系致病性变异,另一个变异 ACMG 变异评级为不确定,结合患儿存在外周性性早熟,伴促肾上腺皮质激素增高,双侧肾上腺均匀增厚,且合并高血压,故认为此基因突变与临床相吻合。

（六）11β-OHD 的临床表现是什么？

11β-OHD 分为经典型和非经典型。

经典型 11β-OHD 表现为雄激素增多症、高血压、血钾偏低、皮肤黏膜色素沉着。雄激素过多则导致的女性男性化、男性性早熟、生长过快、骨龄提前等临床表现。未经治疗的男性可能会出现肾上腺残余组织的增生,往往表现为腹膜后或睾丸肿块,治疗后可消退。2/3 的 11β-OHD 病例在诊断时出现轻度至中度高血压。

非经典型 11β-OHD 的特征是出生时外生殖器正常,但儿童期出现外周性性早熟,青春期或成年期轻度高雄激素血症的迹象,如痤疮、多毛症或月经稀疏、闭经。临床表现可以类似于多囊卵巢综合征（PCOS）,由于在非经典型患儿中,高血压不会发生,基础或 ACTH 刺激后血清 11- 脱氧皮质醇浓度高可帮助诊断,诊断最好都通过基因检测来确认。

（七）11β-OHD 的诊断标准是什么？如何早期诊断？

诊断依据包括有性早熟、高血压表现,实验室检查提示 11- 脱氧皮质醇、DOC、DHEAS、雄烯二酮和睾酮的血清浓度高,往往伴有低钾血症,诊断最好通过基因检测来确认。

对于性早熟患儿,若合并高血压或低血钾,应警惕此类疾病可能,尽早行相关激素、影像学及基因等检查,可以早期诊断。

（八）11β-OHD 缺乏症需要与哪些疾病相鉴别？

1. 非经典型 21- 羟化酶缺陷症　均可表现为雄激素、17 羟基孕酮增高,但 11β-OHD 可表现为高血压和低钾血症,也可通过检测其他类固醇（包括 11- 脱氧皮质醇、DOC 和 17- 羟孕烯醇酮）来明确酶缺陷以及基因检测来鉴别。

2. 肾上腺肿瘤　均可表现为阴茎增大、外阴色素沉着、阴毛出现、骨龄提前等性早熟特征,但 11β-OHD 查血提示睾酮、雄烯二酮、促肾上腺皮质激素增高,可以通过肾上腺 CT 进一步鉴别。

3. 生殖细胞瘤　均可表现为阴茎增大、外阴色素沉着、阴毛出现、骨龄提前等性早熟特征,但生殖细胞瘤伴有人绒毛膜促性腺激素增高,且影像学可提示肿瘤占位表现,而 11β-OHD 查血提示睾酮、雄烯二酮、促肾上腺皮质激素增高。

（九）11β-OHD 如何治疗？预后如何？

治疗的目的是替代皮质醇分泌不足,改善血压,优化生长,并保持潜在的生育能力。11β-OHD 治疗主要是终生糖皮质激素替代治疗。未停止生长者,建议用氢化可的松替代。达到成年身高后,可以给半衰期相对长的制剂,如泼尼松或地塞米松。如果经最佳的糖皮质激素治疗后血压仍然升高,应添加降压药物。螺内酯或阿米洛利可作为单一药物使用,或与钙通道阻滞剂联合使用。对于性早熟严重,骨龄超前明显,预测成年身高损失较多者,可考虑生长激素治疗。对于已经发生中枢性性早熟的患儿,可联合促性腺激素释放激素类似物治疗。在治疗过程中需要定期监测男性化程度、血压、电解质、血糖、ACTH、17- 羟孕酮、睾酮、雄烯二酮、肾素浓度或肾素活性、血管紧张素Ⅱ、LH、FSH 等评价原发病控制情况,以调整糖皮质激素的剂量;并定期检测睾丸超声,以筛查睾丸肾上腺残基瘤（testicular adrenal rest tumor,TART）。

11β-OHD 患儿的不良预后包括高血压相关并发症,如脑出血。

（十）怎样进行遗传咨询？

11β-OHD 系常染色体隐性遗传疾病,该患儿父母有 1/4 的概率生出 11β-OHD 患儿,1/4 的概率生出正常后代,1/2 的概率生出 *CYP11B1* 突变携带者。

（周　鹏）

三、居家护理要点

（一）生活护理

注意个人卫生,保持外生殖器卫生,保持皮肤清洁干燥,皮肤色素沉着处,避免暴晒或使用碱性皂液。

（二）饮食指导

均衡饮食,避免摄入高甜、高脂饮食,建议摄入富含钙、低盐和适量蛋白质的均衡饮食,避免大量饮用含咖啡因的饮料。注意控制饮食摄入量热量,维持正常体重。

（三）用药指导

1. 糖皮质激素　①糖皮质激素的替代治疗是终身需要的,应遵医嘱定时、定量服用药物,不能随意增减药量。②不良反应的观察,长期服用糖皮质激素的常见不良反应是库欣综合征,如向心性肥胖、满月脸、皮肤紫纹瘀斑、类固醇性糖尿病、骨质疏松、低钾血症等,另外还可能有高脂血症,激素性青光眼,诱发或加剧消化道溃疡等,在服药期间用监测血压、血糖及电解质情况。③药物间相互作用,在同时使用前应咨询医师,如非甾体消炎镇痛药可加强糖皮质激素的致溃疡作用,与对乙酰氨基酚同用可增加其肝毒性。

2. 降压药物　遵医嘱定时、定量服药,勿擅自停药、改量,同时在服药期间,居家需监测血压情况,正常收缩压新生儿 60~70mmHg,1 岁时 70~80mmHg,2 岁以上可以按公式计算收缩压（mmHg）= 年龄（岁）× 2+80mmHg。

3. 促性腺激素释放激素类似物　皮下或肌内注射,遵医嘱至专业的医疗机构进行注射。注射后可出现皮疹、潮热、盗汗或情绪改变等症状,停药后即可消失。

（四）病情监测

1. 立即就医　若出现头晕、头痛、视物模糊、呕吐等高血压危象,需立即就医。

2. 定期随访　监测生长发育、电解质、骨龄、血压血糖、睾酮等。

（五）心理支持

对于女性男化的患儿讲解疾病相关知识,尊重患儿性取向,帮助患儿接受自我形象,关心尊重患儿,对于性早熟患儿,正确引导性心理健康,必要时心理门诊随访。

（林　梦）

● 参考文献

［1］NGUYEN H H,EIDEN-PLACH A,HANNEMANN F,et al.Phenotypic,metabolic,and molecular genetic characterization of six patients with congenital adrenal hyperplasia caused by novel mutations in the CYP11B1 gene［J］. The Journal of Steroid Biochemistry and Molecular Biology,2016,155（Pt A）:126-134.

［2］GU C,TAN H,YANG J,et al.Congenital adrenal hyperplasia due to 11-hydroxylase deficiency:compound heterozygous mutations of a prevalent and two novel CYP11B1 mutations［J］.Gene,2017,626:89-94.

［3］BULSARI K,FALHAMMAR H.Clinical perspectives in congenital adrenal hyperplasia due to 11β-hydroxylase deficiency［J］.Endocrine,2017,55（1）:19-36.

［4］BREIL T,YAKOVENKO V,INTA I,et al.Typical characteristics of children with congenital adrenal hyperplasia due to 11β-hydroxylase deficiency:a single-centre experience and review of the literature［J］.Journal of Pediatric Endocrinology and Metabolism,2019,32（3）:259-267.

［5］ADRIAANSEN B P,SCHRÖDER M A,SPAN P N,et al.Challenges in treatment of patients with non-classic congenital adrenal hyperplasia［J］.Frontiers in Endocrinology,2022,13:1064024.

病例 46　21- 羟化酶缺乏症

一、病史摘要

患儿,女,9 日龄,因"发现皮肤色素沉着、阴蒂肥大 8 天"就诊。

（一）现病史

8 天前,患儿出生后查体发现其双侧乳房及外阴皮肤色素沉着,阴蒂肥大,妇科超声未见确切卵巢样征象,遂转诊至我院。其间患儿一般情况可,奶量完成可,血压监测正常,无呕吐、水肿、腹泻、腹胀、少哭、神萎、抽搐等。

（二）既往史

无特殊。

（三）个人史及家族史

患儿系 G_2P_2,足月,剖宫产,出生体重身长正常,无窒息抢救史。母亲妊娠史:否认特殊药物、食物接触史。父母体健。有一姐 1 岁 9 月龄,体健。否认家族遗传疾病史。

（四）体格检查

体温 36.8℃,心率 138 次 /min,呼吸 55 次 /min,血压 65/40mmHg。身长 49cm（Z 评分 –0.80,≤P15）,体重 3.05kg（Z 评分 –0.73,≤P14）。精神反应可,颈软,全身皮肤偏黑。双侧乳房未发育,双侧乳晕可见色素沉着。无特殊面容。心肺腹查体无异常。四肢肌力及肌张力正常,原始反射可引出。女性生殖器外观,阴蒂肥大,外阴色素沉着。

二、诊疗解析

（一）还需要完善哪些检查?

1. 血常规、尿常规、便常规、肝肾功能正常。

2. 血钾 6.0mmol/L,血钠 130mmol/L。

3. 染色体核型分析　46,XX。

4. 促肾上腺皮质激素 771pg/ml（参考值：<46pg/ml）。皮质醇（8 点）23nmol/L（参考值：119~618nmol/L）。17 羟孕酮 83.20nmol/L（参考值：<12.5nmol/L）。

5. 性激素　雄烯二酮 >10ng/ml（参考值：0.3~3.3ng/ml），去氢表雄酮 126μg/dl（参考值：35~430μg/dl），余值未见异常。

6. 胰岛素样生长因子 1、性激素结合球蛋白、甲状腺功能、肿瘤标志物等正常。

7. 妇科超声　膀胱后方查见宽约 0.9cm 子宫样弱回声带，可见内膜样回声，厚约 0.1cm（单层），双附件区未见确切卵巢样征象。腹股沟及会阴部超声未见确切睾丸样回声。

8. 双肾、肾上腺彩超、蝶鞍 MRI、肝胆胰脾肾超声等未见异常。

9. 基因检测（表 46-1）

表 46-1　CYP21A2（OMIM：613815）基因检测结果

基因	染色体位置	遗传方式	核苷酸改变	氨基酸改变	ACMG致病性分析	携带		
						先证者	母	父
CYP21A2（OMIM：613815）	Chr6：32038415	AR	C.518T>A（exon4）	p.Ile173Asn（NM_000500）	致病性变异	杂合	野生型	杂合
CYP21A2（OMIM：613815）	Chr6：32038415	AR	C.293-13C>G（Intron 2-3）	剪切位点变异（NM_000500）	致病性变异	杂合	杂合	野生型

（二）诊断思路

回顾病史查体及实验室检查，患儿主要有以下问题：患儿系新生儿期起病，社会性别女性，存在阴蒂肥大，超声未见卵巢等性发育异常表现，故需警惕性发育异常相关疾病。实验室检查提示其为正常女性染色体核型，存在皮肤色素沉着、高钾低钠、高促肾上腺皮质激素、高 17- 羟孕酮、低皮质醇等表现，其肿瘤标志物、肾上腺肿瘤排筛结果阴性，否认母孕期高雄因素接触史等，综上考虑先天性肾上腺皮质增生症可能性大，但患儿雄烯二酮升高，可排除 3β- 羟类固醇脱氢酶缺乏症，且其血压监测正常，故 11β- 羟化酶缺乏症可能性不大，结合基因检测发现患儿存在 CYP21A2 基因复合杂合突变，故最终诊断为 21- 羟化酶缺乏症。

（三）先天性肾上腺皮质增生症是什么？其发病率是多少？

先天性肾上腺皮质增生症（congenital adrenal hyperplasia，CAH）是一种较为常见的常染色体隐性遗传病，根据酶缺乏的不同，该病有多种分类，其中约 90%~99% 的患儿属于 21- 羟化酶缺乏症（21-hydroxylase deficiency，CAH21）。CAH21 是由于 CYP21A2 基因变异，引起 21- 羟化酶活性全部或部分丧失，导致类固醇合成通路终产物——皮质醇和醛固酮减少，以及中间代谢产物如雄激素的过多蓄积。

其临床表型根据酶活性丢失程度可分为经典型和非经典型，经典型 CAH21 的全球发病率为 1/20 000~1/10 000，非经典型为 1/1 000~1/200。

（四）CYP21A2 基因有何功能？基因型与表型有何相关性？

CYP21A2 基因编码合成 21- 羟化酶，该酶参与类固醇激素的合成。当该酶活性受损，其下游的皮质醇和醛固酮合成不足，同时该酶发挥作用之前的产物，即中间代谢产物，如 17- 羟孕酮、雄烯二酮、睾酮等合成增多。

CYP21A2 基因位于染色体 6p21.3，该区域存在 CYP21A2 基因以及它的同源假基因 CYP21A1P，这两处基因在减数分裂时容易发生错误联合和转换异常,导致 *CYP21A2* 基因发生片段缺失(30kb 长度),或者生成嵌合基因 *CYP21A1P/CYP21A2*。假基因 *CYP21A1P* 编码合成的蛋白无功能。至今已报道 200 多种 *CYP21A2* 基因突变,其中多数突变位于嵌合基因的 *CYP21A1P* 区域,常见的如 p.Pro30Leu、p.Ile172Asn、p.Val281Leu 等。不同位点突变所合成的蛋白可能残存不同的功能活性,对于携带复合杂合突变的患儿来说,其临床表型的严重程度是根据残存活性多的突变方决定的。

为预测临床表型,现有研究将 *CYP21A2* 基因突变分为四组。基因片段缺失、大段基因转换、框移突变,以及某些点突变可使 21 羟化酶完全丧失活性,属于失盐型等位基因突变,为 0 组;位于剪切区域或内含子区域的点突变往往见于失盐型和单纯男性化型患儿,被分为 A 组;某些氨基酸位点的非保守性替换,如 p.Ile172Asn(I172N)突变残留 <5% 的酶活性,可见于单纯男性化表型患儿,为 B 组;某些错义突变如 p.Val281Leu(V281L)和 p.Pro30Leu(P30L)突变残余酶活性为 20%~50%,见于非经典型患儿,为 C 组。有报道显示携带 P30L 突变患儿的表型介于单纯男性化型和非经典型之间。约 65%~75% 的 CAH21 患儿属于复合杂合突变,其临床表型与残余活性多的等位基因相关。携带两个 0 组等位突变的患儿通常是失盐表型;至少携带一个 C 组等位突变的患儿往往是非经典表型;携带 A、B 组或者 P30L 等位突变的患儿,其临床表型和基因型的对应性不强,可以是失盐型、单纯男性化型和非经典型中任何一种。此外,女性患儿男性化程度、17- 羟孕酮基础值水平、成人终身高、氢化可的松治疗剂量、性别认同等也和基因型存在相关性。

(五)如何解释患儿的基因检测结果?

本文患儿 *CYP21A2* 基因存在 c.518T>A/c.293-13C>G 基因突变,根据《ACMG 遗传变异分类标准与指南》,其携带的这两种突变既往已有多个文献报道,体内、体外功能实验均提示这两种变异会导致蛋白功能受损,综合判断这两种突变均为致病突变。患儿为复合杂合突变类型,符合该病的常染色体隐性遗传模式。

(六)21- 羟化酶缺乏症有哪些临床表现?

1. 失盐型患儿几乎完全丧失 21- 羟化酶活性,其皮质醇和醛固酮绝对缺乏,诊治不当会出现失盐危象,表现出高钾低钠、低血糖、酸中毒,甚至休克。

2. 单纯男性化型患儿尚可分泌一些醛固酮,不易发生失盐危象,但仍有皮质醇分泌缺乏和高雄表现。

3. 高雄可引起 46,XX 女性患儿出现不同程度的阴蒂肥大和阴唇融合,严重者可有类似男性的阴茎和阴囊,但没有睾丸。女性患儿的内生殖器不受影响,仍有妊娠潜能。男性患儿外生殖器正常,但可能有睾丸肾上腺残余瘤,严重时可能阻塞曲细精管,导致无精或不育。高雄还可引起骨龄发育提前,终身高受损。

4. 非经典型患儿通常残存 20%~50% 的 21- 羟化酶活性,其皮质醇、醛固酮往往正常,合并雄激素轻度升高,这类患儿多在成年后由于高雄引起的异常表现就医或者因为女性不孕才被发现。

5. 通常认为 *CYP21A2* 基因突变主要引起 21- 羟化酶缺乏症。但有 10% 的 CAH 患儿其 *CYP21A2* 基因在减数分裂时容易和邻近基因发生错误联合,生成 *TNXA/TNXB* 嵌合基因,携带该嵌合基因的患儿除了有 CAH 的经典表现外,还合并 CAH-X 综合征表现,如关节活动度大、关节痛、关节脱位、疝气和中线缺陷、心脏结构异常等。

(七)21- 羟化酶缺乏症的诊断标准是什么?如何治疗?

详见表 46-2。

(八)21- 羟化酶缺乏症需要与哪些疾病相鉴别?

1. 产妇内源性雄激素(孕母肾上腺分泌大量雄激素、卵巢肿瘤来源)或外源性雄激素大量接触史、患儿自身肿瘤(肾上腺肿瘤或性腺肿瘤) 追问病史、家族史、腹部 CT 或 MRI 可鉴别。

表 46-2 CAH21 的诊断和治疗（根据年龄分类）

项目		婴儿期	儿童期	青春期及成人
诊断				
	症状、体征	新生儿筛查阳性、女性婴儿有外生殖器异常、喂养困难、体重不增、脱水伴高钾低钠	生长加速、性早熟、过早出现的体味	多毛、月经量少，不孕
	激素水平	①随机 17 羟孕酮升高、雄烯二酮升高、皮质醇降低 ②促肾上腺皮质激素激发试验：17-羟孕酮 >1000ng/dl（30nmol/L），经典型通常 >5000ng/dl（150nmol/L）	同婴儿期	①促肾上腺皮质激素激发试验：17- 羟孕酮 >1000ng/dl（30nmol/L） ②非经典型患儿的皮质醇正常或接近正常
	其他检查	子宫附件超声、血电解质	左手骨龄、可根据皮质醇水平和表型严重程度进行经典型和非经典型分型	若女性卵泡期清晨血 17 羟孕酮 <200ng/dl（6nmol/L）可排除非经典型；备孕前进行基因检测和遗传咨询
治疗				
	长期	氢化可的松：10~18mg/（m²·d），3 次 /d 氟氢可的松：50~200μg/d，1~2 次 /d 生后第一年可添加盐：1~2g/d（17~34mmol/L）随奶服用	经典型：氢化可的松：10~18mg/（m²·d），3 次 /d 氟氢可的松：50~200μg/d，1 次 /d 或 2 次 /d 非经典型：氢化可的松：8~12mg/（m²·d）	经典型：可使用氢化可的松：15~40mg/d 或长效糖皮质激素；氟氢可的松同前 非经典型：氢化可的松或泼尼松 / 泼尼松龙（≤4mg/d）
	应激期	发热：糖皮质激素总量为平时剂量的 2~3 倍，每 6h 一次 增加饮水和进食碳水化合物；若不能经口喂养，予氢化可的松 50~100mg/m² 静脉注射联合肠外营养	同婴儿期	发热：糖皮质激素总量为平时剂量的 2~3 倍，3 次 /d；若不能经口喂养，予氢化可的松 100mg/m² 静脉注射联合肠外营养
	特殊治疗	多学科团队治疗外生殖器异常；随着婴儿肾脏对盐皮质激素的敏感度增加，患儿 6 月龄开始可逐渐减少盐皮质激素剂量；患病时需警惕低血糖发生	中枢性性早熟患儿可使用促性腺激素释放激素类似物；经典型患儿在暑月或体育运动后可适当补充盐水；平时无须服用糖皮质激素的非经典型患儿，应激时无须使用糖皮质激素	非经典型男性患儿在青春中期可停止治疗；备孕期建议行遗传咨询；经典型女性孕后期可适当增加糖皮质激素剂量

2. 年长儿童的肾上腺功能早现、中枢性性早熟　肾上腺来源的雄激素分泌不能被地塞米松抑制试验抑制，可鉴别。

3. 婴儿期幽门狭窄　两者都有反复呕吐、电解质紊乱表现，但 CAH21 患儿顽固性高钾低钠可鉴别。

4. 多囊卵巢综合征　ACTH 激发试验可鉴别。

（九）21- 羟化酶缺乏症有哪些注意事项？

1. 本病需要激素替代治疗，同时需根据激素检测变化、临床体征发展以及特殊情况进行剂量调整。

2. 对高度怀疑为经典型 CAH21 的女性胎儿,为减少其外阴男性化发育,可对其母亲在妊娠 6~7 周开始使用地塞米松治疗[20μg/(kg·d),最大剂量 1.5mg/d],但该法有风险。

(十)怎样进行遗传咨询?

CAH21 属于常染色体隐性遗传疾病。本文患儿父母均为致病突变携带者,其再生育后代有 1/4 概率为患儿。有家族史或患儿本身有妊娠需求,建议备孕期行遗传咨询。

(张婷婷)

三、居家护理要点

(一)生活护理

做好个人卫生,保持口腔及肛周清洁,注意保暖,尽量避免去人多的场所,戴口罩、勤洗手,预防交叉感染。

(二)休息与活动

在疾病控制良好情况下适当活动,增强抵抗力,避免剧烈运动,预防跌倒及意外伤害。

(三)饮食指导

失盐型患儿适当增加食盐摄入,夏季及剧烈运动后注意补充水分。按时按量就餐,避免长期空腹,预防低血糖。饮食均衡,营养丰富,满足生长发育所需营养。

(四)用药指导

1. 服药注意事项　该病需长期激素替代治疗,不能擅自停药、擅自调整药物剂量,避免漏服。

2. 不良反应的识别与护理　①长期服用激素药物有胃肠道出血的风险,应遵医嘱服用保护胃黏膜的药物,能有效预防胃肠道出血,同时应在饭后服药;②用药期间适当的运动、清淡饮食,定期监测血压;③有引起骨折的风险,应遵医嘱常规补钙和维生素 D,能有效预防骨质疏松,同时活动时注意安全避免外伤;④可导致抵抗力下降,容易感染其他疾病,应加强营养,提高免疫力,佩戴口罩外出。

(五)病情监测

1. 立即就医　若患儿出现拒食、呕吐、腹泻、体重下降、脱水、乏力、烦躁、头痛、意识模糊等表现,需及时就医。

2. 定期随访　监测生长发育、性发育、血压、血糖、促肾上腺皮质激素、性激素等。

(蒋　慧)

● 参考文献

[1] SPEISER P W,AZZIZ R,BASKIN L S,et al.Congenital adrenal hyperplasia due to steroid 21-hydroxylase deficiency:an endocrine society clinical practice guideline[J].J Clin Endocrinol Metab,2018,103(11):4043-4088.

[2] CONCOLINO P A.Costella,Congenital adrenal hyperplasia(CAH)due to 21-hydroxylase deficiency:a comprehensive focus on 233 pathogenic variants of CYP21A2 gene[J].Mol Diagn Ther,2018,22(3):261-280.

[3] MENDES-DOS-SANTOS C T,MARTINS D L,GUERRA-JÚNIOR G,et al.Prevalence of testicular adrenal rest tumor and factors associated with its development in congenital adrenal hyperplasia[J].Horm Res Paediatr,2018,90(3):161-168.

[4] KOLLI V,KIM H,RAO H,et al.Measurement of serum tenascin-X in patients with congenital adrenal hyperplasia at risk for Ehlers-Danlos contiguous gene deletion syndrome CAH-X[J].BMC Res Notes,2019,12(1):711.

[5] MERKE D P.Auchus,Congenital adrenal hyperplasia due to 21-hydroxylase deficiency[J].N Engl J Med,2020,383(13):1248-1261.

[6] 刘倩,黎雪梅,杨权春.儿童先天性肾上腺皮质增生症的临床护理对策分析[J].世界最新医学信息文摘,2019,19(80):342-344.

病例 47 17α- 羟化酶 /17,20- 裂解酶联合缺乏症

一、病史摘要

患儿,抚养性别女,14 岁。因"生后发现双侧大阴唇肿物 14 年"就诊。

(一)现病史

患儿出生后,发现双侧大阴唇内扪及肿物,当地彩超提示为睾丸样物质,未予特殊处理。2 年前,患儿开始出现阴蒂长大,无月经初潮,今为进一步诊治于我院就诊。

(二)既往史

无特殊。

(三)个人史及家族史

患儿系 G_2P_1,足月,顺产,出生体重不详,无窒息抢救史,生长发育正常。母亲妊娠史:否认特殊药物、食物接触史。否认家族遗传疾病史或先天疾病史。

(四)体格检查

体温 36.9℃,心率 90 次 /min,呼吸 20 次 /min,血压 124/74mmHg。体重 45kg(中位数 47.15kg,Z 评分 –0.27,P39.3),身高 155cm(中位数 158.12cm,Z 评分 –0.54,P29.4)(按女性评估)。患儿神清,精神反应可,无特殊容貌,反应可;外阴皮肤颜色深,外生殖器 Prader Ⅱ级,阴蒂肥大,尿生殖窦开口于会阴处,双侧腹股沟内扪及睾丸样组织,约 3cm×3cm×2cm 大小(图 47-1)。双侧乳房轻度发育 B_2 期,未见明显喉结发育,未见明显胡须生长。

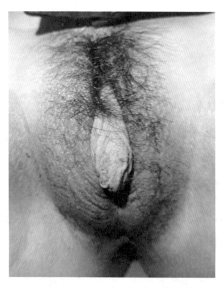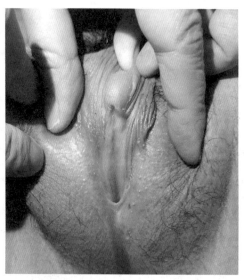

图 47-1 患儿外生殖器情况

二、诊疗解析

(一)还需要完善哪些检查?

1. 血常规、尿常规未见异常。

2. 肝功能、肾功能、血脂未见异常。

3. 内分泌检查 皮质酮 15.37ng/ml（参考值：0.18~19.70ng/ml），脱氢表雄酮 <0.5ng/ml（参考值：<6.60ng/ml），硫酸去氢表雄酮 402.2ng/ml（参考值：无），双氢睾酮 0.074ng/ml（参考值：≤0.300ng/ml），可的松 13.41ng/ml（参考值：12.00~35.00ng/ml），雌三醇 <0.01ng/ml（参考值：≤0.18ng/ml），孕烯醇酮 3.4ng/ml（↑）（参考值：<2.29ng/ml），睾酮 0.91ng/ml（↑）（参考值：≤0.40ng/ml），雄烯二酮 0.11ng/ml（↓）（参考值：0.12~2.25ng/ml），21-脱氢皮质醇 <0.01ng/ml（参考值：<0.05ng/ml），17-羟基孕烯醇酮 5.03ng/ml（↑）（参考值：<4.08ng/ml），11-脱氧皮质酮 0.31ng/ml（↑）（参考值：<0.30ng/ml），11-脱氧皮质醇 0.08ng/ml（参考值：<3.44ng/ml），醛固酮 0.02ng/ml（参考值：0.01~0.31ng/ml），皮质醇 29.8ng/ml（参考值：25.0~220.0ng/ml），孕酮 2.46ng/ml（参考值：<12.5ng/ml），17-羟孕酮 3.36ng/ml（↑）（参考值：≤1.69ng/ml），雌酮 0.01ng/ml（参考值：0.010~0.077ng/ml），雌二醇 0.052ng/ml（参考值：0.015~0.350ng/ml），促黄体生成素 26.6U/L（↑）（参考值：2.4~12.6U/L），促卵泡刺激素 29.3U/L（↑）（参考值：3.5~12.5U/L），ACTH 38pg/ml（参考值：7.2~63.3pg/ml），抑制素 B 240.56pg/ml，AMH 19.58ng/ml。

4. 彩色超声 双侧腹股沟实性稍低回声结节（考虑睾丸可能），膀胱后方未见明显子宫、卵巢样回声，双肾、肾上腺、输尿管及膀胱未见明显异常。

5. 手腕骨 X 线平片 预测骨龄 10.7 岁。

6. 染色体核型 46,XY。

7. 基因检测（表 47-1）

表 47-1　*CYP17A1*（OMIM：202110）基因检测结果

基因	染色体位置	遗传方式	核苷酸改变	氨基酸改变	生物学危害性	携带		
						先证者	母	父
CYP17A1（OMIM：202110）	Chr10：102830531	AR	c.1263G>A	p.Ala421=（NM-000102.3）	疑似致病	杂合	杂合	未检测
CYP17A1（OMIM：202110）	Chr10：102830531	AR	c.1247G>T	P.Arg416Leu（NM-000102.3）	疑似致病	杂合	无变异	未检测

8. 心理测评 儿童性角色量表（CSRI）：男性化得分 53，女性化得分 48；性别角色量表（BSR）：男性化得分 5.28，女性化得分 4.08，均为双性化性别。

（二）诊断思路

目前患儿存在以下问题：①现存在外生殖器性别模糊状态；②染色体为 46,XY；③影像学证实存在双侧睾丸而又无子宫；④促黄体生成素和促卵泡激素明显增高但睾酮水平偏低。提示可能睾丸发育不全或者雄激素合成障碍。结合抑制素 B 正常，影像学提示睾丸形态大小正常，因此雄激素合成障碍可能性较大。患儿血压偏高，血清钾水平偏低而且孕烯醇酮、11-去氧皮质酮、孕酮增高，17-羟孕酮 / 雄烯二酮 <50，因此考虑诊断部分型 17α-羟化酶 /17,20-裂解酶联合缺乏症（17OHD），基因结果进一步支持 *CYP17A1* 缺乏症。

（三）17OHD 是什么？其发病率是多少？

17OHD 是一种罕见的常染色体隐性遗传病，是先天性肾上腺皮质增生（CAH）的罕见形式，发病率约为 1/50 000，在 CAH 中占 1%。

（四）17OHD 的发病机制是什么？*CYP17A1* 基因有何功能？基因突变和表型之间有何关系？

细胞色素 P450c17 酶依次催化 17α-羟化酶和 17,20-裂解酶活性，它们参与肾上腺束状带中皮质醇的生物合成以及肾上腺网状带和性腺中雄激素类固醇和雌激素的生成。编码 P450c17 酶的

CYP17A1 基因位于染色体 10q24.3 上,它由 8 个跨越 8 637bp 的外显子组成。该基因的突变会导致 17OHD 和单纯 17,20- 裂解酶缺乏症(ILD)。自从 Biglieri 于 1966 年首次报道这种疾病以来,已在 46,XX 和 46,XY 的 17OHD 患儿中鉴定出超过 100 种 *CYP17A1* 致病变异。大多数变异导致完全性 17OHD,而少数变异导致部分性 17OHD。

(五)如何解释患儿的基因检测结果?

本例患儿的全外显子测序结果显示患儿为复合杂合突变,其中一个杂合突变(c.1263G>A)曾在 1 名患儿中也以复合杂合突变形式报道过。另一个杂合变异(c.1247G>T)暂无文献报告,但该变异所在密码子的其他氨基酸变异形式(pArg416Cys 和 pArg416His)被认为是致病变异。因此,本例患儿的 2 个杂合突变均被认定为疑似致病变异。

(六)17OHD 的临床表现

完全性 17OHD 患儿最常见的表现是青春期女孩没有第二性征或月经的合并高血压。由于 17α- 羟化酶的缺乏,导致肾上腺皮质无法生成 17- 羟孕烯醇酮和 17- 羟孕酮,因此大量生成醛固酮的前体孕烯醇酮、11- 去氧皮质酮(DOC)、孕酮和皮质酮。DOC 和皮质酮这种盐皮质激素前体的过量积累,以高亲和力与盐皮质激素受体结合,导致肾素、醛固酮合成减少。DOC 和皮质酮过度分泌会引起容量扩张和钾排泄,因此会出现低肾素性高血压和低钾血症。由于儿童肾脏对盐皮质激素相对不敏感,高血压通常在青春期发现。由于显著升高的皮质酮具有糖皮质激素效应,所以 17OHD 中促肾上腺皮质激素(ACTH)的升高程度和肾上腺皮质功能减退的表现通常比典型的 21- 羟化酶缺乏症轻很多,肾上腺危象在 17OHD 中非常罕见。而由于 17,20- 裂解酶的缺乏,将导致肾上腺和性腺中的类固醇生成,因此,青春期无法启动和闭经是 17OHD 的另一主要临床表现。此外,在胎儿期将因缺乏睾酮(T)和双氢睾酮(DHT)而导致无论 46,XX 还是 46,XY 的患儿外生殖器均为女性外生殖器,但 46,XY 个体因为睾丸可以分泌抗米勒管激素,因此不会产生子宫和输卵管结构。

部分性 17OHD 患儿尽管肾素和醛固酮生成受到抑制,但 DOC 和皮质酮累积有限,因此可以存在内分泌结果的异常但可能不会出现高血压和低钾血症。文献报告,10%~15% 的 17-OHD 患儿可能终生不会出现高血压和低钾血症。在部分型 17OHD 中,46,XX 患儿有较小的子宫和卵巢,在青春期卵巢可能因为高水平的促性腺激素和孕酮而出现大的囊肿甚至破裂。尽管雌二醇水平低,但因是极强效的乳房发育诱导剂(特别是当雄激素水平较低时),所以可能有一定程度的乳房发育。46,XY 患儿通常在婴儿期由于外生殖器性别不清而被发现,具体表现为睾丸位于腹腔内或腹股沟内,以及存在小阴道。由于睾酮合成不足,青春期同样会出现高促性腺激素和男性乳房组织发育。患有轻度 17OHD 的女性可能仅有月经不调和生育能力低下,而轻度的男性可能有正常偏低的睾酮水平,促性腺激素略有升高,可能还有少精症。

(七)17OHD 诊断标准是什么? 如何早期诊断?

除非出现严重的高血压或生殖器性别模糊的状况,17OHD 大多在青春期时因为无青春期或闭经才能诊断。偶尔有做腹股沟斜疝手术时发现睾丸而发现。典型的 17OHD 的代谢特征包括低浓度的皮质醇、11- 脱氧皮质醇、硫酸脱氢表雄酮(DHEAS)和 17- 羟基孕酮,以及高浓度的 ACTH、皮质酮、DOC 和孕酮。因此,完全性 17OHD 诊断依据一般包括:DOC>100ng/dl 和皮质酮>4 000ng/dl,孕酮、促性腺激素和 ACTH 也升高,而皮质醇 <5μg/dl、雄激素和雌激素降低,醛固酮和肾素受降低。由于 DOC 和皮质酮的实际检测有限,血清孕酮已被提议作为诊断完全 17OHD 的简单可靠的方式。

(八)17OHD 需要与哪些疾病相鉴别?

11- 羟化酶缺乏症(11OHD)与 17OHD 的鉴别要点在于前者雄激素水平高,而后者雄激素水平低。细胞色素 P450 氧化还原酶(P450-oxidoreductase,POR)缺乏症可能很难与 17OHD 在激素水平上鉴别,POR 的 17OHP 可能会特征性地增加,可以通过基因检测技术进行鉴别。20- 裂解酶缺乏症

（ILD）的临床表现为男性化不足、男性乳房发育和第二性征缺失。但因为 ILD 相较于 17OHD 有较多的雄激素前体（17OHP）可以通过后门途径产生 DHT，因此 ILD 的男性化不足的程度较轻。此外，ILD 的 17OHP/ 雄烯二酮比值往往 >50。

（九）治疗和生育潜力如何？

在 17OHD 中，盐皮质激素受体拮抗剂螺内酯是首选药物。由于很少出现肾上腺危象，因此糖皮质激素替代不是必需的。但部分或不完全替代将显著降低 DOC，会减轻糖皮质激素治疗的长期后果。糖皮质激素与盐皮质激素拮抗剂一起使用能使血压和血钾正常化，而不会引起肾上腺轴抑制和发生肾上腺危象。性别的选择需要个性化评估，在接受性激素替代治疗前，建议患儿咨询心理医师，了解自身疾病，确定自己的性别认同。外生殖器性别模糊的 17OHD 患儿，由于胎儿大脑没有充分的雄激素印记，抚养性别在成年后的自我性别认同中占主导地位。表型为女性的完全性 17OHD 和按女性抚养的部分性 17OHD 患儿，在青春期需要雌激素替代治疗，如果存在子宫则需要雌孕激素序贯治疗。对于较少的 46,XY 部分性 17OHD 按男性抚养的个体，在青春期则需要雄激素替代。46,XX 的 17OHD 患儿偶尔有自发但不规则的月经，目前，还没有成功怀孕的记录。一些成功的妊娠报告显示 46,XX 17OHD 在适当的糖皮质激素替代、诱导月经周期和排卵以及 IVF 冻融胚胎移植后成功。

本例患儿经过 MDT 讨论，最终选择女性性别。遂行双侧睾丸切除和完全尿生殖窦外移的外阴女性化整形手术（图 47-2）。因考虑患儿血压和血钾水平尚在正常范围内，ACTH 未明显增高，现暂未予糖皮质激素和螺内酯治疗，予雌二醇口服替代治疗，并密切随访。

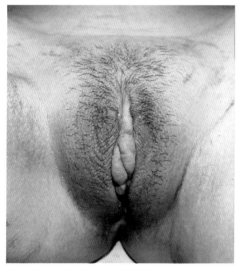 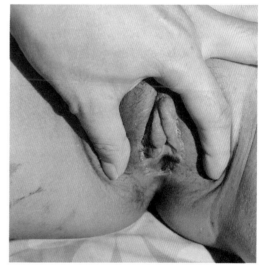

图 47-2　患儿外生殖器术后情况

（十）如何进行遗传咨询？

17OHD 为常染色体隐性遗传疾病，即当患儿的双亲都是致病基因携带者，该夫妻再生育时，再发风险是 25%。

（毛　宇）

三、居家护理要点

（一）生活护理

保持会阴、尿道口皮肤清洁。注意保暖，勤洗手，外出时戴口罩，加强自身防护，预防感染。

（二）休息与活动

居家监测血压、心率，适当活动，当收缩压高于正常 20mmHg 时减少活动，正常收缩压新生儿为 60~70mmHg，1 岁时为 70~80mmHg，2 岁以上可以按公式计算收缩压（mmHg）= 年龄（岁）× 2+80。

（三）用药指导

1. 螺内酯　规律服药，勿擅自停药或调药，服药期间观察有无恶心、呕吐、便血等情况，并定期复测血钾。

2. 雌二醇片　需要按周期服药，不可漏服、停服、更改剂量。不良反应常见有：①神经系统疾病：头痛、头晕；②胃肠道疾病：恶心、腹痛、胃肠胀气；③全身性疾病和给药部位反应：乏力、周围性水肿；④皮肤组织疾病：过敏性反应、皮疹、瘙痒等。

（四）病情监测

1. 立即就医　若患儿出现高热、头晕头痛、恶心呕吐、神志淡漠、萎靡或躁动不安、谵妄或昏迷时，需要立即就医。

2. 定期随访　监测第二性征、血电解质、性激素、性心理等。

（五）心理支持

协助患儿及家属做好性别选择，鼓励建立治疗的信心，保护患儿隐私，需充分考虑患儿心理感受，帮助患儿心理上性别认同，若出现性别焦虑和社会性别转换障碍，必要时心理门诊随访。

（余　爽）

● 参考文献

［1］HAN B，XUE L，FAN M，et al.Clinical and molecular manifestation of fifteen 17OHD patients：a novel mutation and a founder effect［J］.Endocrine，2016，53（3）：784-790.

［2］BIGLIERI E G，HERRON M A，BRUST N.17-hydroxylation deficiency in man［J］.J Clin Invest，1966，45（12）：1946-1954.

［3］LIAO Q，SHEN R，LIAO M，et al.An Asian case of combined 17alpha-hydroxylase/17,20-lyase deficiency due to homozygous p.R96Q mutation：A case report and review of the literature［J］.Front Endocrinol（Lausanne），2022，13：989447.

［4］MARTIN R M，LIN C J，COSTA E M，et al.P450c17 deficiency in Brazilian patients：biochemical diagnosis through progesterone levels confirmed by CYP17 genotyping［J］.J Clin Endocrinol Metab，2003，88（12）：5739-5746.

［5］KURNAZ E，KARTAL BAYKAN E，TURKYILMAZ A，et al.Genotypic sex and severity of the disease determine the time of clinical presentation in steroid 17alpha-hydroxylase/17,20-lyase deficiency［J］.Horm Res Paediatr，2020，93（9-10）：558-566.

病例 48　多发性骨纤维发育不良伴性早熟综合征

一、病史摘要

患儿，女，4 岁。因"阴道出血 3 天"入院。

（一）现病史

患儿于 3 天前出现阴道出血，每日量约 10ml，色泽为暗紫色，无腹痛、恶心等伴随症状，患儿平素无头痛、呕吐，无多饮、多尿，无视力障碍，无腹泻、腹痛等不适，否认外伤。患病以来，除阴道出血外，其饮食、大便及睡眠等情况如常。

（二）既往史

既往体健，否认既往疾病史。

（三）个人史及家族史

患儿出生为足月，顺产，出生体重不详，无窒息抢救史，无既往消化道出血等病史。母亲妊娠史：否认特殊药物、食物接触史。父母均无基础疾病。否认家族遗传疾病史或先天疾病史。

（四）体格检查

体温 36.8℃，脉搏 90 次 /min，血压 90/60mmHg，体重 15kg（中位数 16.17kg，Z 评分 –0.6，$P27.4$），身高 95cm（中位数 103.05cm，Z 评分 –2.04，$P2$）。患儿神清，精神反应可，无特殊容貌，反应可；心音有力，律齐；双肺呼吸音粗，无啰音；腹平软；四肢活动可，神经系统无阳性体征；躯干部可见散在的牛奶咖啡样斑块，双侧乳房膨隆（图 48-1）。

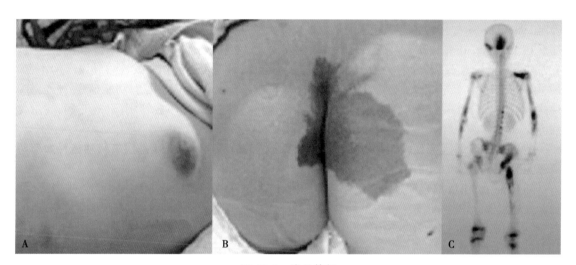

图 48-1　患儿体征
A. 乳腺发育；B. 色素沉着；C. 多处骨病损。

二、诊疗解析

（一）还需要完善哪些检查？

1. 尿液分析　比重 1.007，pH 7.0，尿蛋白（－），葡萄糖（±），酮体（－），尿胆原正常，胆红素（－），潜血（－）；尿液清亮，呈浅黄色；镜下红细胞 0~5 个 /HP，白细胞 0~5 个 /HP。

2. 血生化　碱性磷酸酶 450U/L，胆红素 40μmol/L，尿素氮 21.2mmol/L，血清胆固醇 9.2mmol/L，磷 0.3mmol/L，尿酸 25μmol/L，钙 0.7mmol/L；余无特殊异常发现。

3. 激素水平检测　雄性激素 0.2ng/ml，低雌激素 4.2ng/ml，肾上腺皮质激素 3pg/ml。

4. 泌尿系统及妇科超声检查　探及子宫及卵巢，子宫前位，宫体前后径 5cm，内膜增厚，肌壁回声均匀；左侧卵巢查见 9~10 个卵泡，最大直径 0.8cm，右侧卵巢查见 8~9 个卵泡，最大直径 0.8cm；泌尿系统彩超未见异常。

5. 胸部 X 线平片检查　双肺未见明显异常，摄片视野下可见其右肱骨上端骨形态失常，髓腔闭塞、髓腔透光度下降，局部骨质疏松。

6. 全身骨显像　放射性核素显影检查也可用于确定骨骼异常的程度和范围。然而，放射性核素显影检查需将放射性同位素注射至体内，并使用特殊的摄影机拍摄身体不同部位的图像，对于儿童来说存在过敏反应和辐射暴露等风险。因此，医师需要权衡利弊，并与家属充分沟通，综合评定是否需要进行该检查。

7. *GNAS1* 基因　杂合型;致病性,致病;先证者父亲和母亲无临床表现,样本中均未检测到相应的 *GNAS1* 基因突变。

（二）诊断思路

回顾病史查体及实验室检查,患儿主要有以下问题:①无外伤史的无痛性阴道出血,子宫长大伴内膜发育,提示可能存在性早熟;②全身散在的牛奶咖啡斑;③肱骨骨质结构异常,结合基因结果提示多发性骨纤维发育不良伴性早熟综合征（麦丘恩 - 奥尔布赖特综合征,McCune-Albright syndrome）可能。

（三）McCune-Albright 综合征是什么？

McCune-Albright 综合征的病变可以累及多系统、多种组织细胞,尤其以骨骼、皮肤和内分泌腺体为著,发病率约为（1~2）/30 万。该疾病出现的频率在不同种族和民族之间可能存在差异,但目前尚无足够的数据来确定这些差异,其确切的起源和流行病学特征仍然未知,需要更多的研究来确定。McCune 率先于 1936 年报道了 1 例女性患儿,其主要以性早熟和皮肤色素沉着为临床表现;随后在 1937 年,Abright 等又报道了一组共 5 例女患儿,临床表现主要有性早熟、皮肤色素沉着、异常骨病等,由此最终被命名为 McCune-Albright 综合征,目前也被称作多发性骨纤维结构不良、性早熟、皮肤色素沉着综合征。患儿到成年期之后可能还会出现糖尿病、器官功能衰竭、神经系统疾病（脑积水、脊髓肿瘤等）、肾脏疾病（肾衰竭、高血压、肾结石等）、心血管疾病（冠心病、高脂血症等）。

（四）*GNAS1* 基因突变是 McCune-Albright 综合征的原因吗？*GNAS1* 基因有何功能？如何解释患儿的基因检测结果？

McCune-Albright 综合征是由多种原因引起的,*GNAS1* 基因突变只是其中一种可能的原因。据目前文献报告,已知 McCune-Albright 综合征主要是由 G 蛋白偶联受体（GNAS）基因的突变引起的,其中主要的突变位点包括 R201C、R201H、R201W、Q227X、R369Q、T371A、T371D、T371I、T371N 和 T371P 等。

GNAS1 基因是一种调节细胞凋亡、细胞周期、神经发育和膳食调节等生理过程的转录因子,参与多种疾病的发生发展,包括糖尿病、肥胖、骨质疏松、神经精神疾病、肿瘤等。它可以调节多个非编码 RNA 的表达,从而调节细胞的增殖、凋亡和分化等,因此与多种疾病的发生发展有关。*GNAS1* 基因也可以调节细胞的能量代谢和蛋白质稳定性,可以促进细胞生长和保护细胞免受损伤。它还可以调节多种特异性分子的表达,从而调节机体免疫反应、炎症反应和神经发育等。

目前 *GNAS1* 基因突变导致 McCune-Albright 综合征的发病机制仍未完全清楚,主要存在以下几方面的假说:*GNAS1* 基因突变可能导致细胞凋亡、细胞周期紊乱、炎症和癌症的发生,从而引起 McCune-Albright 综合征的发病;*GNAS1* 基因突变可能导致 EPHB4 受体的突变、蛋白质稳定性紊乱等,从而引发 McCune-Albright 综合征;*GNAS1* 基因突变还可能破坏神经细胞的发育,从而导致 McCune-Albright 综合征的发病。

虽然 McCune-Albright 综合征是由多种原因引起的,*GNAS1* 基因突变只是其中一种可能的原因,但本患儿具有相对典型的性早熟、骨纤维结构不良、皮肤色素沉着"三联征"的临床表现,全外显子测序发现 *GNAS1* 基因突变;因此,该患儿诊断 McCune-Albright 综合征具有比较充足的依据。

（五）*GNAS1* 基因突变分析意义及如何判断预后？

据目前研究来看,*GNAS1* 基因突变是 McCune-Albright 综合征的主要原因之一。因此,*GNAS1* 基因突变分析对 McCune-Albright 综合征患儿的精准诊断有重要的价值,有助于确定患儿是否携带该突变,从而确定诊断和治疗计划。针对该突变展开的遗传咨询及干预,有助于提高人口出生质量。

McCune-Albright 综合征的预后主要取决于患儿的病情,特别是骨结构受累程度及范围。另外,

GNAS1 基因突变也可以对患儿的预后有一定的预判价值,如果患儿携带典型的突变,则预后相对较好,如果携带非典型的突变,则预后相对更差一些。

(六)McCune-Albright 综合征分型有哪些?临床表现有哪些?本例患儿属于哪一种分型?

McCune-Albright 综合征分型包括非家族性 McCune-Albright 综合征和家族性 McCune-Albright 综合征,本例患儿属于非家族性 McCune-Albright 综合征。

家族性 McCune-Albright 综合征是由遗传学变异引起的,通常是由父母传给子女的,症状可能会一代传一代;而非家族性 McCune-Albright 综合征是由一个新的变异引起的,因此不会出现家族遗传的现象,核心家系中只是一个个体患有该病。

1. McCune-Albright 综合征的临床表现包括:

(1)皮肤系统:多形性斑点,色素沉着,色素性肤色改变,皮下脂肪增多,皮肤增厚、粗糙等。

(2)骨骼系统:最突出表现就是可能出现的病理性骨折,X 线平片检查可以发现骨质疏松及类似骨纤维结构不良的表现。还可能出现诸如软骨肥大、颈椎畸形、髋臼肥大、脊椎畸形、肩锁关节脱位等。

(3)内分泌系统:性激素水平异常,甲状旁腺激素(PTH)水平升高,肾上腺皮质激素水平升高,甲状腺激素水平降低,血糖水平升高等。

2. 诊断标准:

(1)骨骼发育异常:骨龄落后、骨密度降低、手足短小等表现。

(2)皮肤色素沉着:身体某一部位的皮肤变色,通常是咖啡色的斑点,这些斑点可伴有皮肤囊肿和粗糙。

(3)内分泌功能紊乱:早熟(女孩发生在 8 岁以下,男孩发生在 9 岁以下)、不育、月经异常、不规则月经等表现。

如果患儿符合上述症状,结合家族史和实验室检查结果,可以考虑诊断为 McCune-Albright 综合征。

(七)McCune-Albright 综合征需要与哪些疾病相鉴别?

McCune-Albright 综合征需要与多种疾病相鉴别,主要包括真性性早熟、骨纤维结构不良、神经纤维瘤病、肾上腺肿瘤、雄激素过多症、多发性内分泌肿瘤等。McCune-Albright 综合征相对比较特异的三联征表现(性早熟、骨纤维结构不良、皮肤色素沉着),具有重要提示意义。

(八)McCune-Albright 综合征如何治疗和随访?

McCune-Albright 综合征的治疗主要围绕其症状进行对症处理,可能包括激素治疗、外科手术治疗病理骨折等、双膦酸盐抗骨质疏松以及其他辅助治疗措施,以缓解症状并防止病情加重。

McCune-Albright 综合征治疗随访过程中需要关注其症状改善情况,同时需要进行一些客观检测,从而获得数据进行客观疗效对比;包括 X 线平片检查、血清磷、血清钙、尿钙、血清维生素 D、尿素氮、尿酸等指标。

(九)怎样进行遗传咨询?

McCune-Albright 综合征是一种罕见的遗传相关疾病,由于其致病基因的复杂性和目前研究的局限性,其遗传咨询需要考虑到整体遗传背景,以及个体的家族史,让医师协助患儿一起作出更加适合的决定。

首先,医师应该提供有关 McCune-Albright 综合征的详细信息,包括目前已知的发病机制、发病比例、可能发生的并发症和治疗方案,以及患儿及其家庭可能会面临的社会、心理及经济问题。其次,提供有关可用的遗传检测方法的信息,包括它们的优点、缺点、检测结果的准确性、费用等,以及可能的遗传咨询方案,以及检测结果可能出现的影响因素。最后,应该就患儿和家人可能担心的社会和心理问题提供指导,为他们提供必要的支持和援助。医师应该关注患儿的情感和需求,尊重患儿的决定,并帮助他们获得有关政策和资源的信息。

(杨晓东)

三、居家护理要点

(一)生活护理

阴道流血患儿应保持会阴清洁,指导患儿及家属勤清洗外阴,勤换内裤,若外阴有炎症表现,用1:5 000 高锰酸钾溶液坐浴及抗感染治疗。

(二)休息与活动

适当活动,家属加强看护,避免跌倒、摔伤等或过度活动对骨骼造成不可逆伤害。外出时避免阳光直射色素沉着部位皮肤,注意防晒。

(三)病情监测

1. 立即就医 若出现阴道流血量突然增大、骨折或色素沉着皮肤改变,需及时就医。

2. 定期随访 生长发育、骨密度、血钙、血维生素 D 等。

(四)用药指导

居家遵医嘱服药,勿随意停药或调药。

(五)心理护理

由于皮肤、性早熟等导致的外观改变,患儿易出现自卑、抑郁等心理问题,家属应注意倾听患儿感受,多给予鼓励,必要时积极进行心理咨询。

(李芸茜)

● 参考文献

[1] 钱小华,汪晓磊,杨艳秋.Albright 综合征抗骨质疏松药物治疗[J].中国药物与临床,2017,42(2):229-231.

[2] 王明,葛慧,孙芳.Albright 综合征抗骨质疏松药物治疗研究进展[J].中国自身免疫学与免疫治疗学,2017,15(2):209-212.

[3] ALBRIGHT F,BUTLER M D,HAMPTON M D,et al.Syndrome characterized by osteitis fibrosa disseminata,areas of pigmentation and endocrine dysfunction,with precocious puberty in females:report of five cases[J].N Engl J Med,1938,22(4):411-421.

[4] TAMI L,RHERIB C,CHEFCHAOUNI K,et al.Albright's hereditary osteodystrophy:a case study[J].Pan Afr Med J,2019,34:190-195.

[5] BOYCE A M,TURNER A,WATTS L,et al.Improving patient outcomes in fibrous dysplasia/McCune-Albright syndrome:an international multidisciplinary workshop to inform an international partnership[J].Arch Osteoporos,2017,12(1):21.

[6] DE SANCTIS L,DELMASTRO L,RUSSO M C,et al.Genetics of McCune-Albright syndrome[J].J PEDIATR ENDOCR MET,2006,19(Suppl 2):577-582.

[7] BOUSSON V,REY-JOUVIN C,LAREDO J D,et al.Fibrous dysplasia and McCune-Albright syndrome:imaging for positive and differential diagnoses,prognosis,and follow-up guidelines[J].Eur J Radiol,2014,83(10):1828-1842.

[8] BERTIN H,MOUSSA M S,KOMAROVA S.Efficacy of antiresorptive agents in fibrous dysplasia and McCune Albright syndrome,a systematic review and meta-analysis[J].REV ENDOCR METAB DIS,2023,24(6):1103-1119.

[9] ZHAI X,DUAN L,YAO Y,et al.Clinical Characteristics and Management of Patients With McCune-Albright

Syndrome With GH Excess and Precocious Puberty:A Case Series and Literature Review[J].Front Endocrinol（Lausanne）,2021,12:672394-672399.

［10］YONGJING G,HUAWEI L,ZILAI P,et al.McCune-Albright syndrome:radiological and MR findings[J].JBR-BTR,2001,84（6）:250-252.

病例49　KBG综合征

一、病史摘要

患儿,女,10岁。因"发现身材矮小6年"就诊。

（一）现病史

6年前,患儿家属发现其身高较同龄人偏矮,未予重视。出牙后发现其存在中切牙较大,无慢性湿疹、骨痛、关节痛、外伤史、发育落后、智能低下、特殊面容,无乳房发育、阴道流血、流液、阴毛、腋毛生长、生长加速史等。

（二）既往史

患儿7岁时因反复出现"不自主快速眨眼伴双手握爪动作",外院诊断为"癫痫、ADHD",口服奥卡西平、托莫西汀至今,前述症状有缓解。有反复中耳炎病史。

（三）个人史及家族史

患儿系 G_1P_2,双胎之大,孕35周,顺产,出生体重1 800g,出生身长42cm。无窒息抢救史。母亲妊娠期否认特殊药物、食物接触史。父母体健,有一双胞胎妹妹,10岁,身高123cm（<P3）,无癫痫、ADHD、中耳炎表现。否认家族遗传疾病史或先天疾病史。

（四）体格检查

体温36.5℃,心率87次/min,呼吸20次/min,血压88/58mmHg。身高125.5cm（Z评分 -3.18,≤P0.1）,体重23kg（Z评分 -1.64,P5）。神志清楚。巨牙（上中切恒牙）（图49-1）,双耳郭上缘可见一针眼大小耳瘘。心肺腹、四肢及神经系统查体无异常。双乳 B_2 期,左乳核2cm,右乳核3cm,无阴毛、腋毛。女性生殖器外观,未及睾丸。

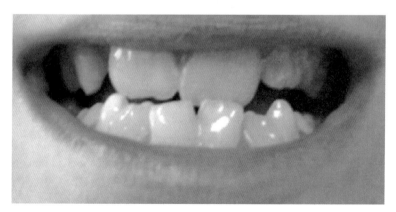

图49-1　巨牙（上中切恒牙）

二、诊疗解析

（一）还需要完善哪些检查?

1. 血常规、尿常规、便常规、肝肾功能未见异常。

2. 甲状腺功能、肿瘤标志物、蝶鞍 MRI 未见异常。

3. 胰岛素样生长因子 –1 375ng/ml（参考值：245~857ng/ml）；胰岛素样生长因子结合蛋白 35.93μg/ml（参考值：2.39~13.8μg/ml）。维生素 D 21.2ng/ml（<30ng/ml 为不足）。

4. 染色体核型分析　46,XX。

5. 左手骨龄 X 线平片　骨龄等于实际年龄。

6. 生长激素激发试验峰值 6.8ng/ml（参考值：峰值 >10ng/ml）。

7. 性激素　雌激素 20.1pg/ml，孕酮 0.16ng/ml，睾酮 0.15ng/ml，促黄体生成素 0.1U/L，卵泡刺激素 4.2U/L，泌乳素 3.1ng/ml。

8. 促性腺激素释放激素激发试验　促黄体生成素 / 卵泡刺激素峰值 =12.1/13.8=0.87。

9. 子宫附件彩超　子宫大小 4.6cm×1.4cm×1.4cm，内膜未显示，左侧卵巢欠清晰，右侧卵巢约 2.5cm×1.6cm×1.3cm，可见最大卵泡 5mm。乳腺超声示双乳腺发育。

10. 基因检测（表 49-1）

表 49-1　*ANKRD11*（OMIM：611192）基因检测结果

基因	染色体位置	遗传方式	核苷酸改变	氨基酸改变	ACMG致病性分析	携带			
						先证者	母	父	同胞妹
ANKRD11（OMIM：611192）	Chr16：89267630	AD	c.3181_3187del（exon9）	p.Asp1061Argfs*255（NM_013275）	致病性变异	杂合	野生型	野生型	杂合

（二）诊断思路

回顾病史查体及实验室检查，患儿主要有以下问题：患儿存在身材矮小、癫痫、ADHD，结合患儿有特殊面容（巨牙），存在多系统发育异常，应警惕遗传相关性综合征可能，完善全外显子基因检测后发现 *ANKRD11* 基因存在 c.3181_3187del（p.Asp1061Argfs*255）杂合突变。其父母未携带此基因突变，其双胞胎妹妹携带相同基因突变。由此推论该基因突变属于自发变异。

（三）KBG 综合征是什么？其发病率是多少？

KBG 综合征（KBG syndrome）最初是在 1975 年由 Herrmann 从三个家系中发现并提出，这些家系都有发育迟缓、矮身材、畸形、巨牙（龅牙）等特征，KBG 综合征就是以这三个家系的姓氏首字母而得名。该病属于常染色体显性遗传病，由 *ANKRD11* 序列突变或是 16q24.3 染色体发生片段缺失（缺失部分含有 *ANKRD11* 基因）引起。Maegawa 报道了一个家系，患病母亲的临床症状非常轻微，但其两个携带相同突变的儿子却表现出严重的症状，因此有人认为该病可能是 X 连锁遗传。

该病发病率尚无统计数据，文献统计至今全球约有 100 多例病例报道。

（四）*ANKRD11* 基因有何功能？基因型与表型有何相关性？

ANKRD11 位于 16 号染色体长臂上，编码蛋白 ankyrin repeat domain containing protein 11。该蛋白与肿瘤抑制蛋白 TP53 直接联合，还能与 p160 共激活因子以及某些 HDAC 共抑制因子结合，从而抑制配体依赖的转录激活。近来还发现 ANKRD11 蛋白能通过引导组蛋白乙酰化以及某些基因表达从而调节神经发育。

既往被报道的 86 种 *ANKRD11* 突变中，有 79 种为截断突变，且截断位点多数位于第 9 外显子中。目前只有四种 *ANKRD11* 错义突变被明确表示可引起 KBG 综合征。某些携带 *ANKRD1* 错义突变的个体往往临床症状轻微或完全没有符合的症状，这类错义突变的致病性解读需谨慎。只有当 *ANKRD11* 错义突变见于多位无家系相关性的患儿中，或符合家系遗传共分离，才能被认为具有致病性。一个携带 *ANKRD11* 自发性错义突变的患儿,其临床表型高度符合 KBG 综合征,也可以认为该突变具有致病性。

该综合征表型多样,即使在携带相同突变的同一家系中,其临床表现也不完全一致。目前尚无明确的基因型 - 表型相关性分析。但发生 16q24.3 染色体大片段缺失(缺失包括 *ANKRD11* 基因)的患儿,其临床症状往往更严重,这类患儿更容易发生颅脑异常、先天性心脏病、散光、血小板减少症等。

（五）如何解释患儿的基因检测结果?

ANKRD11 基因突变目前认为仅与 KBG 综合征有关。但并不是每位携带该基因变异的人均有表型。该患儿携带 *ANKRD11* 基因杂合突变:c.3181_3187del(p.Asp1061Argfs*255),为移码突变,理论上可导致蛋白翻译提前终止,该变异下游有多个无效变异致病的报道,提示该蛋白缺失部分对蛋白功能有重要影响。该变异为新发变异,暂未见人群频率数据库和文献报道,根据现有证据,该突变被定义为致病突变。患儿双胞胎妹妹携带相同基因变异,目前仅有身材矮小、巨牙表现,也提示该基因突变存在不完全外显特点。

（六）KBG 综合征有哪些临床表现? 本例患儿有哪些表型?

1. 颅面异常(见于 60%~80% 的患儿) 三角脸、短头畸形、连眉、高鼻梁、鼻孔前倾、长人中、上唇薄。

2. 牙齿异常(见于 85% 的患儿) 巨牙(尤其是上中切恒牙),男性中切牙长度 >10mm 或女性中切牙长度 >9.7mm 被认为是巨牙。其余的牙齿异常还包括裂齿、铲形门牙、牙釉质发育不全、少牙发育、牙窝、多牙等。

3. 骨骼异常(见于 75% 的患儿) 椎间盘异常、生后身材矮小(<-1SD)、骨龄落后、前囟过大且闭合延迟。其他较少见的异常包括肋骨异常、短指、斜指、脊柱后凸、脊柱侧凸、髋关节发育不良、胸骨异常、颅骨缝间骨异常。

4. 学习能力异常 93% 的儿童患儿发育落后,尤其是语言发育。他们学会走路的平均年龄是 21 月龄,会发单字的平均年龄是 36 月龄。部分患儿需要特殊学校教育。成人患儿中几乎没有完成普通高中的报道,有部分患儿能够完成中专学业。过半数的患儿都有工作并且能够自食其力。

5. 癫痫发作(见于 50% 的患儿) 癫痫伴脑电图异常可见于幼儿和儿童患儿,强直性癫痫发作最常见。抗癫痫药治疗有效,部分患儿青春期时癫痫症状可减轻。

6. 头颅异常 小脑蚓部发育不全、马格纳池增大、Chiari Ⅰ 畸形、脊膜脊髓膨出、室周结节性异位。

7. 精神异常(见于 50%~70% 的患儿) 常见为行为问题,比如精神难以集中、小动作不断、妄想、行为恶化、孤独症等。

8. 听力异常(见于 25%~31% 的患儿) 部分患儿因反复中耳炎引起听力受损。部分患儿存在软腭裂、悬雍垂裂、腭咽闭合不良。

9. 消化异常 喂养困难、胃食管反流病、便秘等。

10. 其他少见异常 睾丸未降、先天性斜视、白内障、高度近视、大角膜、性早熟、先天性心脏病、多毛症等。

11. 该病男性患儿的临床症状往往比女性患儿更重,原因未知。

（七）诊断标准是什么?

当满足 ≥2 条带"*"的临床表现或满足 1 条带"*"和 ≥2 条其他临床表现(表 49-2)时,应高度怀疑此病。

表 49-2　KBG 综合征临床表型

	其他:
*巨牙(尤其是上中切恒牙)	反复中耳炎引起的传导性听力丧失
	腭异常
*发育落后或轻重度的学习困难伴行为问题	发际线低,发质粗糙
	骨龄延迟(低于平均线 2SD)
	前囟过大且闭合延迟
*特殊面容	手部异常
	肋椎异常
	脊柱侧凸
*一级亲属中有 KBG 患儿	脑电图异常伴或不伴癫痫
	喂养困难
	男性隐睾症

结合基因检测发现 *ANKRD11* 基因存在致病或可能致病的突变,可以确诊为 KBG 综合征。但当患儿临床表现高度符合 KBG 综合征,基因测序却未发现 *ANKRD11* 基因变异时,也不能排除该病的诊断。

(八)KBG 综合征需与哪些疾病鉴别诊断?

1. 身材矮小相关鉴别　生长激素缺乏症、先天性甲状腺功能减退症、Turner 综合征、Prader-Willi 综合征。

2. 巨牙相关鉴别　德朗热综合征、Russell Silver 综合征、Aarskog 综合征、Cohen 综合征等。

(九)如何治疗和随访?

1. 该病尚无专家治疗共识,建议专科就诊,对症治疗。

2. 随访监测　听力、视力、身高、性发育状态、认知能力发育。避免使用耳毒性药物。

3. 预后

(1)认知能力:KBG 综合征患儿可能发生认知能力受损,且程度不同,但不会有认知能力倒退。部分患儿需要接受特殊学校教育。半数患儿成年后可以独立参与工作。

(2)癫痫:许多患儿进入青春期后癫痫可以缓解。

(3)矮身材:许多证据表明生长激素对这类患儿有效。

(十)如何进行遗传咨询?

该病属于常染色体显性遗传病。本文患儿携带自发突变,其父母无变异,其父母生育患病后代的概率为零。但该患儿及其双胞胎妹妹生育患病后代的概率为 1/2,但临床表型可能存在差异。

(张婷婷)

三、居家护理要点

(一)生活护理

注意个人卫生,保持口腔、肛周卫生,预防感染。口腔牙齿改变,必要时口腔科矫正。

(二)休息与活动

因智力发育及骨骼发育异常,识别危险能力下降,在活动中需注意患儿安全,避免意外伤害。定期进行言语康复训练。听力视力下降时,注意清楚家中障碍物,加强看护,预防跌倒及意外伤害。

(三)用药指导

居家口服抗癫痫药物,按时规律服用,不随意调药及停药,避免诱发抽搐,定期门诊随访,调整药物剂量。

（四）病情观察

1. 立即就医　若出现癫痫发作、意识障碍、吞咽困难时，需立即就医。

2. 抽搐时紧急处理　若患儿出现双眼凝视、呼之不应、口吐白沫、发绀、四肢抖动等抽搐表现，立即予去枕平卧，头偏向一侧，解开衣领，擦拭清除口鼻分泌物，保持周围环境安全，勿强行按压患儿肢体，立即拨打 120，可录像记录患儿抽搐时表现及抽搐时间。

（五）心理护理

此类疾病患儿具有特殊面容、矮身材、语言发育落后，可能遭受歧视，家属应多关心关爱患儿，理解和接受疾病，耐心陪伴患儿，鼓励和支持患儿学习和社交，寻求同伴组织支持，若出现自残、自杀等行为，必要时心理门诊随访。

（李芸茜）

● **参考文献**

［1］MAEGAWA G H，LEITE J C，FÉLIX T M，et al.Clinical variability in KBG syndrome：report of three unrelated families［J］.Am J Med Genet A，2004，131（2）：150-154.

［2］GALLAGHER D.，VORONOVA A，ZANDER M A，et al.Ankrd11 is a chromatin regulator involved in autism that is essential for neural development［J］.Dev Cell，2015，32（1）：31-42.

［3］NOVARA F，RINALDI B，SISODIYA S M，et al.Haploinsufficiency for ANKRD11-flanking genes makes the difference between KBG and 16q24.3 microdeletion syndromes：12 new cases［J］.Eur J Hum Genet，2017，25（6）：694-701.

［4］SIRMACI A，PILIOPOULOS M，BRANCATI F，et al.Mutations in ANKRD11 cause KBG syndrome，characterized by intellectual disability，skeletal malformations，and macrodontia［J］.Am J Hum Genet，2011，89（2）：289-294.

［5］ZHANG T，YANG Y，YIN X，et al.Two loss-of-function ANKRD11 variants in Chinese patients with short stature and a possible molecular pathway［J］.Am J Med Genet A，2021，185（3）：710-718.

病例 50　MRKH 综合征

一、病史摘要

患儿，社会性别女，9 岁 5 月龄。因"乳房发育 1 个月，盆腔超声未见子宫回声"就诊。

（一）现病史

患儿生后即按女性抚养，体格发育和智力、运动发育与同龄儿童相同。1 个月前因"左侧乳房发育 1 个月"于门诊就诊，考虑青春期发育，盆腔超声未见子宫回声。患儿无头痛、呕吐，无多饮、多尿，无视力障碍，无腹痛，无腹股沟包块史。

（二）既往史

否认特殊疾病及药物或食物服用史，否认手术外伤史。

（三）个人史及家族史

患儿系 G_1P_1，足月，顺产，出生体重 3 100g，无窒息抢救史。无腹股沟斜疝病史。母亲妊娠中否认特殊疾病及药物、食物、毒物接触或暴露史。否认家族遗传疾病史或不孕不育史。

（四）体格检查

体温 36 ℃，脉搏 70 次 /min，呼吸 25 次 /min，血压 90/60mmHg，身高 146.6cm（Z 评分 1.03，

P84.8），体重 36.2kg（Z 评分 0.67，P74.8）（参考我国正常女童生长曲线标准），BMI 16.84kg/m²。患儿神清，无特殊容貌；双侧乳房 B_2 期，心肺腹及神经系统查体未见异常；女性生殖器外观，阴蒂无肥大，可见腋毛，未见阴毛。阴道口、尿道口和肛门开口正常。阴唇旁、腹股沟区未扪及包块。

二、诊疗解析

（一）还需要完善哪些检查？

1. 血常规、尿常规、便常规、肝肾功能、血糖、血脂、电解质正常。

2. 性激素 E_2 14.4pg/ml，睾酮 0.15ng/ml，LH 0.4U/L，FSH 2.4U/L，孕酮 0.41ng/ml，硫酸去氢表雄酮（DHEAS）76.6μg/dl，雄烯二酮（AND）0.99ng/ml，游离睾酮指数 0.4。抗米勒激素（anti-mullerian hormone，AMH）4.7ng/ml。

3. 骨龄（TW2 法） 10.6 岁。

4. 全脊柱 X 线平片 未见异常。

5. 盆腔彩超 未查见确切子宫声像图。右卵巢大小约 2.7cm×1.3cm×1.7cm，内见 9~10 个卵泡暗区，最大直径 0.6cm。左卵巢大小约 2.9cm×1.2cm×1.9cm，内见 9~10 个卵泡，最大直径 0.6cm。

6. 泌尿系统超声 双肾实质回声稍强、肾上腺、输尿管及膀胱未见明显异常。

7. 垂体及盆腔 MRI 检查 腺垂体中份菲薄，垂体柄居中。子宫、宫颈及阴道未见明确显示，双侧附件区可见卵巢，内见数个大小不等卵泡影。

8. 外周血染色体 G 显带核型分析 46,XX。

9. 外周血全基因组测序，在检测范围内单核苷酸变异/拷贝数变异/大型结构变异/单亲二倍体/线粒体（检测范围内）均未发现与患儿临床表现相关性较高的致病性变异。

（二）诊断思路

回顾病史查体及实验室检查，患儿主要有以下问题：①有乳房发育，但影像学检查未发现子宫、宫颈、阴道；②卵巢正常，性激素正常；③染色体 46,XX；④未发现男性内外生殖器，雄激素无升高；⑤体格、智力运动发育正常。

患儿无子宫、宫颈、阴道米勒管结构，既往无外伤或手术史，考虑先天性无子宫可能，分析病因：①患儿乳房发育，没有子宫，患儿染色体 46,XX，无雄激素水平升高，首先排除 46,XY DSD，如完全性雄激素不敏感综合征等；②患儿染色体 46,XX，卵巢结构功能正常，性激素正常，已经出现第二性征，排除特纳综合征等性染色体异常 DSD；③患儿无子宫阴道，但存在女性外生殖器，卵巢结构功能正常，AMH 水平正常，排除 46,XX 性分化基因异常，故考虑单纯米勒管结构异常疾病。

（三）MRKH 综合征是什么？ 其发病率是多少？

Mayer-Rokitansky-Küster-Hauser（MRKH）综合征是一种罕见的先天性女性生殖系统畸形，主要表现为先天性子宫、阴道上段及输卵管发育不全，可合并肾脏、骨骼、听力等多系统器官畸形。发病率约为 1/（5 000~7 000）新生女婴。

（四）MRKH 综合征发病机制是什么？ 基因突变是 MRKH 综合征的原因吗？

MRKH 综合征由于胚胎期双侧副中肾管（米勒管）未发育或其尾端发育停滞而未向下延伸导致。

MRKH 综合征以散发为主。家族性聚集病例表明，该病可能是一种常染色体显性遗传疾病，目前报道最多染色体区域和可能涉及的基因有 1q21.1（*RBM8A* 基因），*Wnt* 基因家族：1p31~1p35（*WNT4* 基因），*Wnt7* 基因，*Wnt9b* 基因，7p15.3（*HOXA* 基因），17q12（*LHX1* 和 *HNF1β* 基因）、16p11（*TBX6* 基因），*AMH* 或 *AMHR2* 基因，22q11.21 和 Xp22 等。由于米勒管胚胎发育过程中涉及的遗传途径复杂性，迄今为止，分子遗传学发病机制尚不明确，考虑为多基因遗传病，*Wnt9b* 基因突变合并 *LHX1* 基因缺失或 *TBX6* 基因突变可能是 MRKH 综合征致病原因。

可能具有不完全外显率和可变表达率,基因型与表型之间无相关性。

本例患儿外周血染色体核型分析为46,XX,外周血全基因组测序未发现与患儿临床表现相关性较高的致病性变异。遗传学检测阴性,无家族史,考虑非遗传因素异常导致MRKH。

(五)MRKH综合征的临床表现有哪些?

MRKH综合征分为两型,Ⅰ型为孤立性子宫阴道发育不全,仅表现为生殖系统畸形:①无子宫颈结构;②阴道完全缺失或上2/3缺失;③单侧或双侧始基子宫。患儿多年长,因原发闭经或性生活困难而就诊。2%~7%患儿子宫内膜功能正常,可因继发于阴道、子宫或输卵管积血等引起周期性或慢性腹盆腔疼痛。体格检查显示外生殖器正常。通常可见阴道窝或小陷凹及处女膜组织。

Ⅱ型与生殖器外表现相关,即合并生殖系统外其他系统畸形,包括肾脏畸形(肾发育不良、肾缺如、肾异位等)、骨骼系统畸形(脊柱畸形、多指等)、耳朵畸形(传导性耳聋)、心脏畸形(先天性房间隔缺损、先天性室间隔缺损等)、腹股沟疝、肛门闭锁等。当MRKH综合征合并一侧肾脏发育缺失及颈胸段体节发育畸形时称为副中肾管-肾脏-颈胸段体节综合征(MURCS综合征)。

根据临床表现,本例患儿符合Ⅰ型MRKH综合征。

(六)MRKH综合征的诊断标准是什么?如何早期诊断?

诊断标准:①染色体核型为正常女性染色体核型(46,XX);②卵巢、输卵管形态功能多正常;③女性性激素水平、女性第二性征发育正常,无雄激素增高;④无子宫阴道或者子宫、阴道及输卵管发育不全。

超声检查未发现子宫和米勒结构或发育不全,但卵巢、输卵管形态及功能正常,外周血染色体核型正常,应警惕本病。

(七)MRKH综合征需要与哪些疾病相鉴别?

1. 特纳综合征　也称为先天性卵巢发育不全。可表现为无子宫,女性外生殖器表型。特纳综合征多伴有特殊面貌特征及子宫卵巢发育不全,为高促性腺激素性性腺功能减退症,雌激素水平低下,促性腺激素增高。可通过染色体核型分析,一条X染色体完全或部分缺失或结构发生改变进行鉴别。

2. 完全性雄激素不敏感综合征　可表现为无子宫,女性外生殖器表型,但染色体核型为46,XY,具有男性睾丸性腺,伴雄激素水平升高,雄激素受体的基因突变可鉴别。

3. 米勒管发育不良和高雄激素血症(OMIM 158330)　可表现为无子宫阴道,但伴特殊面容,卵巢卵泡耗竭以及高雄激素表现,WNT4基因杂合突变。

(八)MRKH综合征如何治疗?预后如何?

MRKH综合征患儿性腺功能、性激素水平正常,但没有正常子宫阴道,无生育功能。

1. 儿童内分泌科、儿童肾脏科、妇科、骨科、放射科、心理科等多学科全面评估。

2. 评估米勒结构首选经腹部超声检查。若患儿存在周期性下腹部疼痛,且超声检查显示有子宫,MRI可助于确定是否存在功能性子宫内膜。须进行肾脏、心脏彩超、脊柱X线、听力检测等排除合并其他先天畸形。

3. 在尊重患儿隐私和接受能力的前提下,根据患儿年龄进行专业的社会心理评估和教育支持。

4. 重建阴道,采用阴道顶压延长法或阴道成形术等解决性生活困难问题。

5. 辅助生殖技术、子宫移植可能成为该病患儿获得基因学后代的有效治疗方法。

(九)怎样进行遗传咨询?

MRKH综合征被认为是多基因遗传病。但家族病例有散在报道,遗传咨询可能是有益的。

应对先证者一级亲属进行病历采集(尤其是家族成员有合并副中肾管发育不良者或MURCS谱的畸形者),体格检查;辅助检查应包括染色体核型分析、性激素水平、盆腔MRI、脊柱平片、泌尿系统彩超、心脏彩超、听力检查等排除异常可能。

（王奕阳）

三、居家护理要点

（一）生活护理

注意会阴部卫生，保持清洁干燥，防止尿路及阴道感染，洗澡淋浴，勿盆浴。阴道成形术患儿，术后定期返回医院更换模具。

（二）休息与活动

听力下降者识别危险能力下降，活动时应注意防范意外伤害；有心脏畸形的患儿，应避免剧烈活动、哭闹、情绪激动，以免增加心脏负担；有腹股沟疝的患儿，应保持大便通畅，减少提重物等增加腹内压的活动。

（三）阴道顶压延长法的护理

1. 操作方法　患儿应对着镜子操作，以便区分出阴蒂、尿道口和远端阴道，教会患儿学会在适当的位置和合适的角度放置顶压模具。将模具放在远端阴道顶点，每天 1~3 次，每次顶压10~30min，模具的型号逐渐加宽加长。模具种类很多，患儿可以通过尝试不同种类的模具，选择最适合自己的一种。

2. 不良反应　最常见的不良反应包括泌尿系统症状、出血和疼痛。一旦出现上述症状，应评估是否有阴道磨损、泌尿系统损伤或泌尿道感染。对于出血和疼痛，可增加润滑剂的用量，换用更宽或柔软的模具，适当休息直到症状改善或消失。

（四）病情监测

1. 立即就医　若患儿出现发热、腹痛、异常阴道流血、尿急尿痛尿频、手术伤口有异常分泌物等症状，需立即就医。

2. 定期随访　妇科检查，必要时行阴道镜及盆腔检查。

（五）心理支持

生殖系统畸形可能导致自卑绝望和对女性身份质疑，自我紊乱，早期进行心理评估和干预，保护患儿隐私，家长多关心并倾听患儿内心想法，帮助积极应对生活困难，树立正确的婚育观，必要时咨询心理医师。

（林　梦）

● 参考文献

[1] HERLIN M K, PETERSEN M B, BRÄNNSTRÖM M.Mayer-Rokitansky-Küster-Hauser (MRKH) syndrome: a comprehensive update[J].Orphanet J Rare Dis,2020,15(1):214.

[2] LEDIG S, WIEACKER P.Clinical and genetic aspects of Mayer-Rokitansky-Küster-Hauser syndrome[J]. Med Genet,2018,30(1):3-11.

[3] SCHÄFFELER N, BECKMANN J, SCHENK B, et al.Burden of Affected Persons with MRKH Syndrome: Effect of an Intervention to Support Surgical Neovaginal Placement[J].Psychother Psychosom Med Psychol,2022,72(11):473-480.

[4] CHEN N, SONG S, BAO X, et al.Update on Mayer-Rokitansky-Küster-Hauser syndrome[J].Front Med,2022,16(6):859-872.

[5] 孙安男，李圃.MRKH 综合征的诊治[J].妇产与遗传（电子版），2022,12(4):46-51.

[6] 马晓黎，段华.ACOG 关于 MRKH 综合征诊治的最新建议[J].中国实用妇科与产科杂志,2019,35(11):1269-1272.

病例 51　双侧睾丸消失综合征

一、病史摘要

患儿,男,1 岁。因"生后双侧阴囊空虚 1 年"就诊。

(一) 现病史

1 年前,患儿出生时即发现双侧阴囊空虚。于当地医院检查双侧阴囊及腹股沟管无法扪及双侧睾丸。患儿 50 天时外院查性激素,雌二醇 <37pmol/L,睾酮 <0.45nmol/L,黄体生成素 31.20U/L,卵泡刺激素 50.30U/L,抗米勒管激素 <0.01ng/ml;查染色体为 46,XY。6 月龄时,外院彩超仍未于阴囊、腹股沟管及盆腔内探及双侧睾丸。

家族史无异常,出生喂养史无异常,生长发育史无异常,无嗅觉异常。

(二) 既往史

无特殊。

(三) 个人史及家族史

患儿系 G_1P_1,足月,顺产,出生体重 2 950g,无窒息抢救史,生长发育正常,未发现嗅觉异常。母亲妊娠史:否认特殊药物、食物接触史。否认家族遗传疾病史或先天疾病史。

(四) 体格检查

体温 36.8℃,心率 100 次 /min,呼吸 22 次 /min,血压 80/50mmHg。体重 9.5kg(中位数 10.05kg,Z 评分 −0.49,P31.2),身高 75cm(中位数 76.54cm,Z 评分 −0.56,P28.7)。患儿神清,精神反应可,无特殊容貌,反应可;外阴颜色正常,双侧阴囊扁平,双侧阴囊内及腹股沟管内未扪及睾丸样组织,阴茎短小,牵拉长度 1.5cm,尿道开口正常(图 51-1)。

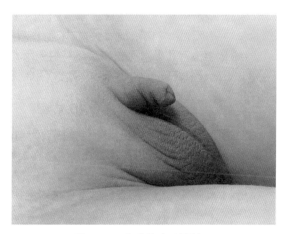

图 51-1　患儿外生殖器情况

二、诊疗解析

(一) 还需要完善哪些检查?

1. 血常规、尿常规未见异常。

2. 肝肾功能、血脂、电解质未见异常。

3. 彩超　双侧阴囊、腹股沟及盆腔内未见睾丸样组织,盆底未见米勒管残件。

4. HCG 刺激试验前　睾酮 <0.16nmol/L(Tanner Ⅰ期参考值:<0.16nmol/L),雌二醇 <18.40pmol/L(成人参考值:41.4~159pmol/L),LH<0.3U/L(成人参考值:1.7~8.6U/L),FSH 1.98U/L(成人参考值:1.5~12.4U/L)。HCG 刺激试验(注射 HCG 3 天)后:睾酮 <0.16nmol/L(↓)(参考值:>6.94nmol/L)。HCG 延长实验(注射 HCG 1 个月)后:睾酮 <0.16nmol/L(↓)(参考值:>6.94nmol/L),抗米勒管激素 <0.01ng/ml(↓)(参考值:0.77~14.50ng/ml)。

5. 染色体为 46,XY,SRY(+);外显子测序未见明确致病基因。

6. 手术探查　双侧盆腔内和腹股沟管未见明显睾丸和附睾组织,双侧内环口处精索血管纤细消失(图 51-2)。盆底无子宫和输卵管组织。

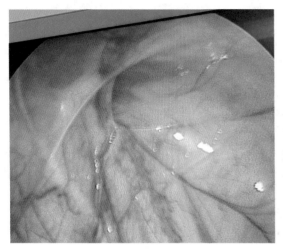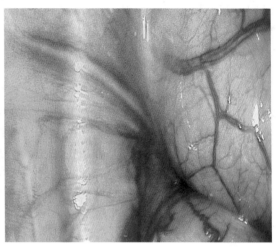

图 51-2　患儿双侧内环口情况

（二）诊断思路

现患儿存在以下问题：①双侧无睾丸组织；②小阴茎。经在内分泌检查 HCG 刺激试验和延长刺激试验后睾酮水平不增加，结合抗米勒管激素水平低下，提示患儿体内不存在有功能的睾丸组织；且影像学检查和手术探查均验证双侧无睾丸组织。因此，考虑诊断为双侧睾丸消失综合征。因为患儿尿道开口位置正常而仅为小阴茎，因此推测双侧睾丸消失的时间发生在孕 14 周即外生殖器男性化发育完成之后。

（三）双侧睾丸消失综合征是什么？其发病率是多少？

双侧睾丸消失综合征是指染色体核型为 46,XY 且双侧睾丸缺失的患儿，但有明确的证据表明在其胚胎发育过程中曾出现过睾丸功能。在大约 20 000 名男性中，有 1 名出现这种情况；在隐睾症的男孩中，这种情况可能占 0.5%~4.5%。

（四）双侧睾丸消失综合征的发病机制是什么？

导致双侧睾丸消失的原因和机制尚不清楚。宫内睾丸的退化可能是由基因突变、致畸物或双侧睾丸扭转、血管栓塞引起的。近来的研究证实一些染色体基因异常，例如 Y 染色体的微缺失、米勒管永存综合征、*NR5A1* 基因、*DHX37* 等基因可能与睾丸的退化相关。

（五）双侧睾丸消失综合征有哪些临床表现？

根据睾丸消失时间的不同，患儿可以有不同的外阴表征。若双侧睾丸消失发生孕 9 周之前，睾丸支持细胞分泌的 AHM 已经使米勒管退化，而间质细胞才开始分泌睾酮，外阴尚未向男性分化。因此，出生后外阴表现为完全女性外阴但无子宫和输卵管。若双侧睾丸消失发生在孕 9~14 周，此时外阴男性化尚未完成，出生后外阴则表现为不同程度的男性化不全，可以为外阴性别模糊状态亦可表现为尿道下裂。若双侧睾丸消失发生在孕 14 周之后，外阴男性化已完成，出生后外阴则表现为不同程度的小阴茎和双侧隐睾。若双侧睾丸消失发生在围产期或出生之后，外阴则为正常男性外观合并双侧隐睾。因为无性腺组织，此综合征患儿无法进入青春期也无生育可能。

（六）双侧睾丸消失综合征的诊断标准是什么？如何早期诊断？

在双侧睾丸消失综合征的诊断中应优先进行激素评估。要做到早期诊断，最理想的是在生后的 2~6 个月"小青春期"期间，若血清 LH 和 FSH 升高，T 和 AMH 水平检测不到，而染色体核型又为 46,XY 可诊断。若不在"小青春期"和"青春期"则需要进行 HCG 刺激试验和 HCG 延长试验，试验后 T 和 AMH 值均无法测出亦可诊断。AMH 水平是支持细胞功能的标志，评估睾丸组织是否存在，其敏感性高（92%~100%），特异性为 98%，阳性预测值为 92%。HCG 刺激实验的敏感性为 100%，但特异性为 80%,阳性预测值为 57%。在双侧睾丸消失综合征的诊断中影像学检查无足轻重,甚至一些研究表明,评估时无需进行影像学检查。超声可能会将长大的腹股沟淋巴结误认为是睾丸,而 MRI 检查过程用时较长,可能需要婴儿或幼儿进行镇静。对于已激素评估后确诊的患儿是否进行手术探查以及是否手术切除精索末端残迹现尚未达成共识。

(七)双侧睾丸消失综合征需与哪些疾病进行鉴别诊断?

在新生儿期,双侧睾丸消失综合征需要与严重的先天性肾上腺皮质增生症进行鉴别。后者也可表现为正常男性外生殖器合并双侧隐睾的外阴表征。这可通过染色体核型、电解质、睾酮和 17-羟孕酮水平进行鉴别。另外,双侧睾丸消失综合征需要与 46,XY 完全性性腺发育不良相鉴别。两者均可表现为完全女性外阴并且内分泌结果和染色体结果完全一致。但因为前者在早期存在过睾丸组织,因此无米勒管的残留而后者存在发育较好的米勒管组织。

(八)双侧睾丸消失综合征如何进行性别选择?如何治疗?

通常外阴表征为女性的双侧睾丸消失综合征,建议按女性性别进行抚养。在预期的青春期补充雌激素以促进第二性征的发育,青春期后可能需要阴道扩张或阴道成形术。相反,外阴表征为男性的通常按男性进行抚养并且需要长期的雄激素替代。在婴儿期和儿童期可短暂使用雄激素治疗小阴茎,推荐使用肌内注射庚酸睾酮,也可在阴茎上涂抹 5% 睾酮乳膏或者 2.5% 双氢睾酮凝胶。例如本例患儿在儿童时期进行短暂、间断的双氢睾酮凝胶治疗后,小阴茎状态得到较大的改善(图 51-3)。在 11~13 岁之间,预期的青春期开始时,采用雄激素由小剂量开始逐渐增加至正常量的方案进行替代治疗,最常用的雄激素为庚酸睾酮或环戊丙酸睾酮肌内注射和十一酸睾酮口服。正确的替代疗法会使生长突增,具有正常的第二性征,包括阴茎生长,以及正常的骨骼成熟。此外,这些患儿可能

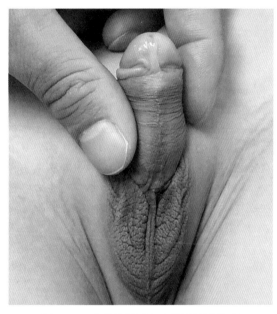

图 51-3 患儿使用双氢睾酮后阴茎情况

会从放置睾丸假体中受益,尽管最佳时机仍存在争议。而那些外阴表征为性别模糊的双侧睾丸消失综合征患儿的性别选择则需要进行个体化评估,以确定最佳性别分配。

(九)双侧睾丸消失综合征如何进行遗传咨询?

尽管双侧睾丸消失综合征的原因尚不清楚,多种因素可能致病。但是因为可致病的 *NR5A1* 基因、*DHX37* 基因等能通过母系进行常染色体显性遗传,因此,可以父母完善染色体核型和外显子测序的检查。

(毛　宇)

三、居家护理要点

(一)生活护理

保持会阴及尿道口清洁,若尿液浸湿衣裤,及时更换,保持外生殖器清洁,预防感染。洗澡淋浴,勿盆浴。

(二)用药指导

1. 雌激素　告知雌激素是维持第二性征非常重要的手段,需遵医嘱定时、定量服用药物,不可

随意减量和停药。

2. 双氢睾酮凝胶　清洁阴茎后均匀涂抹在阴茎表面,待凝胶干燥后再穿上衣物。

3. 睾酮　肌内注射,注意观察注射部位有无疼痛、硬结、感染、荨麻疹等情况,注射期间监测肝功能。

(三)病情监测

1. 立即就医　注射睾酮后,若患儿出现全身皮疹、瘙痒、呼吸困难、胸闷、气紧等过敏表现时,需立即就医。

2. 定期随访　第二性征发育、血睾酮浓度、性激素、性心理等。

(四)心理支持

协助患儿及家属做好性别选择,鼓励建立治疗的信心,保护患儿隐私,需充分考虑患儿心理感受,帮助患儿心理上性别认同,若出现性别焦虑和社会性别转换障碍,必要时心理门诊随访。

(黄尧佳)

● **参考文献**

[1] HEKSCH R A,MATHESON M A,TISHELMAN A C,et al.Testicular regression syndrome:practice variation in diagnosis and management[J].Endocr Pract,2019,25(8):779-786.

[2] CALOGERO A E,GAROFALO M R,BARONE N,et al.Spontaneous regression over time of the germinal epithelium in a Y chromosome-microdeleted patient:Case report[J].Hum Reprod,2001,16(9):1845-1848.

[3] PHILIBERT P,ZENATY D,LIN L,et al.Mutational analysis of steroidogenic factor 1(NR5a1)in 24 boys with bilateral anorchia:a French collaborative study[J].Hum Reprod,2007,22(12):3255-3261.

[4] MCELREAVEY K,JORGENSEN A,EOZENOU C,et al.Pathogenic variants in the DEAH-box RNA helicase DHX37 are a frequent cause of 46,XY gonadal dysgenesis and 46,XY testicular regression syndrome[J].Genet Med,2020,22(1):150-159.

[5] AHMED S F,KEIR L,MCNEILLY J,et al.The concordance between serum anti-Mullerian hormone and testosterone concentrations depends on duration of hCG stimulation in boys undergoing investigation of gonadal function[J].Clin Endocrinol(Oxf),2010,72(6):814-819.

病例 52　5α-还原酶缺乏症

一、病史摘要

患儿,社会性别女,2月龄6天。因"发现外生殖器异常3天"入院。

(一)现病史

3天前,患儿于当地医院儿保时发现外生殖器异常,"大阴唇"肥大,行生殖器彩超检查提示外阴部两侧可见类睾丸回声,周边可见类附睾回声。患儿自出生以来无呕吐、腹泻、体重不增、脱水等表现。

(二)既往史

无特殊。

(三)个人史及家族史

患儿系 G_1P_1,足月,出生体重3 100g,否认出生围产窒息史。父母体健,否认不孕不育、两性畸形或青春期发育延迟等家族史。

（四）体格检查

体温 36.5℃，呼吸 38 次/min，心率 128 次/min，血压 75/41mmHg。身长 58cm（中位数 58.1cm，Z 评分 –0.05，P 48），体重 6kg（中位数 5.41kg，Z 评分 0.91，P 81.8）。神清，精神反应可；心肺腹及神经系统查体未见异常；女性外阴，无色素沉着，双侧"大阴唇"肥大，左右侧均可触及大小约 1.0cm×0.5cm×0.5cm 包块，阴蒂稍肥大（宽约 0.36cm），未查见阴道口（图 52-1）。外生殖器雄性化评分（external masculinisation score，EMS）：3 分（两侧性腺位于"大阴唇"，满分 12 分）。

二、诊疗解析

（一）还需要完善哪些检查？

1. 肝功能、肾功能及电解质均未见异常。

2. 肾上腺素及性激素　抑制素 B 327.54pg/ml，抗米勒管激素 >18.00ng/ml，黄体生成素 3.3U/L（↑）（参考值：<0.1U/L），卵泡刺激素 2.2U/L，泌乳素 16.4ng/ml，雌二醇

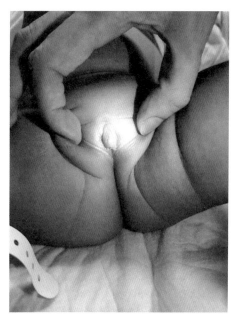

图 52-1　患儿外生殖器情况

<11.8pg/ml，孕酮 0.97ng/ml，睾酮 2.28ng/ml（↑）（参考值：<0.89ng/ml），雄烯二酮 1.61ng/ml，硫酸去氢表雄酮 24.40μg/dl，促肾上腺皮质激素 33.00pg/ml。

3. 甲状腺功能未见异常。

4. ACTH 激发试验　见表 52-1。

表 52-1　ACTH 激发试验

指标	0min	30min	60min
睾酮/（ng/ml）	2.28	2.05	1.67
雄烯二酮/（ng/ml）	1.61	2.45	2.71
硫酸去氢表雄酮/（μg/dl）	24.4	25.4	24.5
皮质醇/（nmol/L）	718.5	990.4	1193.1
孕酮/（ng/ml）	0.97	2.02	2.01
17α- 羟孕酮/（nmol/L）	2.6	5.8	7.3

5. HCG 激发试验　见表 52-2。

表 52-2　HCG 激发试验

指标	激发前	激发后
睾酮/（ng/ml）	1.67	10.06
双氢睾酮/（pg/ml）	163.00	270.24

注：激发后 T/DHT 比值为 37。

6. 生殖器彩超　左侧大阴唇样结构内查见睾丸样回声,大小约 1.1cm×0.5cm×0.5cm,实质回声均匀,未探及血流信号;右侧大阴唇样结构内查见睾丸样回声,大小约 1.4cm×0.6cm×0.7cm,实质回声均匀,未探及血流信号。

7. 盆腔及胆胰管 MRI 检查　右侧大阴唇及左侧腹股沟区分别可见一异常信号结节,盆腔内未见确切卵巢影;膀胱和直肠间未见确切子宫及阴道结构;阴蒂较肥大。综上,考虑性分化异常。

8. 染色体核型　46,XY。

9. SRY 和 Y 染色体微缺失　Y 染色体 AZF 区域中六个位点未检测到缺失,SRY 及编码锌指蛋白基因(ZFX/ZFY)无异常。

10. 基因检测(表 52-3)

表 52-3　*SRD5A2*(OMIM:264600)基因检测结果

基因	染色体位置	遗传方式	核苷酸改变	氨基酸改变	ACMG变异评级	携带		
						先证者	母	父
SRD5A2(OMIM:264600)	chr2:31754468	AR	c.607(exon4)G>A	p.G203S(NM_000348)	可能致病	杂合	杂合	野生型
SRD5A2(OMIM:264600)	chr2:31802204-31977267	AR	缺失	缺失	可能致病	杂合	野生型	杂合

(二)诊断思路

回顾病史查体及实验室检查,患儿主要有以下问题:①患儿 2 月龄,社会性别女,表现为"大阴唇"肥大,未查见阴道口,超声提示"大阴唇"内可见睾丸样回声,故存在性发育异常(disorders of sex development,DSD);因染色体提示 46,XY,考虑为 46,XY DSD;② 46,XY DSD 需考虑性腺发育不良或雄激素合成不足或雄激素作用异常;③因患儿血睾酮水平高,影像学提示睾丸存在且未见子宫,可排除性腺发育不良、睾酮合成不足,故考虑双氢睾酮合成不足或雄激素作用异常,即 5α- 还原酶 2 型缺乏症或雄激素不敏感综合征;④因患儿 HCG 激发试验提示激发后 T/DHT 比值为 37,且基因检测提示 *SRD5A2* 基因复合杂合突变,故考虑诊断 5α- 还原酶 2 型缺乏症。

(三)5α- 还原酶 2 型缺乏症是什么? 其发病率是多少?

5α- 还原酶 2 型缺乏症(5α-reductase type 2 deficiency,5α-RD)是一种罕见的常染色体隐性遗传病,由编码 5α- 还原酶 2 的 *SRD5A2* 基因变异所致。5α-RD 患儿的临床表现较广泛,外生殖器可为完全女性表型、小阴茎合并不同程度的尿道下裂,甚至为孤立小阴茎。据估计,5α-RD 占 46,XY 性发育异常的 11.2%~15.5%,但该疾病在普通人群中的发病率尚不清楚。

(四)5α-RD 发病机制是什么? *SRD5A2* 基因有何功能? 基因突变与表型之间关系?

5α- 还原酶 2 是 5α- 还原酶的一种,其功能是将睾酮转化为活性更强的双氢睾酮。局部高浓度的双氢睾酮刺激生殖结节生长,发育为阴茎、尿道海绵体,生殖褶融合为阴茎尿道,生殖膨隆在中线融合成阴囊。因此,5α-RD 可致双氢睾酮合成不足,导致男性外生殖器发育不全。*SRD5A2* 基因位于 2p23.1,由 5 个外显子和 4 个内含子组成,编码 254 个氨基酸。外显子 1 为 DNA 结合域,外显子 2~4 为 NADPH 结合区,外显子 5 为睾酮结合区。

根据 *SRD5A2* 基因结构,对变异分类,p.R227Q 突变归类于 NADPH 结合残基突变,比其他变异表现出更男性化的表型(更高的外生殖器雄性化评分)。此外,p.R227Q 的复合杂合突变减轻了表型的严重程度。同样,这类 NADPH 结合残基突变中的其他突变也表现出轻度到中度表型。相反,归类为结构不稳定和小到大残基突变的变异表现出中度到重度的表型,而归类为催化位点和螺旋断裂突变的变异表现出严重的表型。因此,在 5α-RD2 中存在基因型 - 表型相关性。根据 SRD5A2 结构对 SRD5A2 基因变异进行分类,有助于预测 5α-RD 的严重程度,并对受影响的患儿进行管理和遗传咨询。

(五)如何解释患儿的基因检测结果?

患儿存在 SRD5A2 复合杂合变异,其中 c.607(exon4)G>A 突变位点有相关文献报道,为可能致病性变异;而 chr2:31802204-31977267 变异导致 SRD5A2 的 1 号外显子缺失,为可能致病性变异。该患儿系 46,XY DSD,伴睾酮、促黄体生成素增高,HCG 激发试验提示激发后 T/DHT 比值为 37,故认为此基因突变与临床相吻合。

(六)5α-RD 的临床表现是什么?

患儿外生殖器表型多样,出生时外生殖器可表现为完全的女性表型或接近于正常的男性表型,还可表现为阴蒂增大或小阴茎,不同程度尿道下裂,单侧或双侧隐睾等外阴异常。多数患儿生后按女性抚养,到青春期,由于 5α- 还原酶 1 的表达,出现变声、阴茎增大等男性化表现,同时出现性别焦虑和社会性别转换。

(七)5α-RD 的诊断标准是什么?如何早期诊断?

有特征性临床表现可提示诊断,对于青春期后的 46,XY 个体或行 HCG 激发试验的婴儿和青春期前儿童,血浆睾酮与双氢睾酮比值增加(>20)可进一步支持该诊断,最后通过基因测序确诊。

出生后如发现外生殖器外观异常,尽早行相关激素、影像学、染色体、基因等检查,可以早期诊断。

(八)5α-RD 需要与哪些疾病相鉴别?

1. 雄激素不敏感综合征　外生殖器可表现为类似女性外观,或尿道下裂、小阴茎、隐睾与 5α-RD 表型非常相似,HCG 激发后如果 T/DHT 比值大于 35,则提示患儿为疑似 5α-RD,但阴性结果不能排除 5α-RD,确诊依赖于基因检测。

2. 17β- 羟基类固醇脱氢酶 3 缺乏症　是一种遗传性睾酮生物合成病,可导致与 5α-RD 相似的表型,而前者的外生殖器男性化缺陷比内部泌尿生殖道更为严重,血清睾酮浓度常处于男性正常范围低值,而血清雄烯二酮浓度可升高至数倍,也可通过基因鉴别。

(九)如何治疗?预后如何?

目前认为 5α-RD 患儿性别取向为男性的患儿生活质量优于女性患儿,虽然患儿的精子质量低下,但通过体外受精技术已使许多男性患儿能够生育后代,因此患儿的推荐性别一般为男性。性别选择为男性者,首选 DHT 凝胶局部外用治疗来增加阴茎长度,也可采用肌内注射睾酮来提高血清 DHT 水平。待阴茎达到满意长度,可选择外科手术整形。性别选择为女性者,早期行双侧睾丸切除、女性生殖器成形术等外生殖器整形,青春期开始时予雌激素替代治疗。大多数按男性抚养的 5α-RD 患儿的成年人报告的生活质量比按女性抚养的成年人更好;通过辅助生殖技术可以实现一些患儿的生育能力。

性别取向为男性患儿生活质量优于女性患儿。对于新生儿,SRD5A2 基因分析应作为首选诊断方法;应尽量早期诊断并建议按男性性别抚养,可获得更好的生活质量,且有生育后代的可能。

(十)怎样进行遗传咨询?

5α-RD 系常染色体隐性遗传疾病,该患儿父母有 1/4 的概率生出 5α-RD 患儿,有 1/4 的概率生出正常者,1/2 的概率生出 SRD5A2 基因突变携带者。对于已生育 5α-RD 患儿的家庭,应尽早进行产前诊断。

(周　鹏)

三、居家护理要点

（一）生活护理

保持会阴及尿道口清洁，若尿液浸湿衣裤，及时更换，保持外生殖器清洁，预防感染。

（二）用药指导

1. 雌激素　告知雌激素是维持第二性征非常重要的手段，需遵医嘱定时、定量服用药物，不可随意减量和停药。

2. DHT 凝胶　清洁阴茎后均匀涂抹在阴茎表面，待凝胶干燥后再穿上衣物。

3. 睾酮　肌内注射，注意观察注射部位有无疼痛、硬结、感染、荨麻疹等情况，如有过敏立即停止注射。注射期间监测肝功能。

（三）病情监测

1. 立即就医　注射睾酮后，若出现全身皮疹、瘙痒、呼吸困难、胸闷、气紧等过敏表现时，需立即就医。

2. 定期随访　骨龄、身高、体重、女性乳房发育、血睾酮浓度、外生殖器等，随访性心理及性生活质量等。

（四）心理支持

协助患儿及家属做好性别选择，鼓励建立治疗的信心，保护患儿隐私，需充分考虑患儿心理感受，帮助患儿心理上性别认同，必要时咨询心理医师。

（李芸茜）

● **参考文献**

［1］MENDONCA B B，BATISTA R L，DOMENICE S，et al.Steroid 5alpha-reductase 2 deficiency［J］.J Steroid Biochem Mol Biol，2016，163：206-211.

［2］SEO J，SHIN S，KIM S，et al.The Genotype-Phenotype Correlation in Human 5α-Reductase Type 2 Deficiency：Classified and Analyzed from a SRD5A2 Structural Perspective［J］.Int J Mol Sci，2023，24（4）：3297.

［3］CHENG J，LIN R，ZHANG W，et al.Phenotype and molecular characteristics in 45 chinese children with 5 alpha-reductase type 2 deficiency from south china［J］.Clin Endocrinol（Oxf），2015，83（4）：518-526.

［4］GUI B H，SONG Y N，SU Z，et al.New insights into 5α-reductasetype 2 deficiency based on a multi-centre study：regional distribution and genotype-phenotype profiling of SRD5A2 in 190 Chinesepatients［J］.J Med Genet，2019，56（10）：685-692.

［5］王军，张亚伟，李爽 .5α- 还原酶 2 缺乏症合并单纯性小阴茎的诊治进展［J］. 临床外科杂志，2021，29（6）：593-596.

病例 53　雄激素不敏感综合征

一、病史摘要

患儿，社会性别女，14 岁 9 月龄。因"逾 14 岁 9 月龄月经未来潮"就诊。

（一）现病史

患儿出生时外阴为女婴表现，遂按女婴抚养，智力发育正常，精神运动发育正常，否认嗅觉异常。10 岁乳房发育，现 14 岁 9 月龄，因月经未来潮于外院就诊，外院超声提示盆腔内未见确切子宫、卵巢样回声，双侧近腹股沟内环口处腹壁内回声异常，考虑为腹腔内容物疝入（？），染色体提示 46，

XY。现患儿无头痛、呕吐、腹痛等不适,一般情况可。

（二）既往史

无特殊。

（三）个人史及家族史

患儿系 G_1P_1,足月产,否认出生围产窒息史。父母体健,否认不孕不育或两性畸形或青春期发育延迟等家族史。

（四）体格检查

体温 36.4℃,呼吸 18 次/min,心率 78 次/min,血压 105/60mmHg。体重 75kg（中位数 48.97kg,Z 评分 3.34,$P \geq 99.9$）,身高 159.5cm（中位数 159.4cm,Z 评分 –0.02,P 49.2）,BMI 29.48kg/m²。神清,精神反应可;心肺及神经系统查体未见异常;腹平软,腹部脂肪堆积,左右侧腹股沟触及肿物,大小分别为 2.0cm×0.5cm,3.0cm×2.0cm;无胡须、喉结、腋毛、阴毛,双乳 B_4,女性外阴。外生殖器雄性化评分（external masculinisation score,EMS）评分:2 分（两侧性腺位于腹股沟,满分 12 分）。

二、诊疗解析

（一）还需要完善哪些检查?

1. 血常规、肝功能均未见异常。

2. 睾酮 5.73ng/ml（↑）（参考值:<0.39ng/ml）,雌二醇 46.3pg/ml,黄体生成素 15.9U/L,卵泡刺激素 4.4U/L。

3. 肿瘤标志物:甲胎蛋白、癌胚抗原、人绒毛膜促性腺激素均未见异常。

4. 盆腔超声:盆腔内未见确切子宫、卵巢样回声,双侧近腹股沟内环口处腹壁内回声异常,考虑为腹腔内容物疝入（?）。

5. 盆腔增强 MRI 检查　双侧腹股沟见软组织结节影,左侧大小约 2.1cm×0.7cm,右侧大小约 3.2cm×1.9cm,右侧结节内右侧另见几个囊性小结节影,直径约 0.3~0.8cm;阴道:阴道壁连续,可见阴道腔,阴道长约 5.2cm,顶端为一盲端;双侧腹股沟区结节影,多系性腺（异位睾丸及附睾结构可能）;盆腔内未见子宫、附件及宫颈结构。综上,考虑性分化异常,雄激素不敏感综合征待排除。

6. 骨龄　TW2-13,骨龄相当于 16.6 岁。

7. 双能骨密度　Z 评分 >–2,骨密度在同龄人范围。

8. 染色体核型　46,XY。

9. SRY 和 Y 染色体微缺失　Y 染色体 AZF 区域中六个位点未检测到缺失,SRY 及编码锌指蛋白基因（ZFX/ZFY）无异常。

10. 基因检测（表 53-1）

表 53-1　*AR*（OMIM:312300）基因检测结果

基因	染色体位置	遗传方式	核苷酸改变	氨基酸改变	ACMG变异评级	携带		
						先证者	母	父
AR（OMIM:312300）	ChrX:66937425	XR	c.2279（exon5）C>A	p.S760Y（p.Ser760Tyr）（NM_000044）	不确定	杂合	杂合	野生型

（二）诊断思路

回顾病史查体及实验室检查,患儿主要有以下问题:①患儿系 14 岁 9 月龄,社会性别女,月经未来潮,磁共振提示双侧腹股沟区结节影,多系性腺(异位睾丸及附睾结构可能),故存在性发育异常(disorders of sex development,DSD);因患儿染色体提示 46,XY,考虑为 46,XY DSD;② 46,XY DSD 需考虑性腺发育不良或雄激素合成不足或雄激素作用异常;③因患儿血睾酮水平高,影像学提示睾丸存在且未见子宫,可排除性腺发育不良、睾酮合成不足,故考虑雄激素作用异常或双氢睾酮合成不足,即雄激素不敏感综合征或 5α- 还原酶 2 型缺乏症;④患儿全外显检测提示 AR 基因突变,故考虑诊断雄激素不敏感综合征。

(三)雄激素不敏感综合征是什么?其发病率是多少?

雄激素不敏感综合征(androgen insensitivity syndrome,AIS)是由于雄激素受体(androgen receptor,AR)基因发生突变引起的 X 染色体相关的隐性遗传病,该病以靶组织对雄激素的抵抗为主要特征;AIS 是最常见的 46,XY DSD;国外报道 AIS 在遗传性别为 46,XY 男童中的发病率为 1/20 400,根据检测到 AR 基因突变估计 AIS 的发病率为 1/99 100。

(四)AIS 的发病机制是什么?AR 基因有何功能?基因突变与表型之间关系?

人的 AR 基因位于 X 染色体,有 8 个外显子,编码 919 个氨基酸,有 3 个主要的功能区和 1 个铰链区。AR 基因编码的 AR 蛋白,作为类固醇激素活化因子,与配体睾酮或双氢睾酮结合后成为二聚物,刺激雄激素敏感基因的转录,对胚胎期男性的性分化起重要作用。

AIS 的基因型和表型无确定联系。

(五)如何解释患儿的基因检测结果?

受检者检测到 AR 基因 c.2279(exon5)C>A,p.S760Y(p.Ser760Tyr)半合子变异,该变异在所有正常人群数据库频率小于 0.000 5,为罕见变异;经多个软件综合预测,该变异对蛋白有影响。该患儿系 46,XY DSD,伴睾酮增高,故认为此基因突变与临床相吻合。

(六)AIS 的临床表现是什么?

根据临床表现分为 3 类:轻度雄激素不敏感综合征(mild androgen insensitivitysyndrome,MAIS)、部分性雄激素不敏感综合征(partial androgen insensitivity syndrome,PAIS)和完全性雄激素不敏感综合征(complete androgen insensitivity syndrome,CAIS)。

CAIS 是由于 AR 受体完全失活,表现为外生殖器正常女性表型,伴阴毛及腋毛稀疏或缺失。婴幼儿患儿多以发现双侧腹股沟疝或阴唇肿物就诊,而青少年患儿常以原发闭经就诊。患儿体内没有子宫,阴道是盲端,性腺为睾丸,常在腹股沟管中存在,因此不会发生初潮。由于过多雄激素底物增加雌激素水平,在青春期可见正常的乳房发育。

PAIS 受 AR 受体残存功能的影响使得临床表型差异极大,可表现为女性生殖器外观到生殖器男性化不足。包括但不仅限于阴蒂增大、小阴茎、尿道下裂、附睾和输精管发育不良、隐睾等。因为婴儿期生殖器外观不一,社会性别可能难以确定。在患有 PAIS 的个体中,青春期的女性乳房发育和精子发生可能受到影响,面部、身体和腋毛通常会减少。

MAIS 患儿由于体内雄激素抵抗程度较轻微,通常表现为正常男性表型,多在青春期或成人阶段因青春期乳房女性化或不育而就诊,表现为精子减少症或无精液症。

(七)AIS 的诊断标准是什么?如何早期诊断?

CAIS 主要由严重损害 AR 功能的基因突变所致。患儿通常是青春期或青年女性,诊断依据是以下临床和生化表现:有正常乳房发育的女性表型、原发闭经、腋毛或阴毛稀少或没有、无子宫,但有睾丸、核型为 46,XY、阴道检查呈盲袋状、血清睾酮浓度在成年男性正常范围内,LH 正常或升高,且抑制素 B 在男性正常参考范围的中间水平。最后通过基因测序确诊。

PAIS、MAIS 的 AR 功能受损程度轻于 CAIS,诊断可能较困难,可通过基因测序确诊。

对于发现双侧腹股沟疝或阴唇肿物的女孩或外生殖器模糊的儿童,应警惕此类疾病可能,尽早行相关激素、染色体、影像学及基因等检查,可以早期诊断。

（八）AIS 需要与哪些疾病相鉴别？

1. 17β- 羟基类固醇脱氢酶 3 缺乏症　是一种遗传性睾酮生物合成疾病,可导致与 AS 相似的表型,但前者血清睾酮浓度常处于男性正常范围低值,血清雄烯二酮浓度可升高至数倍,而后者血睾酮正常或增高,也可通过基因以鉴别。

2. 5α-RD　外生殖器可表现为类似女性外观,或尿道下裂、小阴茎、隐睾,与 AS 表型非常相似,HCG 激发后如果 T/DHT 比值大于 35,则提示患儿为疑似 5α-RD,但阴性结果不能排除 5α-RD,确诊依赖于基因检测。

（九）AIS 如何治疗？预后如何？

AIS 治疗的核心在于性别分配。目前 CAIS 以女性作为抚养性别已成为标准的性别分配方案,建议将性腺保留至成年早期,以保证青春期启动及骨骼健康,还为可能出现的性别再分配提供机会。CAIS 女性患儿需通过外源性雌激素来保持第二性征和获得满意的最终身高。

大部分 PAIS 患儿的性别分配为男性。对于性别分配为男性的 PAIS 患儿,建议在 2 岁前完成隐睾和尿道下裂矫治手术;对小阴茎的儿童,在婴儿期、学龄前可使用庚酸睾酮短疗程治疗;男性的青春期诱导建议从 12 岁开始使用睾酮;PAIS 常在青春期出现女性化乳房,通常建议行药物治疗或手术矫治。性别分配为女性的患儿可选择切除性腺,青春期或成年后再行外阴矫形和阴道成形术,激素替代方面,与 CAIS 的治疗推荐方案一致。

对于 MAIS 患儿临床表型以不育症及女性化乳房为主,治疗上以乳房切除矫形为主。

针对此患儿,诊断为 CAIS,建议以女性作为抚养性别,建议将性腺保留至成年早期,以保证青春期启动及骨骼健康。同时通过外源性雌激素来保持第二性征。

AIS 患儿的不良预后包括生殖系统肿瘤、低骨密度或骨折、不孕、女性生殖腺发育不全、代谢及心血管系统疾病、心理及精神问题等。CAIS 和 PAIS 患儿的最终身高大于平均女性身高,但小于平均男性身高。

（十）怎样进行遗传咨询？

雄激素不敏感综合征系 X 染色体隐性遗传疾病,该父母生的 46,XX 子代中有 1/2 的概率是 *AR* 基因突变的携带者,但不发病,1/2 的概率是正常的;生的 46,XY 子代中,有 1/2 的概率是 AIS 患儿,1/2 的概率是正常的。对于已生育 AIS 患儿的家庭,应尽早进行产前诊断。

（周　鹏）

三、居家护理要点

（一）生活护理

注意保持会阴皮肤清洁干燥,避免感染。

（二）用药指导

1. 雌激素　选择女性性别的患儿,需遵医嘱服药以保持第二性质,勿擅自停药。雌激素需规律服药,用药后观察有无不良反应,如恶心、呕吐、食欲缺乏等。

2. 睾酮　肌内注射,注意观察注射部位有无疼痛、硬结、感染、荨麻疹等情况,如有过敏立即停止注射。

（三）病情监测

1. 立即就医　注射睾酮后,若出现全身皮疹、瘙痒、呼吸困难、胸闷、气紧等过敏表现时,需立即就医。

2. 定期复查　监测生长发育、骨龄、第二性征、血清睾酮等,调整药物剂量。

（四）心理支持

尊重关心患儿感受,保护患儿隐私,理解及鼓励患儿,树立生活的信心,若出现性别焦虑和社会性别转换障碍,必要时心理门诊就诊。

（李芸茜）

● 参考文献

［1］HUGHES I A,DAVIES J D,BUNCH T I,et al.Androgen insensitivity syndrome［J］.Lancet,2012,380（9851）:1419-1428.

［2］CHEN M J,VU B M,AXELRAD M,et al.Androgen insensitivity syndrome:management considerations from infancy to adulthood［J］.Pediatr Endocrinol Rev,2015,12（4）:373-387.

［3］MONGAN N P,TADOKORO-CUCCARO R,BUNCH T,et al.Androgen insensitivity syndrome［J］.Best Pract Res Clin Endocrinol Metab,2015,29（4）:569-580.

［4］BATISTA R L,COSTA EM,RODRIGUES A S,et al.Androgen insensitivity syndrome:a review［J］.Arch Endocrinol Metab,2018,62（2）:227-235.

［5］张帅,唐达星,傅君芬.雄激素不敏感综合征的临床处理研究进展［J］.中华小儿外科杂志,2021,42（9）:9.

病例 54 卡尔曼综合征

一、病史摘要

患儿,男,2 岁 8 月龄。因"发现小阴茎 2 年 8 个月"就诊。

（一）现病史

2 年 8 个月前（即患儿生后）,经医务人员查体即发现小阴茎（长度 1cm）,伴右侧睾丸未降至阴囊,无吐奶、呛咳、腹胀、腹泻、少尿、抽搐、反应低下等,家属未予重视及治疗,其间观察患儿无生长发育落后、智力低下等。2 年 2 个月前,患儿阴茎无明显增长,家属带患儿至小儿外科就诊,染色体检查示 46,XY,查见 SRY 基因。行人绒毛膜促性腺激素激发试验,结果示激发后睾酮明显上升,行人绒毛膜促性腺激素治疗 2 年,现双侧睾丸已降至阴囊,阴茎 3.5cm,否认听力障碍、嗅觉异常。

（二）既往史

无特殊。

（三）个人史及家族史

患儿系 G_1P_1,足月,剖宫产,出生体重、身长正常。母亲妊娠期否认特殊药物、食物接触史。父亲家系多位男性成员均有不同部位疝气。父亲自诉自身阴茎、睾丸发育正常,无性发育延迟、长期不育等病史。否认家族遗传疾病史或先天疾病史。

（四）体格检查

体温 36.6℃,心率 101 次 /min,呼吸 25 次 /min,血压 85/55mmHg。身高 92cm（Z 评分 –0.95,P25）,体重 13kg（Z 评分 –0.80,P25）。神志清楚,精神反应可,无特殊容貌。心肺腹、四肢及神经系统查体无异常。男性生殖器外观,双侧睾丸可扪及,体积均约 1ml,阴茎长度 3.5cm。

二、诊疗解析

（一）还需要完善哪些检查?

1. 血常规、尿常规、便常规、肝肾功能未见异常。

2. 甲状腺功能、皮质醇、胰岛素样生长因子 1,胰岛素样生长因子结合球蛋白 3、睾丸超声、头颅

MRI 等未见异常。

3. 染色体核型分析　46,XY,查见 *SRY* 基因(雄性性别决定基因)。

4. 人绒毛膜促性腺激素激发试验(6 月龄)见表 54-1。促性腺激素释放激素激发试验见表 54-2。

表 54-1　人绒毛膜促性腺激素激发试验

人绒毛膜促性腺激素激发试验	促黄体生成素 /(mU/ml)	卵泡刺激素 /(mU/ml)	睾酮 /(ng/ml)	性激素结合球蛋白 /(nmol/L)
注射前	1.5	4.1	<0.03	>200
注射后	<0.1	0.2	7.4	>200

表 54-2　促性腺激素释放激素激发试验

促性腺激素释放激素激发试验	0min	30min	60min	90min	90min
促黄体生成素	0.4	5.7	9.3	8.9	6.5
卵泡刺激素	1.6	8.7	12.3	15.7	10.1

5. 基因检测(表 54-3)

表 54-3　*PROK2*(OMIM:607002)基因检测结果

基因	染色体位置	遗传方式	核苷酸改变	氨基酸改变	ACMG致病性分析	携带		
						先证者	母	父
PROK2(OMIM:607002)	Chr3:71771655	AD/AR	c.118T>G(exon2)	p.Cys40Gly(NM_001126128)	临床意义未明	杂合	野生型	杂合

(二)诊断思路

回顾病史查体及实验室检查,患儿主要有以下问题:①患儿生后即发现小阴茎,考虑先天性性发育异常可能性大,最可能为性激素通路异常;②其为 46,XY 染色体核型,查见 *SRY* 基因,两个激发试验显示其垂体、睾丸分泌 LH、FSH、雄激素功能正常,提示性激素通路受损部位在垂体以上,头颅 MRI 未见异常,可排除垂体结构异常、肿瘤等可能;③评估垂体各激素轴分泌水平,仅性激素分泌轴相关激素缺乏,提示最有可能为下丘脑促性腺激素释放激素合成、分泌或功能障碍,常见为卡尔曼(Kallmann)综合征。基因检测发现患儿存在 Kallmann 综合征相关基因突变,可诊断。

(三)Kallmann 综合征是什么? 其发病率是多少?

Kallmann syndrome(KS)属于孤立性促性腺激素释放激素缺乏症(isolated gonadotropin-releasing hormone deficiency,IGD)中的一类,为全面了解,将 KS 与 IGD 一并介绍。

IGD 是一类由于先天性下丘脑促性腺激素释放激素(GnRH)神经元功能受损,GnRH 合成、分泌或功能障碍,导致垂体分泌促性腺激素不足,最终影响第二性征的出现以及生殖功能,也可称为特发性低促性腺激素性性腺功能减退症(IHH)或先天性低促性腺激素性性腺功能减退症(CHH),临床根据患儿是否合并嗅觉缺失分为两类:合并嗅觉缺失者为卡尔曼综合征(KS),嗅觉正常者称为嗅觉正常的特发性性腺功能减退症(nIHH)。IGD 患儿的下丘脑 - 垂体激素以及下丘脑 - 垂体影像表现都正常。GnRH 缺乏是该病最严重的临床表现,此外还有一些相对较轻的表现,比如下丘脑性闭经、体质性青春发育延迟、成年期起病的性腺功能减退症。

KS 患儿以男性居多。有研究者在 791 例性腺功能减退的男性患儿中诊断出 19 例 KS 患儿。该病具体的发病率尚无数据。

(四)PROK2 基因有何功能?基因突变与表型之间的关系如何?

IGD 的遗传方式有 X 连锁性、常染色体隐性、常染色体显性等遗传方式,甚至还有寡基因性。目前已确定 20 余种基因突变可引起 IGD,如 PROK2 基因变异。PROK2 基因表达的蛋白参与嗅球神经发育、迁移以及 GnRH 神经元发育、GnRH 释放,因此该基因突变会引起 KS 表型。该突变可见于常染色体显性遗传或常染色体隐性遗传方式,引起 KS 或 nIHH 两种表型,因此可以解释本文患儿存在性腺功能减退却合并嗅觉正常的现象。

(五)如何解释患儿的基因检测结果?

本次检测到患儿存在一个 PROK2 基因杂合突变:c.118T>G(p.Cys40Gly),来源于父亲。人类基因突变数据库(HGMD)没有该位点突变的相关报道。根据美国医学遗传学与基因组学学会(ACMG)指南,该变异被判定为临床意义未明。PROK2 基因突变主要见于常染色体显性遗传方式。IGD 相关基因突变存在不完全外显和临床表型高变异度特点,尤其常见于常染色体显性遗传方式。本例患儿突变基因来源于父亲,但其父亲没有临床表型,符合不完全外显特点。

(六)孤立性促性腺激素释放激素缺乏症有哪些临床表现?

最主要的表现是青春期无法正常启动。

男性患儿第二性征缺失(无睾丸增大、阴茎延长、阴毛出现)、无身高窜长、性欲降低、性功能下降。大部分男性患儿是在青春期确诊,部分患儿是在婴幼儿期由于小阴茎或隐睾被发现。女性患儿乳房不发育、生长迟缓、少阴毛、原发性闭经。然而,部分女性患儿还是有部分第二性征的出现和继发性闭经。有 20% 的 IGD 患儿会在成年后出现自发性症状缓解,但机制不明。

少见的临床表型还有嗅觉缺失、唇腭裂、单侧肾缺如、短掌骨、听力缺失、镜像(连带)运动、动眼障碍、小脑共济失调、脊柱侧凸等。

(七)孤立性促性腺激素释放激素缺乏症的诊断标准是什么?

1. 临床疑诊

(1)男性骨龄 >12 岁或生物年龄 >18 岁尚无第二性征出现和睾丸增大,伴睾酮 <3.47nmol/L(100ng/dl),促黄体生成素和卵泡雌激素水平低或处于正常范围低限。

(2)女性生物年龄 14 岁尚无第二性征出现和月经来潮,雌激素水平低且促黄体生成素和卵泡雌激素水平低或处于正常范围低线;有上述表现且找不到明确病因者,应高度怀疑此病。

(3)对于有小阴茎或隐睾的男性婴幼儿,应疑诊 IGD。在其生后 4~8 周内行性激素检测(通常表现为低睾酮、低促黄体生成素、低卵泡雌激素)。女性婴幼儿在此期鲜有提示性症状。

(4)IGD 患儿的女性后代可以在其小青春期动态监测卵泡雌激素水平。嗅觉降低或缺失是 KS 的特有表现,可见于一半以上的 IGD 患儿群体,因此需对 IGD 疑诊人群进行嗅觉测试。对于小年龄患儿或无法进行嗅觉测试的情况,可行头颅 MRI 观察是否有嗅球发育不全或萎缩。

2. 实验室检查　低促黄体生成素、低卵泡雌激素、低雌激素(<10pg/ml,女性卵泡期)、低睾酮(男性 <3nmol/L 或 86.5ng/dl,女性低雄烯二酮和睾酮,脱氢表雄酮正常)、GnRH 激发试验(男性激发后的促黄体生成素反应程度不一,取决于促性腺激素缺乏程度;女性促黄体生成素峰值低于正常女性患儿)、抑制素 B 水平低(男性 <30~60pg/ml)、抗米勒管激素水平低。

(八)孤立性促性腺激素释放激素缺乏症需要与哪些疾病相鉴别?

1. 垂体柄阻断综合征、垂体前叶发育异常、垂体肿瘤或其他中枢神经系统肿瘤　这些疾病除可引起促性腺激素缺乏以外,还存在多种垂体前叶激素分泌缺失。

2. 功能性下丘脑性闭经 该病通常是由于过度锻炼,营养缺乏,神经性厌食等因素引起。一旦这些因素被去除,该病就会缓解。

3. 体质性青春发育延迟 ①女性 13 岁尚无乳房发育或女性 15 岁尚未初潮或男性 14 岁尚无睾丸长大;② 18 岁以前会有自发性青春发育;③青春发育进展顺序正常;④无明确病因。该病与自发缓解的 IGD 的区别是前者发生在 18 岁以前,后者在成年以后。此外前者多数都有类似家族史。

4. 成年期起病的性腺功能减退症 该病是指有过正常生育史的成年男性,发生低促性腺激素性性腺功能减退症。原因包括解剖性原因、浸润性疾病、垂体肿瘤或其他中枢神经系统肿瘤。该病往往是不可逆的。

5. 高促性腺激素性性腺功能减退症 各种原因引起的原发性性腺发育不良或功能减退。

(九)如何治疗和随访?

1. 男性 ①睾酮替代治疗,可促进男性化表现,如口服十一酸睾酮胶丸或十一酸睾酮注射剂;②人绒毛膜促性腺激素 + 人绝经期促性腺激素联合生精治疗;③脉冲式 GnRH 生精治疗,通过微小泵脉冲式皮下注射 GnRH,模拟下丘脑生理性脉冲式 GnRH 释放,最终促进睾丸发育和精子形成;④隐睾患儿建议生后 6~12 个月进行手术矫正;⑤随访,起始治疗 2 年内,每 2~3 个月随访 1 次,监测第二性征,睾丸体积,促性腺激素和睾酮变化。如睾丸体积进行性增大,需警惕下丘脑 - 垂体 - 性腺轴功能逆转为正常可能。

2. 女性 ①雌孕激素替代治疗,起始小剂量雌激素促进乳腺发育和子宫长大,随后行周期性雌孕激素联合治疗可引起撤退性阴道出血;②促排卵治疗:脉冲式 GnRH 治疗,可诱导规律月经和排卵,有助于妊娠;随访,促排卵治疗期间,需 2~3 个月随访 1 次,监测促性腺激素、E_2、孕酮、子宫体积、卵巢体积及卵泡数量,警惕卵泡过度刺激和卵泡破裂风险。

(十)怎样进行遗传咨询?

本例患儿携带 PROK2 基因突变,来源于其父亲(无表型),该基因突变主要见于常染色体显性遗传方式,且具有不完全外显特点,因此其父母再生后代中有 1/2 的概率为 PROK2 基因突变携带者,若有临床表现,则为患儿。

(张婷婷)

三、居家护理要点

(一)生活护理
注意个人卫生,保持会阴生殖器清洁干燥,预防感染。

(二)用药指导

1. 雌孕激素 需遵医嘱定时、定量服用药物,不可随意减量和停药,以免影响疗效。观察有无头晕、恶心、腹痛、乳房胀痛、皮疹、瘙痒等不良反应。

2. 十一酸睾酮胶丸 用药期间观察有无恶心、腹泻、腹痛、高血压、水肿等不良反应。

3. 十一酸睾酮注射剂 避光保存,肌内注射。用药后观察有无多毛、痤疮、食欲增高、体重增加等不良反应。同时保持注射部位皮肤清洁、干燥,避免抓挠,观察有无红肿、瘙痒、皮疹等情况。

(三)病情监测

1. 立即就医 若患儿出现心慌、心悸、呼吸困难、全身皮疹等重度过敏症状,需立即就医。

2. 定期随访 监测生长发育、第二性征发育、性激素等。

(四)心理支持
该疾病以性发育异常为主要特点,患儿容易产生自卑心理,家长应加强与患儿沟通,注意正向引导,尊重患儿想法,鼓励表达内心感受,及时评估患儿心理状况,若发现患儿自伤、自残、自闭等情况，及时寻求心理医师帮助及治疗。

（陈小莉）

● 参考文献

［1］MILLAR A C，FAGHFOURY H，BIENIEK J M.Genetics of hypogonadotropic hypogonadism［J］.Transl Androl Urol，2021，10（3），1401-1409.

［2］CARIBONI A，BALASUBRAMANIAN R.Kallmann syndrome and idiopathic hypogonadotropic hypogonadism：The role of semaphorin signaling on GnRH neurons［J］.Handbook of Clinical Neurology，2021，182，307-315.

［3］LIU Y，ZHI X.Advances in Genetic Diagnosis of Kallmann Syndrome and Genetic Interruption［J］.Reprod Sci，2022，29（6）：1697-1709.

［4］PINGAULT V，ZERAD L，BERTANI-TORRES W，et al.SOX10：20 years of phenotypic plurality and current understanding of its developmental function［J］.Journal of Medical Genetics，2022，59（2），105-114.

［5］CHO H J，SHAN Y，WHITTINGTON N C，et al.Nasal placode development，GnRH neuronal migration and Kallmann syndrome［J］.Frontiers in Cell and Developmental Biology，2019，7，121.

病例 55　卵睾型性发育异常

一、病史摘要

患儿，社会性别男，3 岁。因"发现外生殖器发育异常 3 年"就诊。

（一）现病史

3 年前（即患儿生后）发现阴茎短小，外露段约 0.5cm，无异常色素沉着，无特殊面容，无乳房发育，无奶量减少，体重不增，无发热、咳嗽、呕吐、腹痛、腹胀等。

（二）既往史

无特殊。

（三）个人史及家族史

患儿系 G_1P_1，出生史无特殊。父母非近亲结婚。否认家族相关疾病病史。

（四）体格检查

体温 36.3℃，心率 120 次 /min，呼吸 24 次 /min，血压 82/40mmHg。体重 11kg（Z 评分 –2.2，P1.3），身高 86.5cm（Z 评分 –2.71，P0.3），外阴着色深，外阴中份见到阴茎样组织，长约 2.0cm，末端见尿道开口，未见到阴道开口，外阴两侧可扪及一大小约 0.5cm×0.5cm×0.5cm 睾丸样组织，表面光滑，活动度可，无触痛。普拉德评分 6 分（正常男性外观）。

二、诊疗解析

（一）还需要完善哪些检查？

1. 血常规、肝肾功能、电解质、甲状腺功能、ACTH 及 17OH 孕酮水平基本正常。

2. 性激素　E_2 20pg/ml，LH 0.2U/L，FSH 1.2U/L，PRL 12.2ng/ml，性激素结合球蛋白 145.1nmol/L，游离睾酮指数 <0.2。

3. 抑制素 B 107.5pg/ml，抗米勒管激素（AMH）16.11ng/ml。

4. SRY 基因和 Y 染色体微缺失检测　*SRY* 基因缺失。

5. ACTH 激发试验　见表 55-1。

表 55-1　ACTH 激发试验

指标	0min	30min	60min
皮质醇 /(nmol/L)	无	592.4	707.1
硫酸去氢表雄酮 /(μg/dl)	<15.0	<15.0	<15.0
雄烯二酮 /(ng/ml)	<0.3	<0.3	<0.3
孕酮 /(ng/ml)	0.21	0.38	0.47
睾酮 /(ng/ml)	<0.07	<0.07	<0.07
17- 羟孕酮 /(nmol/L)	0.4	1.0	1.5

6. HCG 激发试验　激发前睾酮 <0.07ng/ml；激发后睾酮 3.4ng/ml。

7. 腹股沟区彩超　双侧腹股沟区睾丸样回声。

8. 盆腔彩超　盆腔内未见确切子宫及卵巢声像图。

9. 双肾、肾上腺彩超　双肾及双侧肾上腺未见明显异常。

10. 骨龄　相当于 3.1 岁。

11. 染色体核型　46,XX。

12. MRI 盆腔轴位增强扫描　双侧睾丸显示，盆腔内未见明显子宫、卵巢及阴道结构，盆腔少量积液。

13. 病理结果　右侧睾丸附件：镜检见少量管腔结构，腔面衬覆柱状上皮，组织形态可符合性腺附件组织。左侧卵巢及附件：镜检见卵巢及输卵管组织。

14. 基因检测　未发现临床表现高度相关且致病性证据充分的点突变或大片段缺失重复。

（二）诊断思路

结合患儿病史、查体及相关检查结果：①患儿，男性外观，查体阴茎短小，两侧可扪及睾丸样物质，结合患儿阴茎周围和上覆结构无先天性解剖异常，不考虑先天性隐匿性阴茎、埋藏性阴茎、蹼状阴茎等。需考虑内分泌因素或遗传因素导致可能；②患儿无明确家族史，染色体检查结果示 46,XX，考虑患儿为 46,XX,DSD，进一步行相关检查；③患儿性激素检查未见异常，17- 羟孕酮阴性，皮质醇正常，ACTH 激发试验阴性，不考虑 21- 羟化酶缺乏症；④患儿血压正常，血钾正常，不考虑 11β 羟化酶缺乏症；⑤患儿 AMH 水平升高，但其盆腔 MRI 未见子宫及卵巢相关组织；⑥患儿考虑性腺发育障碍可能性大，行手术活检明确诊断。

（三）卵睾型性发育异常是什么？其发病率是多少？

卵睾型性发育异常（disorders of sex development，DSD）简称卵睾 DSD，是指在同一个体中同时存有睾丸或卵巢性腺组织，病理学检查有两种性腺上皮。卵睾 DSD 与睾丸发育分化异常以及雄激素合成和作用障碍有关。其发病率在新生儿中约为 1/20 000。目前研究提示，*SRY* 基因点突变、*SRY* 基因缺失或移码突变、*SRY* 向 X 染色体异位、隐形镶嵌都可能是该病发病机制。对于卵睾 DSD 最终确诊需通过手术性腺探查及病理组织学结果进行判定。卵睾 DSD 发病率为 1/20 000，约占全部性发育异常患儿的 10%。

（四）卵睾 DSD 有哪些分型？

卵睾 DSD 染色体核型主要分为三大类，46,XX 核型约占 60%，33% 为嵌合体（46,XX/46,XY；46,XX/47,XXY），7% 为 46,XY。卵睾型性发育异常有 3 种形式：①双侧型，双侧均为卵睾；②单侧型，一侧为卵睾，另一侧为睾丸或卵巢；③片侧型，一侧为睾丸，一侧为卵巢。有研究报道卵睾型 DSD 卵巢多位于左侧，睾丸或卵睾多位于右侧，遵循了性腺的不对称发育规律，但其具体机制尚不明确。

（五）46,XX,卵睾 DSD 诊断流程,如何早期诊断?

对于 46,XX 卵睾 DSD 的患儿,诊断流程如图 55-1。

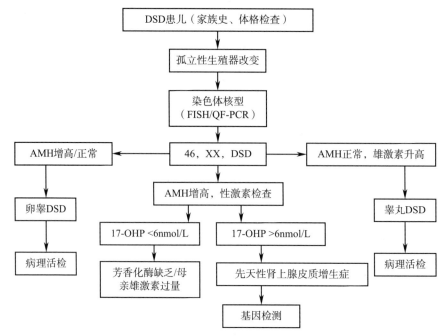

图 55-1　卵睾 DSD 诊断流程图

性发育患儿可能没有明显或严重的临床表现,对于外观为女性的新生儿,如存在阴蒂肥大、后唇融合或腹股沟疝情况,以及存在双侧隐睾症、小阴茎伴尿道下裂或孤立小阴茎的儿童,均需进行评估,尽早行染色体、激素相关检查,可以帮助早期确诊。

（六）46,XX,卵睾 DSD 需要与哪些疾病相鉴别?

1. 先天性肾上腺皮质增生症　是由于肾上腺皮质激素合成过程中所必需的酶缺乏,患儿可出现不同程度的肾上腺皮质功能减退,伴有女孩男性化,男孩性早熟表现。该患儿核型为 46,XX,外阴为男性外观,需警惕。但本例患儿 17- 羟孕酮水平未见异常,电解质水平正常,基因检测未见异常。

2. 46,XX 男性综合征　为性反转综合征的一类,表现为染色体性别和性腺性别不一致,染色体核型为 46,XX。主要临床表现为乳腺发达、须毛缺如、阴茎小、睾丸小、精索静脉正常、不能或只能产生少量精子。根据是否存在 *SRY* 基因,可以分为 *SRY* 阳性和 *SRY* 阴性两类。*SRY* 阳性约占 90%,大多因青春期后出现性腺功能减退、女性型乳房发育和不育症时被诊断出来,而 *SRY* 阴性男性患儿由于男性外生殖器外观存在缺陷,在生后很快被诊断出来。

（七）卵睾 DSD 如何治疗? 预后怎样?

早期的正确诊断及合理的性别选择对卵睾型性发育异常患儿的愈后及身心健康至关重要。通常认为为避免发生心理异常需在 2 岁前确定性别。患儿需在多学科团队协助下进行评估,包括外科、泌尿科、内分泌学、心理学、精神病学、放射学、护理和临床遗传代谢学专家进行综合评估。治疗原则:①在病理生理及解剖结构上将生物功能及结构损害降到最低;②将心理和社会的不利影响最小化;③尽量保留生育功能;④尽量保留性功能,维持一定的性生活满意度;⑤如有可能在性器官选择手术上留有余地,为后续抚养性别不能得到患儿认同时保留修正的可能。外生殖器发育情况、探查性腺的结果以及社会性别对于卵睾 DSD 患儿的性别选择更为重要。由于发育不全的睾丸组织发生性腺母细胞瘤或精原细胞瘤的患病率为 0.8%~2.6%。因此对于发育不良的睾丸、卵巢组织与睾丸组织无明显分界的混合型卵睾应切除,避免睾丸组织恶变。目前对于手术治疗后的患儿应当长期随访其基础性激素水平、外生殖器表现、心理变化等。

（八）卵睾 DSD 有哪些相关研究进展?

目前,科学家已经鉴定出多个与卵睾型性发育异常相关的基因。这些基因中最为重要的是 *SRY* 基因,该基因位于 Y 染色体上,并且编码了一个蛋白质,它在男性胚胎发育过程中控制了睾丸的形成。如果 *SRY* 基因存在突变,则可能导致男性出现女性化特征或女性出现男性化特征。此外,还有其他一些基因也与卵睾型性发育异常相关,例如 *SOX9*、*DMRT1*、*WT1* 等。这些基因的突变可能会影响雄激素水平、生殖道发育或者生殖细胞分化等方面。除了遗传因素之外,环境污染物也被认为是卵睾 DSD 的风险因素之一。例如,在母体妊娠期间接触到内分泌干扰物质,如双酚 A 和邻苯二甲酸酯等,可能会影响胎儿的生殖系统发育。卵睾型性发育异常的病因十分复杂,需要进一步的研究来深入了解其发生机制。

（九）怎样进行遗传咨询?

国外有研究者通过产前超声检查若发现胎儿存在外生殖器结构模糊不清,则行羊膜穿刺术行染色体检查,若胎儿染色体核型为 46,XX、46,XX/46,XY 或 46,XX/47,XXY,进一步行羊水睾酮及皮质醇测定。若睾酮水平高,而皮质醇水平在正常范围,同时伴有母体血清睾酮水平正常,则可诊断卵睾 DSD。目前尚未在国内开展相关诊疗工作,但对于有可能生育 DSD 患儿的高危孕妇产前诊断提供了方向。

（薛坤娇）

三、居家护理要点

（一）生活护理

保持会阴、肛周清洁卫生,预防感染。术后患儿,需防止尿路及阴道感染,洗澡淋浴,勿盆浴,保持大便通畅,避免伤口裂口。

（二）病情监测

1. 立即就医　若患儿出现发热、下腹痛、尿急尿痛尿频、手术伤口有异常分泌物等症状,需立即就医。

2. 定期随访　监测伤口、外生殖器发育、行心理评估等。

（三）心理支持

协助患儿及家属做好性别选择,鼓励建立治疗的信心,保护患儿隐私,需充分考虑患儿心理感受,帮助患儿心理上性别认同,若出现性别焦虑和社会性别转换障碍,必要时心理门诊随访。

（杨　鑫）

● 参考文献

［1］中华医学会儿科学分会内分泌遗传代谢学组.性发育异常的儿科内分泌诊断与治疗共识［J］.中华儿科杂志,2019,57（6）:410-418.

［2］BARROS B A,GUARAGNA M S,FABBRI-SCALLET H.Are NR5A1 variations a frequent cause of 46,xx ovotesticular disorders of sex development:analysis from a single center and systematic review［J］.Sex Dev,2022,16（4）:242-251.

［3］COSTANZO M,TOUZON M S,MARINO R.Gonadal tumor development in 46,XX disorders of gonadal development［J］.Eur J Endocrinol,2022,187（3）:451-462.

［4］USHIJIMA K,OGAWA Y,TERAO M.Identification of the first promoter-specific gain-of-function SOX9 missense variant（p.E50K）in a patient with 46,XX ovotesticular disorder of sex development［J］.Am J Med Genet A，2021,185（4）:1067-1075.

病例 56 德尼 - 德拉什综合征

一、病史摘要

患儿,社会性别男,1 岁。因"生后发现外生殖器异常 1 年"入院。

（一）现病史

患儿生后即按男性抚养,外生殖器模糊,平素无头痛、呕吐,无多饮、多尿,既往盆腔反复囊肿,于当地医院就诊,未行病理检查。家属诉反复尿路感染史,无视力障碍,无腹泻、腹痛。今为进一步诊治于我院就诊。

（二）既往史

无特殊。

（三）个人史及家族史

患儿系 G_1P_1,足月,顺产,出生体重 2 700g,无窒息抢救史。无腹股沟斜疝病史。母亲妊娠史:否认特殊药物、食物接触史。母亲有甲状腺功能亢进症病史。否认家族遗传疾病史或先天疾病史。

（四）体格检查

体温 37℃,脉搏 100 次 /min,呼吸 22 次 /min,血压 100/60mmHg。体重 5kg（中位数 10.05kg,Z 评分 –4.47,≤P 0.1）,身高 55cm（中位数 76.54cm,Z 评分 –7.86,≤P 0.1）。患儿神清,精神反应可,无特殊容貌,反应可;心音有力,律齐;双肺呼吸音粗,无啰音;腹平软;四肢活动可,神经系统无阳性体征;外生殖器外观 Prader Ⅲ 级,双侧性腺无法触及,可见短小阴茎样阴蒂向腹侧弯曲（图 56-1）,全身无肿胀。

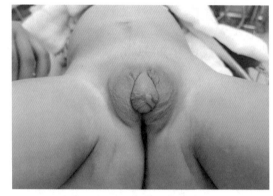

图 56-1　患儿外生殖器情况

二、诊疗解析

（一）还需要完善哪些检查?

1. 尿常规　比重 1.007,pH 7.0,尿蛋白（++++）,葡萄糖（±）,酮体（–）,尿胆原正常,胆红素（–）,潜血（++）;尿液清亮,呈浅黄色;镜下红细胞 10～15 个 /HP,白细胞 0～5 个 /HP。血常规未见异常。

2. 肝功能、肾功能　直接胆红素 5.07pmol/L,总胆红素 <3.1pmol/L（↓）,谷丙转氨酶 <6.0U/L,谷草转氨酶 93U/L（↑）,Y- 谷氨酰转移酶 45U/L,碱性磷酸酶 258U/L,尿素氮 <1.0mmol/L,肌酐 22μmol/L,尿酸 165μmol/L（↓）,总蛋白 36.96g/L（↓）,白蛋白 12.22g/L（↓）,球蛋白 25g/L（↑）,白球比例 0.5（↓）,钠 139mmol/L,钾 4.8mmol/L,氯 107mmol/L,钙 2.24mmol/L,磷 1.58mmol/L,镁 0.78mmol/L。

3. 血脂　甘油三酯 12.48mmol/L（↑）,总胆固醇 7.24mmol/L（↑）,高密度脂蛋白胆固醇 0.84mmol/L（↓）,低密度脂蛋白胆固醇 3.94mmol/L（↑）。

4. 肿瘤标志物　甲胎蛋白 94.51pg/L（↑）,癌胚抗原 2.66pg/L,糖类抗原 12 533.00U/ml,糖类抗原 15 316.50U/ml,糖类抗原 19 941.10U/ml（↑）,铁蛋白 51.4g/L。

5. 24h 尿蛋白 1.16g/L（↑）,尿蛋白 / 肌酐比值 39.91（↑）。

6. HCG 激发试验

（1）HCG 刺激前：雌二醇 <82.20pmol/L，睾酮 0.30nmol/L，卵泡刺激素 <35.00U/L，LH0.51U/L，雄激素结合蛋白 125nmol/L（↑）（参考值：13.6~76.3nmol/L），抑制素 B 135.97pg/ml（参考值：21.00~166.00pg/ml），抗米勒管激素 3.25ng/ml（↓）（参考值：23.87~319.13ng/ml），17- 羟孕酮 1.87ng/ml。脱氢表雄酮、双氢睾酮暂缺。

（2）HCG 刺激后：脱氢表雄酮 0.39ng/ml（参考值：<6.60ng/ml），双氢睾酮 380.29pg/ml，性激素结合球蛋白 106nmol/L（↑）（参考值：13.6~76.3nmol/L），肾上腺素 <0.3nmol/L，黄体生成素 <0.25U/L，卵泡刺激素 <1.25U/L，睾酮 545.50ng/dl，睾酮 / 双氢睾酮 14.34。

7. 阴囊和腹腔超声　未及睾丸、子宫及卵巢。

8. 泌尿系统超声　双肾实质回声稍强、肾上腺、输尿管及膀胱未见明显异常。

9. MRI 检查　肾脏 MRI 平扫 + 磁共振尿路造影（magnetic resonance urography，MRU）未见明显异常。

10. CT 检查　两侧肾脏形态饱满，建议 MRI+MRU 随访检查，示腹股沟淋巴结轻度肿大，两侧腹股沟多发淋巴结肿大，盆腔 CT 平扫及增强未见明显异常。

11. 肾穿刺活检　结合光镜、免疫荧光和免疫组织化学，病变符合肾小球弥漫系膜硬化。

12. 染色体核型　46，XY；SRY 基因（+）。

13. 基因检测（表 56-1）

表 56-1　*WT1*（OMIM：194080）基因检测结果

基因	染色体位置	遗传方式	核苷酸改变	氨基酸改变	生物学危害性	携带		
						先证者	母	父
WT1（OMIM：194080）	11p13	AD	c.1333C>T	p.His445Tyr	致病性变异	杂合	野生型	野生型

注：全外显子测序显示 *WT1* 基因第 8 外显子有致病性杂合突变。

（二）诊断思路

回顾病史查体及实验室检查，患儿主要有以下问题：①社会性别和外生殖器性别不符合，提示患儿存在 DSD，因为 AMH 低，则需要考虑存在双侧性腺发育不良的情况，影像学检查也印证此观点；②患儿尿蛋白强阳性，血白蛋白降低，血脂明显增高提示肾病综合征。由于这两大典型的特点存在，则要高度怀疑为 *WT1* 基因异常所导致的德尼 - 德拉什（Denys-Drash）综合征。结合患儿基因检测结果，符合 Denys-Drash 综合征诊断。

（三）Denys-Drash 综合征是什么？其发病率是多少？

Denys-Drash 综合征（Denys-Drash syndrome，DDS）是一种较为罕见的先天性疾病，尚无明确发病率数据，1967 年和 1970 年分别由 Denys 和 Drash 等首先报道，现已报道超 150 例患儿。20 世纪 80 年代后期提出将此类疾病称为 Denys-Drash 综合征。*WT1* 基因的单等位基因致病突变可导致 DDS，为常染色体显性遗传，也有体细胞突变的遗传方式。此类疾病以肾病综合征为主要表现，伴有男性 DSD、肾母细胞瘤或两者之一。肾病病理以弥漫性系膜硬化为主要特征，多发生在 2 岁以内，很快进展至终末期肾衰竭死亡。

（四）DDS 的发病机制是什么？*WT1* 基因突变是 DDS 的原因吗？*WT1* 基因有何功能？

分子生物学研究结果证实，DDS 是由于维尔姆斯瘤（Wilms 瘤）抑制基因杂合突变所致。迄今为止，国外已在 *WT1* 突变所导致的相关疾病中发现 78 种突变，其中 DDS 的 *WT1* 突变 30 种。约

80% 的突变发生在外显子 8 或外显子 9,最常见的突变是 1180C>T。

DDS 完全型和不完全型都确定由 *WT1* 基因杂合突变所致,90% 以上的 DDS 患儿均能检测出 *WT1* 基因突变。*WT1* 基因定位于 11p13,含有 10 个外显子,编码 1 个具有高度同源性的核蛋白。*WT1* 基因含有 2 个可随机组合的剪接外显子,一个是第 5 外显子,编码 17 个氨基酸,产生 2 种 *WT1* 基因剪切蛋白亚型,17AA+ 和 17AA−;另一个是第 9 外显子,编码 3 个氨基酸,即赖氨酸、谷氨酸和丝氨酸。因此,人们认为 *WT1* 可产生 4 种亚型。*WT1* 蛋白含有 2 个功能区:一个定位于氨基端,由外显子 1~6 编码的富含谷氨酸和脯氨酸的转录调控区域;另一个定位于羧基端,由外显子 7~10 分别编码 4 个含有半胱氨酸 - 组氨酸的锌指结构,共同组成 1 个锌指蛋白,是序列特异性 DNA 结合域。此外,*WT1* 还可通过 RNA 编辑及交替翻译起始位点等方式产生 24 种 WT1 蛋白同工体。

(五)如何解释患儿的基因检测结果? *WT1* 基因突变只引起 DDS 吗?

本次检测在受检者全血基因组 DNA 中检测到 *WT1* 基因的 1 个变异,c.1333C>T。该变异曾多次在文献中被报道,是常见的致病突变。

WT1 基因突变首先在 11p 缺失综合征(WAGR 综合征)和 DDS 中报道。目前,已报道的 *WT1* 基因突变见于 DDS、弗雷泽综合征(Frasier 综合征)、WAGR 综合征、尿道下裂、独立的弥漫性系膜硬化、激素抵抗型肾病综合征和 Wilms 瘤。同时,发现与间皮瘤、促结缔组织增生的小圆细胞肿瘤、肺癌、前列腺癌及白血病等有关。

(六)*WT1* 基因突变分析意义及如何判断预后?

WT1 基因突变首先可导致多种肾脏疾病。*WT1* 突变所致的肾脏疾病患儿对激素耐药,对其他免疫抑制剂也多无反应,有效的治疗方法是肾移植。因此,突变分析能够使肾脏疾病患儿避免不必要的激素及其他免疫抑制剂治疗,还可为这些患儿早期进行肾切除或肾移植,以及预防 Wilms 瘤的发生提供可靠依据。突变所致的肾脏疾病患儿发病后在不同时间内进展至终末期肾病,因此,*WT1* 基因突变分析有利于判断疾病预后。

错义突变的男性患儿发生 Wilms 瘤的危险性高,发生性腺胚细胞瘤的危险性小;无义突变的男性患儿发生 Wilms 瘤和不严重的生殖道畸形的危险性高;剪接突变有一定的发生性腺胚细胞瘤的危险性,但不发生 Wilms 瘤,所以突变分析还有利于预测突变所致的肾脏疾病患儿发生 Wilms 瘤和性腺胚细胞瘤的危险性。

(七)DDS 患儿主要临床表现是什么?

DDS 的主要表现包括肾病综合征、肾母细胞瘤及其他 *WT1* 变异相关疾病,故临床症状也主要分为三个方面。

肾病综合征相关症状:患儿出生前,其胎盘情况、妊娠及分娩情况一般无表现出明显异常,发病后(常为 1 岁内)典型症状为水肿、腹胀、腹水、反复感染。随肾功能下降或进展为终末期肾病,也可能出现活动减少、营养不良、非特异性疼痛、食欲下降等症状。部分患儿可见高血压、贫血及骨骼发育异常表现,偶见静脉血栓形成。

肾母细胞瘤相关症状:主要表现为触及腹部包块,超过 90% 的肾母细胞瘤 DDS 患儿因这一症状就诊,其他症状可能包括腹胀、腹痛、血尿、血压升高、体重下降、喂养困难、腹股沟疝、便秘、急腹症等。

WT1 突变可能导致外生殖器异常,出现包括隐睾、尿道下裂、阴蒂增大与阴唇融合、阴囊分裂与转位、小阴茎等异常表现,此外,也有部分患儿存在睾丸发育不良、条索性腺等内生殖器异常,且发育不良的性腺其性腺母细胞瘤发生率也偏高。

(八)DDS 的诊断标准是什么?

DDS 临床分为完全型和不完全型,完全型 DDS 表现为以弥漫性系膜硬化为特征的肾病综合征,伴有男性 DSD 和肾母细胞瘤;不完全型 DDS 仅表现肾病综合征,伴有男性 DSD 或肾母细胞瘤。

DDS 核心表现为早发的肾病综合征,发生年龄多在 1 岁以内,典型的肾活检病理表现为弥漫性系膜硬化。患儿肾病起病及进入肾衰竭的年龄范围大,最早有产前宫内超声发现羊水过少及肾脏超声检查提示肾脏大。肾母细胞瘤与肾病发生的年龄相近,常与肾病的表现相混淆或同时出现。DDS 另一特征性表现是性发育异常,这种性腺发育异常通常只发生于染色体核型为 46,XY 的男性患儿。如果患儿同时存在染色体核型为 46,XY 的 DSD 和 1 岁以内发生的肾病综合征,临床上可以诊断本病。本例患儿符合完全型 DDS。

(九) DDS 需要与哪些疾病相鉴别?

DDS 在临床症状上与 Frasier 综合征有交叉,应加以鉴别。Frasier 综合征是以局灶节段性肾小球硬化为特征的肾小球病变伴男性 DSD、性腺肿瘤的一组综合征。它的肾病临床表现与 DDS 相似,但发病年龄较晚,肾衰竭多发生在 10~20 岁,且不发生肾母细胞瘤。Frasier 综合征主要是由于 *WT1* 基因内含子 9 剪接位点突变导致 +KTS 同工体明显减少,WTI 的 +KTS/−KTS 异构体产物失衡所致。现也有学者认为,*WT1* 基因所导致的各种综合征是一种疾病的不同阶段性表现。

(十) DDS 如何治疗和随访?预后如何?

DDS 尚未制定出最佳的管理策略。整体来说关注重点为弥漫性系膜硬化进展为终末期肾病及肾母细胞瘤的发生发展,需密切随访,依病情变化及时处理。

对于 DDS 患儿的肾病综合征,激素治疗常无效,少数报道对钙神经素抑制剂如环孢素 A 治疗有效,其他有效的方法是进行透析替代治疗或肾移植,患儿多于 2 岁以内死于肾衰竭。

对于未发现肾母细胞瘤的 DDS 患儿,目前有根治性和保守性两种治疗策略。根治性方法包括在终末期肾病进展之前进行预防性双侧肾切除术,以避免肾母细胞瘤的发展并缩短移植前肾替代治疗的总时间。保守治疗则倾向使用系列影像学研究密切监测肾母细胞瘤的发展。在肾母细胞瘤患儿中,双侧肾切除术优于保留肾单位手术,以尽可能保留肾功能,目前也有研究认为可以考虑在保留自体肾脏的情况下进行肾脏异位移植,这种方法可能减少尿蛋白并控制肾病综合征。

肾母细胞瘤的外科治疗应遵循国家肾母细胞瘤研究方案的指南,此外,对于肾母细胞瘤患儿,建议在肾移植前 2 年内不进行化疗和肿瘤治疗。

DSD 按照染色体核型为 46,XY DSD 治疗,但需主要治疗肾脏疾病。

长期随访:对于 DDS 患儿,需持续治疗肾病综合征、高血压和肾衰竭,并酌情进行肾移植;需重点关注并管理肾母细胞瘤的发生发展,儿童肿瘤组织发布了长期随访指南。后期需于内分泌科长期随访,以监测管理可能发生的性别发育问题。

本例 DDS 患儿经多学科小组讨论,考虑诊断为 DDS。最终该患儿被指定为男性并在机器人的协助下进行了双侧性腺探查、米勒管切除和外生殖器男性化手术。术中冷冻切片显示双侧性腺组织含有性腺母细胞瘤(图 56-2A),并切除双侧性腺。7 个月后,超声检查发现左下肾实质内有 4.5cm×4.2cm 的中等回声,考虑为左 Wilms 肿瘤,遂行左肾切除术。病理证实 Wilms 瘤(图 56-2B)。术后行长春新碱及放线菌素 D 化疗。1 个月后,发现尿蛋白呈阳性,血清白蛋白下降,考虑激素抵抗性肾病综合征。此后,蛋白尿逐渐增多,血清白蛋白逐渐减少,偶尔出现面部水肿(图 56-2C)。在左肾切除 10 个月后,经过 MDT 讨论和患儿家属的强烈要求,在保留右肾的情况下对患儿进行了肾脏异体移植手术。口服他克莫司后,移植的肾脏功能恢复良好(图 56-2D)。移植后半年内,发现尿蛋白逐渐减少,而血清白蛋白逐渐恢复到正常水平(图 56-2C)。现规律随访中。

(十一) 怎样进行遗传咨询?

DDS 患儿突变为杂合胚系突变,大部分 DDS 患儿存在严重的生殖器官发育异常伴条索状性腺和不育,有 50% 的风险将突变基因传递给其子代,子代可能发生 DDS。

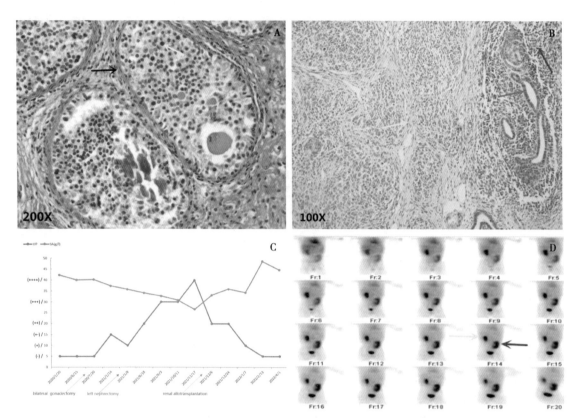

图 56-2　本例患儿具备的典型 DDS 特点

A. 左侧性腺中的性腺母细胞瘤的 HE 染色,性腺母细胞瘤巢(黑色箭头);未成熟生殖细胞(黄色箭头);Call-Exner 小体(绿色箭头)。B. 左肾中 Wilms 肿瘤的 HE 染色,肿瘤由未分化胚芽(红色箭头)、间充质(黄色箭头)和上皮成分(绿色箭头)组成。C. 尿蛋白(红)和血清白蛋白(蓝)在病程中的变化。D. 肾脏异体移植 3 个月后的 ECT,图中显示了移植肾(红色箭头)和保留肾(黄色箭头)。

（毛　宇　李博雅）

三、居家护理要点

（一）生活护理

注意个人卫生,加强个人防护,保持皮肤、会阴清洁干燥,预防感染。皮肤水肿的患儿,保持皮肤清洁干燥,避免破损。

（二）饮食指导

一般患儿不需特别限制饮食,可给予易消化饮食,供给优质蛋白质、少量脂肪、足量碳水化合物及高维生素饮食。严重水肿、高血压、尿少时,短期低盐饮食。大量蛋白尿时,蛋白质摄入量控制在每日 2g/kg 左右。注意每日补充维生素 D 及适量钙剂。

（三）休息与活动

一般不需严格限制活动,严重水肿及高血压时需卧床休息。透析患儿应注意休息,不可劳累。肾移植患儿应避免至人多的地方,预防交叉感染。肾移植患儿手术后避免剧烈咳嗽、用力排便等增高腹压动作。

（四）用药指导

环孢素 A:严格遵医嘱服药,不随意调药或停药,避免与肾毒性药物、抗生素、抗惊厥、钙离子通道阻滞剂等药物合用。可在饭后口服,需忌食葡萄柚,其会影响代谢,提高环孢素血药浓度,使用期间应避免注射活疫苗,常见不良反应恶心、呕吐、牙龈增生、多毛、肝肾功损伤、震颤、头痛、惊厥等。

(五)病情监测

1. 立即就医　若患儿出现发热、恶心呕吐、头晕头痛、尿液异常、水肿、腹胀、腹部包括等表现,需立即就医。

2. 定期随访　监测肾功、尿常规、外生殖器、血压、环孢素血药浓度、泌尿超声、肿瘤标志物等。

3. 居家监测　准确记录尿量,观察尿液颜色、性状,每日测血压 1~2 次,每周测体重 1~2 次。

(林　梦)

● **参考文献**

[1] NISHI K,INOGUCHI T,KAMEI K,et al.Detailed clinical manifestations at onset and prognosis of neonatal-onset Denys-Drash syndrome and congenital nephrotic syndrome of the Finnish type[J].Clin Exp Nephrol,2019,23(8):1058-1065.

[2] AUBER F,JEANPIERRE C,DENAMUR E,et al.Management of Wilms tumors in Drash and Frasier syndromes[J].Pediatr Blood Cancer,2009,52(1):55-59.

[3] HODHOD A,EL-SHERBINY M.46-XY Denys-Drash Syndrome.Is There a Role for Nephron-sparing Modalities in Management of Renal Masses? A Report of 2 Cases[J].Urology,2018,117:153-155.

[4] MAO Y,FENG S J,JIN X,et al.A patient with Denys-Drash syndrome(DDS)underwent renal allotransplantation with preserved autologous kidney[J].Asian J Surg,2022,46(3):1313-1314.

[5] HUDSON M M,BHATIA S,CASILLAS J,et al.Long-term Follow-up Care for Childhood,Adolescent,and Young Adult Cancer Survivors[J].Pediatrics,2021,148(3):102296

[6] 李烟花,李海燕,曾力等. 儿童肾移植围手术期护理规范专家共识[J]. 器官移植,2023,14(3):343-351.

[7] 何玲,陈佩娟,陈建辉. 小儿朗格罕细胞组织增生症术后复发行同步放化疗的护理(附 1 例报告)[J]. 齐鲁医学杂志,2014,29(02):168-169.

病例 57　混合性性腺发育不良

一、病史摘要

患儿,社会性别男,3 月龄。因"尿道开口位置异常及盆腔占位 3 个月余"入院。

(一)现病史

患儿家属自患儿出生后发现其尿道开口于阴囊下份,未伴排尿困难、尿频、尿急、尿痛等不适,于当地行彩超示平素无头痛、呕吐、多饮、多尿,无视力障碍,无腹泻、腹痛。今为进一步诊治于我院就诊。

(二)既往史

无特殊。

(三)个人史及家族史

患儿系 G_1P_1,足月,顺产,出生体重 2 850g,无窒息抢救史。无腹股沟斜疝病史。母亲妊娠史:否认特殊药物、食物接触史。否认妊娠期特殊疾病史。否认家族遗传疾病史或先天疾病史。

(四)体格检查

体温 37℃,心率 100 次/min,呼吸 26 次/min,血压 70/40mmHg,体重 5.5kg(中位数 6.69kg,Z 评

分 –1.53，*P*6.3），身高 60cm（中位数 61.95cm，*Z* 评分 –0.85，*P*19.7）。患儿神清，精神反应可，无特殊容貌；心音有力，律齐，双肺呼吸音粗，未闻及干湿啰音；腹平软；四肢活动可，神经系统未见明确阳性体征。会阴部查体：尿道开口于阴囊下份，可见阴囊对裂转位，阴茎下曲约 30°，阴茎头横径 1.2cm，触及左侧睾丸偏小，约 0.3cm×0.3cm×0.5cm，触及右侧睾丸大小正常，质地正常（图 57-1）。

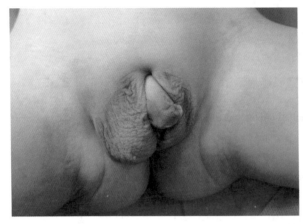 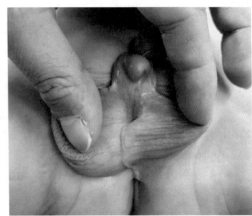

图 57-1　患儿外生殖器情况

二、诊疗解析

（一）还需要完善哪些检查？

1. 尿液分析未见明确异常。

2. 血常规、生化未见明确异常。

3. 性激素　卵泡刺激素 5.63U/L（成人参考值：0.57~12.07U/L），黄体生成素 3.89U/L（成人参考值：0.95~11.95U/L），雌二醇 <5.12pg/ml（成人参考值：11.0~44.0pg/ml），睾酮 197ng/dl（成人参考值：142.4~922.48ng/dl），17α- 羟孕酮 3.98ng/ml，双氢睾酮 74.28pg/ml（参考值：40.50~355.00pg/ml），脱氢表雄酮 1.92ng/ml，抗米勒管激素 171.74ng/ml（参考值：23.87~319.13ng/ml），抑制素 B 442.17pg/ml（参考值：9~602.34pg/ml），睾酮 / 双氢睾酮 26.52。

4. 泌尿系、腹腔及睾丸超声　右肾积水 0.6cm，盆腔可见一 8.1cm×3.5cm×4.0cm 囊性占位，上至右肾下份，与膀胱紧贴。左侧睾丸绿豆大小。

5. 三维重建 CT　盆腔囊性团块，多系良性病变，位于道格拉斯凹陷。

6. 染色体核型　45,X/46,XY 嵌合体（24/36）。

（二）诊断思路

回顾病史查体及实验室检查，患儿主要有以下问题：①患儿生后即发现外生殖器异常，包括尿道开口位置改变，阴茎阴囊转位，一侧睾丸偏小，考虑性腺功能和发育异常可能性大；②患儿睾酮 / 双氢睾酮比值偏高，提示不能排除 5a 还原酶缺乏可能性；③患儿彩超及 CT 提示盆腔占位，可疑米勒管残件可能性大，提示存在性腺发育不良；④患儿染色体核型检测为 45,X/46,XY 嵌合体（24/36）。提示患儿可能同时存在发育异常的睾丸及不成熟的性腺，结合染色体核型结果，首先考虑混合性性腺发育不良。

（三）什么是混合性性腺发育不良？其发病率如何？

混合性性腺发育不良（mixed gonadal dysgenesis，MGD），也称为不对称性性腺发育不良，是一类性发育异常的常见综合征，发病率约为 1.5/10 000 例活胎。其为新生儿阶段继先天性肾上腺增生症之后第二个最常见的生殖器模糊的病因，在临床工作中应着重加以鉴别。

该疾病的主要特征包括性腺发育不良及双侧性腺不对称,常表现为一侧为发育异常的睾丸,另一侧为不成熟的性腺、条索性腺或没有性腺。通常情况下,患儿的染色体核型为 45,X/46,XY 嵌合型,也有可能为 46,XY 核型。

因其身高生长发育常较差,且有女性生殖器手术优势,约三分之二的 MGD 患儿最终以女孩抚养长大。此类患儿常存在子宫或半子宫,阴道较易修复,且可早期切除有肿瘤发展高风险的不正常性腺。

对于作为男性长大的患儿或诊断较晚的患儿,要针对尿道下裂和单侧隐睾进行手术矫正,若保留睾丸,应定期随访,以及时发现可能出现的性腺母细胞瘤。此类患儿的预后主要同恶性生殖细胞肿瘤的发展有关。

(四)MGD 的发病机制是什么?

所有 MGD 病例均为散发,其主要病因是染色体发育异常。大多患儿为 45,X/46,XY 核型,性腺和外生殖器的表型取决于不同类型嵌合细胞的比例。目前已确定了几个基因型与表型的相关性:*SRY* 基因的部分表达(导致部分睾丸发育不良,睾酮合成减少,从而导致雄激素化不足),女性 Y 染色体上存在性腺母细胞瘤(*TSPY1*)基因座(与肿瘤发生的风险增加有关),以及 *SHOX* 基因丢失导致身材矮小。

(五)MGD 患儿常见哪些临床表现?

在染色体层面,患儿的染色体核型可能为 45,X/46,XY 嵌合型,或 46,XY 核型。

具体表型主要取决于发育中的性腺的染色体结构,总体来说,MGD 患儿的临床表现是多种多样的,具体包括内生殖器及外生殖器两个方面。

内生殖器:MGD 患儿常表现为一侧为发育不良的睾丸,一侧为分化失败的条索性腺,内生殖器分化程度不同。如行生殖器造影检查常可发现米勒管,米勒管一般位于条索性腺侧。在另一侧,由于存在部分发育的睾丸,可能完全或部分抑制米勒管,并进一步形成输精管。几乎所有患儿都有不完全形成的子宫,子宫大小不一,并于条索性腺侧存在输卵管。部分患儿的睾丸能发挥一些内分泌功能,但从组织学上看,其常不能产生生殖细胞。

外生殖器的表现十分多样,从出生时的部分男性化或生殖器模糊,到完全男性或女性表型。患儿出生时,阴唇褶皱常表现为左右形态不对称,并可于单侧触及睾丸。部分患儿同时存在睾丸发育不全、隐睾和尿道下裂。

此外,患有混合性腺发育不良的患儿有较高的风险发展为性腺肿瘤,如性腺母细胞瘤和无性细胞瘤,大约三分之一的 MGD 患儿最终发展为性腺母细胞瘤。其肾母细胞瘤风险也较正常人群更高。

大约有一半的患儿可能表现出特纳综合征的其他临床特征(如身材矮小,肾脏畸形等),这同其 XO 细胞系的染色体嵌合相一致。

(六)MGD 的诊断标准是什么? 如何早期诊断?

MGD 一般通过针对染色体的细胞遗传学分析进行诊断。在产前阶段,若影像学提示生殖器异常,可通过羊膜穿刺术或绒毛取样术进行核型分析,也可在产后发现外生殖器模糊或后续出现生育问题时进行和核型分析。

总体来说,90% 的产前诊断表现为 45,X/46,XY 特征性核型的病例,最终仍分化为正常男性表型。但其虽有正常的外生殖器,身材矮小、心脏发育异常及特纳综合征的比例却显著较正常人群更高。

产后诊断的病例则常表现出各类不同表型。大多数患儿外生殖器都存在一定程度的男性化,从阴蒂肥大、部分阴唇融合、尿道下裂到完全正常的男性外生殖器均有可能。性激素水平、性染色体核型、性腺病理特征是确诊的重要依据。

（七）MGD 需与哪些疾病相鉴别？

1. 先天性肾上腺皮质增生　此类患儿多表现为外生殖器模糊且睾丸发育不良，但其染色体核型常为正常，且少见残留的条索性腺。

2. 卵睾性 DSD　此类患儿常同时存在具有原始卵泡的卵巢组织和具有曲细精管的睾丸组织，但其常为 46,XX 核型。

3. 各类 46,XY DSD　如 17-β- 羟类固醇脱氢酶缺乏、5-α- 还原酶缺乏、雄激素不敏感综合征及性腺发育相关基因突变引起的睾丸功能完全缺陷，如 *NR5A1*（*SF1*）、*SRY* 或 *WT1* 等。但其均为 46,XY 核型。

（八）MGD 如何治疗？预后如何？评估 MGD 患儿需注意哪些方面？

MGD 因其表型广泛，在管理上是具有挑战的。既往许多 MGD 患儿为规避恶性肿瘤的风险都进行了性腺切除术，但其对患儿后续的激素分泌、生育潜力都有很大的影响，目前越来越多学者开始提倡延迟性别选择、性腺切除及外生殖器重建，以患儿权益最大化为出发点来进行后续管理。

总体来说，对于外生殖器模糊的患儿，目前倾向于在 DSD 中心进行多学科管理，以便为性别分配和手术规划做出知情决定。目前对其长期管理的整体思路包括基本临床评估（内外生殖器及内分泌激素）、诊断建立（包括染色体、基因诊断）、患儿及家庭的心理评估、治疗（包括性别分配、激素的替代及外科手术选择）、潜在的生育能力保护及长期的追踪随访等一系列工作，应组建包括小儿（泌尿）外科、小儿内分泌科、泌尿外科、新生儿科、心理 / 精神科、遗传、放射影像、小儿妇科、护理等专业多学科治疗团队（multidisciplinary team，MDT）和家庭参与。

如果医学上有必要且法律上认可，可以在适当的时候进行生殖器状态的手术重建。由于性腺母细胞瘤的风险较高，选择女性性别分配的患儿可考虑行性腺切除术。对于男性性别分配的患儿，需行睾丸固定术，并建议在青春期时进行功能评估，必要时可行活检。通常情况下，应切除发育不良的性腺。由于恶性肿瘤的风险增加，应定期对性腺进行超声检查。在一些患儿中，如果发现身材矮小，则需要讨论生长激素治疗的可能性。

具体实行上，MGD 的管理主要应考虑如下几个要点：内外生殖器管理及性别选择、恶性肿瘤风险、不生育、性别认同和焦虑、家庭动态、社会适应和应对技能。

1. 性别选择　对于 46,XY DSD 患儿性腺处理的决定应该个体化，需综合考虑性腺恶变风险、生殖潜能以及性心理认定，现在更多学者倡导患儿自己决定性别。应进行多学科联合讨论，包括内分泌医师、小儿泌尿科医师、遗传学医师、妇科医师和心理医师共同参与帮助选择。既往 MGD 患儿通常于新生儿期接受女性化手术，除非为 46,XY 染色体核型，但目前学术界建议尽量推迟不可逆转的手术。由于 46,XY 患儿的睾丸存在一定功能，因此更多学者建议选择男性性别，而对性腺的处理通常应与所选性别一致。具体的手术方式选择包括：①选择男性，保留男性外生殖器并切除畸形卵巢，后续酌情修复尿道下裂等外生殖器异常；②行初步阴道成形术，但保留阴茎，行或不行双侧性腺切除术；③行初步的阴道成形术，不保留海绵体，行或不行双侧性腺切除术；④完全女性化：阴道成形术和阴蒂成形术，双侧性腺切除术；⑤不进行手术干预。

目前建议性腺切除的指征包括：①（早期）生殖细胞癌；②（预期）性腺分泌激素有反向作用；③患儿自检或影像监测性腺恶变的依从性差，且患儿要求切除性腺；④存在 Y 染色体物质的条纹性腺（包括完全性腺发育不全、混合性腺发育不全）。而睾丸切除的最佳时间（青春期前还是青春期后）仍存争议，主要取决于预期的恶变风险。

2. 恶性肿瘤的持续监控　MGD 患儿的恶性肿瘤发生率不同研究报道不同，从 2% 到 35% 不等，生殖细胞肿瘤在存在 Y 染色体的 MGD 个体中发病率较高，而且与 Y 染色体存在比例相关。部分研究认为 Y 染色体上被称为 GBY 区的位置可能同性腺母细胞瘤有关，也有学者认为，生殖细胞中 OCT3/4 和 TSPY 的综合表达是 MGD 患儿肿瘤发生的原因。

3. 定期复查　对于没有进行性腺切除术或部分切除性腺组织的随访患儿,有必要每年与多学科团队进行一次随访。对于行睾丸固定的患儿,应每年由医疗机构进行体检,同时每 3 个月进行自我体检。影像方面,建议患儿进行基线 MRI 扫描,并每 5 年重复扫描一次,同时每年进行超声检查。通过查体及影像监测保留性腺的异常情况,并酌情进行活检。

此外,还建议患儿和家人持续提供社会和同伴支持,并持续关注其抑郁症、焦虑症风险和进一步整形的意愿。

对于本病例,患儿染色体符合 MGD 的经典嵌合表现,同时左侧存在条索性腺,右侧睾丸发育不良。接诊并评估性腺功能,与家属充分交流并组织 MDT 后,患儿家属选择男性性别,行机器人辅助下盆腔占位切除 + 输卵管切除 + 左侧条索性腺切除术 + 尿道下裂成形术 + 阴茎弯曲矫正术 + 尿道镜探查,术中尿道镜可见宫颈口,右侧可见发育不良的睾丸,左侧可见条索性腺,盆腔内可见米勒管残件(图 57-2)。后期病理结果提示:右侧性腺:OTC4,个别细胞中等强度 +,<1%,送检少许纤维组织内见 sertoli 小管样结构及性索样结构。现规律随访中。

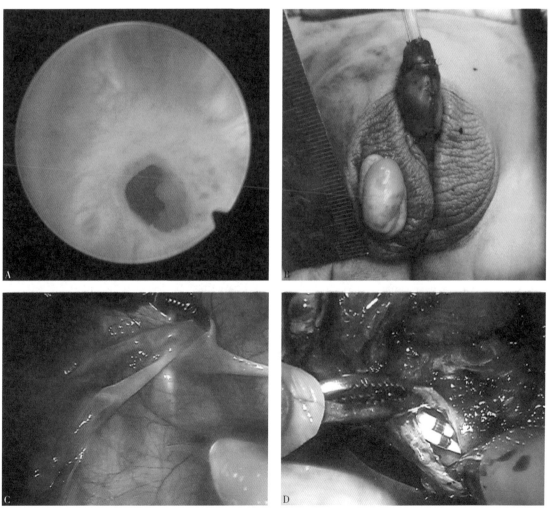

图 57-2　患儿术中盆腔情况
A. 阴道口;B. 左侧发育不良的睾丸;C. 条索性腺;D. 米勒管残件。

（九）怎样进行遗传咨询？

该疾病常存在 45,X/46,XY 嵌合的染色体核型,父母如再行生育,可考虑于产前行羊膜穿刺术或者无创 DNA 技术检测胎儿染色体情况,并产前超声重点关注患儿外生殖器发育。

（李博雅）

三、居家护理要点

（一）生活护理

保持会阴、生殖器的清洁卫生,预防感染。术后患儿,需防止尿路、阴道、外生殖器感染,洗澡淋浴,勿盆浴,保持大便通畅,避免伤口裂口。

（二）病情监测

1. 立即就医　若患儿出现发热、腹痛、腹胀、血尿、手术伤口异常分泌物等症状时,需立即就医。

2. 定期随访　监测生长发育、外生殖器发育、性腺肿瘤、伤口、心理评估等。

（三）心理护理

保护患儿隐私,协助患儿及家属做好性别选择,鼓励建立治疗的信心,保护患儿隐私,家长需充分考虑患儿心理感受,帮助患儿心理上性别认同,若出现性别焦虑和社会性别转换障碍,必要时心理门诊随访。

（柴　敏）

● **参考文献**

［1］WU Q,WANG C,SHI H,et al.The clinical manifestation and genetic evaluation in patients with 45,X/46,XY mosaicism［J］.Sex Dev,2017,11（2）:64-69.

［2］NAKHAL R S,HALL-CRAGGS M,FREEMAN A,et al.Evaluation of retained testes in adolescent girls and women with complete androgen insensitivity syndrome［J］.Radiology,2013,268（1）:153-160.

［3］陈光杰,王晓豪,唐达星.性别发育异常的评估、诊断和治疗研究进展［J］.浙江大学学报（医学版）,2019,48（4）:358-366.

［4］FARRUGIA M K,SEBIRE N J,ACHERMANN J C,et al.Clinical and gonadal features and early surgical management of 45,X/46,XY and 45,X/47,XYY chromosomal mosaicism presenting with genital anomalies［J］.J Pediatr Urol,2013,9（2）:139-144.

［5］杨屹,殷晓鸣.46,XY 性别发育异常的性腺处理［J］.临床小儿外科杂志,2019,18（3）:167-171.

病例 58　11p 缺失综合征

一、病史摘要

患儿,社会性别男,7月龄。因"发现外生殖器模糊、尿道开口异常7个月余"入院。

（一）现病史

患儿生后按男性抚养,外生殖器模糊,尿道开口于会阴部,未伴明显排尿困难、尿频、尿痛。畏光明显,视力较差,未诉头痛、呕吐、多饮、多尿,无腹泻、腹痛等不适。余生长发育未见明显异常。今为进一步诊治于我院就诊。

（二）既往史

无特殊。

（三）个人史及家族史

患儿系 G_1P_1，足月，顺产，出生体重 2 520g，无明确窒息抢救史。无腹股沟斜疝病史。母亲妊娠史：否认特殊药物、食物接触史。否认孕期特殊疾病史。否认家族遗传疾病史或先天疾病史。

（四）体格检查

体温 37℃，脉搏 100 次 /min，呼吸 25 次 /min，血压 75/45mmHg，体重 6.5kg（中位数 8.77kg，Z 评分 –2.28，P1.1），身高 64cm（中位数 69.89cm，Z 评分 –2.4，P0.8）。患儿神清，精神反应可，无特殊容貌，可见明显畏光，双侧虹膜缺失；心音有力，律齐；双肺呼吸音粗，无啰音；腹平软；四肢活动可，神经系统无阳性体征；外生殖器模糊，左侧阴囊较大，扪及睾丸形态不规则，右侧未扪及睾丸，尿道开口于会阴处，会阴部完全对裂，阴囊转位，阴茎短小，包皮较长（图 58-1）。

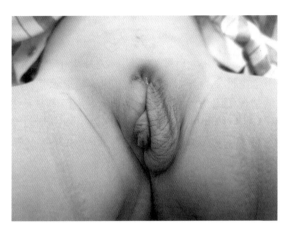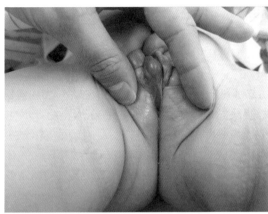

图 58-1　患儿外生殖器情况

二、诊疗解析

（一）还需要完善哪些检查？

1. 尿液分析　比重 1.011，pH 6.5，尿蛋白（–），葡萄糖（–），酮体（–），尿胆原正常，胆红素（–），潜血（–）；尿液清亮，呈浅黄色；镜下红细胞 0.43 个 /HP，白细胞 1.82 个 /HP。血常规未见异常。

2. 肝功能、肾功能未见明显异常。

3. 性激素

（1）HCG 刺激前：雌二醇 <5.12pg/ml，睾酮 <3.33ng/dl，FSH<1.25U/L，黄体生成素 0.49U/L，雄激素结合蛋白 122nmol/L，抑制素 B 122.97pg/ml，抗米勒管激素 55.04ng/ml（↓），17α- 羟孕酮 0.34ng/ml。脱氢表雄酮、双氢睾酮暂缺。

（2）HCG 刺激后：脱氢表雄酮 0.42ng/ml，双氢睾酮 99.2pg/ml，性激素结合球蛋白 118nmol/L，肾上腺素 <0.3nmol/L，黄体生成素 <0.25U/L，卵泡刺激素 <1.25U/L，睾酮 174.2ng/dl，睾酮 / 双氢睾酮 17.56。

4. 阴囊和腹腔超声　双侧隐睾，未见前列腺小囊，膀胱后方实性条索低回声，考虑米勒管残留，左侧腹股沟内环口上方低回声（发育不良的睾丸或淋巴结待查）约 7.7mm×11mm×6.4mm 大小，需结合临床诊断。右侧睾丸未探及。

5. 24h 尿蛋白 1.16g/L（↑），尿蛋白 / 肌酐比值 39.91（↑）。

6. 泌尿系统超声检查　双肾实质回声稍强、肾上腺、输尿管及膀胱未见明显异常。

7. CT 检查　两侧肾脏形态饱满，建议 MRI+MRU 随访检查，示腹股沟淋巴结轻度肿大，两侧腹股沟多发淋巴结肿大，盆腔 CT 平扫及增强未见明显异常。

8. 染色体核型（FISH） 46,XY。SRY（+）

9. 全外显子测序（表58-1）

表 58-1　*WT1*、*PAX6*（OMIM:194072）基因检测结果

基因	染色体位置	遗传方式	核苷酸改变	氨基酸改变	生物学危害性	携带		
						先证者	母	父
WT1 *PAX6*（OMIM:194072）	11p13	AD	DEL:11:26500001-40000000	–	可能致病	杂合	野生型	野生型

11 号染色体短臂 12 区至短臂 14 区 2 带杂合缺失突变。

（二）诊断思路

回顾病史查体及实验室检查,患儿主要有以下问题:①患儿生后即发现明确的外生殖器异常,包括尿道开口位置改变,阴茎阴囊转位,阴茎偏小,需考虑性发育异常问题;②患儿彩超提示膀胱后方条索低回声,考虑米勒管残留,结合 AMH 值偏低的情况需考虑性腺发育不良;③患儿存在先天性虹膜缺失,视力较差;因同时存在性腺发育不良和先天性虹膜缺失的问题,虽然还没出现肾脏病变但也需要考虑为 *WT1* 基因突变所致的 11p 缺失综合征(WAGR 综合征)。最后结合患儿全外显子测序提示 11 号染色体短臂 12 区至短臂 14 区 2 带杂合缺失突变,考虑 WAGR 综合征。

（三）WAGR 综合征是什么？其发病率是多少？

WAGR(Wilms tumor,aniridia,genitourinary abnormalities,and mental retardation)综合征是一类因 11 号染色体短臂丢失,引发一系列临床症状的一种罕见疾病,我国目前尚无明确流行病学数据。其主要临床表现包括虹膜缺失、泌尿生殖系统畸形和智力障碍,此外,患儿患肾母细胞瘤的风险也明显升高(>30%)。

（四）WAGR 综合征的发病机制是什么？

各类临床症状的出现同位于 11 号染色体短臂上的遗传物质的缺失有关。肾母细胞瘤(Wilms tumor,*WT1*)基因的缺失导致了泌尿生殖系统各类异常,除肾母细胞瘤的发生率较高外,也有隐睾、尿道下裂、假两性畸形等其他表现。*PAX6* 基因的丢失不仅导致了虹膜缺失,因其在中枢神经系统的发育中也发挥作用,可能与 75% 的 WAGR 综合征儿童出现的智力障碍有关。此外,PAX6 异常已被证实与糖尿病有关,表明其在胰腺发育中可能也存在一定作用。脑源性神经营养因子(brain-derived neurotrophic factor,*BDNF*)基因也位于染色体丢失区域,可能导致肥胖和食欲过盛。

虹膜缺失、外生殖器畸形和智力障碍通常在出生后不久就会被家长发现,进而就医并确诊,确诊后针对此类患儿需进行细致的长期随访。1 岁内该类疾病的主要致死病因为肾母细胞瘤,故在随访中,不仅应考虑先天性缺陷的各类后果,也要重点关注在此类综合征中的高发生率的肾母细胞瘤。近年来,早期肿瘤检测技术的发展显著提高了 WAGR 综合征患儿的长期无病生存率。

（五）如何解释患儿的基因检测结果？

患儿基因检测结果显示患儿第 11 号染色体短臂 12 区至短臂 14 区 2 带发生杂合缺失突变。该区域包含 *PAX6* 基因和相邻的 *WT1* 基因。因此患儿出现先天性无虹膜和性腺发育不良的相关表征。

（六）WAGR 综合征的临床表现有哪些？

1. 肾母细胞瘤　对于 11p13 缺失的患儿,40%~65% 会发生肾母细胞瘤,且其发展速度常较散发性的肾母细胞瘤患儿更快。一项队列研究发现,WAGR 综合征患儿的肾母细胞瘤诊断平均年龄为 17~27 个月,而没有 WAGR 综合征的患儿平均年龄为 38 个月。如果确诊为 WAGR 综合征,应定

期行腹部超声以及时发现肿瘤。若发现进行性扩大的腹部肿块、血尿、腹痛或高血压,也可能提示肾母细胞瘤的发生。若肿瘤转移后导致下腔静脉血栓,阻塞了精索静脉,将引起精索静脉曲张。

2. 先天性虹膜缺失　通常是最先被发现也是最显著的特征,视力丧失的程度因人而异,部分婴儿也存在眼球震颤。一项纳入了 125 例无虹膜患儿的研究中,74 例为散发性,24 例为家族性,14 例为 WAGR 综合征。

3. 泌尿生殖系统异常　也是常见的出生时便可发现的症状,常见表现为隐睾和尿道下裂。若存在外阴性别模糊,提示医师应考虑各类 WT1 综合征的可能性(除 WAGR 综合征外亦包括 Denys-Drash 或 Frasier 综合征等疾病)。

4. 智力障碍　WAGR 综合征患儿智力障碍的程度差异很大。一般来说,在新生儿期间很难确定智力障碍的具体情况,但应提醒父母持续关注。随着患儿年龄的增长,神经心理测试的可靠性有所提高,应该进行常规测试。要注意的是,有视力障碍的儿童其本身与视力正常的儿童的发育特点便不同,视力丧失可能会使对智力障碍的评估变得更加复杂。对于这一类患儿,应注意适当的发育检查以准确评估智力情况。

(七) WAGR 综合的诊断标准是什么? 如何早期诊断?

对于 WAGR 综合征,尚无明确临床诊断标准,但往往出生时即可因外生殖器性别模糊而被早期识别,再结合先天性虹膜缺失的临床表现就可以被诊断,基因测序或染色体检查可进一步明确诊断。

(八) 应与哪些疾病进行鉴别?

WAGR 综合征应注重同各个症状相关疾病进行鉴别。

1. 各类外生殖器异常　如普通尿道下裂、严重尿道下裂、各类 DSD 等外生殖器异常疾病。

2. 单纯 Wilms 肿瘤。

3. WT1 基因缺失相关疾病　如 Denys-Drash 综合征等,可能同时存在 Wilms 肿瘤及外生殖器异常,但其常不伴视力及智力障碍,且不存在染色体段缺失。

(九) WAGR 综合征如何治疗? 预后如何?

因 WARG 患儿临床表现较为复杂,故其治疗常需针对不同表现联合多个学科进行综合管理,包括:

小儿泌尿外科:在诊断出 WAGR 综合征后,应立即于专业的小儿泌尿外科医师处就诊并对其泌尿生殖系统异常进行评估,判断是否需要早期进行特殊的泌尿系统干预。

若根据症状或常规监测腹部超声提示肾母细胞瘤,应联合儿科肿瘤医师共同进行治疗和随访。部分研究表明,术前化疗、12 周左右进行手术切除、基于肿瘤的组织学特征及分期进行术后化疗有助于改善预后。若包块对术前化疗无反应,应考虑早期活检,若活检结果较差,酌情提前手术时间。

在疾病早期应针对眼部畸形问题咨询小儿眼科医师,并进行针对性的长期随访,关注如视力下降、白内障发展的潜在可能等眼部问题。

此外,患有 WAGR 或 WAGR 综合征的儿童有可能出现发育迟缓,需要儿科发育专家进行早期评估和干预。根据评估结果,有视力障碍和智力迟钝的儿童可考虑于特殊学校接受教育。

总体来说,WAGR 综合征患儿的长期生存预后良好,对疾病早期的准确诊断和规律随访有助于改善预后。主要致死病因为出生后一年内发生的泌尿生殖系统异常,对于发生了肾母细胞瘤的WAGR 综合征患儿,其预后与肿瘤的组织学特征和分期有关。此外,患儿可能存在终身残疾,如视力丧失和智力障碍。

对于本文病例,患儿表现出 WAGR 的经典表现,包括虹膜缺失、泌尿生殖系统畸形,结合全外显子测序可明确诊断。接诊并评估性腺功能后,首先针对其内外生殖器进行了腹腔镜、尿道镜探查 +

米勒管切除 + 尿道下裂矫正术,术中发现双侧性腺发育不良(图 58-2),左侧完全无白膜,右侧可见零星白膜,术中做冷冻切片明确组织类型后切除,术后病理诊断提示性腺发育不良,可见可以性腺母细胞瘤细胞(图 58-3),尿道镜可见宫颈口,腹腔镜可见残留米勒管(图 58-4)。术后规律随访,半年后发现左侧肾脏占位,约 10cm×10cm,行左侧肾脏全切,7 个月后发现右侧占位 2cm×3cm,行保留肾单位部分肾脏切除术,现患儿 4 岁,肾功正常,小便正常,佩戴有色眼镜,性腺彩超未见明显异常,仍规律随访中。

（十）产前常规检查对 WAGR 综合征有提示作用吗？应如何进行遗传咨询？

部分患儿的产前超声可能存在肾积水的表现,但整体来说,大部分孕期检查都没有明确提示,且此类患儿家族史也常未见明显异常。

WAGR 综合征为染色体微缺失疾病,大多数 WAGR 综合征为散发病例,在少数情况下,该综合征亦可以常染色体显性方式遗传。在这种情况下,应向受影响的个人提供遗传咨询,告知他们每次怀孕时生下患儿的风险为 50%。再行生育时可考虑于产前通过羊膜穿刺术行基因测序,以排除再生育子代相关疾病的风险。

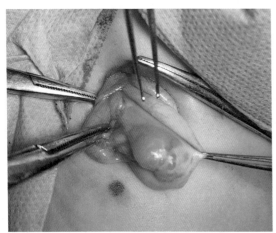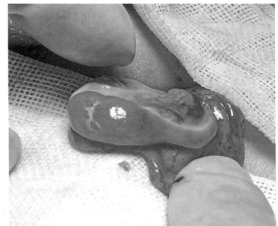

图 58-2　患儿双侧性腺情况

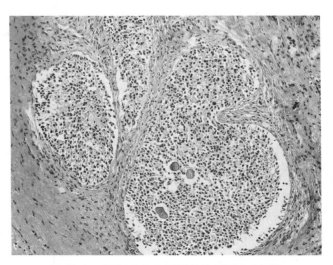

图 58-3　术后 HE 染色可见性腺母细胞瘤细胞

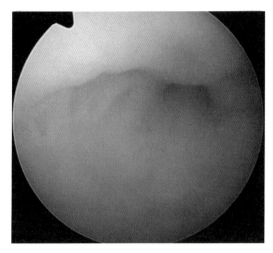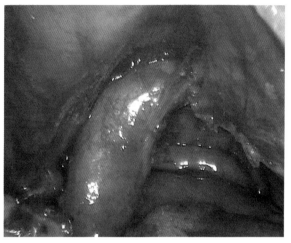

图58-4　宫颈口及米勒管残件情况

（毛　宇）

三、居家护理要点

（一）生活护理

保持会阴及尿道口清洁,若尿液浸湿衣裤,及时更换,保持外生殖器清洁,预防感染。术后淋浴,勿盆浴,多饮水,保持尿路通畅,勿憋尿,防止尿路感染。

（二）休息与活动

患儿视力下降,识别危险的能力下降,应清除居家活动中的障碍物,活动时应有家属陪同,防止跌倒及意外伤害。

（三）病情监测

1. 立即就医　若患儿出现发热、腹部包块、血尿、视力进行性下降等表现,需立即就医。

2. 定期随访　监测泌尿生殖超声、视力、肿瘤标志物等。

（四）心理支持

保护患儿隐私,患儿可能存在视力障碍及智力发育落后,家长需理解和接受疾病,多关心关爱患儿,鼓励患儿表达内心感受,帮助患儿接受自我形象,寻求同伴支持,帮助和鼓励患儿学习及社交,及时评估心理状况,如有自闭、自伤、自残等行为,及时寻求心理医师帮助。

（黄尧佳）

● 参考文献

［1］YAMAMOTO T,TOGAWA M,SHIMADA S,et al.Narrowing of the responsible region for severe developmental delay and autistic behaviors in WAGR syndrome down to 1.6 Mb including PAX6,WT1,and PRRG4［J］. Am J Med Genet A,2014,164A（3）:634-638.

［2］EHRLICH P,CHI Y Y,CHINTAGUMPALA M M,et al.Results of the first prospective multi-institutional treatment study in children with Bilateral Wilms tumor（AREN0534）:a report from the children's oncology group［J］. Ann Surg,2017,266（3）:470-478.

［3］FISCHBACH B V,TROUT K L,LEWIS J,et al.WAGR syndrome:a clinical review of 54 cases［J］. Pediatrics,2005,116（4）:984-988.

［4］TEZCAN B,RICH P,BHIDE A.Prenatal diagnosis of WAGR syndrome［J］.Case Rep Obstet Gynecol,2015, 2015:928585.

以癫痫为主诉

病例 59　*DEPDC5* 基因相关性癫痫

一、病史摘要

患儿,女,5 岁 4 月龄。因"反复癫痫发作 4 年 6 个月"就诊。

（一）现病史

4 年 6 个月前,患儿无明显诱因出现反复癫痫发作,表现为呼之不应、双眼凝视、牙关紧闭,伴流涎,无四肢强直、面色发绀、口吐白沫、大小便失禁等表现,持续数秒至 3min 缓解,缓解后嗜睡。睡眠及清醒期均有发作,约 3~6 个月发作 1 次,发作前无先兆。无发热、咳嗽、气促、吐泻、腹痛、皮疹等表现,就诊于市儿童中心医院,确诊为癫痫,长期口服丙戊酸钠、托吡酯抗癫痫,治疗后仍有发作。平素易感冒,感冒后发作频繁。偶有短暂愣神发作,持续数秒。近期抽搐变频繁,患儿每日抽搐 6~7 次,表现为四肢强直抽搐或双上肢拥抱样动作,双目凝视、牙关紧闭,无口吐白沫、面色发绀、大小便失禁等表现,每次持续 10 余秒至 40 秒。

（二）既往史

既往体健,否认手术史、外伤史、过敏史。

（三）个人史及家族史

患儿系 G_2P_2,足月,顺产,无窒息抢救史。患儿走路易摔倒,表达能力较差,可说简单叫"爸爸、妈妈",成句表达能力差,计算及记忆力较差,理解能力可。平时易怒,社交能力差。母亲妊娠史:否认特殊药物、食物接触史。有一 10 岁姐姐,体健。否认家族遗传疾病史或先天疾病史。

（四）体格检查

体温 36.6℃,脉搏 98 次 /min,呼吸 22 次 /min,血压 100/57mmHg。体重 17kg（中位数 18.96kg, *Z* 评分 –0.79,*P*21.4）,身高 112cm（中位数 112.42cm,*Z* 评分 –0.1,*P*46）。患儿神清,精神反应可,无特殊容貌,心肺腹查体未见异常。双侧瞳孔 3mm,等大等圆,对光反射较灵敏。四肢肌力肌张力正常,感觉正常,双侧 Babinski 征可疑阳性,余神经系统查体阴性。

二、诊疗解析

（一）还需要完善哪些检查?

1. 血常规　白细胞计数 11.7×10^9/L,中性粒细胞百分比 36.1%,淋巴细胞百分比 55.7%,红细胞计数 3.96×10^{12}/L,血红蛋白 126g/L,血小板计数 192×10^9/L,C 反应蛋白 2.8mg/L。

2. 肝肾功能、电解质　未见异常。

3. 血乳酸、血氨　血乳酸 2.85mmol/L（↑）（参考值:0.5~2.2mmol/L）,血氨水平未见异常。

4. 脑脊液　细胞学、生化、涂片、培养未见异常。

5. 视频脑电图　异常儿童脑电图:醒睡期左侧前头部尖波、尖慢波发放,睡眠期为著。

6. 第一次头部 MRI 扫描（患儿 1 岁 6 月龄）　脑实质内未见明显异常;副鼻窦炎症。

7. 第二次头部 MRI 扫描 + 脑灌注成像（患儿 5 岁 4 月龄）　双侧大脑半球对称,高分辨 T_1WI

示左侧额叶明显加深脑沟,局部皮层增厚,脑实质内未见异常信号灶,灰白质对比清晰。双侧侧脑室对称,脑室系统未见扩张(图 59-1)。左侧额叶、左侧颞叶前份及右侧额顶部局部灌注稍减低;余额、顶、颞、枕叶皮层感兴趣区脑灌注未见确切异常。

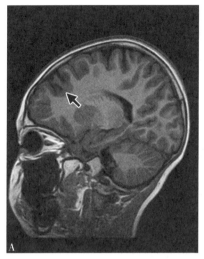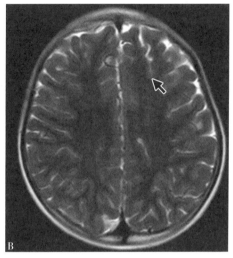

图 59-1 头部 MRI 扫描 + 脑灌注成像

A. 矢状位 T_1WI;B. 轴位 T_2WI。

提示左侧额叶明显加深脑沟,局部皮层增厚(黑色箭头)。

8. 基因检测(表 59-1)

表 59-1 *DEPDC5*(OMIM:614191)基因检测结果

基因	染色体位置	遗传方式	核苷酸改变	氨基酸改变	ACMG变异评级	携带		
						先证者	母	父
DEPDC5(OMIM:614191)	Chr22:31845238	AD	c.3021+1G>T(exon30)	(NM_001242896.3)	疑似致病性变异	杂合	杂合	野生型

(二)诊断思路

回顾病史查体及实验室检查,患儿主要有以下问题:①反复癫痫发作,正规使用两种抗癫痫药物仍不能控制,脑电图异常,考虑难治性癫痫;②患儿为足月顺产,无窒息抢救史、无外伤史、无脑炎及脑膜炎病史,故排除癫痫由缺氧缺血性脑病、脑外伤或脑炎后遗症等引起;③结合患儿起病年龄小,合并智力和运动发育落后,头部 MRI 提示左侧额叶皮层发育不良,需警惕先天性疾病可能;进一步基因检测,最终明确为 *DEPDC5* 基因突变相关性癫痫。

(三)什么是 *DEPDC5* 基因相关性癫痫? 其发病率是多少?

DEPDC5 基因突变可以导致癫痫发作,包括遗传性局灶性癫痫和非遗传性癫痫,遗传外显率约60%。*DEPDC5* 基因相关性遗传性局灶性癫痫包括多灶起源的家族性局灶性癫痫、常染色体显性遗传性夜间额叶癫痫和家族性颞叶癫痫。典型的家族史是其诊断的重要条件。其突变在遗传性局灶性癫痫中的发病率为 12%~37%。

多灶起源的家族性局灶性癫痫:是一种以家系内不同成员的起源部位不同的局灶性发作为特

征的癫痫综合征,是常染色体显性遗传病。发作可起源于额叶、颞叶、中央顶叶或枕叶等脑区,受累成员间临床表现差异较大。目前 *DEPDC5* 是唯一已被确认的该病的致病基因。

常染色体显性遗传性夜间额叶癫痫:是一种常染色体显性遗传的局灶性癫痫综合征表现在非快速眼球运动睡眠期出现成串的运动性发作。*DEPDC5* 是该病的致病基因之一。

家族性颞叶癫痫:包括家族性内侧颞叶癫痫和家族性外侧颞叶癫痫,后者具有特征性的听觉先兆,常染色体显性遗传病。临床表现为颞叶起源的局灶性发作,常伴有海马硬化。*DEPDC5* 是该病的致病基因之一。

DEPDC5 基因相关性非遗传性癫痫:目前已在多种非遗传性癫痫中发现了 *DEPDC5* 致病突变,包括局灶性皮质发育不良(focal cortical dysplasia,FCD)Ⅱ型、半侧巨脑畸形、巨脑回畸形、伴中央颞区棘波的良性儿童癫痫以及婴儿痉挛症。

由于 *DEPDC5* 基因突变的外显率较低,携带相应突变的小家系中仅个别成员发病而可能被诊断为散发的局灶性癫痫,人群中 *DEPDC5* 基因相关癫痫的真实患病率评估存在挑战。

(四) *DEPDC5* 基因相关性癫痫的发病机制是什么? Dishevelled,Egl-10,and pleckstrin domain-containing protein 5 gene(*DEPDC5*)基因有何功能? 基因突变和表型之间的关系如何?

DEPDC5 基因位于 22 号染色体长臂的 q12.2~q12.3 区域,共有 43 个外显子,编码一种全长 1 603 个氨基酸的蛋白,定位于细胞质,在脑内及其他多种组织中广泛表达。DEPDC5 蛋白是 IML1 蛋白家族的一员,包含 DUF3608 结构域和 DEP 结构域,提示其具有 GTP 酶激活蛋白活性。

DEPDC5 蛋白的功能尚不完全清楚。研究显示,DEPDC5 蛋白参与组成 GATOR(Gap Activity Toward Rags complex)复合体,介导氨基酸信号对 mTOR 通路的调控作用。GATOR 是一种独立于 TSC-Rheb 途径的 mTOR 通路调控因子,包括 GATOR1 和 GATOR2 两个进化上高度保守的蛋白质复合体,其中 GATOR1 是 DEPDC5、NPRL2 及 NPRL3 三种蛋白构成的异聚体,GATOR2 则由另外 5 种蛋白组成。细胞质中存在一类特定分子(如 Sestrin2 和 CASTOR)作为氨基酸分子的"感受器",在氨基酸刺激下,它们与 GATOR2 的相互作用减弱,进而 GATOR2 对 GATOR1 的抑制效应增强,通过溶酶体膜表面的 RagGTP 酶等结构促进 mTOR 复合体 1 定位到溶酶体,激活 mTOR 通路下游信号。其中,DEPDC5 通过其 GTP 酶激活蛋白活性对 RagA/B 起到关键调控作用,是该信号途径的汇聚点。

如果 *DEPDC5* 基因突变,将影响 GATOR1 的功能,导致 mTOR 通路过度激活,影响脑细胞的形态结构及功能,使大脑异常放电从而导致癫痫。目前文献报道的 *DEPDC5* 基因突变位点共有 70 多个,突变方式涵盖了点突变、碱基插入、移码突变和剪接位点突变等类型。有学者提出家族遗传性 *DEPDC5* 基因相关癫痫可能存在与结节性硬化相似的"二次打击"机制,即在生殖细胞来源的 *DEPDC5* 基因杂合突变的前提下,发育过程中脑组织局部发生体细胞突变,导致 GATOR1 功能严重受损,引起局灶性癫痫发作和 / 或发育畸形。

基因型和表型的关系:据报道,位点 c.3092C>A/p.Pro1031His 起病年龄 2 岁 8 月龄,存在多种发作类型,头颅 MRI 未见明确病灶,合并轻度智力障碍及孤独症谱系疾病,有药物难治现象。位点 c.20A>G/p.Tyr7Cys 起病年龄 2-25 岁不等,均表现为颞叶起源的局灶性发作,头颅 MRI 发现一侧或两侧海马硬化,智力运动发育影响较小。位点 c.1459C>T/p.Arg487Ter 表型差异较大,文献报道起病年龄为 4-25 岁,以睡眠相关过度运动性癫痫为主要表现,合并智力运动发育落后。位点 c.3046C>T/p.Gln1016Ter 有癫痫猝死可能。位点 c.1663C>T/p.Arg555Ter 起病年龄 3 月龄至 24 岁,主要表现为多灶起源的家族性局灶性癫痫,以额叶病灶居多。综上,*DEPDC5* 基因相同变异位点仍存在表型异质性。

(五)如何解释患儿的基因检测结果?

患儿的基因变异为无义变异,预测可能激活无义介导的 mRNA 降解,从而影响该基因编码蛋白质的功能;该变异在 ExAC、gnomAD、千人基因组亚洲人群数据库中的发生频率极低或没有收录。

该基因关联疾病为常染色体显性遗传,患儿该位点为杂合,表型正常的母亲该位点为杂合,考虑外显不全,遗传模式可以解释患儿疾病。结合本例患儿存在局灶性癫痫、左侧额叶皮层发育不良、智力障碍、语言发育落后等表现,故认为此基因突变与临床相吻合,此基因突变是导致本例患儿发病的病因。

（六）DEPDC5 基因相关性癫痫的临床表现是什么？

根据现有的病例报道,总结出 DEPDC5 基因相关性癫痫总体上具有以下特点:①发作通常为局灶性癫痫,少数表现为 West 综合征、Lennox-Gastaut 综合征;②常呈不完全显性遗传;③不同脑区均可受累;④除Ⅱ型局灶性皮质发育不良和个别患儿外,往往缺少可见的大体病理和影像学异常改变;⑤起病年龄不一,从婴儿期到成年均有报道;⑥常见夜间发作;⑦抗癫痫药物疗效相对较差。

（七）DEPDC5 基因相关性癫痫的诊断标准是什么？如何早期诊断？

根据患儿有癫痫表现,结合 DEPDC5 基因检测出致病性变异,从而确诊。再结合患儿的家族史、临床发作表现、影像学检查等,进一步判断 DEPDC5 基因相关性遗传性局灶性癫痫、非遗传性癫痫等亚型。

局灶性癫痫是癫痫中最常见的类型,越来越多的致病基因被发现与局灶性癫痫有关。近年来大量病例的报道,使得 DEPDC5 成为家族性局灶性癫痫中最常见的致病基因。由于其临床表现复杂多样,需在临床工作中高度重视。

对于局灶性癫痫的儿童患儿,病因不明者,特别是合并智力障碍、局灶性皮层发育不良等问题,及早行基因检测可以明确诊断。

（八）DEPDC5 基因相关性癫痫需要和哪些疾病鉴别？

1. 结节性硬化　结节性硬化由 TSC1/TSC2 基因突变引起,可以导致局灶性癫痫、痉挛发作。但结节性硬化有面部皮脂腺瘤、鲨鱼皮样斑、皮肤黑色素脱失斑、大脑钙化灶、皮质和室管膜下结节等多种表现,可与 DEPDC5 基因相关癫痫鉴别。

2. 伴中央颞区棘波的儿童良性癫痫　该病的表现为局灶性癫痫发作,通常发生在夜间,可以继发全面性发作,脑电图提示中央、颞区棘慢波发放。头部核磁检查提示大脑结构正常,患儿通常智力发育正常,对癫痫药反应良好或呈自限性病程。

3. 海马硬化　也称内侧颞叶硬化,导致颞叶癫痫发生。患儿的出生和发育史往往正常,但常有儿童期早期的热性惊厥史,特别是持续时间较长的热性惊厥,头部核磁可以发现海马硬化,病理检查示海马神经元丢失,主要累及门区、CA1、CA3、CA4 和齿状回,而 CA2 区相对正常。

（九）DEPDC5 基因相关性癫痫如何治疗？预后如何？

DEPDC5 基因相关癫痫患儿中药物难治性癫痫的比例相对较高。有研究显示,对于 DEPDC5 突变相关性 FCD 患儿,手术治疗效果良好。但是对于无皮质畸形的 DEPDC5 基因相关癫痫,尚无特异性治疗手段,以药物治疗为主。据报道,DEPDC5 基因相关癫痫患儿治疗的总有效率波动在 50%~80%,其中手术治疗后无发作或发作减少 75% 以上的患儿在 50% 以上,各类抗癫痫药物的治疗有效率多在 20%~40%,生酮饮食仅有个例报道对缓解发作有效。本例患儿存在可疑左侧额叶皮层发育不良,若药物不能控制癫痫发作,可以考虑手术治疗。

DEPDC5 基因相关癫痫与其他 mTOR 通路疾病,共同构成了以 mTOR 通路过度活化为特征的一类疾病谱,抑制 mTOR 通路可能对该谱系疾病的特异性治疗作用。已有研究发现,西罗莫司可有效缓解 FCD Ⅱ型小鼠模型的癫痫发作;在 DEPDC5 基因敲除动物模型中,西罗莫司能回补基因敲除引起的脑发育异常。目前的研究尚处于动物实验阶段,DEPDC5 基因相关癫痫患儿能否从 mTOR 抑制剂治疗中获益,尚待临床研究证实。

（十）DEPDC5 基因相关癫痫如何进行随访和遗传咨询？

DEPDC5 基因相关癫痫的随访内容:包括癫痫发作的控制、药物不良反应、智力情况。接受手术治疗的患儿术后癫痫发作情况、认知改善的情况、神经功能恢复情况。

遗传咨询：本病为常染色体显性遗传病。对于受累个体的同胞，受累概率为50%，正常者概率为50%。如果已经有先证者的遗传信息，可以做产前诊断和产前咨询。

（蔡浅云）

三、居家护理要点

（一）生活护理

保持环境安静，减少外部刺激，避免诱发抽搐。加强个人防护，预防感染。饮食要适量，避免暴饮暴食，不要饮用浓茶等具有兴奋性的饮料。

（二）休息与活动

保证充足睡眠，避免情绪激动，合理安排患儿的生活与学习，避免过分疲劳和兴奋，发作次数很少或发作已停止的学龄儿童可以上学，但要限制一些具有危险性的活动，如游泳或登高等运动。

（三）用药指导

1. 坚持长期规律服用抗癫痫药物，切勿擅自停药、调整药物剂量。

2. 抗癫痫药物不良反应的识别与护理：①神经系统反应：头晕、嗜睡、疲劳、共济失调，需要预防意外伤害；②中毒性表皮坏死溶解症，表现为全身皮疹，部分融合成片，起水疱，需要保持皮肤清洁干燥，避免感染，立即就医；③心律失常、房室传导阻滞、神经系统中毒（语言困难、精神不安、幻视、耳鸣等），需立即就医。

（四）病情监测

1. 立即就医　癫痫频繁发作（24h发作次数≥3次）或发作持续时间长（时间≥1min）；发作后出现嗜睡、双侧瞳孔不等大；严重药物不良反应如嗜睡、共济失调、中毒性表皮坏死溶解症、语言困难、精神不安、幻视、耳鸣、心慌。

2. 定期随访　癫痫发作情况、药物反应、智力、生长发育、肝肾功，定期门诊随访调整药物剂量。

（五）抽搐的护理

若患儿出现双眼凝视、呼之不应、口吐白沫、发绀、四肢抖动等抽搐表现，立即予去枕平卧，头偏向一侧，解开衣领，擦拭清除口鼻分泌物，保持周围环境安全，勿强行按压患儿肢体，立即拨打120，记录患儿抽搐时表现及抽搐时间。患儿癫痫发作缓解后需要继续加强保护措施，预防意外伤害。

（六）心理支持

家长要多给予关心和爱护，鼓励患儿多与同伴交流，建立信心，减轻忧虑和自卑感，克服孤独、退缩的心理行为障碍，必要时进行心理咨询。

（林　梦）

● 参考文献

[1] SAMANTA D.DEPDC5-related epilepsy：a comprehensive review[J].Epilepsy Behav，2022，130：108678.

[2] ZHANG X，HUANG Z，LIU J H，et al.Phenotypic and genotypic characterization of depdc5-related familial focal epilepsy：case series and literature review[J].Front Neurol，2021，12：641019.

[3] RIBIERRE T，DELEUZE C，BACQ A，et al.Second-hit mosaic mutation in mTORC1 repressor DEPDC5 causes focal cortical dysplasia-associated epilepsy[J].J Clin Invest，2018，128（6）：2452-2458.

[4] HADZSIE V K，HEGY I M，FOGARASI A，et al.Observation of a possible successful treatment of DEPDC5-related epilepsy with mTOR inhibitor[J].Neuropediatrics，2023，54（5）：344-346.

[5] MOLONEY P B，CAVALLERIG L，DELANTY N.Epilepsy in the Mtor opathies：opportunities for precision medicine[J].Brain Commun，2021，3（4）：fcab222.

70